13560

GUIDE PRATIQUE

DE L'ACCOUCHEUR

CHAILLY-HONORÉ. Traité pratique de l'Art des accouchements, 1 vol. in-8 avec 1 pl. et 282 fig............ 10 fr.

CHARPENTIER (A.). Traité pratique des accouchements, 2ᵉ édition, 2 vol. gr. in-8, avec 752 fig. et 1 pl... 30 fr.

GALLARD. Leçons cliniques sur la menstruation et ses troubles, 1 vol. in-8, avec fig................. 6 fr.

— Leçons cliniques sur les maladies des ovaires, 1 vol. in-8, avec fig................................ 8 fr.

GALLOIS (Ern.). Manuel de la sage-femme et de l'élève sage-femme, 1 vol. in-18 de 650 p. avec fig....... 6 fr.

MARCÉ. Traité de la folie des femmes enceintes, des nouvelles accouchées et des nourrices, 1 vol. in-8..... 6 fr.

MAYER (A.). Conseils aux femmes sur l'âge de retour, médecine et hygiène, 1 vol. in-18.................. 2 fr.

NAEGELÉ ET GRENSER. Traité pratique de l'art des accouchements, deuxième édition française, ouvrage précédé d'une introduction, par J.-A. Stoltz, 1 vol. in-8 de 850 pages, avec 1 pl. et 227 fig........................ 12 fr.

PÉRIER. La première enfance, guide hygiénique des mères et des nourrices, 3ᵉ édition, in-16 avec fig. (Petite bibliothèque médicale.)............................ 2 fr.

— La seconde enfance, guide hygiénique des mères et des personnes appelées à diriger l'éducation de la jeunesse, in-16. (Petite bibliothèque médicale.)............ 2 fr.

ROBIN (Ch.). Mémoire sur les modifications de la muqueuse utérine pendant et après la grossesse, in-4, avec 5 planches lithographiées........................... 4 fr. 50

SIMPSON. Clinique obstétricale et gynécologique, traduit et annoté par le docteur G. Chantreuil, professeur agrégé à la Faculté de médecine de Paris. 1 vol. gr. in-8 de 820 pages, avec fig................................ 12 fr.

TARDIEU (A.). Etude médico-légale sur l'avortement, 4ᵉ édition, 1 vol. in-8............................. 4 fr.

TARNIER. De la fièvre puerpérale, 1 vol. in-8..... 3 fr. 50

VERNEAU (R.). Le bassin dans les sexes et dans les races, in-8; 136 pages, avec 16 pl. lithographiées....... 6 fr.

Tours, imprimerie E. ARRAULT ET Cⁱᵉ.

pressions correspondant aux cicatrices des déchirures qui ont eu lieu pendant l'accouchement, ces déchirures s'observent surtout au niveau des commissures du col et plus souvent à gauche qu'à droite.

Surface interne de l'utérus. La cavité du corps est triangulaire, elle est limitée par trois bords et deux faces aplaties appliquées l'une sur l'autre; les bords sont convexes en dedans chez la nullipare, rectilignes chez la multipare. Les angles supérieurs de la cavité du corps représentent un canal infundibuliforme au sommet duquel s'ouvre la trompe, l'angle inférieur correspond à l'isthme de la cavité utérine (fig. 8).

Les parois sont plus épaisses sur les côtés, 12 mill.; au fond elles ne mesurent que 10 mill., et 8 mill. seulement au niveau de l'embouchure des trompes.

La cavité du col a la forme d'un canal renflé à sa partie moyenne, on lui considère deux parois, deux bords et deux orifices. On remarque sur chaque paroi deux saillies longitudinales d'où partent des saillies secondaires ascendantes et obliques, arbres de vie; ces saillies ne se correspondent pas, mais s'emboîtent réciproquement, elles se prolongent jusqu'à la partie supérieure de la cavité du col et la bouchent. Les bords sont concaves en dedans.

L'orifice interne du col est plutôt un canal intermédiaire entre la cavité du col et celle du corps qu'un véritable orifice, il mesure en effet 5 mill. de longueur, il est aplati d'avant en arrière. L'orifice externe est celui du museau de tanche précédemment décrit.

Structure de l'utérus. — En allant de dehors en dedans, on trouve :

1° Une tunique externe, *péritonéale*, plus adhérente au fond que sur les bords et sur le col ; les feuillets antérieurs et postérieurs s'adossent sur les parties latérales de l'utérus pour former les *ligaments larges*, puis se recourbent en avant et en arrière pour former les culs-de-sac *vésico-utérin* et *recto-utérin*.

2° Une couche moyenne de nature *musculaire* ; mais en dehors de l'état de grossesse, le tissu en est tellement dense et serré qu'il ressemble presque à du tissu fibreux.

Sous l'influence de la gestation, ce tissu subit une modification complète, non seulement les fibres musculaires augmentent en nombre et en dimension, mais elles se modifient aussi dans leur aspect et tendent à perdre leur caractère de fibres lisses pour prendre l'aspect de fibres striées ; étudiées sur un utérus gravide, les fibres musculaires peuvent être divisées en trois couches : *a*, une couche externe se subdivisant elle-même en deux plans, l'un superficiel formé de fibres *longitudinales* se recourbant en anses sur le fond de l'utérus, l'autre un peu plus profond formé de fibres *transversales* (fig. 11) ; *b*, une couche moyenne à peu près inextricable, constituée par des bandelettes musculaires entre-croisées et recourbées dans tous les sens formant autour des vaisseaux de véritables sphincters. Les artères pourvues d'une gaine celluleuse peuvent glisser dans ces anneaux musculaires, les veines utérines réduites à leur membrane interne leur sont adhérentes. Cette couche moyenne n'existe que dans le corps de l'utérus, le col en est dépourvu ; *c*, une *couche interne* qui présente beaucoup d'analogies avec la couche externe ; elle est constituée à la face postérieure par un faisceau triangulaire étendu d'une trompe à l'autre et se prolongeant en bas jusqu'au niveau du col ; ce faisceau est formé de fibres transversales qui se redressent et s'entre-croisént avec celles du côté opposé ; sur la face antérieure, il existe un faisceau triangulaire ana-logue mais moins prononcé. A l'orifice des trompes les fibres musculaires de la couche interne dispo-sées en anneaux concentriques forment, suivant l'expression de Leroy et Calza de véritables muscles orbiculaires.

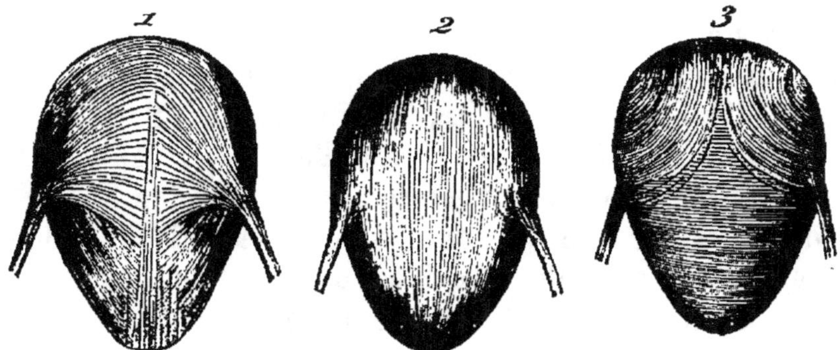

Fig. 11. — Utérus à terme avec ses trois ordres de fibres musculaires. — 1, fibres en nattes. — 2, fibres longitudinales. — 3, fibres trans-versales.

Au col, les fibres de la couche externe ne descen-dent guère plus bas que l'insertion du vagin, et le museau de tanche est presque uniquement formé par la couche interne. Au niveau de l'orifice in-terne, se trouve un anneau musculaire saillant, limitant la cavité du corps et du col ; la couche musculaire interne du col se compose de fibres ver-ticales qui constituent l'*arbre de vie*, et de fibres transversales entrelacées formant des anneaux in-complets, surtout accusés au niveau de l'orifice ex-terne.

Le rôle physiologique des fibres musculaires de l'utérus découle de leur disposition.

Les couches interne et externe composées de fibres longitudinales et transversales, ont pour mission l'expulsion du fœtus, elles sont en antagonisme avec les fibres circulaires du col et favorisent la dilatation ; la couche moyenne agit sur la circulation.

3º Autrefois contestée, la tunique interne ou muqueuse a été mise hors de doute par les travaux de Coste et de Charles Robin, elle présente des caractères différents au corps et au col.

a. Muqueuse du corps. — Elle est blanchâtre, légèrement rosée, mesure d'après Charles Robin 1 mill. d'épaisseur environ, 2 mill. d'après Sappey ; elle s'amincit à mesure que l'on s'approche des trompes où elle ne mesure plus qu'un demi-millimètre. Elle ne présente ni papilles ni villosités, mais est criblée d'orifices de glandules. La muqueuse utérine est intimement unie à la couche musculaire et se compose en allant de dedans en dehors, d'une couche épithéliale à cellules cylindriques à cils vibratiles dont les mouvements s'accomplissent de dehors en dedans.

Au-dessous de cette couche se trouve la couche muqueuse proprement dite, composée d'après Charles Robin, de tissu conjonctif - embryonnaire, de cellules spéciales analogues à celles de l'ovisac, d'une matière amorphe, de glandes, de vaisseaux et de nerfs. Les glandes de la muqueuse du corps sont des glandes en tubes, rectilignes dans la moitié de leur longueur et légèrement flexueuses en approchant du fond.

b. La *muqueuse du col*, plus ferme, plus blanche,

est moins épaisse que la précédente, elle est recouverte d'un épithélium à cils vibratiles dans sa partie supérieure et d'un épithélium pavimenteux dans le voisinage de l'orifice externe ; dans le reste de son étendue, par un épithélium caliciforme. La couche profonde est formée de glandes et de tissu conjonctif. Les glandes sont des glandes en grappe qui s'ouvrent par un conduit unique au milieu des sillons de l'arbre de vie. L'oblitération de ces orifices glandulaires est le point de départ des petits kystes désignés sous le nom d'œufs de Naboth, qui les avait pris pour des ovules tombés du corps dans la cavité du col.

Vaisseaux.— L'utérus est irrigué par six artères :

Deux artères utérines, branches de l'hypogastrique ; deux artères utéro-ovariennes, branches de l'aorte ; deux artères qui occupent les ligaments ronds et viennent de l'épigastrique.

Les *veines* suivent en général le trajet des artères ; elles sont très développées pendant la grossesse et réduites à leur tunique interne ; dans le tissu utérin, elles prennent le nom de *sinus*, et se jettent, les veines *utérines* dans le plexus hypogastrique, les veines *utéro-ovariennes* à droite dans la veine cave, à gauche dans la veine rénale ; les autres veines se jettent dans les épigastriques ou les iliaques externes.

D'après Léopold, les *lymphatiques* forment trois couches, une couche sous-séreuse, une couche musculaire et une couche muqueuse ; ces trois couches forment, pour ainsi dire, trois plexus superposés et communiquant ensemble.

Les lymphatiques de la muqueuse ne sont pas, à proprement parler, représentés par des vaisseaux, ais bien par un système de vacuoles communiquant entre elles et reliées au réseau musculaire par une foule de troncs.

Lucas Championnière a signalé la présence d'un ganglion au-dessus du cul-de-sac vaginal à l'union du corps et du col.

Les *nerfs* proviennent du plexus ovarique.

Ligaments de l'utérus (fig. 6).—Ils sont au nombre de huit :

1° Deux ligaments *larges* qui sont formés par l'adossement des deux feuillets du péritoine qui enveloppe l'utérus ; ils divisent le petit bassin en deux loges : dans la loge antérieure se trouve la vessie, dans la loge postérieure le rectum. Leur bord supérieur présente trois replis ou *ailerons* ; l'aileron *antérieur* contient le *ligament rond*, l'aileron *moyen*, qui en même temps est supérieur, contient la *trompe* et l'aileron *postérieur*, l'*ovaire*. Au niveau du bord inférieur, les feuillets se dédoublent et se recourbent, l'un en avant sur la vessie, l'autre en arrière sur le rectum.

Le *corps de Rosenmuller*, vestige du corps de Wolff, est logé dans l'aileron moyen.

2° Deux ligaments *vesico-utérins* très peu prononcés formés par la réflexion du péritoine sur la vessie et quelques fibres musculaires qui accompagnent le repli péritonéal.

3° Deux ligaments *utéro-sacrés* plus marqués que les précédents, formés de fibres musculaires qui partent de la face postérieure de l'utérus et vont s'insérer aux parties latérales des troisième et quatrième vertèbres sacrées, en soulevant légèrement le péritoine.

4° Deux ligaments *ronds* qui naissent des parties

supérieures et antérieures de l'utérus au-dessous des trompes, se dirigent vers l'orifice abdominal du canal inguinal, et se terminent en partie sur la paroi postérieure de ce canal, en partie à l'épine du pubis; une partie des fibres musculaires franchit le canal et va se perdre dans les grandes lèvres. Le ligament rond est logé dans l'aileron antérieur du ligament large, il contient des fibres musculaires lisses venant de l'utérus, et des fibres striées venant du transverse; une artère se rendant à l'utérus en occupe le centre; le péritoine accompagne le ligament rond jusqu'à l'orifice inguinal interne chez l'adulte; chez le fœtus il l'accompagne jusqu'à son extrémité, en formant un diverticulum particulier connu sous le nom de *canal de Nuck*.

Les ligaments ronds ramènent l'utérus en avant après la déplétion de la vessie; Thevenot lui fait jouer un rôle important dans l'accommodation du fœtus.

Trompes. Les trompes ou oviductes sont logées dans l'aileron moyen, elles ont été ainsi nommées par Fallope qui les a comparées à une trompette; elles pénètrent dans l'utérus au niveau des angles supérieurs de cet organe, en arrière du ligament rond (fig. 6), elles ont environ 12 centimètres de longueur et vont en s'élargissant en s'éloignant de l'utérus; leur extrémité libre présente un évasement brusque qui constitue le *pavillon* de la trompe et présente à son centre l'orifice externe. — Rectilignes dans le voisinage de l'utérus, elles sont flexueuses dans le reste de leur trajet et décrivent dans leur moitié externe une courbe dont la concavité regarde en arrière, en dedans et en bas. La circonférence du pavillon est profondément découpée et présente des franges irrégulières ; une de ces franges, creusée en gouttière, est fixée à l'extrémité externe de l'ovaire et constitue le *ligament tubo-ovarien.*

La trompe se compose de : 1° une tunique externe séreuse formée par le péritoine, qui n'enveloppe que les trois quarts de la circonférence de la trompe et se termine sur le bord libre des franges ;

2° Une tunique moyenne, musculaire formée de deux couches, l'une superficielle formée de fibres longitudinales, l'autre profonde constituée par des fibres circulaires formant dans le voisinage de l'orifice externe un véritable sphincter ;

3° Une tunique muqueuse qui offre de nombreux plis longitudinaux qui ne disparaissent pas par l'insufflation ; ces plis se continuent jusqu'à l'extrémité des franges. Elle est tapissée par un épithélium à cils vibratiles dont les mouvements ont lieu du pavillon vers l'utérus. Les artères flexueuses et hélicines proviennent de l'utéro-ovarienne, les lymphatiques se jettent dans les ganglions lombaires. Les nerfs très nombreux viennent du plexus utéro-ovarique.

Vagin (fig. 12). — Le vagin est un conduit musculo-membraneux qui établit la communication entre l'utérus et la vulve ; sa longueur, mesurée d'après une ligne qui suivrait son axe, serait environ de 12 centimètres d'après Pajot.

Le vagin est en rapport en avant avec la vessie et l'urèthre, en arrière dans sa partie supérieure avec le péritoine, et dans toute son étendue avec le rectum dont il est séparé par la cloison recto-vaginale, cloison celluleuse qui va en s'épaississant jusqu'à l'anus où elle mesure 3 centimètres environ.

Les parties latérales du vagin correspondent en allant de haut en bas, aux ligaments larges, à l'aponévrose pelvienne supérieure, au releveur de l'anus, aux aponévroses périnéales profonde et moyenne, au constricteur du vagin, au bulbe et à la glande vulvo-vaginale.

La cavité du vagin est comblée à l'état normal par l'adossement de ses parois antérieure et postérieure ; elle est plus étroite près de l'orifice vulvaire et va en s'élargissant jusqu'à l'utérus ; ses dimensions transversales varient de 3 à 4 centimètres chez les vierges, de 6 à 7 centimètres chez les multipares. La surface intérieure du vagin présente en avant et en arrière sur la ligne médiane deux saillies longitudinales, *colonnes du vagin*, et de chaque côté, des saillies transversales, *rides du vagin*, plus volumineuses chez les vierges que chez les femmes mariées, les multipares surtout. Ces saillies sont formées par de grosses papilles saillantes disposées en séries linéaires.

L'extrémité supérieure du vagin, se fixe au pourtour du col utérin, à l'union du tiers inférieur avec les deux tiers supérieurs, et forme en se repliant les culs-de-sac antérieur, postérieur, et latéraux ; son extrémité inférieure fait saillie entre les petites lèvres et présente un orifice de forme variable et plus ou moins étroit (Budin) (1).

Le vagin se compose :

1º D'une *couche externe* cellulo-fibreuse, très mince, et qui adhère aux parties voisines ;

2º D'une *couche moyenne* musculaire, formée de fibres longitudinales et de fibres entrecroisées ;

(1) Budin, *Annales de gynécologie*, 1879, t. X.

3° D'une *couche interne* muqueuse, rosée chez la jeune fille, plus pâle chez les multipares, se continuant avec la muqueuse du col utérin, son épithelium est pavimenteux. Très riche en glandes mucipares d'après Huschke, elle en serait totalement dépourvue d'après Sappey.

Chez les vierges, l'orifice du vagin est rétréci par

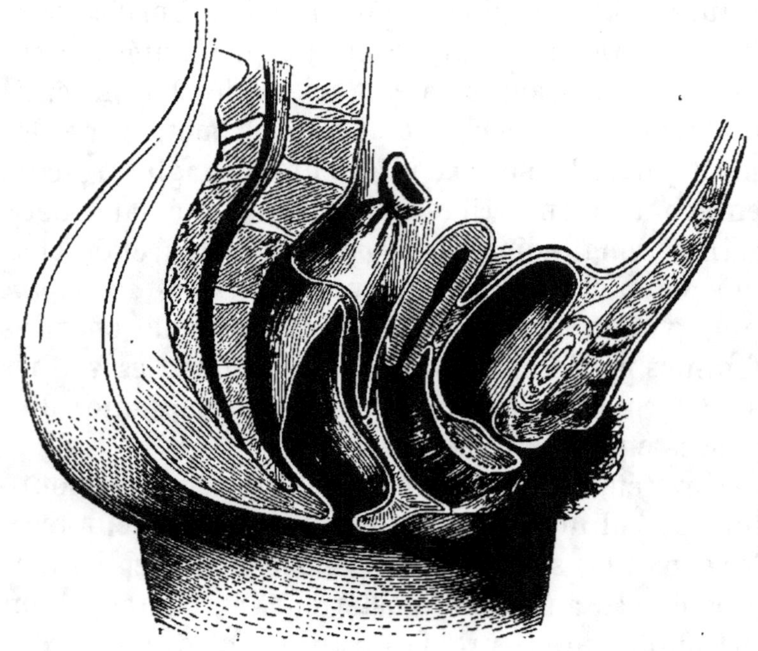

Fig. 12. — Organes génito-urinaires de la femme (coupe antéro-postérieure); rapports du péritoine avec l'utérus et le vagin.

une membrane connue sous le nom d'*hymen*. Pour Budin, cette membrane ne serait autre chose que l'extrémité inférieure du vagin qu'il compare à un doigt de gant, ouvert à son extrémité et faisant saillie entre les petites lèvres. L'ouverture en est tantôt centrale et circulaire, tantôt semi-lunaire, tantôt en forme de simple fente. L'hymen est d'or-

2.

dinaire déchiré aux premières approches sexuelles, mais ce n'est qu'après le premier accouchement qu'il est absolument détruit et que les débris se présentent sous forme de *caroncules myrtiformes*.

Le *bulbe* du vagin est une masse spongieuse et vasculaire, formé de deux moitiés symétriques que Kobelt a comparées à des sangsues gorgées de sang; placées derrière les branches ischio-pubiennes, les deux moitiés du bulbe se rejoignent, par leur extrémité amincie, au niveau de la racine du clitoris.

Les artères du vagin viennent des hypogastriques. Les veines vont se jeter dans le plexus veineux qui longe les parties latérales du vagin.

Les nerfs partent du plexus hypogastrique. Les lymphatiques vont aux ganglions latéraux de l'excavation et aux ganglions du pli de l'aine.

Le vagin, jouissant dans ses parois d'une grande *extensibilité*, livre facilement passage au fœtus. S'il offre parfois de la résistance, ce n'est jamais qu'au niveau de son orifice.

D'un autre côté, le vagin est *très rétractile*, et, après l'accouchement, il revient promptement à son calibre normal, ou peu s'en faut.

Il ne faut point oublier que le péritoine se replie sur le cinquième supérieur de la paroi postérieure du vagin, que cette paroi est là très mince, très facile à déchirer, et que cette déchirure, si elle avait lieu, entraînerait presque fatalement le développement d'une péritonite mortelle. On a vu des opérateurs maladroits pousser par là leurs branches de forceps jusque dans la cavité péritonéale et déterminer ainsi la mort de la femme qu'ils avaient mission d'assister.

Appareil vulvaire. — On désigne sous le nom de *pénil* ou *mont de Vénus* une éminence arrondie située en avant et un peu au-dessus de la symphyse pubienne ; cette région est constituée par la peau doublée par une couche de tissu cellulaire plus ou moins épaisse suivant les personnes ; elle est riche en follicules pileux et en glandes sébacées. On y rencontre aussi quelques fibres musculaires qui proviennent du ligament rond.

Vulve. — La vulve comprend les grandes lèvres, les petites lèvres, le clitoris, le vestibule, le méat urinaire, l'orifice vaginal et les glandes vulvo-vaginales. Quelques auteurs y rangent aussi la membrane hymen ; nous l'avons décrite avec le vagin.

Les *grandes lèvres* sont deux replis cutanés, s'étendant du pénil à la partie antérieure et médiane du périnée et formant ainsi deux commissures, une supérieure qui recouvre d'ordinaire le clitoris, une inférieure constituant la fourchette. La face externe des grandes lèvres est recouverte de poils plus rares que sur le pénil, la face interne présente l'aspect d'une muqueuse. Les follicules sébacés et les glandes sudoripares de cette région sont remarquables par leur volume. La charpente des grandes lèvres est constituée par du tissu élastique, circonscrivant dans chacune des grandes lèvres une sorte de sac membraneux découvert par Broca et désigné sous le nom de *sac dartoïque*; à peu près vide chez les femmes âgées, ce sac est complètement rempli de tissu adipeux chez les jeunes femmes.

Les *artères* viennent de la honteuse interne, de l'obturatrice et de la honteuse externe. Les *veines* se jettent dans l'iliaque interne, les *lympathiques* dans les ganglions inguinaux. Les *nerfs* viennent des branches inguinales du plexus lombaire et du nerf honteux interne.

Les *petites lèvres* sont deux replis de la muqueuse vulvaire ordinairement recouverts par les grandes lèvres et présentant dans ce cas l'aspect de cette muqueuse, quand elles dépassent les grandes lèvres, la partie saillante devient brune et prend l'aspect cutané. Leur bord libre est parfois irrégulier, comme dentelé. Leur bord adhérent se dédouble à la partie supérieure et enveloppe le clitoris en lui formant une sorte de capuchon, elles sont riches en fibres conjonctives et élastiques sans traces d'éléments musculaires. Leur rôle parait être surtout de fournir à l'ampliation de la vulve pendant l'accouchement.

Le *clitoris* est l'analogue des corps caverneux de l'homme dont il reproduit la disposition sous un petit volume ; il naît par deux racines des branches ischio-pubiennes ; ces deux racines se réunissent au-devant de la symphyse pour former un corps unique cloisonné sur la ligne médiane et fixé à la partie antéro-supérieure de la symphyse par un ligament suspenseur. Il se termine par une extrémité conoïde, *gland du clitoris*. C'est un organe essentiellement érectile, présentant la même structure que les corps caverneux de l'homme : enveloppe fibreuse, trame aréolaire formée par des trabécules musculaires et des capillaires dilatés et anastomosés, artères hélicines provenant de la honteuse interne, veines se jetant dans le plexus vésico-uréthral, nerfs provenant du honteux interne.

Le *vestibule* est une surface triangulaire, limitée à son sommet par le clitoris, sur les côtés par les petites lèvres, à la base par le méat urinaire et l'orifice vaginal.

Le *méat urinaire*, orifice externe de l'urèthre, est situé sur la ligne médiane, immédiatement au-dessus du tubercule qui termine la paroi supérieure du vagin. Cet orifice est tantôt entouré d'un petit bourrelet saillant, tantôt au contraire au niveau de la muqueuse des parties voisines.

Les *glandes vulvo-vaginales*, encore désignées sous les noms de glandes de Bartholin, de Duverney, de Cooper, sont des glandes en grappes situées sur les parties latérale et postérieure du vagin, au-dessous de l'extrémité inférieure du bulbe. Leur canal de 15 à 18 millimètres de longueur vient s'ouvrir dans l'angle rentrant formé par l'hymen et la muqueuse vulvaire.

Ces glandes sécrètent un liquide onctueux et filant qui, en lubrifiant les parties extérieures, facilite la copulation.

Les *mamelles* sont des organes glandulaires destinés à fournir la nourriture du nouveau-né, on peut donc les considérer comme des annexes de l'appareil génital. Elles sont situées à la partie antérieure et supérieure de la poitrine et occupent l'espace compris entre la troisième et la septième côte. Ordinairement hémisphérique leur forme varie cependant beaucoup, suivant l'âge, l'état d'inactivité ou d'allaitement, suivant l'état de maigreur ou d'embonpoint. Leur surface extérieure présente trois zones distinctes : une partie périphérique blanche, unie, souple ; une partie moyenne, *l'aréole*, et une partie centrale et saillante, le *mamelon*. L'aréole est rosée chez les jeunes filles, plus ou moins pigmentée chez les femmes enceintes et les nourrices. La peau de l'aréole contient un grand nombre de glandes sébacées ; on y remarque en outre une vingtaine de tubercules saillants, tubercules de Montgomery qui pour certains auteurs ne seraient que des glandes sébacées, pour d'autres au contraire, de véritables mamelons rudimentaires d'où il est possible de faire sortir parfois un liquide analogue à du lait. La face profonde de l'aréole est doublée d'un tissu muscu-laire à fibres lisses disposées d'une façon concentri-que et constituant un véritable muscle peaucier.

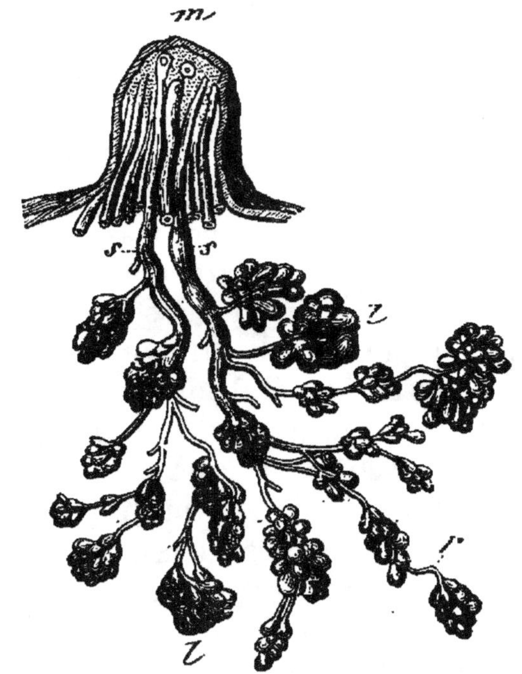

Fig. 13. — Glande mammaire. — *m*, mamelon; *ss*, conduits galac-tophores; *ll*, lobules; *r*, rameau initial.

Le *mamelon* s'élève au centre de l'aréole, sa hau-teur et son volume varient suivant les sujets, sa surface est recouverte de papilles volumineuses. Au-dessous de la peau du mamelon on trouve du tissu conjonctif, des fibres élastiques et des fibres musculaires analogues à celles de l'aréole. Les attouchements du mamelon le rendent momentanément plus dur et plus saillant, ce résultat est dû à la contraction des fibres musculaires, et comme le fait remarquer le professeur Tarnier, il ne faudrait pas assimiler le mamelon aux véritables organes érectiles, car ses artères sont grêles, peu flexueuses, et ses veines peu volumineuses.

La face postérieure des mamelles repose sur le grand pectoral dont elle est séparée par une. couche de tissu cellulaire lâche.

La peau de la mamelle est séparée de la glande proprement dite par une couche de tissu cellulaire d'autant plus épaisse, qu'on se rapproche de la périphérie de l'organe.

La *glande* (fig. 13), forme une masse dure, plus épaisse au centre qu'à la circonférence, elle est constituée de quinze ou vingt lobes séparés entre eux par une enveloppe fibreuse et du tissu adipeux. Chaque lobe est divisé en lobules et chaque lobule est formé par la réunion d'acini. Les acini sont renflés à leur extrémité et de chacun d'eux part un canalicule qui se réunit avec les canalicules voisins pour constituer les conduits des lobules, ceux-ci se réunissent à leur tour pour former les conduits des lobes ou *canaux galactophores ;* ces derniers sont au nombre de quinze ou vingt ; arrivés à la base du mamelon ils se dilatent et forment les sinus lactifères, puis se retrécissent, traversent le mamelon dans toute sa longueur et viennent s'ouvrir entre les papilles sans s'anastomoser entre eux comme l'avait cru P. Dubois (fig. 13).

Les acini ont un épithélium cubique et leur paroi renferme quelques fibres musculaires.

Les artères viennent des mammaires internes,

externes et des intercostales. Les veines se jettent dans la mammaire interne et dans l'axillaire; des veines sous-cutanées forment parfois autour du mamelon un cercle incomplet dit cercle de Haller.

Les nerfs viennent du plexus brachial et des nerfs intercostaux.

Les lymphatiques de la peau se rendent au plexus sous-aréolaire, ceux de la glande aux ganglions axillaires.

Jusqu'à la puberté les glandes mammaires restent rudimentaires, elles se développent chez la jeune fille à partir de cette époque, mais c'est surtout pendant la grossesse qu'elles subissent des modifications profondes et ce n'est guère que chez la femme qui vient d'accoucher que l'on peut considérer cet organe comme arrivé à son complet développement.

Il existe parfois des anomalies curieuses des mamelles et plusieurs auteurs, Tarnier entre autres, ont cité des exemples de glandes mammaires supplémentaires, existant à la partie supérieure de la région abdominale, dans les régions axillaire et inguinale.

Une anomalie un peu moins rare que la précédente, consiste dans la présence d'un mamelon supplémentaire placé à une certaine distance du mamelon principal (Tarnier).

Physiologie de l'appareil génital

Ovulation. — Menstruation. — Fécondation

On désigne sous le nom d'*ovulation*, le travail en vertu duquel se produit la rupture de la vésicule de de Graaf arrivée à maturité et l'expulsion de l'ovule; ce travail est suivi de la migration de l'ovule et de la formation d'un corps jaune.

Jusqu'à la puberté, les vésicules de de Graaf sont peu volumineuses, à cette époque un certain nombre de ces vésicules se développent plus rapidement que les autres, une d'elles surtout subit un accroissement considérable, se rapproche de la surface de l'ovaire, et atteint le volume d'une grosse cerise. Les nombreux vaisseaux qui à ce moment tapissent les parois de la vésicule, s'atrophient à son point culminant. Le tissu ovarique et la couche péritonéale qui la recouvrent, s'amincissent à ce niveau en même temps que la pression augmente dans l'intérieur de la vésicule ; finalement, toutes ces couches finissent par se rompre et l'ovule, chassé de l'ovaire, est recueilli par la trompe.

On peut comparer assez exactement cette rupture de l'ovisac à celle d'un abcès chaud, elle se renouvelle tous les mois, en dehors de l'état de grossesse pendant lequel l'ovulation est suspendue, et se reproduit depuis l'époque de la puberté jusqu'à la ménopause ; on la désigne sous le nom de *ponte spontanée.*

Elle est le résultat d'une véritable érection de l'ovaire dont le point de départ paraît être le développement même de la vésicule de de Graaf. Les fibres musculaires du bulbe ovarique se contractant par action reflexe, diminuent le calibre des veines et retardent la circulation du sang qui sort de l'ovaire, il en résulte une tension plus considérable dans les capillaires, et par suite l'issue à travers la paroi de ces vaisseaux d'une certaine quantité de sérosité qui s'épanche en partie dans la vésicule, la distend jusqu'à ce que la pression progressivement croissante en amène la rupture.

La congestion ovarique est d'autant plus considérable que la vésicule arrivée à maturité est plus profondément située.

Migration de l'ovule.— A sa sortie de l'ovisac, l'ovule est recueilli dans le pavillon de la trompe, par un mécanisme diversement interprété par les auteurs. Pour Rouget, grâce aux fibres musculaires qui existent dans l'ovaire, la trompe et son pavillon, il se produirait un froncement du pavillon de la trompe, qui appliquerait cet organe sur l'ovaire, froncement analogue à celui que l'on produit en tirant sur les cordons d'une bourse.

Pour Kehrer, la pénétration de l'ovule dans la trompe serait le résultat d'une sorte d'éjaculation de l'ovaire.

Kiwisch a constaté que les ruptures les plus fréquentes se produisaient sur le bord supérieur de l'ovaire, de là l'ovule, obéissant aux lois de la pesanteur, glisserait sur l'une des faces de l'organe, sur la face antérieure le plus souvent et finirait par rencontrer la muqueuse des franges tubaires et parviendrait alors sûrement dans la trompe ; s'il ne rencontre pas la face interne du pavillon, l'ovule se perd dans la cavité péritonéale et Kiwisch explique de cette façon les résultats si souvent négatifs du coït et les grossesses extra-utérines.

Becker et Schrœder admettent l'explication précédente et constatent, en outre, qu'il existe à la surface de l'ovaire une sorte de courant séreux qui entraîne l'ovule vers le pavillon ; ce courant séreux serait parfois assez fort pour que l'œuf expulsé par l'un des ovaires soit recueilli par la trompe du côté opposé *(Migration externe de l'œuf)*.

Pour Henle l'ovule passerait de l'ovaire dans la trompe, en suivant la gouttière formée par le ligament tubo-ovarien, gouttière tapissée de cils vibratiles qui aideraient à la progression de l'ovule ; quoiqu'il en soit, l'ovule une fois dans le pavillon, pénètre dans la trompe et parcourt toute la longueur de cet organe ; cette translation se fait sous l'influence des cils vibratiles, mais aussi sous l'influence des contractions vermiculaires de la trompe.

A la sortie de l'ovisac, l'ovule est entouré du disque proligère, dans le tiers moyen de la trompe le disque proligère a disparu et l'ovule s'entoure d'une couche d'albumine qui elle-même a été résorbée à l'arrivée de l'œuf dans l'utérus. L'ovule se trouve alors directement en contact avec la muqueuse utérine ; il se greffe sur elle et continue à se développer quand il a été fécondé ; il est bientôt détruit ou expulsé dans le cas contraire.

Corps jaunes.—Malpighi a donné ce nom au corps de nouvelle formation et d'existence éphémère qui succède à la vésicule de de Graaf rompue. Charles Robin l'appelle *oariule* et Raciborski *metoarion*. De Graaf croyait que le corps jaune était le résultat exclusif d'un coït fécondant, il n'en est rien, il se produit un corps jaune à la suite de chaque ovulation ; cependant les corps jaunes ne se comportent pas de la même manière quand l'ovulation a été suivie ou non de fécondation. On donne aux premiers le nom de vrais corps jaunes et celui de faux corps jaunes ou corps jaunes de la *menstruation* aux seconds.

On constate dans l'évolution des corps jaunes, deux périodes, une période d'accroissement et une période de régression. Après la rupture de la vésicule, la membrane qui en constitue la paroi s'hypertrophie, se plisse, et finit par remplir toute la cavité de l'ovisac ; les plis se mettent en contact par leur sommet et se soudent ; il arrive pourtant parfois qu'il reste au centre du corps jaune une petite cavité remplie de sérosité. Cet épaississement de la membrane de l'ovisac est dû à l'accroissement considérable de la matière amorphe qu'elle contient, et au dépôt au milieu de cette matière d'une notable quantité de graisse ; les cellules de l'ovisac se multiplient et augmentent considérablement de volume, en même temps que les éléments conjonctifs et les vaisseaux deviennent plus abondants. On y trouve du pigment et des cristaux d'hématoïdine, reste de la petite hémorragie qui s'est produite au moment de la rupture de la vésicule (Charles Robin). La fibrine et les globules ont disparu.

Après avoir subi une période d'augmentation, les corps jaunes suivent une voie régressive et disparaissent ; au bout d'un certain temps, on ne trouve plus qu'une cicatrice formée de tissu conjonctif, qui se confond avec la trame de l'ovaire.

Les *corps jaunes de la menstruation* ont une durée beaucoup plus courte que ceux de la grossesse, leur période d'accroissement ne durerait pas plus de dix jours d'après Coste et au bout de trente jours il n'en reste plus que la cicatrice. Les *corps jaunes de la grossesse* acquièrent un volume beaucoup plus considérable et n'atteignent leur maximum que trente à quarante jours après la conception ; ils restent stationnaires jusqu'à la fin du troisième mois environ, puis se résorbent peu à peu, mais presque toujours leur régression n'est complète qu'après l'accouchement.

Menstruation.— On désigne sous ce nom une fonction intermittente et temporaire de l'organisme féminin, dont le phénomène le plus apparent est un écoulement de sang par la vulve. Cette fonction, qui est en relation intime avec l'ovulation, commence comme elle à la puberté pour cesser à la ménopause, et les phénomènes se reproduisent tous les mois en dehors de l'état de grossesse et de certains états physiologiques ou pathologiques sur lesquels nous reviendrons.

En même temps que se passent du côté de l'ovaire et de la trompe les phénomènes de congestion que nous venons d'étudier, il en survient d'analogues du côté des autres organes de la génération.

Il se produit une congestion intense de l'utérus, que l'on peut comparer à une véritable érection ; par suite de la contraction des fibres musculaires de la couche moyenne autour des sinus utérins, la circulation de retour se trouve gênée, et la tension augmente d'une façon considérable dans les capillaires et les autres vaisseaux. L'utérus augmente de volume, sa cavité s'agrandit, son col devient plus gros, plus mou, violacé et les orifices interne et externe s'entrouvrent légèrement. La muqueuse uté-

rine devient plus épaisse, se mamelonne, son épithélium se détache, son réseau capillaire sous-épi-
thélial ne se trouvant plus soutenu, se crevasse en
une foule de points et le flux menstruel apparaît.

Le liquide menstruel est composé de sang, de
mucus et de lamelles épithéliales ; sa quantité
est très variable, de cent à cinq cents grammes environ, deux à trois cents grammes en moyenne.
Au début et à la fin de l'écoulement, le liquide est
peu coloré, ce sont les mucosités qui prédominent ;
dans la période intermédiaire c'est du sang presque
pur, offrant les caractères du sang veineux.

Le vagin et la vulve subissent la même influence
congestive, et les seins eux-mêmes se gonflent, dur-
cissent, parfois même deviennent douloureux. La
menstruation retentit d'une façon plus ou moins
vive sur les différents appareils de l'organisme et
l'on voit souvent survenir à cette époque un sentiment de malaise général, de l'excitation, de la sus-
ceptibilité nerveuse, des névralgies, des migraines,
des poussées herpétiques, parfois même un léger
mouvement fébrile.

Les règles s'accompagnent parfois de douleur, de
pesanteur dans le bas-ventre, elles sont dans d'autres
cas tout à fait indolores.

La première apparition des règles a lieu tantôt
brusquement, mais le plus souvent est précédée de
malaises et de troubles locaux et généraux.

L'époque de cette apparition est du reste assez
variable et paraît soumise à de nombreuses influences ; parmi celles-ci, nous citerons le *sens génital*. Raciborski désigne ainsi la vigueur plus ou
moins grande que la nature déploie dans le développement des vésicules de de Graaf. Il est des cas

dans lesquels l'activité ovarienne semble entrer en jeu dès les premières années, même parfois dès les premiers mois de la naissance.

Dans d'autres cas au contraire la menstruation est tardive. L'influence de l'hérédité, des races, des climats n'est pas non plus contestable. On peut dire d'une manière générale que la menstruation est d'autant plus précoce que l'on se rapproche de l'équateur, d'autant plus tardive que l'on se rapproche des pays froids ; entre onze et quinze ans pour les climats chauds, entre douze et dix-huit pour les climats tempérés, et entre treize et vingt et un pour les climats froids.

Il faut encore tenir compte de l'habitation dans les villes et les campagnes, du mode d'éducation, du régime alimentaire, de la démoralisation, etc.

Déviation des règles. — On distingue sous ce nom des congestions complémentaires qui peuvent survenir dans les organes les plus divers alors que les règles, sans cause appréciable, se trouvent très diminuées, parfois même complètement supprimées. On voit alors survenir aux époques menstruelles, des hémorragies pulmonaires, pituitaires, intestinales ; des congestions du côté de divers organes, foie, rate, etc., etc.; tous ces phénomènes disparaissent quand survient une grossesse (Courty).

Dans d'autres cas, par suite d'un vice de conformation du col, du vagin, de l'hymen ou de la vulve, le sang des règles ne peut s'écouler en dehors et devient le point de départ d'accidents graves qui nécessitent l'intervention chirurgicale ; on dit alors qu'il y a *rétention des règles*.

Dans d'autres cas, les règles s'accompagnent de douleurs excessives, et la partie superficielle de la muqueuse utérine est expulsée sous forme de lambeaux, parfois d'un véritable sac membraneux ; cette *dysménorrhée pseudo-membraneuse*, n'est souvent autre chose qu'un avortement des premières semaines.

Les règles sont périodiques, mais l'intervalle qui sépare les époques n'est pas le même chez toutes les femmes. Chez certaines femmes les règles avancent d'un certain nombre de jours, c'est le cas le plus fréquent, chez d'autres elles retardent. L'intervalle qui sépare deux époques menstruelles est en moyenne de vingt-cinq à trente jours.

La durée des règles est aussi très variable, en moyenne elle est de trois à six jours.

De nombreuses causes peuvent produire la suspension des règles ; les unes *pathologiques :* froid, émotions brusques, saignées, maladies proprement dites, etc. ; d'autres d'ordre purement *physiologique*, comme la grossesse et l'allaitement (1) ; cependant de nombreux faits prouvent que chez les nourrices, l'ovulation persiste malgré la cessation des règles.

Ménopause. — On désigne sous ce nom l'époque où la menstruation cesse. On la désigne encore sous le nom d'*âge critique, âge de retour*. Cette époque n'a rien de fixe et varie beaucoup suivant les femmes, parfois elle survient prématurément de vingt-cinq à trente ans, d'autres fois, on voit les règles persister jusqu'à soixante et soixante-cinq ans, ce sont là des exceptions rares et c'est en moyenne entre quarante-cinq et cinquante ans que survient la ménopause. La cessation de la fonction menstruelle

(1) Voy. *Nouveau Dictionnaire de médecine et de chirurgie pratiques*, art. *Menstruation*, par Siredey.

survient rarement brusquement, le plus souvent elle est précédée d'irrégularités plus ou moins considérables, parfois même après des interruptions plus ou moins longues surviennent de véritables hémorragies et une suractivité passagère des organes génitaux, accompagnée de troubles généraux divers.

Corrélation entre la menstruation et l'ovulation. — Cette corrélation est généralement admise et en règle générale on peut dire : pas d'ovulation, pas de menstruation, la seconde fonction étant la conséquence de la première. Il y a cependant des exceptions, et c'est en se basant sur ces exceptions que quelques auteurs ont essayé de démontrer que cette corrélation était beaucoup moins absolue qu'on ne l'avait dit, quelques-uns même sont allés jusqu'à la nier; il n'est pas très rare en effet de constater la persistance des règles chez des femmes auxquelles on a pratiqué l'ablation des deux ovaires; de Sinety a trouvé des corps jaunes récents chez des femmes dont les règles avaient disparu depuis plusieurs mois, etc.

Fécondation (1). — La fécondation ou conception est la conséquence de l'union des germes mâles et femelles; elle nécessite le rapprochement des deux sexes; ce rapprochement désigné sous le nom de *copulation*, précède donc la fécondation proprement dite. Nous avons rapidement étudié le germe femelle, l'ovule, jetons un coup d'œil également rapide sur

---

(1) Voir pour plus de détails, les articles de Mathias Duval, *Spermatozoïde, Sperme, Fécondation* dans le *Nouveau Dictionnaire de médecine et de chirurgie pratiques*, t. XXXIII, p. 499 à 541.

le liquide fécondant du mâle, dont le principe actif est cet élément mobile désigné sous le nom de spermatozoïde.

Le *sperme* est un liquide sécrété par les testicules

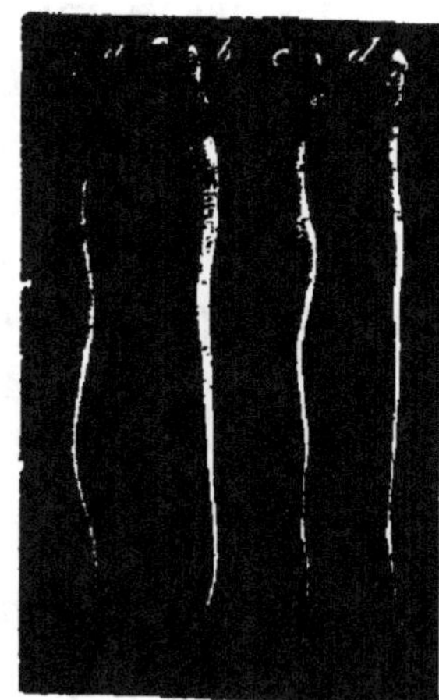

Fig. 14. — Spermatozoïdes. — *a, b,* spermatozoïdes recueillis déjà dans le testicule; *c,* dans le canal déférent ; *d,* dans les vésicules séminales.

auquel viennent se joindre les produits de sécrétion de la prostate , des vésicules séminales , des glandes de Cooper et qui est expulsé par éjaculation dans les organes génitaux de la femme lors de l'acte de la copulation. C'est un liquide blanchâtre, de consistance mucilagineuse, plus lourd que l'eau et d'une odeur particulière (limaille d'os, fleur de châtaignier, etc.); sa réaction est neutre, il contient: eau 90 ; matières extractives 6; phosphates 3; soude 1 ; plus une matière albumineuse que Berzelius a décrit sous le nom de spermatine. A l'examen microscopique, on y découvre des cellules pavimenteuses et cylindriques, des noyaux sphériques, des leucocytes, des granulations graisseuses, des cristaux de phosphate ammoniaco-magnésien, des corpuscules de volume variable désignés sous le nom de sympexions, mais surtout, et c'est l'élément essentiel, des filaments mobiles désignés sous le nom de *spermatozoïdes* ou *zoospermes* (fig. 14). Ces *spermazoïdes* ont des dimensions très variables suivant les espèces animales, ils sont très petits chez l'homme et mesurent environ 50 μ, 5 μ pour la tête, 45 μ pour la queue; leur forme est assez comparable à celle des têtards de grenouille. Ils sont animés de mouvements rapides, se faisant toujours dans la direction de la tête et parcourent par seconde à peu près la longueur de leur corps c'est-à-dire environ 3 mm. par minute; le froid et les acides les tuent, une température modérée (jusqu'à 40°) et les solutions faiblement alcalines les stimulent au contraire. Considérés comme des animalcules par les uns (Valentin, Czermack, Pouchet, Joulin, Pajot), traités de simples cellules vibratiles par d'autres (Longet, Coste, Béclard, Robin), ils n'en sont pas moins indispensables à la fécondation et la stérilité est la conséquence de leur disparition du sperme.

Phénomènes intimes de la fécondation.—Pour qu'il y ait fécondation il faut qu'il y ait union entre le *spermatozoïde* et l'*ovule*, le fait est hors de doute aujourd'hui, mais on est loin d'être aussi bien fixé sur le lieu où se produit ce contact. On a longtemps pensé que ce contact se faisait dans la matrice, mais il est aujourd'hui démontré que la fécondation peut se produire sur l'ovaire même ou dans le tiers externe de la trompe; pour Coste la fécondation ne se ferait même que dans ces points, l'œuf dans les deux tiers internes de la trompe s'entourant d'une couche d'albumine qui empêche le spermatozoïde d'arriver jusqu'à lui.

Sans tenir grand compte de l'opinion ancienne, aspiration du sperme par l'utérus, comme par une ventouse, admise pourtant par Pouchet, il est vraisemblable d'admettre que les spermatozoïdes cheminent à travers les organes génitaux non seulement en vertu de leurs mouvements propres, mais encore sous l'influence des cils vibratiles de l'utérus et de l'action de la capillarité. Dans tous les cas, la fécondation proprement dite n'a pas lieu immédiatement après la copulation, la translation des spermatozoïdes jusqu'à l'ovule exigeant un certain temps.

Dans des recherches encore récentes (1876) Fol, de Genève, et Selinka de Rio-Janeiro, ont pu surprendre la pénétration des spermatozoïdes dans les œufs d'oursins, en faisant tomber la semence du mâle sur des œufs parvenus à maturité. A l'arrivée des spermatozoïdes l'œuf a déjà subi des transformations que nous étudierons plus loin, et le *pronucleus femelle* ou *aster femelle* s'est formé aux dépens de l'*amphiaster* qui n'est lui-même qu'une transformation de la vésicule germinative. Dans les œufs d'oursins la membrane vitelline est remplacée par une couche molle et pellucide qui entoure le vitellus, ce n'est qu'après que le contact a eu lieu avec le spermatozoïde que cette couche prend des contours plus nets et l'aspect d'une véritable membrane.

Toutes les fois que la tête du spermatozoïde arrive au contact de la couche périphérique, il reste pris et les mouvements de sa queue ne tendent qu'à le faire enfoncer davantage ; la plupart des zoospermes cependant ne pénètrent que fort peu dans l'épaisseur de cette couche. Quelques-uns seulement se rapprochent du vitellus, et parmi ceux-ci il en est un qui s'en approche plus que les autres ; la couche superficielle du protoplasma ovulaire se soulève alors et va à la rencontre de la tête du spermatozoïde, en formant une sorte de cône d'attraction ; aussitôt que le contact est établi il se produit au contraire un retrait de cette portion du vitellus, sans qu'on puisse dire s'il est le résultat d'une rétraction active du cône ou de l'énergie propre du spermatozoïde ; toujours est-il qu'à un moment donné cône et spermatozoïde se trouvent englobés dans la masse vitelline à l'exception de la queue qui reste dans la couche mucilagineuse comme un organe dé-sormais inu-tile. Parve-nue dans le vitellus, la tête du sper-matozoïde se gonfle, s'entoure de rayons cons-titués par les granulations vitellines et

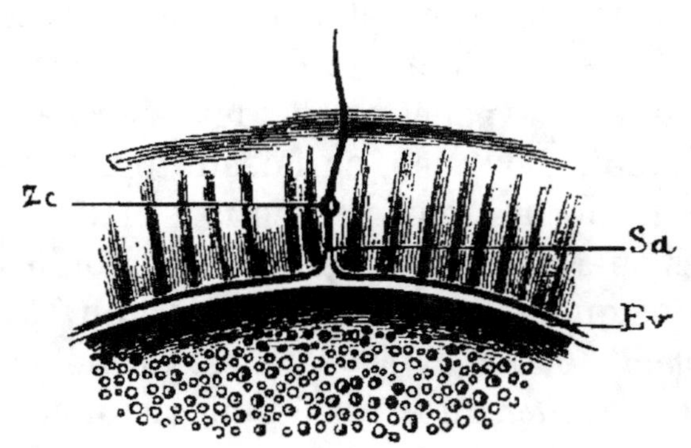

Fig. 15. — Pénétration du zoosperme. — *Zc*, corps du zoosperme qui pénètre. — *Sa*, saillie ou cône d'attraction. — *Ev*, couche limitante du vitellus ou sarcode enveloppe (Fol).

progresse vers le centre de l'œuf. On la désigne alors sous le nom d'*aster mâle*. Lorsque l'aster mâle est arrivé au voisinage de l'*aster femelle*, celui-ci se creuse en forme de croissant, le reçoit dans sa concavité, et bientôt toute trace de séparation a disparu entre les deux noyaux; il en résulte un noyau unique, *noyau vitellin* qui sera le point de départ des phénomènes qui se produiront dans cet œuf fécondé (Voir p. 54). Les recherches sur les œufs de mammifères et en particulier celles de Van Beneden, permettent d'admettre que les choses se passent à peu près de la même façon dans les œufs de mammifères (fig. 15).

Les spermatozoïdes étendent leur influence au-delà de l'œuf qu'ils fécondent, c'est ce que l'on désigne sous le nom d'*imprégnation* ce fait est bien connu des éleveurs, et une femelle d'animal de race pure, saillie une première fois par un mâle de race abâtardie, continue pendant longtemps à engendrer des produits abâtardis alors même qu'elle ne serait plus saillie que par des mâles de pure race. Les mêmes faits peuvent se produire dans l'espèce humaine (Simpson).

Le moment le plus favorable à la fécondation correspond à la période menstruelle, et il résulte des recherches de Raciborski que si la grossesse se produit chez quelques femmes dans les deux ou trois jours qui précèdent les règles, le plus souvent c'est dans les quelques jours qui les suivent que la conception a lieu.

La plupart des théories qui ont été émises pour expliquer la *procréation des sexes* ne résistent pas à la discussion, aussi les passerons-nous sous silence, à l'exception cependant de celle de Thury. Pour cet expérimentateur, l'œuf fécondé avant sa maturité donnerait naissance à une femelle, à sa maturité à un mâle ; si l'on fait saillir des vaches au début du rut, on obtient des femelles, à la fin du rut des mâles. Cette loi qui paraît vraie pour l'espèce bovine, ne l'est plus pour les autres espèces animales et pour l'espèce humaine en particulier.

Stérilité. — Les causes de stérilité peuvent dépendre aussi bien de l'homme que de la femme ; chez l'homme : l'absence d'éjaculation *(aspermatisme)*, les obstacles sur le trajet de l'urèthre rendant l'éjaculation difficile *(dyspermatisme)*, l'absence de spermatozoïdes dans le sperme quelle qu'en soit la cause *(aspermatozie)*, les vices de conformation des parties génitales, etc., peuvent entraîner la stérilité.

Chez la femme, les vices de conformation des organes génitaux, les obstacles à la progression des spermatozoïdes ou de l'ovule (déviations, adhérences, oblitération, altération des sécrétions, etc.), le défaut d'ovulation, produiront la même consé-quence.

On pourra remédier à certains cas particuliers de stérilité par la fécondation artificielle. Le cadre de cet ouvrage ne nous permet pas de nous étendre sur les différents procédés employés; nous nous contenterons de faire remarquer avec Tarnier que la fécondation artificielle est une entreprise délicate à laquelle on ne devra jamais recourir sans avoir préalablement examiné le sperme du mari, et pour que la moralité du médecin ne puisse être sus-pectée, non seulement la présence du mari est in-dispensable, mais encore Tarnier considère comme désirable la présence de deux médecins.

De l'œuf humain, ses principales trans-formations s'il est fécondé (1)

A sa sortie de l'ovaire, l'œuf passe dans la trompe et y subit une série de transformations, les unes indépendantes de la fécondation, les autres ne se manifestant que si l'ovule a été fécondé, puis il arrive dans l'utérus, s'y fixe et s'y développe s'il a été fécondé, en est expulsé et disparaît dans le cas contraire.

A sa sortie de l'ovaire, l'ovule est entouré du *disque proligère*; ces granulations disparaissent dans le tiers moyen de la trompe et sont remplacées par une couche d'albumine qui disparaît elle-même

(1) Pour plus de détails, voyez le remarquable *Traité d'accouchements* de Tarnier et Chantreuil, t. I, p. 257.

au moment où l'œuf arrive au contact de la muqueuse utérine.

Le premier phénomène qui se passe dans l'œuf après sa sortie de l'ovaire, est la disparition, ou tout au moins la modification de la vésicule germinative.

On admettait en effet jusqu'aux recherches récentes de Fol (de Genève) et Selinka (de Rio-Janeiro), que la *vésicule germinative* disparaissait complètement.

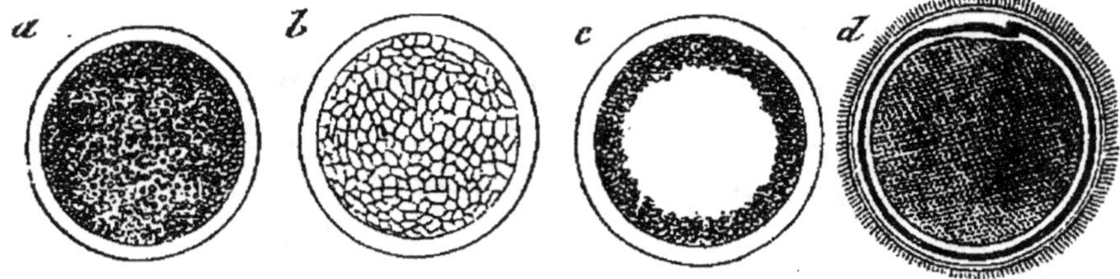

Fig. 16. — Transformation de l'œuf humain fécondé, depuis son entrée dans la trompe jusqu'à son implantation dans l'utérus. — *a*, première transformation : disparition de la vésicule et de la tache germinatives. — *b*. deuxième transformation : segmentation du jaune. — *c*, troisième transformation : dépôt excentrique du jaune pour former la membrane blastodermique. — *d*, quatrième transformation : apparition de la tache embryonnaire et des villosités choriales.

Pour les uns, (Van Beneden), cette vésicule se porte vers la périphérie de l'œuf, se rompt et son contenu se confond avec le vitellus ; quant à son noyau, la *tache germinative*, elle s'aplatit sur la membrane vitelline et y reste soudée sous forme d'une plaque lenticulaire. Pour d'autres, elle disparaît simplement par liquéfaction ; enfin pour quelques-uns, (Bellacher), elle serait expulsée de l'œuf par un petit pertuis que l'on a pu constater sur les œufs de truite. Le fait sur lequel les observateurs sont d'accord, c'est que la vésicule germinative avant sa disparition se porte du centre vers la périphérie.

Les recherches de Fol ont porté sur l'œuf d'une stélléride *(astéria glacialis)* dont la couche périphérique est molle, non condensée en membrane, le contenu transparent quoique granuleux et la vésicule germinative presque toujours excentrique.

Les découvertes antérieures de Van Beneden sur des œufs de lapine, bien que moins complètes que celles de Fol s'en rapprochent cependant beaucoup et nous permettent d'admettre que ces premières modifications intimes de l'œuf ne diffèrent pas sensiblement chez les mammifères.

Après quelques minutes de séjour de l'œuf de l'astéria glacialis dans l'eau de mer, on voit la vésicule germinative se transformer en une tache plus claire, s'allonger en forme du fuseau et se déplacer vers le pôle supérieur de l'œuf; bientôt on voit chacune des extrémités de ce fuseau devenir foncées, former un centre d'attraction autour duquel les granulations vitellines viennent se grouper en formant des traînées rayonnantes, et en même temps, on voit se dessiner dans l'intérieur du fuseau, des filaments qui relient l'une à l'autre ces deux extrémités. Ces filaments ont reçu le nom de *filaments bipolaires;* chacune des extrémités constitue un aster et l'ensemble de la nouvelle production a été désigné par Fol sous le nom d'*amphiaster*. L'amphiaster se rapproche de plus en plus de la périphérie de l'œuf avec laquelle un des asters se trouve bientôt en contact. L'œuf se soulève à ce niveau en formant une saillie transparente; cette saillie s'allonge, s'étrangle et se détache du vitellus, c'est le premier *glo-*

bule polaire ; il est essentiellement constitué par la moitié externe de l'amphiaster.

Après un court repos, l'aster disparu se reforme avec ses deux étoiles et son fuseau, la même série de phénomènes se reproduit et un second *globule polaire* est excrété ; il ne reste plus alors dans l'œuf que la moitié du second *amphiaster de rebut*, sous forme d'une vésicule rayonnée. Ce reste se condense et forme un petit noyau arrondi qui se déplace et gagne le centre de l'œuf ; c'est le *pronucleus femelle* ou *aster femelle*, qui par sa fusion avec l'*aster mâle* provenant de la tête du spermatozoïde, constituera le noyau vitellin comme nous l'avons vu plus haut (page 49).

Pendant que se font ces transformations de la vésicule germinative, le vitellus subit une série de déformations qui rappellent celles des *amybes* et présente des mouvements giratoires alternant avec des périodes de repos.

Le rôle des *globules polaires* est assez peu connu ; ce que l'on sait, c'est que le point du vitellus où ils naissent, est d'une manière constante celui par lequel passera le premier sillon circulaire de segmentation ; aussi Van Beneden leur a-t-il donné le nom de *corps directeurs*.

Ici s'arrêtent les phénomènes communs aux œufs fécondés et à ceux qui ne le sont pas, ceux que nous allons maintenant étudier appartiennent exclusivement aux premiers.

Pendant la formation du *noyau vitellin* (V. p. 49), le vitellus reste immobile, ses déformations recommencent pendant la segmentation. Cette segmentation du vitellus commence par le noyau qui s'allonge, s'étrangle et finit par se diviser en deux, le vitellus se segmente ensuite en deux globes au centre desquels se trouve chacune des moitiés du noyau divisé; chacun des globes se segmente ensuite de la même façon, ainsi que les globes secondaires qui en résultent, de façon que la masse totale du vitellus finit par prendre l'aspect d'une mûre *(corps mûriforme)*.

Cependant pour Van Beneden les choses ne se passeraient pas tout aussi simplement.

Pour cet auteur, les deux globes résultant de la première segmentation ont un volume et des caractères histologiques et chimiques différents, l'un est plus grand et plus clair, l'autre plus petit et plus opaque ; il désigne le premier sous le nom de *globe ectodermique*, le second sous le nom de *globe endodermique*. Les cellules résultant de la segmentation du *globe endodermique* sont plus petites et plus opaques que celles résultant de la segmentation du *globe ectodermique;* elles constituent une masse centrale, tandis que les dernières forment une couche superficielle continue, si ce n'est en un point où elles sont remplacées par des cellules de la masse endodermique.

Ray-Lankester a désigné sous le nom de *Blastopore* le point où elles font défaut ; les cellules endodermiques qui comblent ce vide constituent le *bouchon endodermique* ou *bouchon de Ecker*.

Le blastopore disparaît bientôt et la couche ectodermique forme une enveloppe complète à la masse endodermique, puis une fissure de séparation se produit entre les deux masses qui s'isolent l'une de l'autre, excepté au niveau du point primitivement occupé par le blastopore. Un liquide albumineux s'épanche dans l'interstice et distend la couche ectodermique. La masse endodermique refoulée se condense et ne constitue bientôt plus qu'une petite masse, affectant la forme d'une lentille biconvexe au niveau du point primitivement occupé par le blastopore, c'est le *gastro-disque* de Van Beneden.

L'ovule se trouve alors transformé en une vésicule remplie de liquide à laquelle on a donné le nom de *vésicule blastodermique*.

Les cellules qui constituent le gastro-disque se différencient bientôt en deux couches : 1° une couche interne formée de cellules aplaties ressemblant beaucoup aux cellules de la couche ectodermique ; cette couche en proliférant finit par tapisser toute la surface interne de l'ectoderme et constitue le *feuillet interne du blastoderme ;* 2° la couche externe, qui ne dépasse pas les limites du gastro-disque et dont les cellules conservent leurs caractères de cellules endodermiques, constituera le *feuillet moyen*.

Au point précédemment occupé par le gastro-disque, il existe donc à ce degré de développement, trois feuillets superposés : 1° feuillet externe du blastoderme *(ectoderme de Van Beneden) ;* 2° feuillet moyen du blastoderme *(couche superficielle de l'endoderme) ;* 3° feuillet interne du blastoderme *(couche profonde de l'endoderme)*.

Cette région de l'œuf, moins transparente que les autres, a reçu le nom d'*aire* ou *tache embryonnaire*. En même temps que cette tache embryonnaire s'allonge et devient ovalaire, son centre s'éclaircit, de là sa division en *aire transparente* ou centrale, *aire obscure* ou périphérique ; puis dans l'épaisseur du feuillet moyen, des vaisseaux se développent et apparaissent autour de cette tache et constituent ce que l'on a appelé l'*aire vasculaire*.

Une ligne sombre apparait bientôt au milieu de l'aire transparente et présente peu après son apparition, dans toute sa longueur, un sillon étroit et peu profond, assez comparable à celui que l'on produirait en appuyant le dos d'un couteau sur une vessie pleine d'eau, ce sont la *ligne* et la *gouttière primitive ;* ligne et gouttière primitive sont bientôt remplacées par la *gouttière médullaire* formée aux dépens du feuillet externe du blastoderme par le même mécanisme que la précédente. Cette gouttière médullaire présente une extrémité plus large, *extrémité céphalique*, point de départ de la tête de l'embryon et une extrémité effilée, *extrémité caudale.*

Les parois latérales de cette gouttière sont désignées sous le nom de *lames médullaires* et leurs arêtes sous celui de *crêtes dorsales*. A mesure que le sillon se creuse davantage, les crêtes dorsales deviennent plus saillantes et prennent le nom de *lames dorsales ;* elles se rapprochent l'une de l'autre et finissent par se souder, la gouttière est alors transformée en *canal médullaire*, et celui-ci ne tarde pas à s'isoler du feuillet externe du blastoderme qui lui a donné naissance.

Avant que la gouttière médullaire soit convertie en canal, on voit paraître en avant d'elle, dans le feuillet moyen, un cordon cylindrique, première trace du développement du rachis, auquel on a donné le nom de *notocorde* ou *corde dorsale* (1). Peu après, le feuillet moyen se dédouble de chaque

(1) Charles Robin, *Mémoire sur l'évolution de la notocorde* (Mémoires de l'Académie des sciences); Paris, 1870, t. XXXVI, p. 410, et tirage à part, J.-B. Baillière.

côté de la notocorde et du canal médullaire, et se divise en deux lames séparées par une cavité. La lame interne a reçu le nom de *lame fibro-intestinale*, la lame externe celui de *musculo-cutanée*, et comme le dédoublement ne va pas jusqu'à la ligne médiane, la bande de feuillet moyen qui de chaque côté de la ligne médiane a échappé au *clivage*, con-

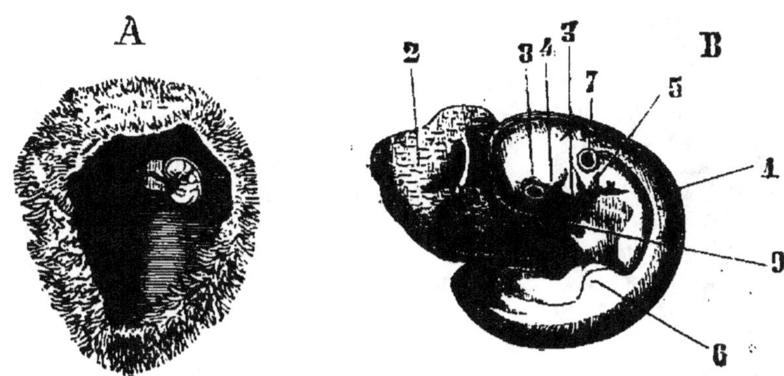

Fig. 17 — A, embryon d'à peu près trois semaines dans son œuf (grandeur naturelle). C'est ce qu'on a pu observer de plus petit. B, le même embryon grossi. 1, amnios. — 2, vésicule ombilicale. — 3, premier arc pharyngien. — 4, bourgeon maxillaire supérieur de cet arc. — 5, deuxième arc pharyngien, derrière lequel deux autres plus petits sont encore visibles. — 6, ébauches des extrémités antérieures. — 7, vésicule auditive. — 8, œil. — 9, cœur (Thompson.)

stitue les *lames vertébrales*. La lame fibro-intestinale s'unit au feuillet interne et forme la *splanchnopleure*, la lame musculo-cutanée en s'unissant au feuillet externe constitue la *somatopleure ;* la cavité qui résulte de ce dédoublement a reçu le nom de *cœlôme* ou cavité *pleuro-péritonéale.*

La *tache embryonnaire* qui n'est en somme qu'un segment de la vésicule blastodermique se transforme peu à peu en embryon. Arrivée à ce degré de développement elle s'incurve et prend la forme d'une nacelle. Les parois de la vésicule blastodermique subissent une dépression tout autour de l'embryon et forment un repli circulaire que l'on a divisé en quatre sections, replis *céphalique, caudal,* et *latéraux.* Ces replis constituent un étranglement qui tend à diviser la vésicule blastodermique en deux parties, l'une embryonnaire, l'autre extra-embryonnaire *(vésicule ombilicale).* Le pédicule

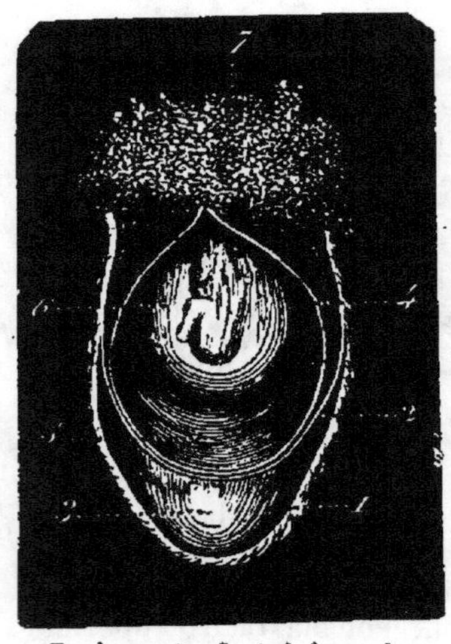

Fig. 18. — Œuf complet, vers le quatrième mois , réduit au tiers du volume normal, et ouvert pour montrer les trois membranes et leurs rapports.

1, caduque maternelle. — 2, caduque réfléchie ou épichorion de Chaussier. — 3, cavité utérine remplie d'un liquide albumineux filant. — 4, chorion en rapport avec la caduque réfléchie, et dont les villosités vasculaires sont atrophiées. — 5, face interne du chorion, lisse, séparée de l'amnios par un espace rempli du liquide interblastodermique (fausses eaux). — 6, sac amniotique contenant les vraies eaux de l'embryon. — 7 placenta fœtal formé par les villosités du chorion allantoïdien hypertrophiées.

formé par cet étranglement devient de plus en plus étroit et a reçu le nom de pédicule *omphalo mésentérique.*

Les replis *céphalique, caudal* et *latéraux* continuent à se développer en allant à la rencontre les uns des autres sur la face dorsale de l'embryon, et finissent par se rejoindre en limitant d'abord un canal très étroit *(ombilic amniotique),* qui disparaît bientôt, les replis se soudant les uns aux autres ; puis les parois disparaissant au niveau du point de jonction, il en résulte deux poches concentriques et sans ouvertures, l'une externe, cavité *amnio-*

choriale, l'autre interne, *cavité amniotique*.

En résumé, la *vésicule ombilicale* sera constituée par la continuation extra-embryonnaire des *splanchnopleures*, la continuation de la *somatopleure* formera l'*amnios* et le *chorion blastodermique* (fig. 17 et 18).

Ce serait dépasser le cadre de cet ouvrage que de pousser plus loin le développement de l'œuf que l'on pourra étudier avec plus de profit dans les ouvrages spéciaux, il me paraît cependant nécessaire de donner quelques notions complémentaires sur les annexes de l'embryon.

L'*amnios* est donc une poche formée primitivement sur la face dorsale de l'embryon par le repli du feuillet externe du blastoderme, doublé de la lame externe du feuillet moyen ; c'est au début une cavité de petite dimension mais qui se développe rapidement et finit par remplir toute la cavité de l'œuf, prenant à mesure qu'elles s'atrophient la place des *vésicules ombilicale* et *allantoïde* (fig. 19 et 20).

Au terme de la grossesse, l'amnios forme autour de l'embryon une poche à parois minces, transparentes et assez résistantes. La cavité est remplie par le liquide amniotique dont la quantité est très variable, 500 à 600 grammes en moyenne. La face externe de l'amnios est en rapport avec le chorion dont elle est séparée par une matière glutineuse, vestige de l'allantoïde atrophiée *(membrane lamineuse de Joulin)*. L'amnios tapisse la face fœtale du placenta, fournit la gaine extérieure du cordon, puis va s'unir à la peau du fœtus au niveau de l'ombilic. Cette membrane est formée de deux couches, une couche interne, endothéliale, une couche externe fibreuse dans laquelle se rencontrent des fibres musculaires lisses. Les recherches de Jungbluth, de Dastre, de Campana semblent prouver que l'amnios est pourvu de vaisseaux, vaisseaux qui s'atrophient peut-être dans les derniers mois de la grossesse, ce qui expliquerait comment certains observateurs ont pu en nier l'existence.

Le *liquide amniotique* est légèrement alcalin, clair et transparent au début de la grossesse, trouble à la fin ; son odeur est fade. Il contient des chlorures, des phosphates, du lactate de soude, des traces d'urée, de créatine, de graisse, de glycose et d'albumine, etc. Le microscope y démontre la présence de poils, de matière sébacée, de cellules épidermiques, de cellules épithéliales du rein et de la vessie.

Le liquide amniotique protège pendant la grossesse le fœtus contre les chocs extérieurs, favorise ses mouvements, diminue son poids spécifique. Pendant le travail il protège le fœtus contre la violence des contractions utérines, contribue à la formation de la *poche des eaux* et à la dilatation du col, et facilite le glissement en lubrifiant le canal pelvigénital.

La *vésicule ombilicale* (fig. 19 et 20) est formée par le prolongement extra-embryonnaire des splanchnopleures, elle communique d'abord largement avec l'intestin par le pédicule *omphalo-mésentérique ;* cette vésicule a acquis son complet développement vers la quatrième ou la cinquième semaine et s'atrophie à partir de cette époque, à tel point qu'on en retrouve difficilement des vestiges à partir du cinquième ou sixième mois ; elle se compose d'une tunique interne épithéliale, et d'une externe fibreuse, vasculaire, mais seulement dans sa moitié la plus rapprochée de l'embryon; elle contient dans sa cavité un liquide tenant en suspension des granulations jaunes, des cellules polyédriques et des noyaux libres; sa fonction est de fournir à l'embryon des matériaux de nutrition avant l'apparition de l'allantoïde.

L'*allantoïde* (fig. 19 et 20) n'apparaît que vers la cinquième ou la sixième semaine et semble naître de la portion terminale de l'intestin, sous forme d'un bourgeon qui s'accroît rapidement; elle sort du corps de l'embryon et remplit bientôt tout l'espace amniochorial en contractant avec le chorion des rapports intimes. La partie intra-fœtale de l'allantoïde devient plus tard la *vessie* et la portion rétrécie qui la relie avec l'allantoïde proprement dite constitue l'*ouraque*.

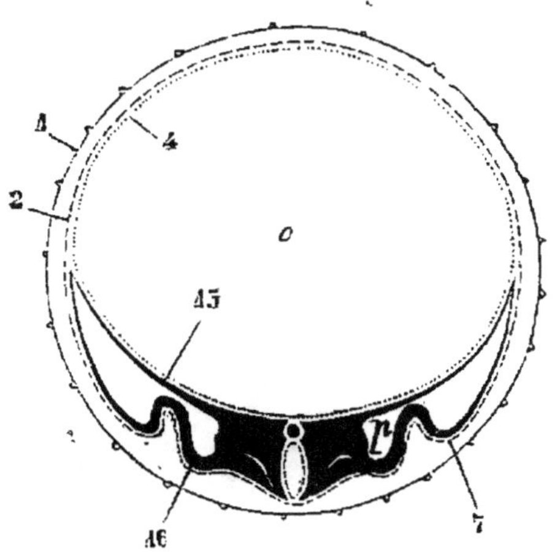

Fig. 19. — Développement des trois feuillets du blastoderme, coupe transversale (figure schématique). — *p*, Cavité peritonéale. — 1, membrane vitelline. — 2, feuillet externe du blastoderme.—4, feuillet interne. — 7, capuchons latéraux de l'amnios. — 15, lame fibro-intestinale. — 16, lame cutanée.

L'allantoïde envoie des prolongements vasculaires et conjonctifs dans les villosités choriales, de sorte qu'à une certaine époque, suivant l'expression de Pajot, *l'œuf est placenta partout*, puis les vaisseaux et les villosités s'atrophient sur presque toute la surface du chorion, excepté en un point où il se produit au contraire une prolifération qui doit donner naissance au *placenta*.

Les vaisseaux de l'allantoïde apparaissent de bonne heure, ce sont les *deux artères ombilicales*, branches des vertébrales inférieures, qui s'y ramifient, en formant un réseau délicat, pénètrent dans les villosités choriales et donnent naissance aux deux *veines ombilicales* qui vont se jeter dans la région veineuse du cœur de l'embryon, par un tronc commun avec les veines *omphalo-mésentériques*.

La vésicule allantoïde contient un liquide alcalin émulsionnant facilement les graisses,

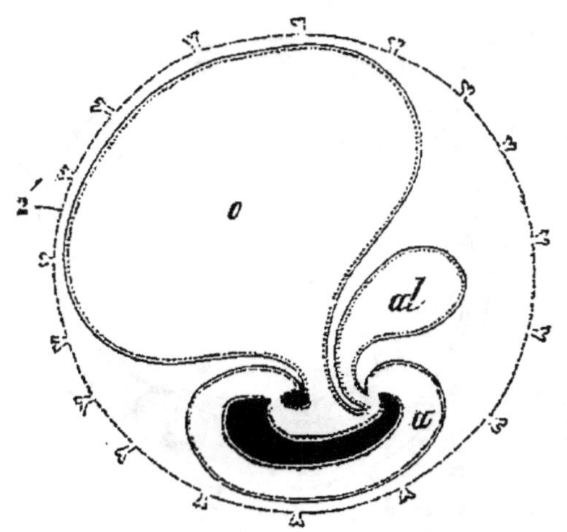

Fig. 20. — Développement des trois feuillets du blastoderme, coupe antéro-postérieure (figure schématique). — 2, Vésicule séreuse.

dans la composition duquel entrent de l'albumine, de l'urée, du sucre, de l'allantoïne. D'une façon générale, l'allantoïde a la fonction des séreuses, mais elle remplit surtout un autre rôle, celui de conducteur et de support dans la vascularisation de l'œuf. Une fois qu'elle a porté les vaisseaux dans les villosités choriales elle s'atrophie, sauf dans le point où se développe le placenta.

Le *chorion* (fig. 19 et 20), est la membrane la plus externe de l'œuf, du moins de celles qui lui appartiennent en propre ; il est situé entre la caduque

et l'amnios. C'est une membrane de texture conjonctive, tapissée à sa face interne par une couche
de cellules endothéliales. La membrane vitelline
constitue le premier chorion, bientôt doublé par le
feuillet externe du blastoderme qui à son tour est
renforcé par l'allantoïde.

Le principal usage du chorion est la formation
du placenta.

Si on examine les enveloppes de l'œuf après la
délivrance on voit que le chorion est recouvert par
une autre membrane ; celle-ci n'appartient pas en
propre à l'œuf, elle lui est fournie par l'utérus et
est formée par la muqueuse, qui ayant contracté
avec l'œuf des adhérences intimes, est expulsée avec
lui.

Placenta (fig. 21 et 22).— Le placenta est une masse
charnue très vasculaire dans laquelle les vaisseaux
sanguins de la mère et du fœtus se mettent en contact intime, mais sans se confondre et sans communiquer les uns avec les autres. Cet organe résulte de
l'accroissement considérable des villosités choriales
au niveau du point où l'œuf s'est inséré sur la muqueuse utérine. Au troisième mois, le placenta constitue un organe distinct et à partir de ce moment
il continue à s'accroître proportionnellement au développement de l'embryon. Cet organe de forme
arrondie, plus épais au centre qu'à la circonférence,
ressemble assez exactement à un gâteau, il affecte
cependant parfois une forme ovalaire ou en raquette ; son poids à terme est de cinq à six cents
grammes.

La face *utérine* (fig. 21) en est saignante, tomen-
teuse, irrégulière, divisée en lobes ou cotylédons,
elle est recouverte par une matière glutineuse qui

pénètre entre les cotylédons et qui n'est autre chose
que la portion de *caduque utéro-placentaire* détachée
avec le placenta.

La face fœtale (fig. 22) est recouverte par le chorion qui lui adhère intimement, elle est parcourue
par les divisions des vaisseaux ombilicaux qui che
minent entre le chorion et l'amnios, dans un tissu
particulier, débris de l'allantoïde *(membrane lamineuse de Joulin ou tissu inter-annexiel de Dastre)*.
Immédiatement en dedans se trouve l'amnios qui
se replie pour former l'enveloppe extérieure du
cordon ombilical.

Le placenta forme le plus souvent une masse
unique, parfois cependant il est bilobé; exceptionnellement il présente des cotylédons isolés qui sont
réunis seulement par les vaisseaux à la masse principale.

Les *villosités* hypertrophiées du chorion qui doivent constituer le placenta prennent un développement considérable, se ramifient dans l'épaisseur de
la caduque utéro-placentaire qui s'hypertrophie de
son côté. Les vaisseaux maternels se développent en
sens inverse, forment de nombreuses flexuosités
qui descendent entre les villosités choriales et s'en-
chevêtrent avec elles, c'est de cet enchevêtrement
que résulte le placenta qui est à la fois un *organe
fœtal* et un *organe maternel*.

Les cotylédons ou lobes sont formés par l'agglo-
mération d'un certain nombre de villosités, qui
constituent chacune une sorte de *lobule*, ne communiquant pas avec le lobule voisin, malgré leur
enchevêtrement apparent. Chaque villosité extraor-
dinairement ramifiée forme une sorte de touffe
comparable à un écheveau de fil entremêlé.

Les dernières divisions des villosités ressemblent assez à un doigt de gant, le cul-de-sac terminal est tantôt cylindrique, tantôt renflé en massue.

La paroi de la villosité est formée par une couche

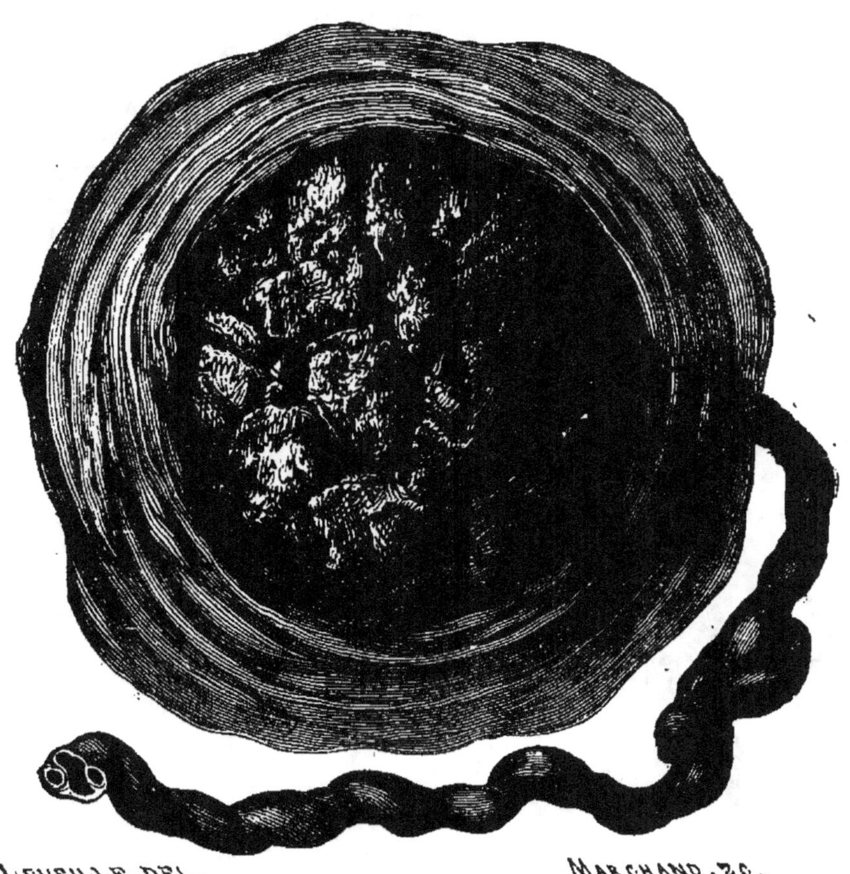

Fig. 21. — Placenta, face externe ou utérine.

d'épithélium pavimenteux, d'après Kölliker; sa cavité est remplie par du tissu muqueux et au centre cheminent une artère et une veine, dernières terminaisons des artères et de la veine ombilicale, s'anastomosant au niveau des culs-de-sac terminaux soit par une ou plusieurs anses, soit par un petit réseau capillaire.

Les villosités constituent en elles seules le *placenta fœtal*, elles plongent les unes au milieu des

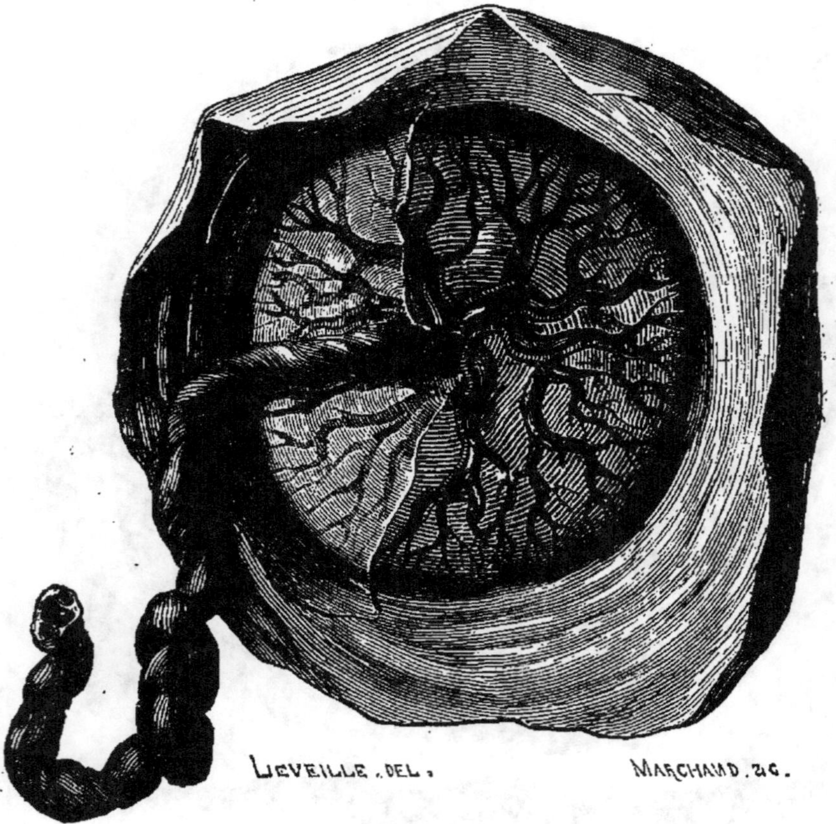

Fig. 22. — Placenta, face interne ou fœtale.

espaces sanguins de la caduque utéro-placentaire (portion respiratoire du placenta ; Ercolani) les autres au milieu du tissu utérin (portion nutritive de placenta ; Ercolani).

On désigne sous le nom de *placenta maternel* la muqueuse utéro-placentaire, qui de son côté s'est énormément hypertrophiée dans tous ses éléments et a été envahie par les villosités. Nous ne nous arrêterons pas ici à l'hyperplasie glandulaire et conjonctive, les modifications du système vasculaire étant surtout intéressantes. Ce système se compose d'artères et de veines reliées entre elles par des cavités remplies de sang et qui ont reçu les noms d'*espaces sanguins*, de *grandes lacunes* suivant leurs dimensions. Ces espaces sanguins qui paraissent creusés dans l'épaisseur de la caduque et qui ne sont vraisemblablement que le résultat de la distension exagérée des capillaires primitifs, communiquent tous entre eux, grands et petits ; de sorte que, suivant l'expression de Robin, l'ensemble du système vasculaire du placenta peut être comparé à un véritable *lac sanguin*.

Les artères de forme hélicine se jettent dans les lacs sanguins ; leur paroi est réduite à la tunique interne.

Les veines reçoivent le sang des espaces sanguins et vont se jeter dans le *sinus coronaire*, gros vaisseau situé sur la limite de la caduque utérine et du placenta.

Dans les grossesses multiples, il existe habituellement autant de poches distinctes et de placentas qu'il y a de fœtus, mais les placentas sont souvent réunis par un pont membraneux, parfois même ils empiètent l'un dans l'autre de façon à ne former qu'une seule masse, les deux circulations restant néanmoins indépendantes ; il se peut cependant qu'elles communiquent (fig. 23).

Dans la grossesse *gémellaire*, les enveloppes de l'œuf ne sont pas toujours disposées de la même façon ; il peut se présenter trois cas :

1° Les deux ovules se sont primitivement greffés

à une certaine distance l'un de l'autre; ils ont eu d'abord chacun leur caduque, leur chorion et leur amnios, puis ils se sont accolés en se développant. La portion de caduque qui faisait au début partie de la cloison s'est peu à peu résorbée et celle-ci

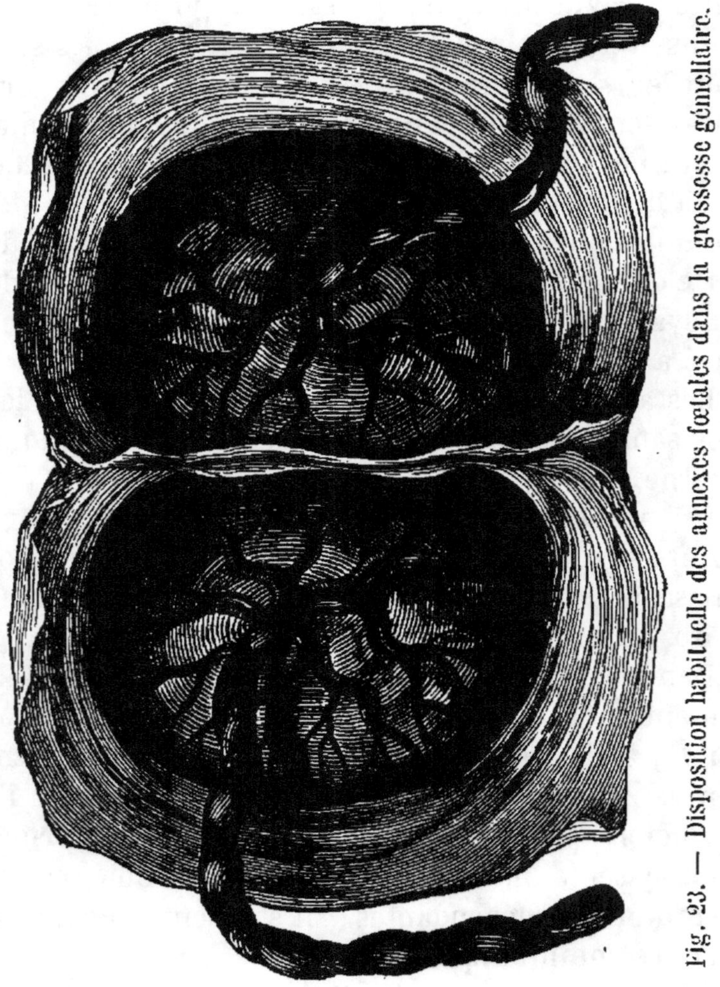

Fig. 23. — Disposition habituelle des annexes fœtales dans la grossesse gémellaire.

ne reste plus constituée que par l'adossement des deux chorions et des amnios. Les placentas sont séparés, ou réunis seulement par un pont membraneux.

En résumé : *caduque unique, deux chorions, deux amnios.*

2° Les ovules se sont primitivement greffés au contact l'un de l'autre, il ne s'est formé qu'une seule caduque ovulaire, mais la portion des deux chorions qui fait partie de la cloison s'atrophiant, celle-ci n'est plus formée que par l'adossement des deux amnios.

En résumé : *caduque unique, chorion unique, deux amnios.*

3° Il n'existe plus de cloison ; les deux fœtus sont contenus dans une seule loge dont les parois sont formées par une caduque, un chorion et un amnios. Au début chaque fœtus avait son amnios propre, mais la cloison résultant de leur adossement, s'est résorbée comme dans les cas précédents. Dans ce cas très rare, le placenta est unique, les circulations communiquent le plus souvent.

Dans la grossesse trigémellaire l'œuf présente des dispositions analogues.

Le *cordon ombilical* relie le placenta à l'ombilic du fœtus, il n'apparait qu'après la formation de l'allantoïde et contient primitivement les deux veines et les deux artères ombilicales ; l'une des veines ombilicales s'atrophie de bonne heure, de sorte qu'au moment de la naissance, le cordon est constitué en allant de dehors en dedans : 1° par une enveloppe extérieure fournie par l'amnios ; 2° un tissu muqueux, tissu conjonctif embryonnaire qui entoure les vaisseaux et que l'on désigne sous le nom de *gélatine de Warthon* ; 3° une veine volumineuse, *veine ombilicale*, qui conduit au fœtus le sang artérialisé dans le placenta ; 4° deux *artères ombilicales*, branches de l'hypogastrique qui ramènent au placenta le sang qui a servi à la respiration et à la nutrition du fœtus.

A terme la longueur moyenne du cordon est de 50 à 60 cent., sa grosseur égale à peu près celle du petit doigt, mais présente de grandes variétés suivant l'abondance plus ou moins grande de la gélatine de Warthon. Le cordon est tordu sur lui-même, et les tours de spire sont le plus souvent dirigés de droite à gauche (150 fois), plus rarement de gauche à droite (45 fois; Nægelé, Tarnier, Neugebauer).

Le nombre des tours de spire est également variable, il en présente quelquefois deux ou trois. d'autres fois une fraction de tour seulement.

Le cordon présente souvent des bosselures, tenant soit à l'exagération par place de la gélatine de Warthon, soit à la duplicature et à l'entortillement de l'un ou de plusieurs des vaisseaux ; on rencontre parfois même de véritables nœuds, comparables à ceux que l'on peut faire sur le trajet d'une corde.

A l'insertion ombilicale du placenta, la peau de l'abdomen se relève et constitue un petit prolongement de un cent. environ, qui va au-devant du cordon et se soude avec lui.

L'insertion du cordon au placenta se fait tantôt au centre, tantôt sur les bords, et l'organe présente souvent alors la forme d'une *raquette*; quelquefois enfin, les vaisseaux du cordon se séparent avant d'arriver sur le placenta et vont s'y insérer séparément; on dit alors que l'insertion est *vélamenteuse*.

Les vaisseaux ombilicaux, artères et veines sont munis de valvules, celles-ci sont même plus constantes dans les artères que dans la veine; elles affectent la forme de replis semi-lunaires ; leur rôle physiologique est encore assez peu défini.

Fœtus à terme

Le fœtus, quand il est *à terme*, mesure en moyenne 50 à 55 cent. de longueur, son poids moyen est de 3 kil. à 3 k. 500. Les enfants au-dessus de 5 kil. sont très rares, au-dessous de 2 kil. le fœtus n'est pas à terme, ou bien a été arrêté dans son développement par une cause pathologique.

Le point d'insertion du cordon est plus rapproché de l'extrémité pelvienne que de l'extrémité céphalique.

La *peau* du fœtus est généralement rosée, recouverte d'une couche plus ou moins épaisse d'enduit sébacé, abondante surtout au niveau des plis.

Le *thymus* est très développé; les *poumons* au contraire sont peu volumineux, et constitués par un tissu rougeâtre, ferme, d'apparence homogène, ne surnageant pas, quand le fœtus n'a pas encore respiré.

Le *cœur*, avant l'établissement de la respiration, est très rapproché du plan sternal et du plan latéral gauche, et les recherches de Ribemont sur des fœtus congelés ont démontré que la pointe du cœur, par rapport au deux extrémités de l'ovoïde fœtal, est plus rapprochée de l'extrémité pelvienne que de l'extrémité céphalique.

Le *foie*, très volumineux, occupe presque à lui seul la moitié de la cavité abdominale, et s'étend à droite jusqu'à quelques millimètres de la crête iliaque.

Sa présence dans la zone abdominale inférieure,

rend compte des dangers auxquels exposerait la
pression des mains de l'accoucheur dans cette région.

La partie inférieure du *gros intestin* est remplie
de *méconium*.

Les *capsules surrénales* très volumineuses recouvrent l'extrémité supérieure des reins.

L'*épiphyse* inférieure du fémur, coupée transversalement, présente un point osseux de couleur sang
que l'on a considéré pendant longtemps, comme
un signe de la maturité du fœtus, mais ce point
osseux épiphysaire manque parfois, et n'a pas au
point de vue du diagnostic la valeur que lui don-
nait Béclard.

La *tête* du fœtus à terme a une importance considérable au point de vue de l'accouchement, aussi
nous y arrêterons-nous plus longuement.

Elle a la forme d'un ovoïde à grosse extrémité
postérieure. Les os de la base sont fortement soudés
et unis entre eux, ceux de la voûte au contraire,
sont séparés les uns des autres et réunis par des espaces membraneux auxquels on a donné les noms
de *sutures* et de *fontanelles* (fig. 24).

Sutures. — Elles sont au nombre de *cinq* :

1° *Suture sagittale* ou *suture antéro-postérieure* de
la racine du nez à l'angle supérieur de l'occipital;

2° *Suture transverse* ou *fronto-pariétale*, se termine à l'écaille des temporaux;

3° *Suture lambdoïde* ou *occipito-pariétale* formée
par l'union des bords postérieurs des pariétaux avec
l'occipital;

4° et 5° Les deux sutures *temporo-pariétales*. —
Ces deux dernières n'offrent aucun intérêt pour l'accoucheur.

Nous joindrons à ces sutures, la *charnière occi-*

pitale, signalée par Budin, et constituée par une lame membraneuse qui réunit chez le fœtus la portion écailleuse de l'occipital avec la portion basilaire, et permet à ces deux parties d'exécuter l'une sur l'autre des mouvements de flexion et d'extension.

Fontanelles (fig. 24). — La *fontanelle antérieure, bregma, grande fontanelle*, a une forme losangiique. L'angle antérieur est formé par la réunion des deux moitiés du frontal, l'angle postérieur par la réunion

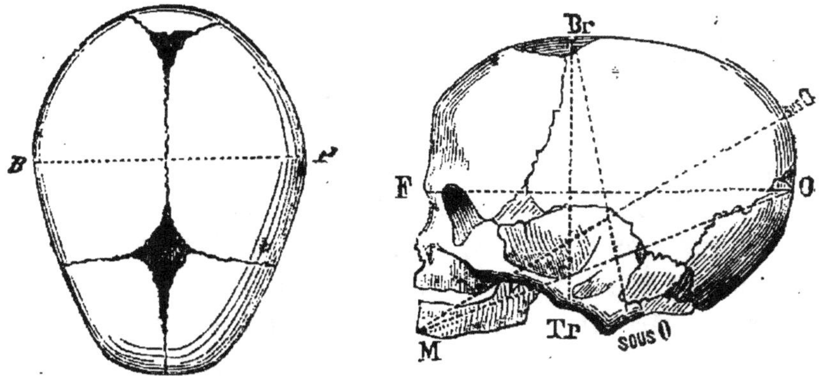

[Fig. 24. — Tête de fœtus vue par son sommet et de côté.

des deux pariétaux, les deux angles latéraux par la réunion des bords des pariétaux et du frontal, ces quatre angles se continuent avec les sutures correspondantes.

La *fontanelle postérieure* ou *occipitale* est triangulaire, elle se trouve à l'union des pariétaux avec l'occipital.

Les *fontanelles de Gasser*, situées de chaque côté au point où la suture lambdoïde aboutit à la portion mastoïdienne du temporal, sont recouvertes par les parties molles et n'offrent qu'un intérêt secondaire pour l'accoucheur.

C'est dans la direction de la grande suture du crâne et dans la position des deux fontanelles, par rapport à la circonférence du détroit supérieur, que sont les éléments du diagnostic des *positions* dans la présentation du sommet. Il faut donc savoir bien reconnaître au toucher et cette suture et ces fontanelles.

La suture, sitôt que la tête est tant soit peu engagée au détroit supérieur, revêt la forme d'une sallie osseuse, au lieu de rester une fente membraneuse, parce que l'un des pariétaux chevauche alors sur l'autre. Quant aux fontanelles, si l'*antérieure*, qui est *losangique*, ne change pas de forme et diminue à peine de largeur par la compression du crâne, la *postérieure*, qui est *triangulaire*, s'efface au contraire complètement, pour être remplacée par une simple dépression osseuse, l'angle supérieur de l'occipital s'engageant sous les angles postéro-supérieurs des pariétaux. Mais peu importe : le diagnostic n'en est pas rendu plus obscur, puisque la disparition même de cette fontanelle sincipitale est un signe négatif qui suffit à la faire distinguer de l'autre qui ne s'efface jamais.

S'il se présentait sous les doigts des fontanelles accidentelles (intervalles non ossifiés) sur un point quelconque de la voûte cranienne, on les distinguerait des vraies fontanelles à leur forme, et, plus particulièrement encore, à l'absence de sutures latérales venant y aboutir.

Les sutures membraneuses et les fontanelles permettent un certain degré de réduction de la voûte du crâne, qui ne dépasse guère un centimètre dans les points les plus réductibles.

La plus grande réduction du crâne se fait par le

redressement des os de la voûte et, par conséquent, par l'allongement *en pain de sucre* de cette partie. Le diamètre occipito-frontal peut perdre ainsi un demi-centimètre, et le diamètre bi-pariétal un centimètre.

Selon Budin (1), le diamètre qui diminuerait le plus serait le sous-occipito-bregmatique, puis le bi-temporal et, en troisième lieu, viendrait le bi-pariétal. Dès lors, tandis qu'on croit !généralement que la réduction la plus considérable de la tête se fait suivant le diamètre bi-pariétal, ce serait au contraire, ce diamètre qui, dans le cas de présentation normale du sommet, se réduirait le moins.

Voici du reste, par quel mécanisme exclusivement passif s'opéreraient ces modifications du crâne fœtal au moment de l'accouchement :

· Les fontanelles et bien plus encore les sutures membraneuses, permettant aux os de la voûte de chevaucher, l'angle supérieur de l'occipital s'engagerait sous les pariétaux, le frontal également, et les bords supérieurs des pariétaux se rapprocheraient comme pour chevaucher eux-mêmes l'un sur l'autre ; mais ils ne chevaucheraient réellement que dans certaines conditions anormales, quand la tête est très vigoureusement comprimée. Par là se trouverait expliqué tout naturellement comment le diamètre occipito-frontal est diminué ; comment le diamètre bi-pariétal reste à peu près sans diminution, l'engagement de l'occipital et du frontal sous les angles supérieurs des pariétaux, à la fois en arrière et en avant, devant gêner beaucoup le

(1) P. Budin, *De la tête du fœtus au point de vue de l'obstétrique*, thèse du doctorat, Paris. 1876.

chevauchement des bords supérieurs de ces deux derniers os ; et comment, au contraire, les angles postéro-supérieurs de ces mêmes pariétaux étant soulevés par l'angle de l'occipital engagé sous eux, le diamètre sus-occipito-mentonnier, celui que Budin appelle *diamètre maximum* de la tête, se trouve augmenté très sensiblement.

DIAMÈTRES DU FŒTUS A TERME

A. — *Diamètres antéro-postérieurs.*

1º *Diamètre maximum du Budin,* de la pointe du menton à un point variable sur la suture sagittale, en avant le plus souvent, de la pointe de l'occipital. . . . . . . *13 cent. 1/2*

2º *D. Occipito-mentonnier,* de la pointe de l'occiput à la pointe du menton. . . . . *13 —*

3º *D. Occipito-frontal,* de la pointe de l'occiput à la racine du nez . . . . *12 —*

4º *D. Sous-occipito-bregmatique,* de la nuque au milieu de la grande fontanelle . . . *9 — 1/2*

B. — *Diamètres transverses.*

1º *D. Bipariétal,* d'une bosse pariétale à l'autre. *9 — 1/2*

2º *Bitemporal,* de la naissance de la suture fronto-pariétale d'un côté à celle du côté opposé . . . . *8 —*

3º *D. Bimastoïdien,* d'une apophyse mastoïde à l'autre. . . . . *7 — 1/2*

C. — *Diamètres verticaux.*

1º *Fronto-mentonnier,* du point le plus élevé du front à la pointe du menton. . . . *8 —*

2º *Trachelo-bregmatique,* du milieu de la fontanelle antérieure, à la partie antéro-supérieure du cou . . . . *9 — 1/2*

Après la tête vient, pour le volume, le haut du tronc, dont le diamètre bis-acromial mesure de 11 à 12 cent.; mais ce diamètre est réductible par une forte pression à 9 cent. et demi, les épaules s'abaissant alors, tout en se portant en avant ou en arrière. Enfin, après les épaules, vient le pelvis, qui a 11 cent. de diamètre, mais qui est réductible par la pression à 9 cent.

L'*attitude* du fœtus dans la matrice est celle-ci :

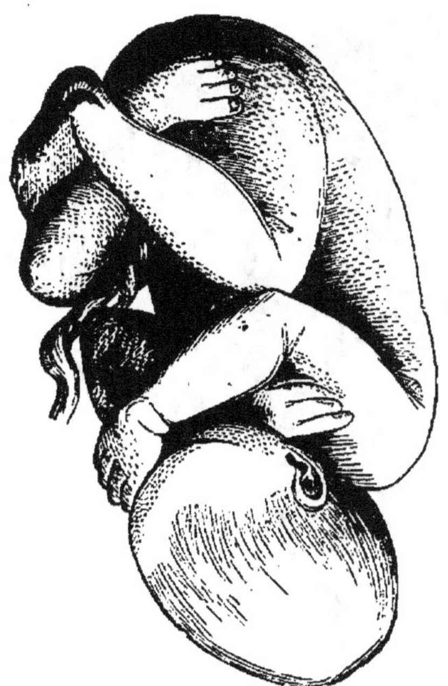

Fig. 25. — Attitude du fœtus dans la matrice.

il a le tronc courbé en avant, la tête fléchie sur la poitrine, les bras appliqués sur les côtés du thorax, les avant-bras fléchis et croisés sur le devant du sternum, les mains appliquées sur les côtés du menton, les pieds relevés sur le devant des jambes, les jambes fléchies tout à fait sur les cuisses et les cuisses fléchies sur l'abdomen ; les talons sont croisés et rapprochés du dessous des fesses, vers les ischions.

Dans les derniers jours de la grossesse, et souvent même dès la fin du 7e mois, le fœtus prend d'ordinaire une position fixe dans l'utérus (fig. 26), mais il ne faudrait pas croire que cette position soit tellement fixe qu'il ne puisse en changer, ces mutations de positions et même de présentation ne sont pas très rares dans les derniers temps de la grossesse, il suffit de pratiquer souvent le *palper* pour s'en convaincre.

Du rapprochement des diamètres de la tête du

fœtus avec ceux de l'excavation et du détroit inférieur, et, pour mieux dire, du rapprochement des

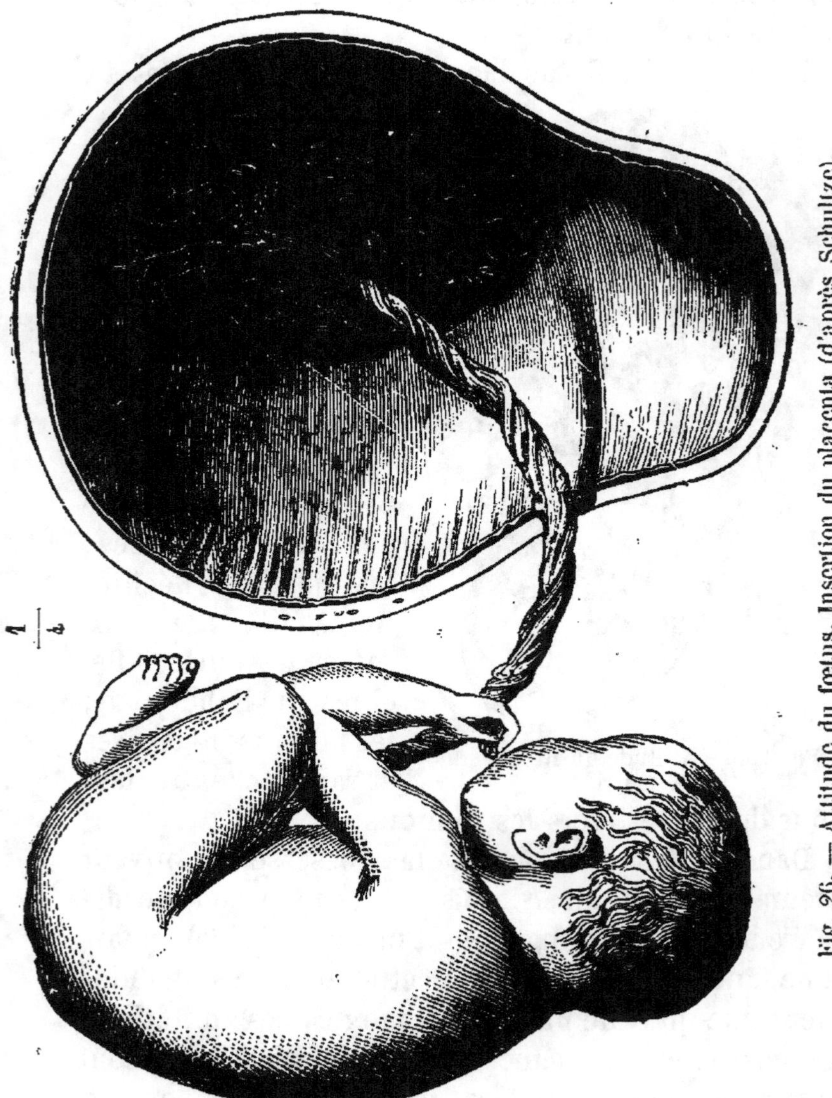

Fig. 26. — Attitude du fœtus, Insertion du placenta (d'après Schultze).

dimensions du fœtus à terme avec celles du bassin,
découlent les principes fondamentaux de l'accouchement spontané. Il en résulte, en effet, qu'un

fœtus à terme ne peut franchir la filière pelvienne qu'en se présentant au détroit supérieur par l'une de ses extrémités, tête ou pelvis ; et que, quelle que soit cette extrémité, l'accouchement spontané ne sera possible qu'autant que le diamètre sus-occipito-mentonnier ne restera pas parallèle aux diamètres de l'excavation et, en particulier, de son détroit inférieur ; qu'il faut, par conséquent, que toujours l'occiput se dégage avant le menton ou le menton avant l'occiput, et que, de plus, la tête plonge dans l'excavation fortement fléchie, ou bien, au contraire, complètement défléchie, soit que l'enfant naisse par le sommet, soit qu'il naisse par le pelvis ; — de façon que l'un des plus petits diamètres de la tête, le *sous-occipito-bregmatique*, ou le *trachélo-bregmatique*, arrive à se trouver parallèle au plan du détroit inférieur.

Fonctions du fœtus. — Nous ne nous étendrons pas longuement sur les fonctions du fœtus, et nous nous contenterons d'en signaler les particularités les plus importantes.

Le *placenta* est l'organe essentiel de la *respiration* et de la *nutrition* du fœtus.

Respiration. — Le sang apporté dans cet organe par les artères ombilicales, parcourt les dernières ramifications des villosités placentaires et se trouve en contact médiat avec le sang des lacunes du placenta maternel. A travers la paroi endothéliale des capillaires et la couche cellulaire de revêtement de la villosité, le *globule sanguin maternel*, abandonne son oxygène au *globule sanguin fœtal*, tandis que le *serum fœtal* abandonne au *serum maternel* son acide carbonique. Le sang ainsi hématosé est ramené au fœtus par la veine ombilicale.

Nutrition.— Les matériaux de nutrition passent de la mère au fœtus par un mécanisme semblable, c'est-à-dire par endosmose, à condition toutefois, que ces matériaux soient à l'état de solution, les matières insolubles, quelques ténues qu'elles soient, ne passant pas, ainsi que l'ont prouvé les expériencesde Davaine et de Ballanger.

Jusque dans les derniers temps de la gestation, c'est dans le placenta que se trouve accumulée la *matière glycogène* du fœtus.

Sécrétions.— Les organes sécrétoires du fœtus fonctionnent pendant la vie intra-utérine, mais d'une façon beaucoup moins active qu'après la naissance. Ce n'est guère qu'à partir de cinq mois de la vie utérine que la peau commence à fonctionner et que se forme l'*enduit sébacé*.

Le *meconium*, résultant de la sécrétion intestinale et hépatique, est contenu dans l'intestin grêle jusqu'au 5ᵉ mois ; à partir de cette époque il descend dans le gros intestin et au moment de la naissance, il est accumulé dans le rectum.

Les *corps de Wolff* suppléant les reins pendant la première moitié de la grossesse, ceux-ci fonctionnent pendant la seconde moitié ; il est même vraisemblable qu'il y a alors non seulement sécrétion, mais encore excrétion urinaire, ainsi que semblent le prouver certains cas de dilatation exagérée de la vessie, de dilatation kystique des reins et la présence des principes de l'urine dans le liquide amniotique.

Circulation. La circulation du fœtus présente des particularités qu'il est essentiel de noter ; elle est caractérisée par l'existence du trou de Botal qui fait communiquer les deux oreillettes, du canal artériel qui met en communication l'artère pulmonaire et l'aorte et du canal veineux d'Arantius qui relie la veine ombilicale à la veine cave inférieure.

Voici le trajet parcouru par le sang dans la circulation fœtale (1). Le cœur se contracte : du ventricule droit, le sang est projeté dans l'artère pulmonaire, du ventricule gauche dans l'aorte et de là dirigé vers la tête et les membres supérieurs par le tronc brachio-céphalique, les artères carotide primitive et sous-clavière gauches, puis dans le tronc, les membres inférieurs et le placenta où il est apporté par les artères ombilicales, branches de l'hypogastrique.

Le sang qui a été projeté dans l'*artère pulmonaire* par le ventricule droit, n'arrive aux poumons qu'en très petite quantité et passe en plus grande partie dans le canal artériel qui le déverse dans l'aorte au-dessous de la sous-clavière gauche.

Dans le *placenta*, le sang s'hématose et revient au fœtus par la veine ombilicale; au niveau du foie, la veine ombilicale se divise en deux branches, l'une qui se jette dans la veine porte et l'autre qui continue et va se jeter dans la veine cave inférieure, au même niveau que les veines sus-hépatiques; c'est le canal veineux d'Arantius. De la veine cave inférieure, le sang passe dans l'oreillette droite; de là dans l'oreillette gauche par le trou de Botal et enfin dans le ventricule gauche d'où il est rejeté dans l'aorte.

Quant au sang qui avait été envoyé dans la tête et aux membres supérieurs, il revient par la *veine cave*

____

(1) Voir Tarnier et Chantreuil, *Traité d'accouchements*, t. 1, p. 422.

supérieure, qui le verse dans l'oreillette droite d'où il passe dans le ventricule droit pour être expulsé dans l'artère pulmonaire.

La petite quantité de sang envoyée aux *poumons*, revient dans l'oreillette gauche et de là dans le ventricule gauche par les veines pulmonaires.

Il résulte de cette circulation que le sang artériel se mélange plusieurs fois pendant son parcours avec le sang veineux, et qu'aucun des organes du fœtus ne reçoit de sang absolument artériel (fig. 28).

L'organe le plus favorisé est le foie, puis viennent la tête et les membres supérieurs ; les viscères et les membres inférieurs viennent en troisième ligne ; quant aux poumons ils ne reçoivent que du sang veineux, puisqu'il provient du ventricule droit exclusivement alimenté par la veine cave supérieure.

Aussitôt après la naissance, cette circulation se modifie ; sous l'influence de la respiration les poumons reçoivent une quantité considérable de sang et le canal artériel s'oblitère.

L'oreillette gauche recevant en abondance le sang des veines pulmonaires, empêche le sang de l'oreillette droite de pénétrer et le *trou de Botal* se ferme à son tour.

Les artères ombilicales, et le canal veineux, qui n'ont plus raison d'être, s'oblitèrent également.

Les figures schématiques 27 et 28 donnent une idée assez nette des différences et des rapports qui existent entre les circulations maternelle et fœtale (1).

(1) Voy. Ernest Gallois, *Manuel de la sage-femme et de l'élève sage-femme*, J.-B. Baillière et fils, Paris, 1886, p. 250, 251.

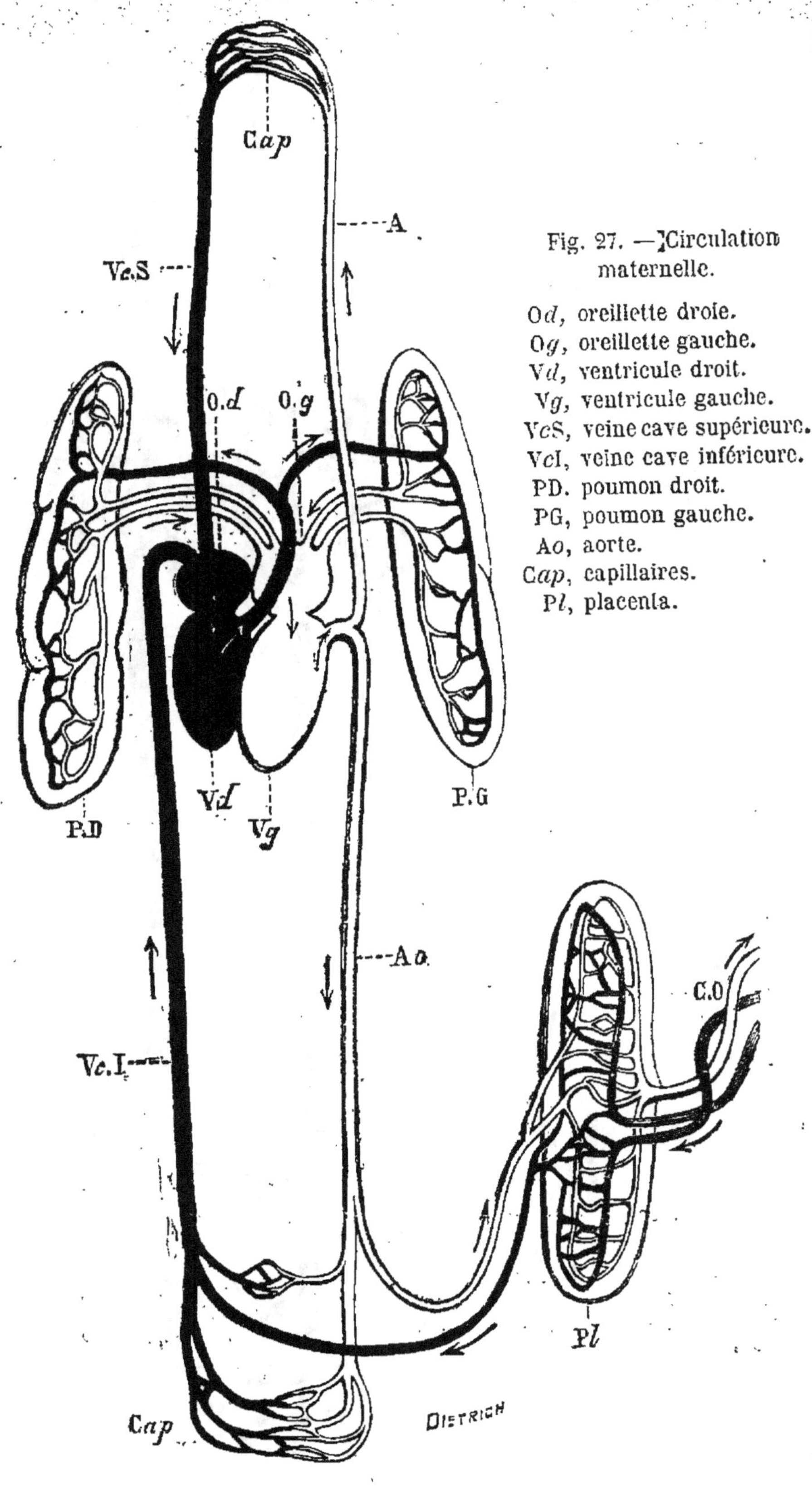

Fig. 27. — Circulation maternelle.

Od, oreillette droite.
Og, oreillette gauche.
Vd, ventricule droit.
Vg, ventricule gauche.
VcS, veine cave supérieure.
VcI, veine cave inférieure.
PD. poumon droit.
PG, poumon gauche.
Ao, aorte.
Cap, capillaires.
Pl, placenta.

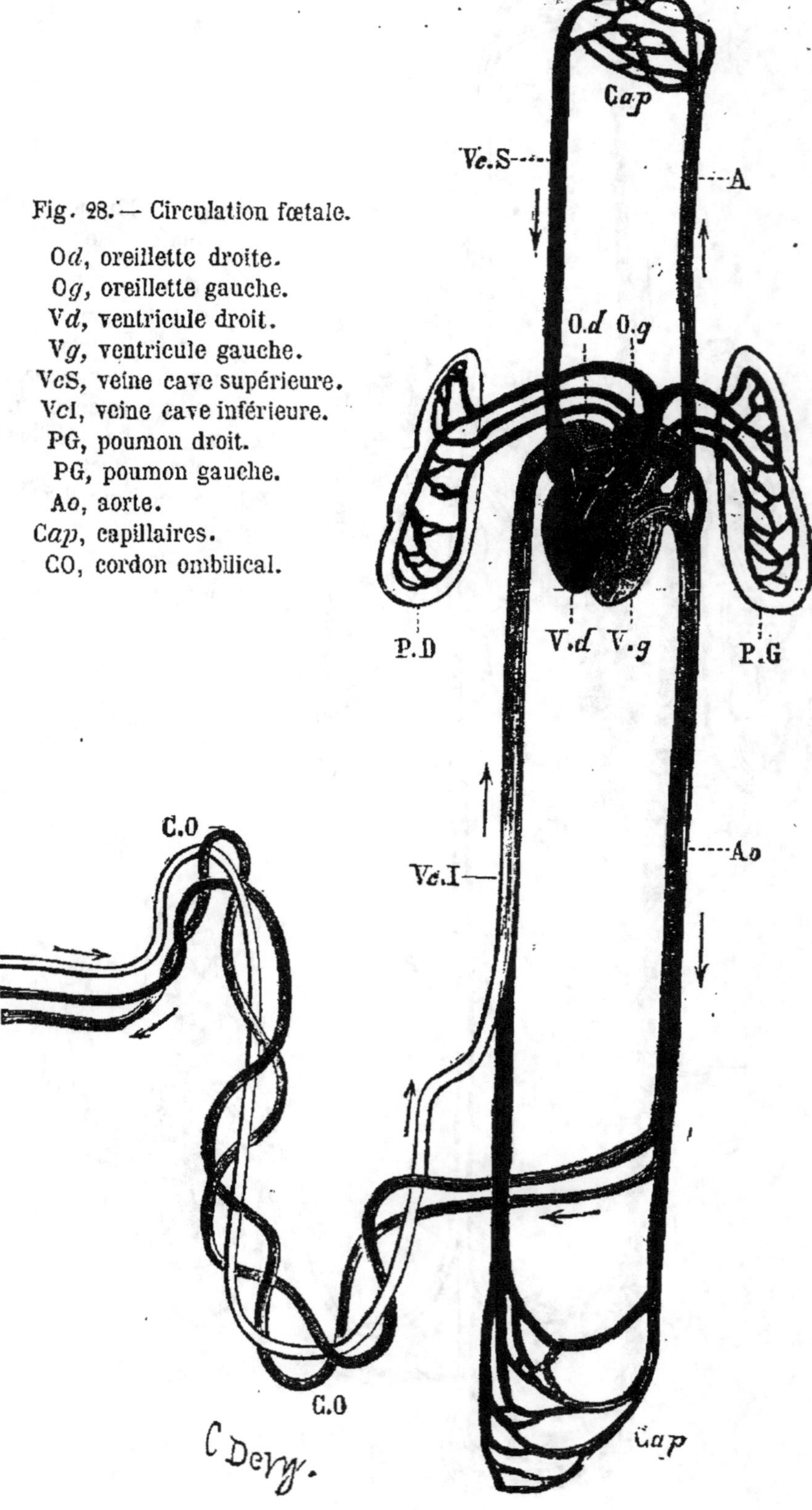

Fig. 28. — Circulation fœtale.

Od, oreillette droite.
Og, oreillette gauche.
Vd, ventricule droit.
Vg, ventricule gauche.
VcS, veine cave supérieure.
VcI, veine cave inférieure.
PG, poumon droit.
PG, poumon gauche.
Ao, aorte.
Cap, capillaires.
CO, cordon ombilical.

PREMIÈRE PARTIE

DE LA GROSSESSE

La grossesse est cet état particulier dans lequel se trouve la femme, depuis le moment de la conception jusqu'à celui de l'expulsion du produit. Elle dure, en moyenne, 9 mois solaires, 270 jours ; mais une variation de 8 à 10 jours en deçà ou au delà de ce terme n'est pas rare.

On distingue la grossesse en normale ou *intrà-utérine* et en anormale ou *extrà-utérine*, — et cette dernière est dite, suivant le point où l'œuf s'est creusé une loge, *abdominale, ovarique, tubaire* ou *interstitielle*.

La grossesse est ou *simple*, ou *composée*, ou *compliquée :* simple, s'il n'y a qu'un fœtus ; composée, s'il y en a plusieurs ; et compliquée, si, avec le fœtus ou les fœtus, il y a autre chose, une production accidentelle quelconque. Elle est dite *fausse*, enfin, quand c'est tout autre chose qu'un fœtus qui fait croire à une vraie grossesse.

Modifications imprimées par la grossesse à l'appareil génital
et aux autres appareils de l'économie.

Sous l'influence de la grossesse, toutes les parties
du système génital sont profondément modifiées,
mais l'utérus est sans contredit l'organe qui subit
les modifications les plus importantes (fig. 29).

Son *volume* augmente progressivement jusqu'au
terme de la grossesse, et les causes de cette augmentation résident bien plus dans une véritable hypertrophie des parois que dans leur simple distension par
le fait de l'accroissement de l'œuf. Les fibres musculaires de l'utérus augmentent en nombre et en volume et prennent l'aspect légèrement strié.

Pendant les *six premiers mois*, l'utérus se développe surtout aux dépens du segment supérieur, et
pendant les *trois derniers mois* aux dépens du segment inférieur, ce qui explique les hémorragies
qui ont lieu à cette époque, dans le cas d'insertion
vicieuse du placenta.

L'épaisseur des parois est sensiblement la même
qu'à l'état de vacuité, mais leur consistance change
considérablement, elles deviennent souples et élastiques pendant la grossesse, au point de permettre
d'apprécier assez nettement les diverses parties
fœtales par la palpation.

Les particularités que nous venons de signaler,
sont spéciales au corps de l'utérus, car le col ne
change pas sensiblement de volume pendant la
grossesse, si ce n'est dans les derniers jours où il
diminue peu à peu de longueur et finit par s'effacer
complètement. Cet effacement du col se fait dans
tous les cas de *haut en bas*, croyons-nous, contrai-

rement à ce qui avait été dit dans les précédentes éditions de cet ouvrage.

Par contre, le col commence à se ramollir dès le début de la grossesse ; ce ramollissement est progressif, il n'est complet qu'au terme de la gestation, et se fait de *bas en haut*.

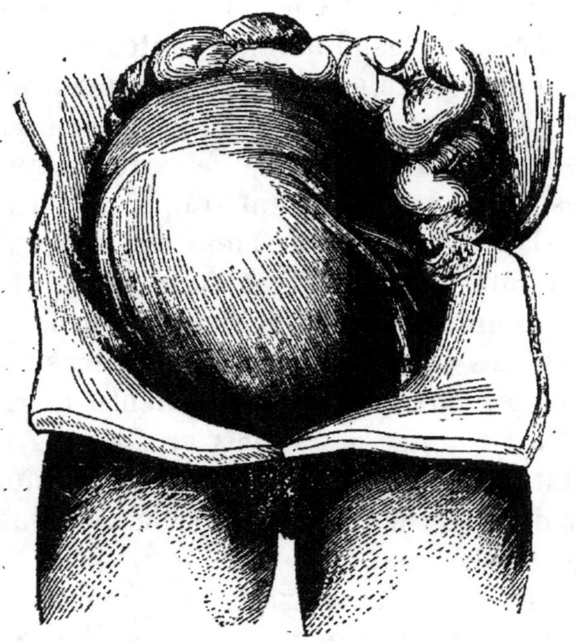

Fig. 29. — Utérus à terme avec sa double obliquité et son dévirement à droite.

L'utérus reste logé dans l'excavation pendant les trois premiers mois, puis il s'élève peu à peu dans la cavité abdominale, et à terme son fond atteint la région épigastrique.

L'utérus gravide est généralement incliné à droite (fig. 29), et le col par conséquent, reporté à gauche, est d'autant plus en arrière que la présentation est plus engagée.

Les modifications de la *muqueuse du corps de l'u-*

térus sont également très importantes. Au moment où l'œuf fécondé arrive dans la matrice, la muqueuse est tuméfiée, plissée, sa surface est irrégulière, et l'œuf est arrêté par un des replis où il se fixe définitivement. Lorsque l'œuf est ainsi fixé, la muqueuse bourgeonne autour, et le recouvre bientôt complètement, les trois caduqnes se trouvent alors constituées ; la muqueuse qui recouvre la paroi utérine a reçu le nom de *caduque utérine ou pariétale*, celle qui a bourgeonné et recouvre l'œuf, s'appelle *caduque ovulaire* et celle qui se trouve au point d'insertion de l'œuf *caduque utero-placentaire*.

Les deux premières, par suite de l'accroissement de l'œuf se rejoignent bientôt, se soudent l'une à l'autre, et après avoir présenté pendant les premiers mois des phénomènes d'hypertrophie, subissent une véritable régression, et ne constituent plus qu'une membrane unique qui est expulsée en même temps que les membranes de l'œuf, dont elle forme la couche la plus extérieure.

La *caduque utero-placentaire* subit au contraire une hypertrophie considérable dans tous ses éléments et constitue ce quë l'on a appelé le *placenta maternel*. Elle est expulsée en partie au moment de la délivrance en même temps que le *placenta fœtal*.

La *muqueuse du col* n'est pas caduque, et subit peu de modifications pendant la grossesse.

Les propriétés organiques de l'utérus, *contractilité, élasticité, rétractilité*, augmentent dans des proportions considérables et atteignent leur maximum au moment de l'accouchement.

Pendant la gestation, la *vulve* et le *vagin* sont congestionnés, ramollis, leurs sécrétions sont augmentées, et leur coloration est d'un rouge violacé caractéristique.

Les *parois abdominales*, distendues, présentent des vergetures, et une pigmentation particulière au niveau de la ligne blanche. Cette pigmentation est aussi fréquente à la face *(masque)*, à la région vulvaire et à la face interne des cuisses, sur les femmes brunes surtout.

Les *seins* se gonflent, l'aréole se pigmente, les tubercules de Montgomery deviennent saillants et la pression du mamelon fait souvent sourdre une goutte de collostrum.

Toutes les *fonctions* de l'économie sont plus ou moins modifiées, mais l'appareil qui peut-être présente les modifications les plus intéressantes est l'*appareil circulatoire*.

Les femmes enceintes présentent une *hypertrophie du cœur*, portant surtout sur le ventricule gauche : ce fait, signalé par Larcher, a été vérifié par Ducrest et Blot. Ce dernier, par des pesées faites avec soin, a constaté que le poids du cœur augmentait de 60 grammes en moyenne pendant la grossesse.

D'après les expériences faites sur des animaux par Spiegelberg et Nasse, la masse totale du sang augmente dans la seconde moitié de la gestation, et d'après les recherches d'Andral et Gavarret, Becquerel et Rodier, les globules rouges diminuent ainsi que l'albumine. La fibrine diminue pendant les six premiers mois, augmente pendant les trois derniers, et comme le fait remarquer le professeur Tarnier, il est vraisemblable que cette augmentation de la fibrine à la fin de la grossesse, en rendant le sang plus coagulable, concourt avantageusement à modérer l'hémorragie de la délivrance.

Grossesse normale et simple

La grossesse normale se reconnaît à des signes nombreux ; mais tous n'ont pas la même valeur. Les uns sont seulement de *probabilité*, ce sont ceux désignés par les auteurs sous le titre de *rationnels ;* — les autres sont de *certitude*, ce sont ceux désignés communément sous l'épithète de *sensibles*.

Les signes de *probabilité* sont nombreux ; il n'y en a pas moins d'une vingtaine, ce sont :

Dans le cours du 1er mois de la grossesse.

Un gonflement sensible des seins, avec picotements douloureux ;

Des douleurs de dents, sans carie ;

Un état de langueur de la face, avec teint verdâtre et yeux cernés de bleu ;

Des envies de vomir, avec du ptyalisme, des crachotements ;

Et une tendance insolite aux lipothymies.

Dans le cours du 2e mois.

La supression des règles ;

Des vomissements d'eau, de glaires ou même de bile, le matin particulièrement, aux premiers mouvements que la femme se donne en sortant du lit ;

Un aplatissement sensible de la région hypogastrique et une dépression extraordinaire de l'ombilic, tenant à ce que l'utérus, déjà plus gros, s'est abaissé en totalité ;

Dans le cours du 2e mois. *(Suite.)*

Un redressement du col utérin qui est plus facile à atteindre avec le doigt qu'auparavant;

Un léger ramollissement de l'écorce du museau de tanche;

Des dégoûts pour les aliments préférés jusque-là et une appétence marquée pour d'autres qu'on détestait;

Un changement dans le caractère et souvent même une certaine perversion de l'intelligence.

Dans lle cours du 3e mois.

Persistance des signes précédents; de plus :

Une presque immobilité de l'utérus, qui remplit, pour ainsi dire, l'excavation;

Une augmentation d'épaisseur du col qui, chez la primipare, cesse d'être acuminé pour devenir presque cylindrique, et qui, chez la multipare, s'élargit en restant cylindrique;

Un ramollissement du museau de tanche assez marqué, chez la primipare comme chez la multipare, pour donner sous le doigt la sensation d'un corps dur et lisse recouvert d'un tapis de drap épais;

Enfin, un peu d'élargissement de l'orifice externe, qui, chez la primipare, cesse d'être une fente transversale et linéaire pour prendre

Dans le cours du 3ᵉ mois. (Suite.)

une forme ovalaire, *tout en restant fermé cependant;* et qui, chez la multipare, où il est déjà rond, s'est contenté de *s'ouvrir*, au point de recevoir la pulpe du doigt.

A la fin de 3ᵉ *mois,* si la femme a les parois du ventre maigres ou très souples, on peut sentir au palper, le fond de l'utérus au-dessus des pubis, tandis que le col est encore très bas.

Dans le cours du 4ᵉ mois.

Augmentation de volume des mamelons et boursouflement comme emphysémateux des aréoles mammaires, avec coloration brune des uns et des autres;

Apparition sur les aréoles de douze à vingt tubercules saillants et donnant, quant on les presse entre les doigts, un liquide séro-lactescent; ce sont là les *tubercules papillaires* de M. Montgomery;

Élévation de l'utérus au-dessus du détroit supérieur, pour prendre définitivement domicile dans le ventre jusqu'à l'accouchement;

Difficulté, maintenant, d'atteindre avec le doigt le col qui, dans le 3ᵉ mois, était plus bas que d'ordinaire, et qui, à présent, est beaucoup plus haut et, en même temps, porté en arrière et à gauche;

Ramollissement du museau de tan-

Dans le cours du 4ᵉ mois. (Suite.)

che à un degré tel qu'on a, en le touchant, la sensation d'une muqueuse œdématiée ;

Arrondissement complet, chez la primipare, de l'orifice externe qui, malgré cela, *reste fermé* ; et, chez la multipare, élargissement de cet orifice qui permet l'introduction facile de la pulpe digitale (fig. 30) ;

Pouls vaginal du docteur Osiander, au niveau de la base du col ;

Coloration ardoisée du vagin (Jacquemier et Kluge) ;

Bruits de souffle ;

Commencement du bruit de frottement du fœtus sur les parois utérines (Nauche), ou de choc fœtal (Pajot) ;

Enfin, apparition de la kyestéine dans les urines

A la fin du mois, le fond de l'utérus est à quatre travers de doigt au-dessus des pubis.

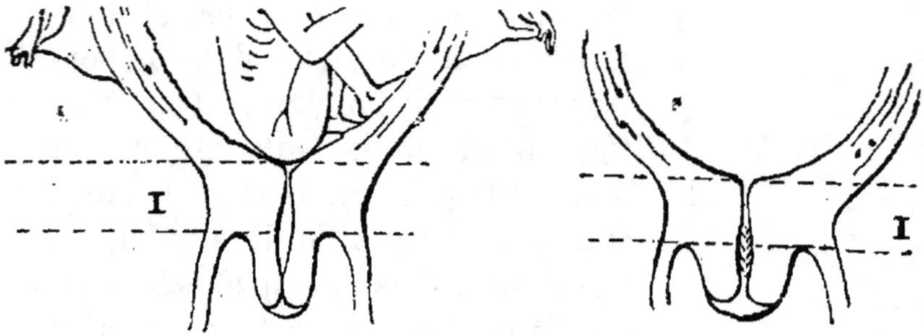

Fig. 30. — Col utérin à la fin du 4ᵉ mois.

Chez la primipare.   Chez la multipare.

Dans la première moitié du 5ᵉ mois, mêmes signes que dans le mois précédent, seulement plus évidents ;

Mais, *dans la seconde moitié,* apparition des signes de *certitude* ;

Ballottement ou mouvements passifs du fœtus ;

Mouvements actifs du fœtus ;

Bruits ou battements provenant du cœur du fœtus ;

Dès que ces derniers signes sont évidents, il n'y a plus de doutes à conserver sur la réalité de la grossesse.

Dans le cours du 5ᵉ mois.

A la fin du mois, le fond de la matrice est rendu à un travers de doigt au-dessous de l'ombilic ; le tiers inférieur du col est ramolli, chez la primipare comme chez la multipare ; mais tandis que, chez la première, il reste toujours *fermé,* chez la seconde, il est assez ouvert pour permettre l'introduction de toute la portion unguéale de l'index (fig. 31).

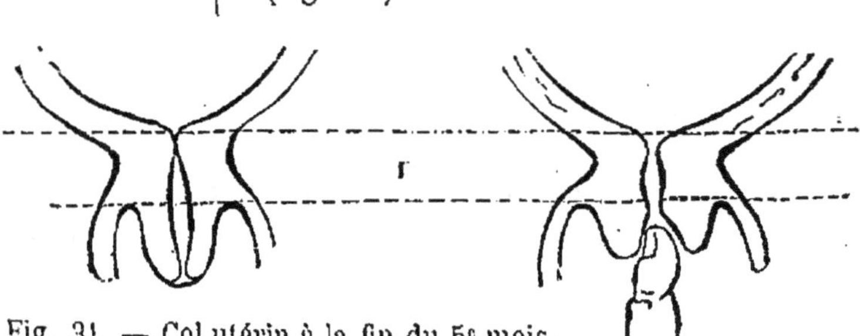

Fig. 31. — Col utérin à la fin du 5ᵉ mois.

Chez la primipare.

Chez la multipare.

Dans le cours du (6e mois.

> Mêmes signes, en outre :
> Commencement de l'aréole *mouchetée* du sein et de la ligne brune ventrale ;
> Renforcement de la kyestéine ;
> Apparition du *masque* (taches sur le visage et tiraillements des traits) ;
> Cessation des troubles digestifs, appétit vorace, embonpoint, belle santé.
> *A la fin du mois*, le fond de l'utérus a dépassé l'ombilic d'un centimètre ; et le col est mou dans toute sa moitié inférieure. Chez la multipare, ce col est assez ouvert pour recevoir toute la phalangette de l'index ; mais, chez la primipare, il reste toujours *fermé* (fig. 32).

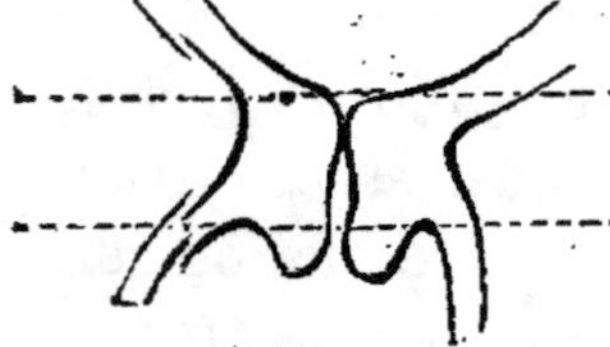

Fig. 32. — Col utérin à la fin du 6e mois.

Chez la primipare.　　　　　　　　Chez la multipare.

Dans le cours du 7e mois.

> Mêmes signes que dans le 6e mois, et de plus :
> Vergetures nombreuses sur la peau du ventre, au-dessus des aines, avec éraillures de l'épiderme ;
> Coloration plus marquée de la ligne brune ventrale ;
> Agrandissement de l'aréole mouchetée des mamelles ;

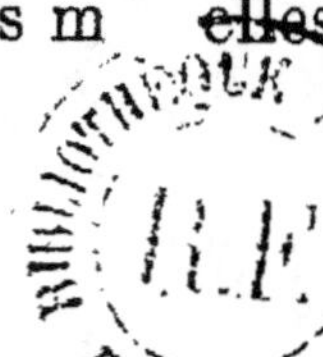

6

Quelquefois, vergetures sur les seins, s'ils sont très gros.

A la fin du mois, le fond de l'utérus arrive à trois travers de doigt au-dessus de l'ombilic et s'oblique alors très sensiblement à droite et en avant ; le col s'oblique dans le sens contraire, il est ramolli dans ses 2/3 inférieurs, et est d'ordinaire assez ouvert chez la multipare pour recevoir toute la phalangette de l'index ; il est encore fermé chez la primipare (fig. 33).

Dans le cours du 7ᵉ mois. *(Suite).*

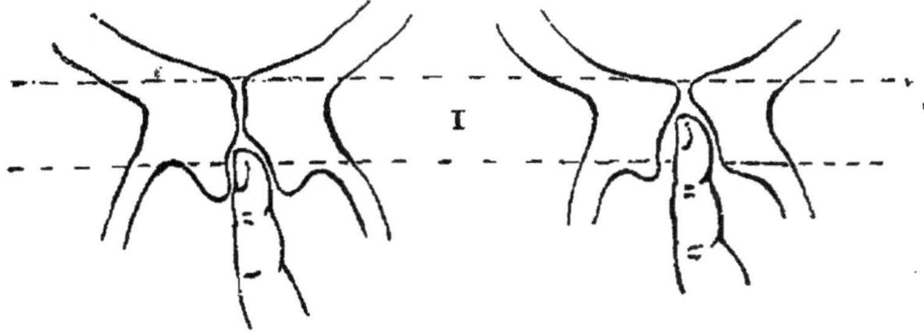

Fig. 33. — Col utérin à la fin du 7ᵉ mois

Chez la primipare.   Chez la multipare.

Dans le cours du 8ᵉ mois.

Mêmes signes que dans le 7ᵉ mois ; moins cependant la kyestéine et le ballottement qui ont alors généralement disparu ; il y a trop peu d'eau dans l'amnios, comparativement au volume du fœtus, pour que celui-ci ballotte facilement.

A la fin du mois, le fond de l'utérus est à 5 travers de doigt au-dessus de l'ombilic ; le col est aux 3/4 mou ;

Dans le cours
du 8e mois.
(Suite.)

et l'orifice externe, chez la multipare, plus perméable encore au doigt qui peut atteindre l'orifice interne. Chez la primipare elle-même, le col est parfois assez ouvert pour permettre l'introduction de la pulpe du doigt; l'orifice interne est le plus souvent complètement fermé (fig. 34).

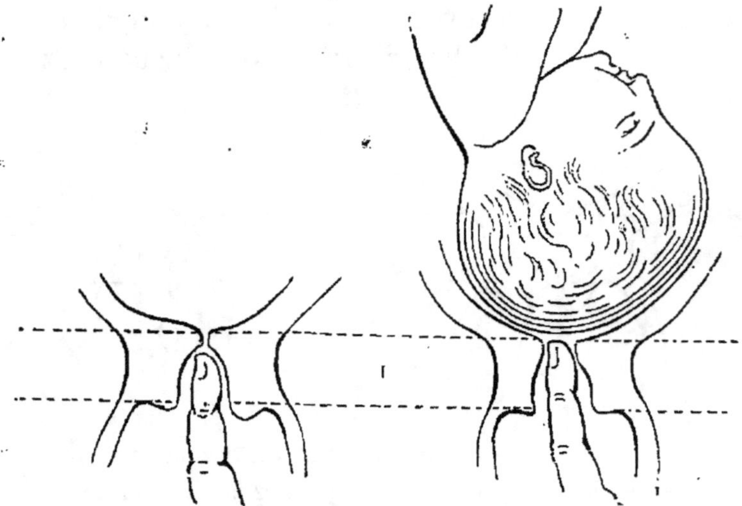

Fig. 34. — Col utérin à la fin du 8e mois.
Chez la primipare.   Chez la multipare.

Dans lle cours
du 9e mois.

Dans les vingt premiers jours du 9e mois, même état de choses que dans le 8e. Seulement, le fond de l'utérus arrive à remplir tout l'épigastre et le col est tout à fait mou, *sans pourtant avoir encore perdu de sa longueur.* Ce col est, en outre, ouvert complètement chez la multipare. Si l'on touche le col par l'extérieur, on ne le sent pas sous le doigt, tant il est mou ; il se confond avec les parois vaginales. Mais, si l'on sait engager le bout du doigt dedans, ce qui est assez difficile parfois, à cause du renversement en arrière et en haut du segment inférieur de l'utérus, on sent parfaitement que le col a encore toute sa longueur.

La règle est que l'orifice interne soit fermé chez les primipares, il est au contraire assez souvent ouvert chez les multipares.

Dans le cours du 9ᵉ mois. (Suite.)

Ce n'est que *dans les* 8 *ou* 10 *derniers jours*, alors que le ventre est tombé, que le col commence à s'effacer *de haut en bas* (et non pas de *bas en haut*), chez la primipare comme chez la multipare. Chez la première la base du col conserve encore, cependant, une résistance qui ne disparaîtra qu'aux premières douleurs pour accoucher. Chez la seconde, *tout est mou*, et l'on touche à nu l'orifice interne très mince et un peu dilaté (fig. 35).

Quand le ventre est tombé, par suite de l'engagement, dans le détroit supérieur, de la tête du fœtus coiffée du segment inférieur de la matrice, la femme se sent plus libre de la respiration ; mais aussi plus gênée pour la marche, en même temps

Dans le cours
du 9ᵉ mois.
(Suite.)

qu'elle est tourmentée par des envies fréquentes d'uriner, par des coliques et des douleurs de reins. Ces derniers symptômes, joints à de l'agitation, de l'anxiété, et des glaires insolites, annoncent ordinairement que le moment de la parturition n'est pas loin.

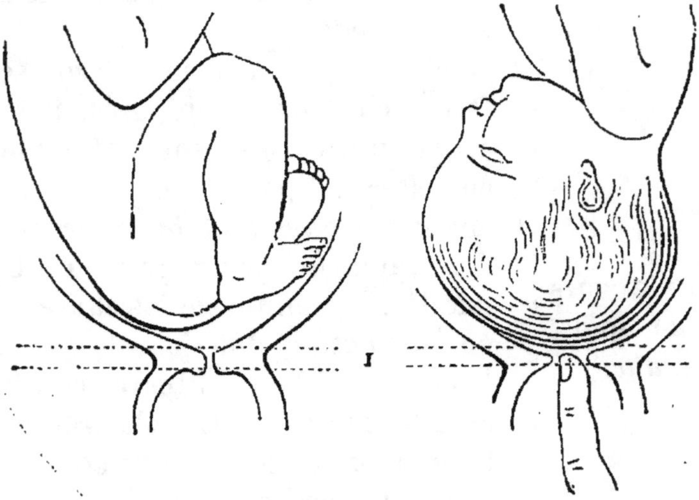

Fig. 35. — Col utérin à la fin du 9ᵉ mois.

Chez la primipare.   Chez la multipare.

La figure schématique de Schultze rend un compte très exact du développement graduel de l'utérus (fig. 36).

Mais, chez les femmes ayant déjà eu plusieurs enfants, le mouvement ascensionnel de la matrice est loin d'être aussi régulier; chez elles, trop souvent l'organe gestateur s'incline en avant, dès que son corps a franchi le détroit supérieur, et son fond dépasse alors à peine la région ombilicale, même à la fin de la grossesse (Stoltz).

6.

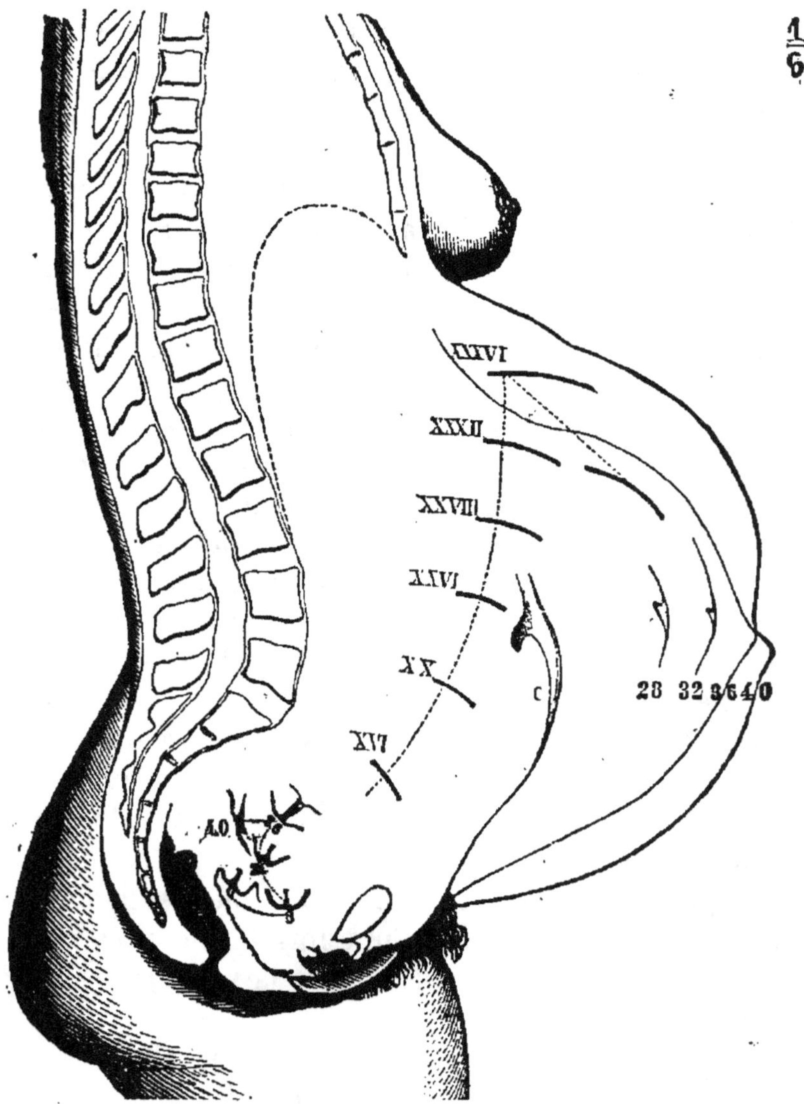

Fig. 36. — Figure schématique indiquant la hauteur du col et du fond de la matrice, et la forme de la paroi abdominale antérieure à différentes époques de la grossesse (1).

(1) Hauteur du col à l'état de vacuité. — 8, 30, 36, 40, hauteur du col à la 8ᵉ, 30ᵉ, 36ᵉ, 40ᵉ semaine de la grossesse. — XVI, XX, XXVI, XXVIII, XXXII, XXXVI, fond de la matrice à la 16ᵉ, 20ᵉ, 26ᵉ, 28ᵉ, 32ᵉ semaine. (La ligne non numérotée au niveau et en avant de la ligne marquée XXXII, indique la hauteur du fond de l'utérus au moment de l'accouchement). — (o Paroi abdominale antérieure à l'état de vacuité. — 28, 32, 36, 40) la même paroi aux semaines correspondantes. (Schultze, *Atlas*).

Tel est le tableau des signes de la grossesse suivant leur succession ordinaire. Revenons, à présent, sur chacun en particulier, pour dire quelle est sa valeur.

Le gonflement des seins, l'odontalgie sans carie, l'état de langueur de la face avec les yeux cernés, les envies de vomir avec crachotements fatigants, la tendance aux syncopes, sont des signes qui réunis, donnent déjà d'assez grandes probabilités. Quand, outre cela, on constate la suppression des règles, et des vomissements journaliers, sans maladie qui puisse les expliquer ; des dégoûts, des appétits bizarres, une perversion du caractère et parfois de l'intelligence ; le diagnostic s'affermit, surtout si le toucher et le palper font reconnaître une augmentation de volume de l'utérus et un peu de ramollissement de la surface du museau de tanche, avec changement de forme et évasement de l'orifice, et si les modifications des mamelons et des aréoles mammaires, indiquées plus haut, se montrent bien évidentes. Montgomery regarde ces modifications du sein comme un signe qui ne trompe pas, chez une primipare, bien entendu ; car il est bon de savoir qu'une fois développées par une première grossesse, elles ne disparaissent plus (1).

On ne reconnaît plus à la *kyestéine* la valeur diagnostique qu'on lui accordait autrefois, cette pelli-

(1) Vedeler n'ayant pas trouvé ces tubercules *papillaires* chez plusieurs femmes réellement enceintes, et les ayant rencontrés un grand nombre de fois sur des femmes non enceintes et n'ayant même jamais été mariées, en conclut que ce signe de l'existence de la grossesse n'a pas la valeur que veut bien lui attribuer Montgomery.

cule composée de monades, de vibrions, de phosphate ammoniaco-magnésien, se rencontrant souvent en dehors de l'état de grossesse.

Quant à la *coloration ardoisée du vagin*, au pouls vaginal et au bruit de souffle lui-même, ils n'indiquent qu'une chose, l'augmentation .de volume de l'utérus et un certain degré de compression exercée par lui sur les vaisseaux iliaques et hypogastriques, sans indication de la cause de cette augmentation de volume. Ils corroborent les autres signes rationnels; mais ils n'ont par eux-mêmes aucune signification, en ce qui touche la grossesse (1).

Il n'en serait pas de même du *bruit de frottement* de Nauche, et surtout du *choc fœtal* (2), de Pajot, s'ils étaient perçus nettement ; car ces bruits ne seraient plus de simples signes de probabilité; ils

---

(1) Huguier n'est pas de cet avis, en ce qui regarde la *Coloration bleuâtre* de l'orifice vulvo-vaginal ; elle aurait pour lui une grande valeur et serait un excellent moyen de distinguer une grossesse douteuse, extra-utérine, par exemple, d'avec une tumeur ovarique ou même utérine, — la teinte du vagin, dans ce dernier cas, ne devenant jamais aussi sombre.

(2) Vers la fin du quatrième mois, dit Pajot, le fœtus vivant se meut déjà de lui-même, sous l'influence de causes encore mal connues, et cette mobilité instinctive se traduit par un phénomène important d'une perception assez difficile. C'est là le *choc fœtal.* Il faut le chercher, non avec la main, mais avec le stéthoscope. Sous la pression moyenne de l'instrument, on éprouve en même temps, à l'instant où le mouvement se produit, une double sensation de *choc* et de *bruit brusque,* mais *d'une extrême légèreté* l'un et l'autre. Si l'oreille réussit à les bien percevoir, elle met l'accoucheur en possession d'un nouveau signe de certitude, délicat, il est vrai, mais dont l'avantage est de se manifester souvent avant tous les autres. (*Annales de Gynécologie,* t. I, p. 207.)

mériteraient presque d'être rangés au nombre des signes de certitude, et seraient d'autant plus précieux qu'ils se manifesteraient alors que les signes ordinaires de ce genre manquent encore.

Le *ballottement*, ou mouvement de va-et-vient communiqué au fœtus (nous dirons bientôt de quelle façon), ne saurait être produit que par un corps solide flottant dans un liquide, aussi est-ce là un signe presque certain de la présence d'un fœtus dans l'utérus. Malheureusement, il n'est pas toujours facilement perceptible, attendu qu'à l'époque précisément où on commence à pouvoir le produire, le doigt a souvent beaucoup de peine à atteindre le segment inférieur de l'utérus ; et qu'ensuite le choc en retour est insignifiant ou même nul, si par hasard le fœtus se présente par le siège ou le tronc, au lieu de se présenter par le sommet. Si le ballottement n'est pas perçu avant quatre mois et demi, c'est que le fœtus est encore trop petit, trop peu lourd, pour que sa chute sur le doigt soit sentie. Et s'il cesse d'être perçu, passé le septième mois, c'est qu'il a perdu alors presque toute sa mobilité.

Les *mouvements spontanés* du fœtus, qui se font sentir également vers quatre mois et demi, sont un signe de plus grande valeur encore que le ballottement ; ils constituent un signe de certitude quand ils sont perçus par l'accoucheur.

Sitôt qu'elle les a perçus, la femme n'émet plus de doute sur son état. Mais, pour partager cette conviction, le médecin ne doit pas s'en rapporter uniquement au dire de la femme, qui peut se tromper, si elle ne sait pas encore ce que c'est, ou si, le sachant, elle a un immense désir d'avoir un nouvel

enfant; il faut qu'il perçoive lui-même ces mouvements actifs. Pour cela, il n'a qu'à tenir ses mains
appliquées sur le ventre de la femme, durant quelques instants, à agacer l'organe gestateur avec le
bout des doigts, et, si cela ne suffit pas, une main
étant appliquée sur un des côtés de l'abdomen, à
donner un petit coup sec, avec l'autre main, sur le
point opposé : il est rare que le fœtus ne réagisse
pas contre cette provocation et ne fasse pas quelques mouvements. Toujours est-il que, nettement
perçus, ces mouvements donnent au médecin la
certitude qu'il y a grossesse. Mais, cependant, de ce
qu'ils ne seraient pas perçus par la manœuvre indiquée, il ne faudrait pas conclure qu'il n'y a pas
grossesse ; car l'enfant pourrait être mort, sans
qu'on le sache encore, ou même, quoique vivant,
être dans un état de torpeur absolu, comme on
l'observe assez souvent.

Il n'y a alors que les *bruits du cœur fœtal* qui
puissent jeter sur la question toute la lumière désirable. Quand ces pulsations *redoublées* battant de
130 à 160 par minute, se font nettement entendre
au niveau de l'utérus (et une oreille exercée les
trouve toujours), nul doute, en effet, qu'il n'y ait
dans cet organe un enfant et, qui plus est, un enfant vivant. Tandis que, si elles font défaut, tous
les autres signes existeraient-ils, on ne pourrait
consciencieusement établir, sur son existence,
qu'une masse plus ou moins forte de probabilités.

Les battements du cœur du fœtus, pourraient
être confondus à la rigueur avec ceux de la mère
(cela est arrivé à Paul Dubois), dans le cas où
celle-ci aurait des battements très précipités, aussi

faudra-t-il toujours comparer les battements du cœur fœtal avec le pouls maternel.

Le cœur du fœtus bat de 130 à 160 fois par minute et l'intensité des bruits varie avec l'âge de la grossesse ; on les a comparés aux bruits que produisent les battements d'une montre qu'on aurait enveloppée dans un linge replié plusieurs fois sur lui-même.

Dans les positions dorso-lombaires du fœtus, les battements en question sont quelquefois très obscurs. Cependant, quoi qu'en ait dit Stoltz, en les cherchant bien, on finit toujours, même dans ces cas-là, par les trouver, si, bien entendu, l'enfant est vivant et a dépassé quatre mois et demi.

Nous avons donc dans le *ballottement*, les *mouvements spontanés* et les *bruits du cœur* du fœtus, trois signes qui effacent évidemment tous les signes rationnels. Néanmoins, comme il peut se faire qu'on ne les perçoive pas clairement, quand cependant il y a réellement grossesse assez avancée, il ne faut pas négliger de tenir grand compte des signes rationnels, qui, du reste, lorsqu'ils sont réunis en assez grand nombre, équivalent à une presque certitude. Il en est même deux qui, à eux seuls, suffisent à donner à l'accoucheur expérimenté une notion assez exacte, non seulement de l'existence de la grossesse, mais encore de son âge. Ce sont le développement progressif du corps de l'utérus et les changements que subit peu à peu son col dans sa forme, sa consistance et sa position. Il ne faut pas oublier cependant qu'il est certains états pathologiques de l'utérus qui peuvent s'accompagner de modifications semblables.

Disons maintenant comment se pratiquent le

palper abdominal, l'*auscultation obstétricale* et le *toucher vaginal* qui rendent au médecin accoucheur de si grands services.

Manière de pratiquer le palper abdominal.

Pour pratiquer le palper abdominal, la femme étant couchée sur le dos, la tête seulement soutenue par un oreiller, les bras étendus mollement le long du tronc, les jambes simplement allongées, tout au plus légèrement écartées, la vessie et le rectum ayant été préalablement vidés, l'accoucheur cherchera d'abord à apprécier la forme et les dimensions de l'utérus.

Pour apprécier la hauteur de l'utérus, il suffit d'appliquer la main gauche sur la paroi abdominale, si toutefois, comme il est préférable, l'opérateur est à droite de la femme, et de la faire remonter par une sorte de mouvement de reptation, en appuyant surtout sur le bord cubital qui tombera dans une dépression profonde dès qu'il aura atteint le fond de l'utérus, la paume de la main coiffant pour ainsi dire la partie supérieure de l'organe.

On peut encore, comme le veulent quelques auteurs, placer les deux mains à plat sur le ventre, de manière que les extrémités des doigts contournent l'organe gestateur par-dessus son fond, pendant que chaque main, de son bord cubital, déprime les parois abdominales au niveau des flancs.

On explorera ensuite successivement et d'une façon méthodique à l'aide des deux mains, disposées ainsi que l'indique la figure (37) : 1º La partie supérieure de l'excavation ; 2º le fond ; 3º les parties latérales de l'utérus ; et si la grossesse est suffi-

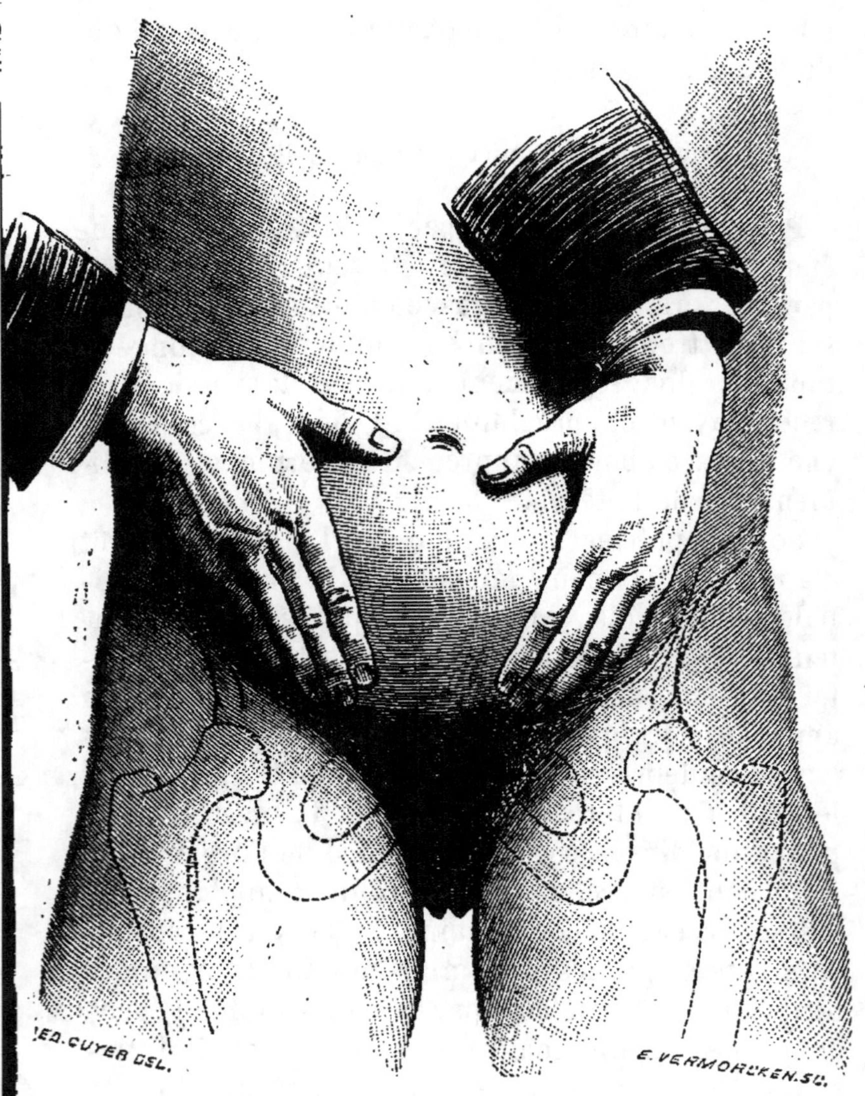

Fig, 37. — Position des mains au début de l'exploration du haut
de l'excavation (Pinard.)

samment avancée, on y reconnaîtra des parties
fœtales qui permettront de diagnostiquer non seulement la *présentation*, mais encore la *position*.

(Voyez Diagnostic des présentations et positions.)

Le *palper* permet, en outre, de percevoir les mouvements actifs du fœtus, et du cinquième au septième mois, il sera souvent possible de faire ballotter des parties fœtales en les repoussant d'un petit mouvement brusque à travers la paroi abdominale (ballottement abdominal).

Manière de pratiquer l'auscultation obstétricale.

Pour pratiquer l'auscultation obstétricale, on se sert généralement du stéthoscopè, qui vaut mieux que l'oreille nue, parce qu'il ménage davantage la pudeur de la femme, — qu'il prévient plus sûrement, chez l'opérateur, un état congestionnel de la tête, — qu'il permet à ce même opérateur d'ausculter un plus grand nombre de points sur le ventre, sans l'obliger à des positions gênantes, — qu'il rend plus facile la dépression des anses intestinales qui peuvent s'être interposées entre la matrice et la paroi abdominale antérieure, — et qu'enfin il rend plus facile aussi la détermination du *summum d'intensité* des bruits du cœur et des limites auxquelles ces bruits s'arrêtent.

La femme sur laquelle on va pratiquer ce genre d'auscultation doit être couchée sur un lit étroit, disposé de manière qu'on puisse circuler facilement tout autour, et assez élevé, d'ailleurs, pour qu'on ne soit pas obligé de baisser trop la tête, ce qui enlèverait quelque chose à la netteté de l'audition.

Cela fait, on place le pavillon du stéthoscope à nu sur la paroi abdominale, bien perpendiculairement à la surface de l'utérus, et on applique convenablement l'oreille sur le bout auriculaire de l'instrument en exerçant une certaine pression avec la tête, et afin que des bruits étrangers ne viennent pas se mêler aux bruits abdominaux, les doigts abandonneront l'instrument dès que l'oreille sera en place. On explorera ainsi les différents points de l'utérus, et il ne suffira pas d'avoir entendu les bruits du cœur en une région, il faudra encore chercher le point où se trouve leur *maximum*, le sens dans lequel ils se propagent, et voir si par hasard il n'existerait pas un autre foyer d'auscultation.

Outre les *bruits du cœur du fœtus*, l'auscultation permettra encore d'entendre le *souffle utérin*, si variable dans son timbre et son intensité, et le bruit de *frottement* ou de *choc fœtal*.

Manière de pratiquer le toucher vaginal et de rechercher le ballottement.

Pour pratiquer le toucher vaginal, on se sert habituellement du doigt indicateur seul, les trois derniers doigts étant fléchis comme quand on a le poing fermé, et le pouce étant porté dans une forte abduction. La femme peut être touchée, du reste, ou debout ou couchée (fig. 38 et 39).

Si on la touche debout (fig. 38), on la fait s'appuyer le dos contre une cloison ou une armoire, et se tenir les jambes un peu fléchies et écartées. Alors, après s'être graissé l'index d'axonge, d'huile, ou, mieux encore, de cérat, on vient se placer devant elle ; on met à terre le genou opposé à la main qui doit pratiquer le toucher ; ce sera le genou gauche si l'on doit se servir de la main droite, ce qui permettra au genou droit d'offrir au coude un point d'appui souvent utile. On porte ensuite la main par-dessous les vêtements (aussi peu soulevés que possible), entre les cuisses de la femme. L'index étant étendu et tourné la pulpe en haut, on l'élève ainsi disposé jusqu'au sillon interfessier ; puis, quand il est couché sur ce sillon, on l'amène *d'arrière en avant* jusqu'à ce que son extrémité rencontre la commissure postérieure de la vulve, qui est plus ou moins entr'ouverte dans la position qu'on a fait prendre à la femme. Pour peu qu'on presse sur le périnée, en le parcourant ainsi d'arrière en avant, le doigt entre tout naturellement dans la vulve ; et, quand il y est, on n'a plus qu'à le relever pour le faire pénétrer dans le vagin, ce qu'il faut faire *avec douceur* et *en s'attachant à suivre exactement la courbure de ce canal*. Mais, avant qu'il soit arrivé au col, on a bien soin de porter l'autre main *à plat* sur le fond de

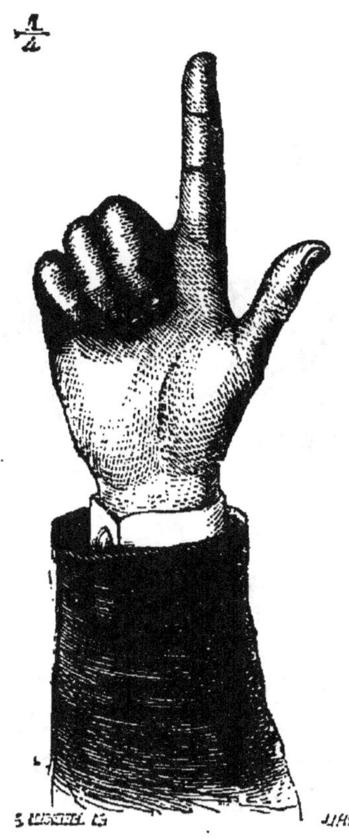

Fig. 38. — Toucher vaginal. Position de la main pour l'exploration de la partie antérieure du bassin.

l'utérus, pour bien soutenir cet organe, l'empêcher de s'élever en masse, le redresser s'il est très oblique et l'abaisser même un peu, si c'est pos-

sible. Quand l'index est dans le vagin, le pouce doit
se trouver étendu sur le pénil et l'avant-bras presque
vertical.

Si l'on touche, au contraire, la femme couchée,
on la fait se placer sur le bord de son lit, le siège
un peu élevé et les cuisses fléchies et écartées l'une
de l'autre. Cela fait, on glisse par-dessous les vêtements, la main droite, l'index étendu, en suivant
la face interne de la cuisse droite de la femme.

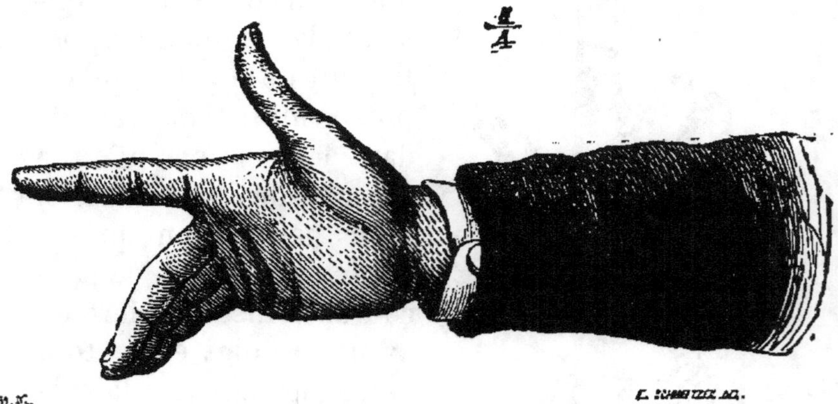

Fig. 39. — Toucher vaginal. Position de la main pour l'exploration
de la partie postérieur du bassin.

Lorsqu'il est arrivé au niveau du sillon interfessier, on ramène le doigt de bas en haut (fig. 39),
en appuyant un peu, jusqu'à ce que sa pulpe
rencontre la commissure postérieure de la vulve.
Le doigt entre, pour ainsi dire, tout seul, dans cette
commissure, si l'on parcourt le périnée en exerçant
une pression suffisante ; et, quand il y est introduit,
on lui fait suivre, *avec douceur* toujours, la courbure
du vagin. Or, pour favoriser cette introduction, on
abaisse nécessairement le coude jusqu'à toucher le
matelas. Enfin, dès que le bout du doigt approche

du col, on porte, si ce n'est déjà fait, l'autre main sur le fond de l'utérus, pour le soutenir, le redresser et l'abaisser un peu si rien ne s'y oppose.

Est-il indifférent de toucher la femme debout ou couchée? Non. On peut la toucher aussi bien et même mieux debout, si la matrice est peu développée, et, à plus forte raison, vide ; mais, quand cet organe est arrivé à des dimensions un peu considérable, et a pris en même temps une obliquité en avant très marquée, il est préférable et même nécessaire de toucher la femme couchée sur le dos et le siège un peu élevé. Car, par cette position, on ramène aussi en bas et en avant que possible le col, qui, lorsque la femme est debout, se trouve porté, au contraire, par un effet de bascule, très en arrière et en haut, vers le promontoire.

Il serait bon de s'exercer à toucher avec les deux mains ; car il peut arriver qu'on trouve la femme dans l'impossibilité absolue de se lever, et couchée, de plus, sur un lit disposé contrairement à ce qu'il faudrait pour qu'on pût se servir de sa main la plus exercée.

Quand on touche avec l'intention de rechercher les mouvements passifs du fœtus, de produire le *ballottement*, en d'autres termes, il faut, la femme étant debout ou couchée, suivant le degré d'obliquité de la matrice, porter l'extrémité de l'index sur le point le plus déclive de l'organe, *en avant de la base du col*, et, après avoir pris la précaution, indispensable ici, de soutenir de l'autre main le fond de l'utérus, donner un petit coup sec au segment inférieur ; puis, cela fait, garder la pulpe du doigt en rapport avec le point percuté, pour pouvoir percevoir, s'il y a lieu, le choc en retour du corps déplacé. Or, nous l'avons vu, il n'y a guère qu'un fœtus qui puisse ballotter ainsi dans la matrice.

Grossesse normale et composée

La femme ne met ordinairement au monde qu'un enfant à la fois. Mais les cas de grossesse double ou gémellaire ne sont pas rares (1 sur 80). Il n'en est pas de même de la grossesse avec plus de deux fœtus ; ce sont de vraies exceptions (1).

Le diagnostic de la grossesse gémellaire est, en général, facile à établir, au moyen de la vue, du palper, du toucher et surtout de l'auscultation.

Quand il y a deux enfants à la fois dans la matrice, le ventre est généralement plus gros que dans le cas de grossesse simple, — puis, plus large et comme divisé en deux par une rainure longitudinale, au lieu d'offrir une saillie unique et régulière. Toutefois, il n'est pas rare de rencontrer des femmes portant deux jumeaux dans leur sein, sans que leur ventre n'offre rien de particulier qui puisse faire soupçonner, *à la vue*, ce qui existe. Et ce doit être quand les fœtus se présentent tous deux par la tête (fig. 40)

Au palper, c'est différent ; car, pour peu que la grossesse soit avancée, et la paroi abdominale souple

(1) Il y a 1 grossesse de trois fœtus sur 5,000 ; — 1 grossesse de quatre fœtus sur 150,000 ; quant aux grossesses de cinq, elles sont on ne peut plus rares ; car, on n'en cite jusqu'à présent qu'une quinzaine de cas bien authentiques ; mais on n'en connaît pas de plus de cinq. (Stoltz, *Nouveau Dictionnaire de médecine et de chirurgie pratiques,* t. I.)

et peu chargée de graisse, on arrive souvent, en palpant bien, à distinguer les deux fœtus par leurs

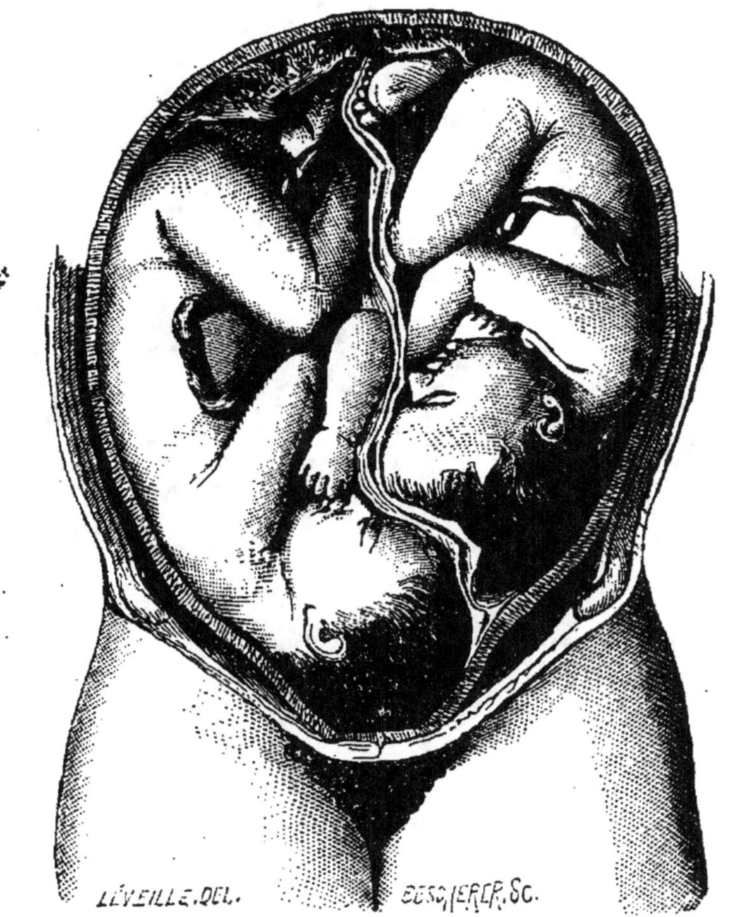

Fig. 40. — Grossesse gémellaire. Les deux fœtus se présentent par le crâne.

têtes dont on sent l'une en bas et l'autre tout à fait en haut (fig. 41), ou l'une en bas et l'autre un peu plus haut du côté opposé (fig. 40).

Au toucher, dans les derniers temps de la grossesse, si, bien que la matrice soit largement développée,

on reconnaît une immobilité insolite du fœtus dont
la tête est en bas, on est en droit, comme le dit fort

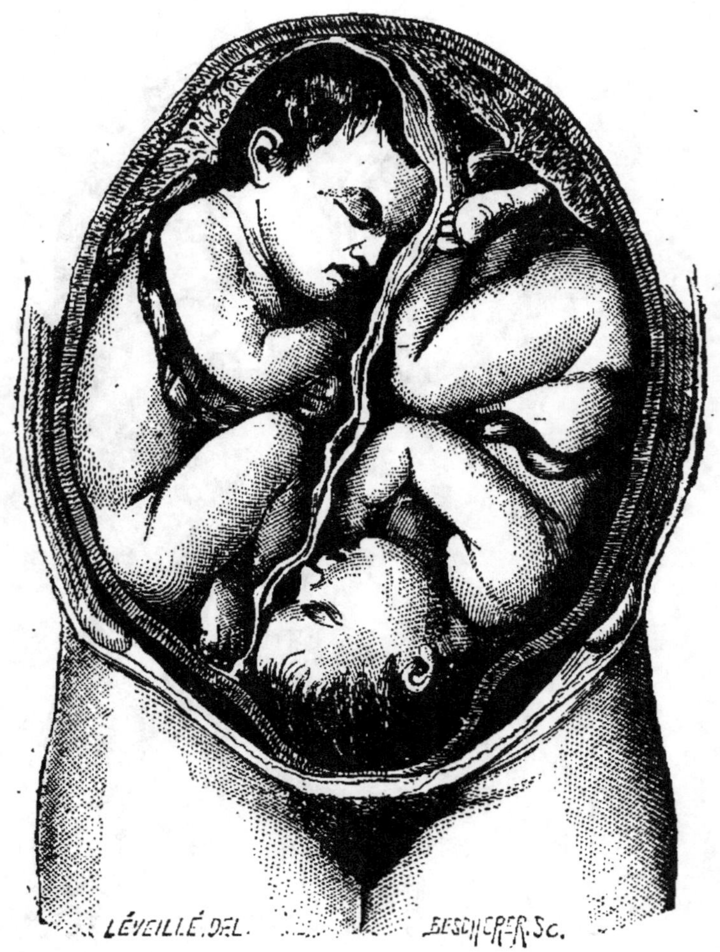

Fig. 41. — Grossesse gémellaire. L'un des fœtus se présente
par le crâne et l'autre par le siège.

bien Beaudelocque, de soupçonner la présence d'un
second enfant. Il est certain que si, dans ce gros
ventre, il n'y avait qu'un seul fœtus, ce fœtus, na-
geant dans beaucoup d'eau, serait facile à soulever
avec l'index, au lieu d'être presque immobile.

7.

Depaul (1) dit avoir observé deux fois une *double poche des eaux*, indice de la présence de deux œufs et par conséquent, de deux enfants. Or cette particularité, quoique très rare (car les deux œufs ne peuvent guère être poussés ensemble vers l'orifice utérin), ne doit pas être perdue ce vue.

Mais il est un signe qui l'emporte de beaucoup sur les précédents, c'est celui fourni par l'auscultation. Dans la grossesse gémellaire, en effet, les battements du cœur des fœtus, présentent deux *summum* d'intensité situés en des points différents de l'abdomen. — Mais pour que ce signe ait toute sa valeur, il faut non seulement qu'il existe une certãine distance entre les deux *summum*, mais encore qu'il y ait absence d'isochronisme entre eux; l'un donnant par exemple 150 pulsations à la minute, l'autre seulement 130 ou 140.

Si l'un des fœtus est mort, le diagnostic de la grossesse gémellaire sera impossible par l'auscultation seule; dans certains cas cependant, l'auscultation, le palper et le toucher combinés permettront sinon de l'affirmer, au moins de la soupçonner.

Le *diagnostic* de la grossesse *trigémellaire* est encore plus difficile; cependant, en 1876, le professeur Pinard, alors chef de clinique à la clinique d'accouchements, diagnostiqua par le palper seul la présence de trois têtes, l'une dans l'excavation, la seconde dans la fosse iliaque droite, et la troisième, en haut, très mobile, et bien qu'il n'eut pu trouver que deux summum de pulsations cardiaques, il n'hésita pas à annoncer trois enfants. L'accouche-

(1) Depaul, *Dictionnaire encyclopédique des sciences médicales*, t. I, 1864.

ment qui eut lieu le 1er décembre 1876, confirma son diagnostic (1).

Grossesse anormale ou extra-utérine

Il existe plusieurs variétés de cette espèce de grossesse, suivant le point où l'œuf s'est développé. Si c'est dans l'ovaire, la grossesse est dite *ovarique ;* si c'est dans la trompe, *tubaire ;* si c'est dans la partie de la trompe qui traverse la paroi de l'utérus, *tubo-interstitielle ;* enfin, si c'est dans la cavité du péritoine, *abdominale.* La *tubaire* est la plus commune.

La grossesse extra-utérine est plus fréquente chez les multipares que chez les primipares.

Dans le cas de grossesse *tubaire*, la plus commune, nous l'avons dit, le kyste fœtal finit promptement par écarter les fibres de la tunique musculaire du tuber et n'être plus composé que de la muqueuse ou du péritoine.

Dans cette forme de grossesse extra-utérine, la rupture du kyste survient dans les premiers mois, entre la huitième et la douzième semaine, le plus souvent, d'après Maygrier. Dans la forme abdominale, la durée de la grossesse est plus longue, elle peut même arriver à terme.

Les symptômes de la rupture du kyste consistent en une douleur déchirante, perçue dans l'une ou l'autre des fosses iliaques, et tous les signes d'une grave hémorragie interne.

Lorsque le kyste ne se rompt pas, il se produit au

(1) Voy. Pinard, *Annales de Gynécologie*, t. VII, p. 76.

moment du terme de la grossesse, des phénomènes curieux, auxquels on a donné le nom de *faux travail* : la femme éprouve des douleurs comme pour accoucher ; ces douleurs durent en moyenne trois à quatre jours, puis se dissipent. Pendant ce temps, le col subit souvent une légère dilatation, suffisante pour introduire un ou deux doigts et s'assurer que l'organe est vide.

Des débris de caduque sont souvent expulsés à ce moment et un léger écoulement de sang se produit par l'utérus ; puis dans les cas heureux, le calme se rétablit ; le fœtus ayant succombé pendant le faux travail, le ventre diminue et tout semble rentrer dans l'ordre, le kyste fœtal restant inclus dans la cavité abdominale sans provoquer d'accidents. Dans quelques cas, les phénomènes du faux travail se renouvellent plusieurs fois à intervalles assez irréguliers.

Malheureusement tous les cas ne sont pas aussi heureux, et la mort survient souvent soit par suite de l'*hémorragie interne*, soit par suite d'accidents consécutifs à l'inflammation du kyste fœtal, *péritonite, septicémie*. On a vu parfois les débris du fœtus être expulsés par différentes voies, rectum, vagin, vessie, paroi abdominale.

L'utérus se modifie dans la grossesse extra-utérine comme au début d'une grossesse normale, il augmente sensiblement de volume, et sa muqueuse se transforme en caduque qui est expulsée parfois dans le cours de la grossesse.

Il est très difficile, dans les premiers mois, de diagnostiquer une grossesse extra-utérine, surtout si, ce qui a lieu communément, les règles sont supprimées : car les modifications survenues dans le volume du ventre, dans la consistance du col et dans l'aspect des aréoles mammaires, sont presque les mêmes que dans la grossesse normale.

Mais plus tard, si la grossesse, ce qui est rare, dépasse le 5e mois, il y a des signes propres à éclairer le diagnostic. Ainsi, le ventre a une forme irrégulière; au palper, on sent que l'œuf développé n'est pas à sa place ordinaire; au palper et au toucher réunis, en renvoyant la matrice d'une main à l'autre, on s'aperçoit qu'elle est vide, quoiqu'un peu grossie, et déjetée par côté; et enfin, si la partie inférieure du kyste occupe le détroit supérieur, on peut y déterminer le ballottement, qu'on reconnaît parfaitement ne pas se produire dans l'utérus lui-même. Puis, si le fœtus a des mouvements spontanés et des bruits du cœur, la main perçoit les premiers et l'oreille les seconds plus superficiels que d'habitude.

Si la grossesse extra-utérine était diagnostiquée à temps, l'indication serait d'enrayer l'évolution du kyste fœtal en provoquant la mort du fœtus.

Pour arriver à ce résultat on a conseillé [d'injecter dans le kyste des solutions toxiques à dose mortelle pour [le fœtus, mais inoffensive pour la mère.

Cette opération a été pratiquée avec succès par Friedreich, Keberlé, Cohen et Rennert qui se servirent de la morphine. Si l'on peut mettre en doute dans quelques-uns de ces cas, l'exactitude du diagnostic, on ne saurait nier tout au moins l'influence mortelle de la morphine pour le fœtus, et dans un cas de grossesse extra-utérine, Tarnier a réussi à tuer le fœtus avec trois injections de chlorhydrate de morphine, de un centigramme chacune; des accidents survenus après la mort de l'enfant, nécessitèrent la laparotomie et la malade succombant, le diagnostic se trouva malheureusement confirmé. Peut-être, comme le fait remarquer Tarnier, l'intervention a-t-elle été suivie d'insuccès dans ce cas, parce que l'âge du fœtus était trop avancé (1)?

Lorsque la grossesse extra-utérine sera plus avancée, l'intervention s'imposera dans certains cas, l'expectation dans d'autres. (Voir *extraction du fœtus dans le cas de grossesse extra-utérine*, p. 609.)

Grossesse molaire.— On désigne ainsi une grossesse dont le produit s'altère et se transforme en une masse vésiculeuse ou charnue *(môle hydatique* et *môle charnue)*.

La *môle* peut contenir un embryon, d'autres fois l'embryon s'est dissous et il ne reste plus au centre de la masse qu'une cavité contenant un liquide; d'autres fois enfin, cette cavité même a disparu et la *môle* alors, ordinairement plus volumineuse, présente une disposition plus manifestement en grappe.

La *grossesse molaire* a donc commencé par être vraie; il y a eu fécondation et développement d'un œuf; mais, au bout de quelques semaines, l'embryon est mort et s'est trouvé englobé dans le placenta qui, lui, a continué de s'accroître, en subissant une transformation particulière.

Pour Robin, la grossesse molaire est le résultat d'une simple hydropisie des villosités choriales; pour Virchow, elle serait due au développement exagéré du tissu muqueux de la villosité; cette dernière opinion est aussi celle de Cornil, Ranvier et

(1) Voir le chapitre *Grossesse-extra utérine* dans le *Traité d'accouchement* de Tarnier et Budin, t. II, p. 524 à 568.

de Sinety, qui ont démontré l'identité de la môle vésiculaire avec les myxômes des autres régions.

Dans les premiers mois de la grossesse, le diagnostic est difficile sinon impossible, tous les signes de la grossesse normale existent.

Les signes qui peuvent mettre sur la voie, sont d'après Depaul :

1° Le développement rapide et exagéré du ventre ;

2° De petites hémorragies à répétition ;

3° L'expulsion soit de grappes, soit de vésicules, ce dernier signe est rare et ne se produit que peu de temps avant l'expulsion de la masse entière.

Le *pronostic* est surtout grave pour l'enfant, il n'est cependant pas sans gravité pour la mère à cause des hémorragies.

Le *traitement* consiste à combattre les hémorragies et si la môle n'est pas expulsée spontanément, à l'extraire dès que le col est dilaté, soit avec la main soit avec la pince à faux germe.

Fausse grossesse. — On désigne sous ce nom des états particuliers de la femme, qui peuvent faire croire à la grossesse alors qu'elle n'existe pas. En réalité, comme le fait justement observer Pajot, la grossesse *existe* ou *n'existe pas*, il n'y a pas de fausse grossesse, il n'y a que des erreurs de diagnostic.

Les principales maladies qui peuvent simuler la grossesse, en dehors des tumeurs de l'utérus et des ovaires, sont la rétention des règles, l'hydromètre, la tympanite utérine et certains états nerveux hystériformes. Dans tous les cas, l'erreur ne saurait être commise que jusqu'à l'époque de l'apparition des battements du cœur et des mouvements actifs, où l'absence de ces signes de certitude fera rejeter l'idée d'une grossesse.

Ce sont, en général, des femmes de trente-cinq à quarante ans, fortes, brunes, nerveuses, plus ou moins hystériques, et avec cela possédées d'un désir immodéré d'avoir des enfants, qui, atteintes tout simplement d'une névrose ou utérine ou intestinale, s'imaginent, un beau jour, être enceintes, malgré la persistance de leurs règles, parce que leur ventre a un peu grossi et qu'elles y sentent de petits mouvements extraordinaires. Or, ces hallucinées en viennent parfois à se faire une illusion si complète, qu'elles indiquent avec précision, comme si elles les éprouvaient réellement, les diverses sensations qui se rapportent d'ordinaire à la grossesse, et finissent même, à force de conviction, par faire naître en elles la plupart des symptômes dits *signes rationnels*. Ainsi, leur ventre et leurs mamelles se développent réellement un peu ; elles ont du ptyalisme, des nausées, des vomissements, des dépravations du goût; — bien mieux, se méprenant sur la nature des mouvements qui se passent dans leur intestin tympanisé, elles vont jusqu'à annoncer que leur enfant remue, et enfin, quand elles se croient à terme, jusqu'à se plaindre de douleurs partant des reins et venant mourir aux pubis, comme les véritables douleurs prodromiques de l'accouchement (douleurs qu'elles ont entendu dépeindre), et à faire toutes leurs dispositions pour recevoir un enfant qui n'a d'existence que dans leur imagination malade. Toutefois, il est rare que l'illusion se prolonge autant. Ordinairement, ces pauvres monomaniaques sont désabusées, vers le 5e mois de leur prétendue grossesse, soit parce qu'elles voient bien que leur ventre n'a pas tout le volume qu'il devrait avoir, soit parce que le médecin qu'elles consultent, n'arrivant à percevoir aucun des signes de certitude de la grossesse normale, leur démontre clairement qu'elles ne sont pas réellement enceintes.

Pajot fait remarquer avec raison que toutes les fois que les règles continueront, avec leur régularité et leur abondance normale, l'idée d'une grossesse devra être rejetée.

Mais si par hasard les règles manquent, soit par suite de l'arrivée de la ménopause, soit par toute autre cause, on n'aura pour se renseigner que l'appréciation du volume de l'utérus, assez difficile à obtenir quelquefois chez certaines femmes obèses, aussi devra-t-on se tenir dans une prudente réserve, jusqu'au 5e mois révolu, époque à laquelle l'absence des signes positifs plusieurs fois recherchés avec soin, établira la conviction. Il faudra alors désabuser complètement la femme, mais en y mettant, bien entendu, tous les ménagements possibles.

Hygiène de la femme enceinte

Si la femme suit d'ordinaire un régime alimentaire convenable, il ne faut pas qu'elle se fasse une obligation d'en changer, par cela seul qu'elle est enceinte. Elle ne doit alors opérer, en fait de changements, que ceux qui lui sont recommandés par un dégoût ou par une appétence invincibles. Et encore faut-il que le nouvel aliment ou la nouvelle boisson, qu'elle désire substituer à d'autres qui lui sont devenus antipathiques, ne puisse en rien lui être nuisible, comme le seraient, par exemple, les viandes fumées ou trop fortement épicées et les boissons alcooliques prises en trop grande quantité.

Dans les derniers mois de sa grossesse, la femme est presque toujours constipée; or, l'accumulation de matières fécales durcies dans le gros intestin peut gêner l'utérus, l'agacer et le pousser à des contractions prématurées, il est sage que la femme dans cet état évite avec soin la constipation ; comme il est sage également qu'elle ne résiste jamais trop longtemps au besoin d'uriner, pour les mêmes raisons.

Ses vêtements seront faits de manière à la garantir parfaitement du froid, mais sans la gêner en rien, sans entraver la circulation nulle part et sans lui comprimer ni le ventre ni les mamelles. C'est dire que les corsets garnis de baleines trop rigides doivent être sévèrement proscrits. Il serait même bon que ce fussent les épaules, et non la ceinture épigastrique, qui supportassent le poids des jupons. Et comme ceux-ci, par la saillie du ventre, sont projetés très en avant, de façon à laisser pénétrer l'air trop librement jusqu'aux parties génitales, il serait encore convenable que la femme, en hiver surtout, ajoutât à ses vêtements ordinaires un caleçon large, léger et chaud tout à la fois.

Dans quelques cas, le ventre, en se développant, arrive à un degré d'obliquité extrême en avant et tombe sur le haut des cuisses; l'usage d'une ceinture hypogastrique bien faite est alors nécessaire, comme aussi celui d'un demi-corset sans baleines pour soutenir les seins, quand ils ont pris un volume et un poids considérables.

Si la femme avait l'habitude des bains généraux, elle doit les continuer ; car ils lui sont bons et comme moyen de propreté et comme moyen d'accroître la souplesse des parties génitales externes.

Ces bains doivent être courts, tièdes (30° à 32°). On ne les proscrirait que si la femme était sujette aux avortements.

Les bains de rivière, de mer surtout ne seront permis qu'avec une certaine réserve et sans exercices violents. On s'abstient généralement en France de faire de l'hydrothérapie pendant la grossesse, cependant les affusions froides, les douches paraissent être sans inconvénients chez les personnes qui en ont l'habitude.

Les pédiluves chauds sont *absolument défendus*, mais on pourra permettre un lavage rapide des pieds à l'eau tiède.

La station assise prolongée disposant évidemment aux congestions utérines, la femme enceinte doit se donner du mouvement dans son intérieur et mieux encore au dehors, au grand air, et à la campagne surtout, si c'est possible ; car des promenades répétées, dans de semblables conditions, ne peuvent être que très favorables, en régularisant l'hématose et la circulation. Ces promenades doivent être faites à pied et ne jamais être prolongées jusqu'à la fatigue.

On évitera tous les exercices s'accompagnant de secousses plus ou moins violentes, équitation, danse, course ; sans doute on voit des femmes, bien délicates en apparence, se livrer à des mouvements désordonnés et faire même d'horribles chutes, sans que leur grossesse en soit le moindrement troublée ; mais combien aussi n'en voit-on pas qui avortent pour le plus léger ébranlement !...

Il serait à souhaiter que les femmes puissent cesser au moins momentanément les professions qui peuvent être nuisibles à leur grossesse, celles où

l'on manie le plomb, le sulfure de carbone, les
professions qui exigent de violents efforts musscu-
laires ou exposent à des secousses répétées, l'emploi
de la machine à coudre par exemple.

Quant à ce qui regarde le moral, les passions, les
facultés affectives, il serait à désirer aussi que la
femme enceinte pût maintenir tout cela dans un
calme parfait. La colère, la frayeur, le chagrin et la
joie elle-même sont en effet des causes fréquentes
d'avortement. La femme en gestation a grand besoin
d'être ménagée au point de vue de son impression-
nabilité nerveuse, car il est hors de doute que les
sensations sont plus vives chez la femme en état de
grossesse, qu'il existe chez elle une super-activité
nerveuse et que les émotions très vives peuvent parfois avoir chez elle des conséquences fâcheuses. Il
en est encore de même des plaisirs sexuels, quand
on en use sans modération et sans prudence. Pendant tout le cours de la gestation, la femme devrait
en être très sobre, mais, plus particulièrement
encore du 2e au 4e mois, époque où se font presque
tous les avortements, et dans le 9e mois, alors que
l'utérus ne demande souvent que la plus légère
cause d'excitation pour entrer en travail. Cette con-
tinence devrait surtout être observée par les femmes
qui ont fait déjà des fausses couches. Car il est certain que l'abus du coït est une cause d'avortement
plus commune qu'on ne le pense. Son mode d'action est, d'ailleurs, très facile à concevoir : ou le
coït est trop impétueux, — ou, sans être impétueux, il s'accompagne d'un plaisir très vif. Dans le
premier cas, il y a ébranlement direct de l'utérus,
décollement de l'œuf quelque part, épanchement de
sang entre lui et la face interne de la matrice, con-

traction de celle-ci et expulsion hâtive du produit. Dans le second cas, il y a congestion de la matrice, par le seul effet de l'orgasme vénérien, hémorragie, décollement de l'œuf et, enfin, encore expulsion du produit.

Enfin, si la femme se propose de nourrir son enfant de son lait, il y a quelques soins particuliers à donner à ses seins. D'abord, on doit veiller à ce que ces organes, qui vont avoir à remplir un rôle si intéressant, ne soient gênés en rien dans leur développement. Puis, si l'on juge les mamelons trop courts, il faut les former, les faire saillir davantage soit en les soustrayant pendant un mois au moins, à toute pression de la part des vêtements, au moyen d'anneaux de corne ou de buis de la grosseur du doigt, ou, mieux encore, de bouts de sein en cuir bouilli ou en caoutchouc durci. De simples tiraillements avec les doigts, renouvelés plusieurs fois par jour dans les derniers mois de la grossesse, rendront les plus grands services.

Pour prévenir les excoriations et les gerçures que déterminent si souvent les premières succions de l'enfant, on se trouvera bien de laver ces mamelons deux ou trois fois par jour, pendant les deux derniers mois de la gestation, avec du vin rouge rendu plus astringent par l'addition d'un peu de tanin ou mieux encore avec un peu d'eau-de-vie étendue d'une même quantité de décoction de quinquina.

Là se bornent les soins à donner à la femme enceinte qui n'a d'autres troubles dans ses fonctions que ceux occasionnés par le grossissement graduel de son ventre. Mais, malheureusement, la santé ne reste pas toujours aussi parfaite pendant tout le cours de la grossesse. Avant d'indiquer les ma-

ladies qui peuvent venir troubler cet état physiologique, disons encore, car cela se rattache évidemment à l'hygiène de la femme enceinte, que celle-ci,
primipare ou *multipare*, agirait sagement dans les
deux derniers mois de sa grossesse, ou tout au
moins dans le dernier, en priant le médecin qui doit
l'accoucher de venir la visiter. Dans tous les cas,
c'est un devoir absolu pour l'accoucheur prévenu
à temps, que de s'assurer de la présentation du
fœtus, de façon à pouvoir y remédier par des *manœuvres externes*, et de rechercher l'existence possible d'un vice de conformation du bassin, de
façon à provoquer l'accouchement prématuré à une
époque convenable; il évitera ainsi au grand béné-
fice de la mère et de l'enfant des opérations le plus
souvent terribles au terme normal de la grossesse.

L'accoucheur devra également examiner fréquemment l'urine des femmes enceintes, à la fin de
la gestation, et s'il constate de l'albuminurie, il en
instituera le traitement curatif qui sera en même
temps le traitement prophylactique de l'éclampsie.

Pathologie de la grossesse

Il ne peut être question ici, bien entendu, de
toutes les maladies qui pourraient compliquer la
grossesse; nous ne nous occuperons que de celles
qui lui appartiennent presque spécialement, parce
qu'elles se rattachent à elle comme effet plus ou
moins direct.

1º Lésions de la digestion.

Ce sont : l'anorexie, le pica, la gastralgie, le vomissement, la constipation et la diarrhée.

Anorexie. — Avant de rien prescrire, il faut voir s'il y a ou non état saburral de la langue. Dans le premier cas, on donne un léger purgatif; s'il n'existe pas d'embarras gastrique, il n'y a qu'à essayer d'une infusion amère ou aromatique quelconque, en attendant que les progrès mêmes de la grossesse ramènent de l'appétit.

Pica. — C'est un état nerveux contre lequel les remèdes échouent généralement, et, d'un autre côté, s'adresser à la raison de la femme est inutile; il n'y a pas grand inconvénient à laisser la femme satisfaire ses appétits bizarres, s'ils ne portent pas toutefois sur des substances nuisibles.

Gastralgie. — Cette affection que caractérisent, ici comme ailleurs, des crampes, des aigreurs, de la dyspepsie, de la constipation, etc., résiste malheureusement aux divers traitements employés, ceux qui lui conviennent le mieux sont les alcalins, les poudres absorbantes, la glace, l'opium, etc. On combattra la *constipation* par les lavements et les purgatifs légers, on évitera les drastiques.

Vomissements. — Les vomissements de la grossesse peuvent être divisés en deux groupes, *vomissements simples, vomissements incoercibles*; les premiers constituent plutôt un signe de grossesse qu'un phénomène pathologique; débutant en général avec la grossesse, ils disparaissent d'ordinaire spontanément vers le troisième ou quatrième mois, pour reparaître à la fin de la grossesse (vomissements mécaniques); tantôt indolores, tantôt accompagnés d'une vive douleur au creux épigastrique, ils sont le plus souvent sans influence sur la santé générale; ils peuvent cependant parfois empêcher la nutrition et produire l'amaigrissement. *Traite-*

ment : alcalins, infusions aromatiques, stimulants diffusibles.

Les *vomissements* dits *incoercibles* succèdent d'ordinaire aux premiers ; on les désigne sous ce nom, parce qu'ils ont résisté à l'emploi de tous les moyens judicieux et qu'ils portent une atteinte grave à la santé de la femme.

L'estomac ne peut supporter le moindre aliment, les vomissements se succèdent, fréquents, tenaces, provoqués par la moindre cause et ne tardent pas à produire une grande dépression morale et physique. Il n'y a pas de fièvre dans cette première période, mais bientôt la fièvre apparaît, le soir d'abord, puis devient continue ; la peau se sèche, la soif est ardente, les urines sont rares et colorées, l'haleine est fétide ; rougeur et sécheresse de la langue, fuliginosités dentaires, amaigrissement rapide, etc., en somme, aspect typhique grave de la malade.

Dans une troisième période, les vomissements diminuent peut-être, mais en même temps que l'état fébrile persiste ou augmente, surviennent des troubles sensoriels et cérébraux (délire, hallucination) ; le pouls très fréquent devient de plus en plus petit, puis survient le coma et la mort.

La *durée* des vomissements incoercibles est de deux à trois mois ; il se produit pendant cette période des rémissions fréquentes, spontanées que l'on est tenté d'attribuer aux agents thérapeutiques, mais qui malheureusement, ne sont le plus souvent que des temps d'arrêts dans la marche de la maladie.

Il est peu d'agents thérapeutiques qui n'aient été essayés dans le traitement des vomissements incoercibles avec aussi peu d'efficacité les uns que les autres, il faut bien l'avouer.

Y a-t-il lieu de parler du régime dans une affection où la plus petite quantité de liquide provoque parfois la révolte de l'estomac? Il pourra arriver pourtant dans certains cas, qu'en profitant des caprices de la femme, on réussira à lui faire tolérer quelques aliments. On recherchera autant qu'il sera possible les préparations alimentaires présentant le plus de matériaux nutritifs sous le volume le plus restreint ; à défaut de tolérance stomacale, on aura recours à l'alimentation rectale.

Les anciens accoucheurs ont eu recours aux antiphlogistiques, je ne cite cette méthode que pour mémoire. On a depuis essayé les révulsifs, les purgatifs, les alcalins, les opiacés, la belladone, les médicaments cyaniques, les alcooliques, la noix vomique, la pepsine, le froid, l'électricité, etc., etc.

Les cautérisations du col avec le nitrate d'argent ou le caustique de Filhos paraissent avoir donné quelques résultats (Mauny); de même le Dr Copermann, de Norwich, a réussi dans plusieurs cas à arrêter des vomissements incoercibles en dilatant de force le col utérin avec le doigt poussé avec force jusqu'à toucher l'œuf, et décollant les membranes dans une très petite étendue.

Le traitement réellement efficace des vomissements incoercibles, mais auquel il ne faudra recourir qu'après avoir épuisé les autres, consiste dans l'*avortement* ou l'*accouchement provoqué* ; mais encore ce mode d'intervention ne fournira-t-il les résultats que l'on est en droit d'en attendre que s'il est employé à temps.

C'est le plus souvent au début de la deuxième

période, alors que la fièvre devient continue, malgré tous les moyens employés, qu'il conviendra d'intervenir, sans attendre que l'état s'aggravant vienne sinon empêcher l'intervention, tout au moins en compromettre le résultat.

La *constipation*, comme j'ai éu déjà l'occasion de le dire, sera combattue par les purgatifs légers et mieux encore par les lavements, mais il ne faut pas oublier que chez les femmes un peu avancées dans leur grossesse, chez les primipares surtout, il est presque indispensable d'ajuster à la canule de la seringue ou du clysopompe un tube élastique assez long pour que son extrémité puisse arriver jusqu'au-dessus de la partie du gros intestin comprimée par le segment inférieur de l'utérus. Sans cette précaution, les lavements ne sont qu'incomplètement reçus et, la plupart du temps, ne ramènent rien ou presque rien avec eux.

Diarrhée. — La diarrhée est bien plus rare que la constipation chez les femmes enceintes. Cependant on l'observe encore assez souvent, surtout dans les premiers mois. Sitôt qu'elle appararaît, il faut la combattre activement, car elle dispose beaucoup à l'avortement. Traitement : s'il y a de l'embarras gastrique, administrer un purgatif salin, puis recourir au bismuth, aux opiacés, et dans quelques cas au nitrate d'argent à la dose de 0,02 centig. par jour en deux pilules, une le matin, l'autre le soir.

2° Lésions de la respiration.

Dyspnée. — La dyspnée qui incommode la plupart des femmes dans les derniers temps de la gestation, a pour cause ordinaire le grand développement de l'utérus, qui gêne le redressement du diaphragme et, par suite, la libre ampliation des poumons ; mais elle peut aussi bien, dans certaines circonstances, ne tenir uniquement qu'à l'état chloro-anémique du sujet. Dans le premier cas, l'accouchement seul peut la faire cesser ; dans le second, on peut, en attendant la délivrance, rendre l'anhélation moins pénible par les amers, les ferrugineux et un régime tonique.

3° Lésions de la circulation.

La grossesse, comme nous l'avons dit plus haut, apporte une série de modifications dans le système circulatoire. Il y a :

1° *Augmentation de la masse totale du sang ;*

2° *Augmentation de l'eau, des globules blancs, diminution des globules rouges, de l'albumine et du fer.* La fibrine, qui diminue pendant les premiers mois, augmente pendant les trois derniers.

Cet état s'accompagne d'une *hypertrophie* passagère du cœur et en particulier du ventricule gauche. Ce n'est là ni de la pléthore ni de l'anémie, et cependant, il y a augmentation de la masse du sang, d'où pléthore par excès de réplétion, mais par contre diminution des matériaux réparateurs, d'où tendance aux manifestations anémiques.

Chez les femmes très vigoureuses, sous l'influence de la grossesse, la nutrition semble se faire trop puissamment, et on voit apparaître de la céphalalgie, des vertiges, de la dyspnée, dans certains cas mêmes il peut y avoir menace de congestion ou d'apoplexie. Dans ces cas particuliers, on aura recours aux purgatifs salins et exceptionnellement à la saignée.

Sous l'influence de ces modifications du système sanguin, mais aussi vraisemblablement sous la dépendance d'un trouble vaso-moteur, on voit survenir parfois des infiltrations séreuses qui affectent deux formes principales : une forme aiguë, anémie pernicieuse, une forme chronique que l'on désigne d'ordinaire sous le nom de diathèse séreuse.

Ces deux affections ont pour caractères communs un état anémique général avec hydropisies, sans albumine dans les urines.

La forme chronique est apyrétique, l'œdème débute par les membres inférieurs et monte progressivement; des épanchements peuvent se produire dans les cavités splanchniques. — La marche en est lente, présente des rémissions et se termine le plus souvent par la guérison.

Corre rapproche cette forme du Beriberi.

Les toniques, le fer, les diurétiques formeront la base du traitement. On pourra recourir à la ponction dans le cas d'ascite considérable, mais il faudra dans ce cas limiter avec soin l'utérus gravide de façon à ne pas le léser.

Dans la *forme aiguë* il y a de la fièvre; l'œdème débute par la face et se généralise rapidement, puis surviennent des hémorragies capillaires; la marche en est rapide et se termine le plus souvent par la mort. Dans cette forme, rare heureusement, le régime tonique, les ferrugineux, les diurétiques, les inhalations d'oxygène ont été conseillés, mais ces modes de traitement n'ont pas grande chance de succès, et l'on est autorisé, je crois, à recourir à l'avortement ou à l'accouchement provoqué.

Pléthore locale de l'utérus. — La pléthore utérine, que caractérisent un sentiment de pesanteur, de tension, de gêne dans le bas-ventre et les aines ; des douleurs de reins ; des tranchées utérines, etc., peut être une dépendance de la pléthore générale et, par conséquent, s'observer chez les femmes sanguines, à règles ordinairemeut abondantes ; mais on la voit bien plus souvent naître sous l'influence de la chloro-anémie, d'un état nerveux général. Dans le premier cas une saignée générale qui ne doit pas dépasser 250 grammes, donnera souvent de bons résultats ; dans le second c'est surtout aux toniques, aux ferrugineux et aux antispasmodiques qu'il faudra avoir recours. Cazeaux dit avoir dû au fer, administré dès le début de la grossesse, de voir un grand nombre de ses clientes, qui avaient déjà fait plusieurs fausses couches, arriver jusqu'au terme et accoucher heureusement. Il est vrai qu'il leur faisait aussi garder le repos horizontal, sur une chaise longue, tant que l'époque des avortements antérieurs n'était pas passée.

Varices, hémorroïdes et œdème.—Lorsque ces maladies, qui tiennent à de la gêne dans la circulation, soit de la veine porte, soit des veines iliaques, restent à un degré modéré, elles ne présentent aucun danger et ne demandent même pas de soins particuliers. Dans le cas contraire, on oppose : aux *varices*, une compression douce et uniforme à l'aide d'une bande de flanelle ou d'un bas élastique ; aux *hémorroïdes*, des laxatifs, des lavements frais et des bains de siège froids ; à l'*œdème*, des frictions et des lotions toniques. De plus, si les jambes sont très infiltrées, il faut conseiller aux femmes de se tenir debout immobiles le moins possible et même de marcher peu, et, quand elles sont assises, de faire usage d'un *sans-façon* ou d'une seconde chaise

8.

un peu basse, qui puisse soutenir leur jambes allongées.

Mais tous ces moyens ne sont évidemment que des palliatifs, l'accouchement seul pouvant mettre un terme à ces misères.

4° Lésions des sécrétions et excrétions.

Appareil salivaire. — Ptyalisme. — Tant que la perte de salive ne dépasse pas une certaine limite, il n'y a rien à faire, mais si elle va jusqu'à entraîner du dépérissement, on doit essayer les gargarismes astringents et un séjour prolongé dans la bouche soit de fragments de glace, soit de petits morceaux de sucre candi, — moyens qui ont été quelquefois, dit-on, couronnés de succès. Mais, bien plus souvent, la femme n'aura qu'à s'armer de patience et attendre la fin du troisième mois de sa grossesse, époque à laquelle le ptyalisme cesse ordinairement de lui-même.

Il arrive cependant parfois que cette affection ne disparaît qu'après l'accouchement.

Gingivite. — Cette affection qui est surtout fréquente chez les multipares, se manifeste par de la douleur et de la tuméfaction des gencives qui saignent facilement; souvent même les dents sont ébranlées; elle paraît être sous la dépendance de l'augmentation de tension sanguine qui accompagne la grossesse.

Elle débute ordinairement vers le quatrième mois de la grossesse, et ne disparaît qu'un mois ou deux après l'accouchement, un peu plus tôt si la femme n'allaite pas.

Qu'opposer à cette sorte de gingivite? Selon le

Dr Pinard, la teinture d'iode étendue et le glycérolé au tanin améliorent le mal, mais ne le guérissent que rarement. On le guérit, au contraire, très vite. en douze ou quinze jours, par le moyen suivant : après avoir enlevé, du collet des dents, le tartre qui peut s'y trouver, on touche les gencives, partout où elles sont malades, avec un pinceau d'ouate imbibé d'une *solution d'hydrate de chloral dans parties égales d'alcoolat de cochléaria*. On répète cette petite cautérisation tous les jours, et il est bien rare qu'après trois semaines la guérison ne soit pas complète.

Appareil urinaire. Incontinence d'urine. — S'observe surtout à la fin de la grossesse, et les auteurs qui en ont parlé l'attribuent soit à la pression exercée sur la vessie par l'utérus, soit au tiraillement du col de la vessie, conséquence de ce que l'utérus en s'élevant dans la cavité abdominale entraîne avec lui le bas-fond de la vessie (Spiegelberg).

La *rétention* d'urine s'observe plus fréquemment et le plus souvent elle est due à la compression exercée sur le canal de l'urèthre et le bas-fond de la vessie par la partie fœtale qui s'engage dans l'excavation. On la combattra par le cathétérisme.

Cystite. — La cystite peut survenir pendant la grossesse sous l'influence des causes ordinaires qui la provoquent, froid, blennorrhagie, etc.; mais les femmes enceintes y sont particulièrement prédisposées par suite de la congestion générale du système vasculaire du petit bassin. La cystite gravidique peut même être exclusivement sous la dépendance de cette congestion. On la traitera par le repos, les émollients, les balsamiques et les opiacés. Dans la cystite purulente on fera des lavages vésicaux avec la solution d'acide borique 20 %.

Albuminurie. — L'albuminurie des femmes enceintes présente cela de particulier, qu'elle s'accompagne très rarement de lésions rénales ; elle paraît être la conséquence, soit de l'excès d'albumine contenue dans le sang (*superalbuminose* de Gubler) soit, et cela est encore plus vraisemblable, de l'excès de tension vasculaire.

Et cela est si vrai que, la plupart du temps, la maladie disparaît d'elle-même après l'accouchement, au lieu d'offrir cette ténacité désolante qu'elle montre dans la vraie maladie de Bright. Toutefois, il y a réellement des cas avec néphrite, et alors, on le conçoit, l'albuminurie survit à l'accouchement.

Dans les cas légers, quand il n'y a pas grande infiltration du tissu cellulaire, le *pronostic* n'est pas grave ; mais il n'en est plus de même quand l'infiltration est générale et considérable ; car il y a alors imminence d'éclampsie et, par conséquent, grand danger pour la mère et pour l'enfant.

On a successivement employé dans le traitement de l'albuminurie gravidique, l'iodure de potassium, le tanin, les purgatifs, la saignée générale, mais ces modes de traitement n'ont guère donné que des résultats médiocres.

Le *régime lacté exclusif*, préconisé par Jaccoud en 1873 et appliqué par Tarnier en 1875 au traitement de l'albuminurie gravidique, est sans contredit la méthode thérapeutique qui compte le plus de succès.

Pour être efficace, le régime lacté doit être absolu, et la malade absorbera autant de lait qu'en comportera son appétit, trois à quatre litres sont d'ordinaire nécessaires ; il pourra être pris chaud ou froid, cru ou bouilli.

Si le lait est mal digéré, ce qui se présente parfois, on se trouvera bien de le couper avec un peu d'eau de Vichy ou un peu d'eau de chaux médicinale.

L'albumine diminue notablement sous l'influence de ce mode de traitement, disparaît même parfois complètement, mais pour reparaître bientôt si on laisse la malade revenir trop vite à une alimentation ordinaire.

Le régime lacté n'est pas seulement le meilleur traitement curatif de l'albuminurie gravidique, c'est encore le meilleur traitement prophylactique de l'éclampsie. Tarnier dit n'avoir pas encore vu de femme enceinte soumise à ce régime depuis une semaine devenir éclamptique (1).

Glycosurie. — On a signalé la présence du sucre dans les urines d'un certain nombre de femmes enceintes et de nourrices, mais ce n'est là qu'une glycosurie passagère, sans troubles pathologiques et ne comportant aucun traitement.

Secrétions vaginales et utérines.

Leucorrhée. — Dans les derniers mois de leur grossesse, beaucoup de femmes ont un écoulement vaginal abondant, blanc ou verdâtre, sans avoir pour cela rien de syphilitique. C'est tout simplement une vaginite granuleuse, qu'on peut reconnaître, du reste, au toucher, et, à plus forte raison, à la vue. Il n'y a là rien de grave assurément ; cependant, comme l'écoulement, s'il est abondant,

(1) Tarnier et Budin, *Traité de l'Art des accouchements*, t. II. *Pathologie de la grossesse*.

entretient des troubles digestifs, de la gastralgie entre autres, il est sage de s'en occuper. Le traitement consistera en bains, lotions antiseptiques et astringentes, et isolement des surfaces à l'aide de bourdonnets de ouate. On n'aura recours aux injections qu'avec la plus grande prudence, mais ce ne sont là que des moyens palliatifs, cette affection ne guérissant guère qu'après l'accouchement.

Hydrorrhée. — Petites pertes d'eau qui surviennent particulièrement dans les derniers mois de la grossesse, sans contractions utérines et sans menace manifeste d'avortement (1).

Il n'y a pas de prodromes ; la femme est bien portante, et tout à coup elle se sent mouillée ; pas de douleurs ni avant ni après l'écoulement ; parfois, néanmoins, si la déplétion se fait par flot un peu considérable, il peut y avoir quelques légères contractions utérines.

L'eau qui s'écoule est ordinairement un peu jaune et dans quelques cas teinte d'un peu de sang ; puis, elle laisse sur le linge des taches roides et d'une odeur spermatique assez prononcée.

D'où vient cette eau ? On a émis à ce sujet un assez grand nombre d'opinions plus ou moins ingénieuses. Mais la plus vraisemblable est celle adoptée par Nægelé et Grenser (2), Cazeaux et P. Dubois, qui pensent que ce liquide est un produit de sécrétion de la face interne de l'utérus, produit

---

(1) L'accident est très rare au commencement de la grossesse ; cependant Cazeaux en avait observé un entre le troisième et le quatrième mois ; le Dr Pénard en a également observé deux cas vers la fin du quatrième mois.

(2) Nægelé et Grenser, *Traité pratique des accouchements.* 2e édition française par Aubenas et Stoltz.

qui s'accumule lentement entre cet organe et l'œuf décollé quelque part, et s'échappe enfin au dehors, dès que le décollement des membranes est arrivé jusqu'à l'orifice interne.

Le traitement consiste à faire garder de suite à la femme, dès que l'accident paraît, le repos le plus absolu dans la position horizontale, et à lui éviter, en même temps, toute secousse morale. Si, malgré cela, il survenait quelques contractions utérines, on ajouterait à ces précautions l'usage de quarts de lavements *laudanisés*.

En somme, le pronostic de l'hydrorrhée n'est pas grave, néanmoins on ne doit permettre à la femme de se lever et marcher que lorsque l'écoulement est bien terminé depuis déjà quelques jours.

Hydramnios. — Exagération dans la quantité de liquide amniotique constituant une véritable hydropisie de l'œuf.

On est assez peu fixé sur l'étiologie de l'hydramnios, cette hydropisie serait pour les uns la conséquence de l'inflammation de la membrane amniotique, pour d'autres le résultat de troubles dans la circulation fœtale ou placentaire, produisant un excès de tension sanguine, pour d'autres encore, il y aurait transsudation du serum maternel à travers les membranes de l'œuf, quelques auteurs enfin ont accusé la syphilis.

Cette affection est très rare avant le cinquième mois, elle est plus fréquente chez les multipares que chez les primipares et coïncide souvent avec la grossesse gémellaire.

Le développement du ventre est ordinairement rapide, et atteint des proportions anormales; il en résulte des troubles de la respiration et de la circulation, qui peuvent compromettre la vie de la mère.

L'excès de distension amène le plus souvent l'expulsion prématurée du fœtus, soit par la révolte de l'utérus qui se contracte prématurément, soit par rupture des membranes distendues à l'excès. Le traitement médical qui a été conseillé, diète sèche, bains froids, purgatifs, diurétiques, saignée générale, etc., est inefficace. Il conviendra de se borner à l'expectation en surveillant attentivement la marche de la grossesse, et s'il survenait des troubles graves de la respiration ou de la circulation, il faudrait provoquer l'accouchement par la perforation des membranes, en évitant autant que possible la sortie trop rapide du liquide amniotique. Si on avait constaté la mort du fœtus, on agirait avec la plus grande réserve, car souvent alors, l'hydramnios cesse de s'accroître.

Pendant le travail il faudra également éviter l'*écoulement trop rapide* du liquide amniotique dont les conséquences peuvent être fort graves, hémorragies, syncope, et pour cela quand on rompra les membranes, il conviendra d'employer le procédé suivant recommandé par Tarnier : l'index sera porté sur la poche des eaux, les autres doigts fermés dans la paume de la main venant s'appliquer le plus exactement possible sur l'orifice vulvaire ; on rompra alors les membranes soit avec l'ongle, soit en profitant d'une contraction, mais ensuite, au lieu de retirer sa main, on la pousse au contraire vers la vulve en l'enfonçant pour ainsi dire dans le vagin (1).

(1) Tarnier et Budin, *loc. cit.*

En résumé, l'*hydramnios* est une complication sérieuse de la grossesse et peut compromettre la vie de la mère non seulement par les troubles circulatoires et respiratoires que nous avons indiqués, mais encore par les hémorragies qui peuvent se produire pendant la délivrance, la distension exagérée de l'utérus prédisposant à l'inertie. Pour l'enfant le pronostic est encore plus défavorable, sa mort ou son expulsion prématurée survenant fréquemment dans le cours de l'hydramnios.

3° Lésions de la locomotion.

Relâchement et inflammation des symphyses pelviennes. — Si le relâchement de ces symphyses, qu'on n'observe que dans les deux derniers mois de la grossesse, est peu considérable, il gêne à peine la femme et passe inaperçu ; mais s'il est porté au point de permettre un jeu sensible des surfaces articulaires, c'est alors une véritable maladie qui rend la marche et même la station debout très pénibles et peut entraîner d'un moment à l'autre le développement d'une inflammation grave des ligaments et des cartilages des symphyses relâchées.

Dès que la femme enceinte s'aperçoit d'un jeu inaccoutumé dans ses articulations, avec incertitude des mouvements et douleurs plus ou moins vives, il faut lui conseiller le repos horizontal jusqu'à l'accouchement : et, après, s'occuper de rendre aux ligaments toute leur solidité première par le repos toujours, mais aidé, cette fois, par l'application d'un bandage circulaire solidement appliqué. Mais ces moyens doivent être continués longtemps, car la guérison est ici très lente. Dans beaucoup de cas elle s'est fait attendre huit mois et plus. — Si, après cela, il restait encore dans les symphyses une mobilité gênante, il faudrait prescrire l'usage continu de la ceinture d'acier de M. Ferd. Martin et beaucoup de précautions dans la marche.

6° Lésions de l'innervation.

Dérangement des facultés sensorielles, affectives et intellectuelles.—Toutes ces facultés sont parfois troublées pendant la grossesse et l'on voit survenir des accidents variés : vertiges, éblouissements, syncopes, dépravation du goût, amaurose, surdité, perversion du caractère, antipathies inexplicables pour des personnes chéries dans l'état ordinaire, impatiences, colères, manies, tristesse, morosité, découragement, désespoir, etc.

Si la cause gît réellement dans un appauvrissement du sang (moins de globules et plus d'eau), il est évident que les ferrugineux, les amers, une nourriture tonique et un exercice bien entendu, à la campagne surtout, seront les seuls moyens sur lesquels on pourra compter ; et s'ils échouent, il n'y aura plus rien à faire qu'à attendre l'accouchement, qui ramènera très certainement les fonctions dérangées à leur état normal.

Quelquefois, les troubles intellectuels constituent un véritable état d'aliénation mentale à formes variables mais bien caractérisé.

La *mélancolie* est la forme la plus commune, puis vient la *manie*.

La folie puerpérale peut débuter avec la grossesse, mais elle apparaît plus fréquemment vers le septième ou le huitième mois. Elle ne guérit jamais pendant la grossesse, mais disparaît ordinairement après l'accouchement; dans quelques cas rares cependant, la manie peut persister.

On observe parfois au moment de l'accouchement une sorte de délire, *folie transitoire*, qui disparaît soit immédiatement après l'accouchement, soit dans les deux ou trois jours qui le suivent.

Prurits vulvaires. — Quelques femmes enceintes sont mises au supplice par des prurits vulvaires intolérables. En attendant la délivrance, qui les fera sûrement disparaître, on leur opposera les bains tièdes répétés, des lotions fréquentes avec l'eau de Saturne ou de borax et mieux encore, avec une dissolution très chaude de sublimé corrossif. Une cuillerée à bouche de liqueur de Van-Swieten dans un demi-verre d'eau suffit. Lotions à répéter deux ou trois fois par jour. Souvent, dès la troisième journée, le prurit a disparu.

Le liniment suivant, préconisé par le docteur Debout contre les démangeaisons en général,

        Prenez : Glycérine anglaise.   20,00
                 Chloroforme.   0,50
                 Teinture de safran.   0,50
        Et mêlez exactement.

pourra produire aussi de bons effets.

Mais ce qui sera encore plus efficace, c'est la cautérisation avec le crayon de nitrate d'argent, du clitoris, des petites lèvres, de la marge de l'anus, sièges ordinaires du prurit... deux cautérisations suffisent d'après M. Dieudonné, pour amener la guérison.

Douleurs utérines, rhumatisme utérin. — A cet accident, qui est rare, il faut opposer le repos, les bains, les lavements fortement laudanisés, et même la saignée générale, si les douleurs sont assez vives pour faire redouter l'avortement et qu'il y ait pléthore.

Convulsions. Éclampsie. — Cette affection est caractérisée par des accès convulsifs avec perte complète de connaissance, se renouvelant à intervalles plus ou moins rapprochés et reliés les uns aux autres par des périodes de *coma* plus ou moins longues. L'éclampsie est extrêmement rare avant le sixième mois. Sa fréquence augmente à mesure que l'on se rapproche du terme de la grossesse. L'ordre de fréquence d'après Charpentier serait : Travail, grossesse, suites de couches.

La primiparité (sept primipares contre une multipare), les affections des reins, la longueur du travail, la distension exagérée de l'utérus, les rétrécissements du bassin peuvent être regardés comme des *causes prédisposantes.*

On est assez peu fixé encore aujourd'hui sur les *causes déterminantes.* On a successivement accusé l'urémie, c'est-à-dire l'accumulation de l'urée dans le sang, mais les expériences de Claude Bernard qui injecta de l'urée dans le sang des animaux, ne sont pas favorables à cette opinion. En outre la température est très élevée dans l'éclampsie, elle s'élève à mesure que les accès se multiplient et dépasse souvent 40°, tandis que dans l'urémie la température s'abaisse progressivement.

Frerichs a accusé l'ammoniémie, c'est-à-dire la transformation dans le sang de l'urée en carbonate d'ammoniaque ; les expériences de Cl. Bernard à cet égard ont été également négatives.

Pour Peter ce ne serait plus l'accumulation de

l'urée seulement, ou du carbonate d'ammoniaque dans le sang qu'il faudrait incriminer, mais bien la rétention de tous les matériaux de l'urine (Urinémie). Ce sont là les théories principales, et il y en a bien d'autres, la théorie de la superalbuminose de Gubler, la théorie rénale, etc., sans compter que quelques auteurs ont prétendu que loin d'être cause de l'éclampsie, c'était l'éclampsie qui déterminait l'albuminurie par une action nerveuse semblable à celle obtenue par Cl. Bernard en piquant le plancher du 4e ventricule.

En résumé et sans prendre parti pour l'une ou l'autre de ces opinions, il est un fait constant, c'est que l'éclampsie ne se montre que très exceptionnellement sans albuminurie, que cette albuminurie augmente dans des proportions considérables pendant les accès et disparaît d'ordinaire assez rapidement après qu'ils ont cessé.

Les attaques d'éclampsie sont souvent précédées de prodromes dont les principaux sont des vertiges, des éblouissements accompagnés d'un état d'indifférence particulier, quelquefois d'un peu d'agitation, *une vive douleur épigastrique*, des troubles de la vue, de l'ouïe sans lésions appréciables, parfois de la dyspnée et des vomissements. L'accès éclamptique peut se diviser en quatre périodes : 1° *invasion;* 2° *convulsions toniques;* 3° *convulsions cloniques;* 4° *coma.*

1° *Invasion.* Cette période est caractérisée par un certain degré d'agitation ; la femme se retourne dans son lit, paraît impatiente, puis reste un moment dans le décubitus dorsal, la tête continuant pendant ce temps à s'agiter avec un mouvement de balancement assez irrégulier. Bientôt les yeux s'animent, roulent de bas en haut et de gauche à droite, une sorte de frémissement court sur la peau du visage, les narines se dilatent et se resserrent, puis le mouvement convulsif gagnant les membres supérieurs, ceux-ci sont pris de secousses intermittentes et se portent bientôt dans la pronation forcée, les avant-bras fléchis sur les bras, la main serrée, emprisonnant le pouce sous les doigts fléchis; ce mouvement s'opère progressivement, puis l'œil devient fixe, se tourne en haut et à gauche le plus souvent, et la deuxième période commence.

Période des convulsions toniques (1).— La tête s'arrête, se fixe sur l'une ou l'autre épaule, le plus souvent l'épaule droite, regarde à gauche, et l'œil la pupille dilatée semble fixer avec épouvante un objet situé au-dessus de lui. La bouche est entr'ouverte et la langue tremblottante, s'avance lentement entre les mâchoires écartées. Le visage, d'abord pâle, devient rouge et vultueux, la respiration est suspendue. Les bras et les jambes sont raidis, le corps souvent décrit un véritable arc de cercle ne reposant plus sur le lit que par la nuque et les talons, puis 15 à 20 secondes après une détente générale s'opère et survient la troisième période.

3e période. Convulsions cloniques. — Les muscles de la face précédemment immobiles, sont pris d'une agitation progressive, l'orbiculaire des paupières se contracte et se relâche alternativement, la paupière supérieure s'abaisse et se relève rapidement; des contractions semblables se produisant dans l'orbi-

(1) Pour plus de détails voir l'excellent article *Eclampsie*, du *Traité pratique des accouchements* du Dr Charpentier, tome I, p. 685.

culaire des lèvres et les muscles des mâchoires, celles-ci sont animées de mouvements assez comparables à ceux de la mastication et la malade semble marmotter des paroles incompréhensibles, en même temps que la bouche rejette une écume sanglante produite par le passage de la salive entre les dents qui ont serré et déchiré la langue.

La respiration est profondément troublée pendant cette période, la face est cyanosée et bouffie. L'agitation du tronc et des membres se traduit en général par des secousses peu étendues, puis après une ou deux minutes, les convulsions se ralentissent et trois ou quatre convulsions bien nettes, bien séparées, annoncent la fin de l'accès. Une vaste inspiration se produit, les membres entrent en résolution et la malade tombe dans le *coma* qui constitue la 4e période.

Pendant la *quatrième période*, les facultés intellectuelles et sensorielles sont abolies, l'inspiration se fait par les fosses nasales, l'expiration par la bouche, et l'air battu avec la salive mélangée de sang, par suite des morsures de la langue, produit en sortant de l'orifice buccal une écume sanglante.

Le *coma* n'est pas d'ordinaire complet après les premières attaques, mais il devient rapidement plus profond, et après quelques crises, la malade ne reprend plus connaissance.

La *marche* de cette affection est rapide, sa *durée* dépasse rarement deux jours ; elle se termine par la mort ou par la guérison ; mais celle-ci n'est pas toujours complète et peut être compliquée par de infirmités, paralysies, troubles cérébraux, manie puerpérale, etc.

L'abaissement de la température et du pouls, la

modification des urines qui de boueuses deviennent claires, la diminution de l'albumine sont les indices de la guérison.

La mort survient le plus souvent pendant la période de coma et d'ordinaire elle est la conséquence de complications pulmonaires ou cérébrales.

Le nombre des accès constituant une attaque est très variable, il peut aller jusqu'à soixante et plus.

Le premier accès est toujours le moins violent et le plus court ; les autres sont de plus en plus longs et effrayants.

La durée du premier accès n'est pas de plus d'une à deux minutes ; mais celle des derniers peut être de cinq à sept.

Enfin, les intervalles des accès sont variables aussi de quelques minutes à quelques heures. Dans le premier cas, il n'y a pas de reprise de lucidité, la femme reste dans le coma en attendant un nouvel accès. Dans le second, il y a lucidité plus ou moins complète, mais ne revenant que peu à peu.

Peut-on confondre l'éclampsie avec une autre névrose, avec l'*épilepsie*, par exemple, qui lui ressemble le plus ? Non ; car dans l'épilepsie les accès ne sont pas aussi répétés, ne sont pas suivis d'un coma aussi profond et aussi prolongé, et, enfin, il n'y a pas d'albumine dans les urines.

Quant à l'*hystérie*, elle ne s'accompagne pas d'une abolition complète des sens et de l'intelligence ni d'élévation de la température, et cela seul suffit à la distinguer de l'éclampsie.

Pronostic. — L'éclampsie tue en moyenne une femme sur trois et un enfant sur deux. C'est donc une maladie d'une gravité extrême. L'éclampsie tue le fœtus, non pas en faisant participer l'utérus aux

convulsions générales, mais en amenant chez la
mère un état d'asphyxie intermittent. Il n'aborde
alors dans les parois de la matrice qu'un sang noir,
altéré, impropre à la vie de l'enfant.

Traitement. — Le traitement préventif consistera
à combattre l'albuminurie, et le moyen le plus
efficace, comme nous l'avons déjà dit, consiste dans
l'établissement du *régime lacté exclusif.* Dans les
cas où le lait ne pourrait être toléré on se trouvera
bien d'une saignée de 300 à 400 grammes, pour
combattre la congestion rénale.

Quelques auteurs ont proposé la provocation de
l'accouchement prématuré, lorsque l'éclampsie se
déclare pendant la grossesse ; cette méthode est
rejetée par la majorité des accoucheurs français,
entre autres par Depaul, Pajot, Tarnier et Charpentier; elle serait du reste souvent insuffisante puisque l'évacuation de l'utérus ne fait pas cesser forcé-
ment les attaques, l'éclampsie continuant souvent
après la délivrance ; il ne faut pas oublier non plus,
que toute excitation portée sur l'utérus multiplie
les attaques, et fait qui n'est pas sans importance, la
maladie dont nous nous occupons, est à marche
essentiellement rapide ordinairement jugée en quarante-huit heures au plus, temps parfois insuffisant
pour obtenir l'expulsion prématurée du fœtus.

Dans le traitement de l'éclampsie, deux méthodes
se trouvent en présence, la méthode des *saignées*, et
celle des *anesthésiques.*

Depaul fut le fervent défenseur de la première, il
pratiquait des saignées copieuses et multipliées, et
n'hésitait pas à soustraire à la femme 1,500 à 2,000
grammes de sang en quelques heures. Pajot s'est
montré l'adversaire de ce mode de traitement et ne

pratique que des saignées modérées, 400 à 500 grammes au plus. Les résultats obtenus semblent plaider en faveur de cette dernière manière de faire.

La méthode *anesthésique* est d'origine plus récente et on lui doit d'avoir abaissé dans une proportion très considérable, le chiffre de la mortalité dans l'éclampsie. Les agents auxquels on a recours d'ordinaire sont le *chloroforme* et le *chloral*.

Le chloroforme doit être administré à *dose chirurgicale* et son action doit être continuée pendant plusieurs heures consécutives si cela est nécessaire.

On se relâche un peu dans les intervalles des accès ; mais, sitôt que la malade fait le moindre clignotement, ou se déplace tant soit peu sur son lit, on lui fait respirer une nouvelle dose de vapeurs anesthésiques. En un mot, il est essentiel de ne pas laisser renaître entière l'action musculaire.

L'*hydrate de chloral*, expérimenté pour la première fois en 1869 par de Saint-Germain, ne tarda pas à entrer dans la pratique obstétricale, soit qu'on l'employât seul ou concurremment avec le chloroforme.

Il peut être employé en potion, en injections sous-cutanées ou en lavements ; ce dernier mode d'administration est incontestablement le meilleur, les éclamptiques le plus souvent ne pouvant avaler, et les injections sous-cutanées pouvant provoquer une irritation plus ou moins grave du tissu cellulaire.

Bourdon débute par un lavement avec 4 grammes de chloral, puis en administre un d'un gramme toutes les heures jusqu'à concurrence de 10 grammes. Le procédé préconisé par Charpentier est un peu différent ; il administre d'abord un lavement de 4 grammes de chloral en dissolution dans 100 grammes de mucilage de coings, si le lavement est rejeté

ou incomplètement gardé, il en donne immédiatement un second, un troisième au besoin si le second
n'est pas toléré. Que les accès cessent ou continuent,
ce n'est qu'après cinq ou six heures qu'il administre
un nouveau lavement de 4 grammes ; nouveau
repos de cinq ou six heures, puis nouveau lavement. Il est rare qu'il soit nécessaire de dépasser la
dose de 12 grammes de chloral en dix-huit ou vingt-
quatre heures.

Nous avons dit que presque tous les accoucheurs
rejetaient l'accouchement provoqué, mais un point
sur lequel l'accord est complet est le suivant : Toutes
les fois que l'on pourra sans violence terminer l'accouchement soit par le *forceps*, soit par la *version*,
il faut le faire sans hésiter ; le professeur Depaul
conseille même dans le cas où l'enfant est vivant,
mais le col insuffisamment dilaté, de ne pas craindre
de faire quelques incisions aux bords de l'orifice
pour faciliter la terminaison de l'accouchement.

En résumé voici la conduite que nous conseillons
dans les cas d'éclampsie : on empêchera tout d'abord
la langue d'être mordue pendant les accès, et pour
cela il suffira de maintenir entre les mâchoires, une
sorte de bâillon en bois tendre, taillé en biseau, et
entouré d'un morceau de toile pour le rendre moins
contondant. Si la vessie était distendue par l'urine,
ce qui en somme est assez rare, la sécrétion rénale
étant en général peu abondante, on pratiquerait le
cathétérisme. On profitera ensuite d'une période de
coma pour pratiquer une saignée de 300 à 500 gr.
Cette petite opération est parfois assez difficile par
suite de l'infiltration extrême des tissus, mais c'est
le moyen le plus rapide pour combattre la congestion dont le cerveau et les poumons sont le siège.

On administrera ensuite un premier lavement avec 4 grammes de chloral que l'on renouvellera toutes les cinq heures suivant les circonstances, la dose de chloral ainsi administrée pouvant atteindre 12 à 16 grammes dans les vingt-quatre heures. On pourra y joindre quelques inhalations de chloroforme pendant les accès.

7° Déplacements de l'utérus, considérés sous le rapport des accidents qu'ils peuvent produire pendant la grossesse.

Descente, chute de matrice. — Une femme affectée de descente de matrice, et même de chute complète de cet organe, peut très bien, malgré cela, être fécondée. Durant les premiers mois de la gestation, l'utérus reste bas, un peu plus bas même qu'il n'était étant vide; mais, vers le commencement du quatrième mois, il s'élève d'ordinaire et va se loger dans le ventre; de sorte que tout rentre dans l'ordre pour le reste du temps de la grossesse. Cependant, il arrive (rarement il est vrai) que l'utérus, si on ne l'aide pas à s'élever au-dessus du détroit supérieur, quand le quatrième mois approche, reste au fond de l'excavation. Cazeaux cite un cas où le segment inférieur de l'organe est resté sur la vulve durant tout le temps de la grossesse, et cela, chose extraordinaire, sans qu'il survînt aucune espèce d'accident; et Wimmer, ce qui est bien plus remarquable encore, un cas où le fœtus a pu achever tranquillement son développement dans une matrice à l'état de prolapsus complet, c'est-à-dire pendante entre les cuisses.

Le traitement consistera à favoriser la réduction

spontanée par des positions appropriées de la femme, décubitus horizontal surtout; dans le cas où elle ne se produirait pas, il y aurait lieu de la pratiquer artificiellement et de la maintenir à l'aide d'un pessaire jusqu'à ce que l'utérus ait acquis assez de volume pour ne plus pouvoir retomber dans l'excavation.

Dans le cas où la réduction serait impossible, il faudrait se contenter de soutenir la matrice à l'aide d'un bandage, la soustraire à toute cause d'irritation et prescrire le repos horizontal.

Rétroversion de l'utérus. — La rétroversion de l'utérus gravide est un accident assez rare pour que le professeur Depaul n'en ait observé que huit ou dix cas dans toute sa carrière.

Cette rétroversion se produit, du reste, ou lentement ou brusquement. Dans le premier cas, le fond de l'utérus, à la fin du troisième mois de la grossesse, au lieu de s'échapper par le détroit supérieur pour passer dans l'abdomen, s'arrête par son fond sous l'angle sacro-vertébral et s'y fixe. Il en résulte déjà un sentiment de pesanteur dans tout le bassin et de la difficulté pour aller à la selle et pour uriner. Mais, que la matrice dans cette position continue de s'accroître, et l'on verra se produire tous les symptômes de l'étranglement interne.

Dans le second cas, celui d'une rétroversion brusque, l'utérus qui, vers le commencement du quatrième mois, venait de franchir le détroit supérieur pour remonter dans l'abdomen, est tout à coup renversé en arrière, à l'occasion d'une chute sur le siège, d'un effort considérable pour soulever un fardeau, ou encore d'une secousse violente de toux, d'éternûment, de vomissement, etc.; son fond va se loger sous le promontoire et y reste engagé ; de là, le développement des accidents signalés plus haut, mais marchant, cette fois, avec une rapidité extrême, comme dans tout étranglement aigu, au lieu de se développer graduellement. Si l'avortement n'a pas lieu, ou si les manœuvres de réduction restent infructueuses, le pronostic est des plus graves et l'affection peut se terminer par la mort, qui arrive alors ou par péritonite, ou à la suite de gangrène de l'utérus, de ruptures de l'utérus ou de la vessie, etc.

Le pronostic de la rétroversion utérine, dans l'état de grossesse, est donc toujours très grave, non seulement à cause de la menace d'avortement mais encore parce qu'il peut se manifester des accidents d'incarcération de l'utérus dans l'excavation qui mettent la femme dans le plus grand danger.

La première chose à faire, en pareille circonstance, est de tenter la réduction de l'utérus. Or, voici comment doit se pratiquer cette opération :

On commence par vider la vessie et le rectum.

On place ensuite la malade sur le bord de son lit, comme si on voulait l'examiner au speculum, et l'on attire le col de l'utérus en bas, et en arrière vers la concavité du sacrum, avec deux doigts de la main gauche introduits dans le vagin, pendant qu'avec deux doigts de la main droite ou le bâton-repoussoir d'Evrat, portés dans le rectum, on repousse le fond de l'utérus en haut et en avant vers le centre du détroit supérieur, en le dirigeant toutefois à gauche ou à droite du promontoire, dont la saillie constitue le principal obstacle à la réduction.

M. Godefroy, comme le faisaient Hunter et Boyer, en vue de soustraire le fond de la matrice au poids des viscères abdominaux, et de rendre, par suite, la réduction de l'organe plus facile, a fait placer ses malades, de préférence, *à plat ventre, et en travers sur un lit très étroit, le front reposant presque sur le plancher,* — avant d'en venir aux manœuvres de réduction, qui étaient, du reste, les mêmes que tout à l'heure, et a réussi dans plusieurs circonstances difficiles. On ne saurait donc mieux faire que de l'imiter, le cas échéant. Cependant, nous conseillerions, avant d'en venir à une position aussi pénible pour la femme, d'essayer de la position genu-pectorale ou *à quatre pattes* (sur les genoux et les coudes), comme l'a fait avec succès Cazeaux. Dans le cas où la réduction ne pourrait être obtenue et où des accidents graves d'étranglement se manifesteraient, il faudrait provoquer l'avortement, par la ponction des membranes en pénétrant dans l'utérus par le col s'il est accessible ; dans le cas où on ne pourrait l'atteindre, il faudra ponctionner le segment inférieur de l'utérus, en arrière et près de la base du col et attendre ensuite le travail d'expulsion de l'embryon.

Si la réduction a pu être opérée, on tient la femme en repos au lit jusqu'à la fin du quatrième mois, avec défense de se livrer à aucun effort qui pourrait reproduire le déplacement ; et l'on veille, dans le même but, à ce qu'elle ne s'enrhume pas, de peur de la toux ou des éternûments, et aussi à ce qu'elle n'ait pas d'efforts à faire pour rendre ses matières écales ou ses urines. Lorsque la grossesse en est au inquième mois, l'utérus a acquis un volume qui ne ermet plus la récidive ; et alors toutes les précauions ci-dessus indiquées deviennent inutiles.

Il est bien entendu que si l'avortement a eu lieu,

d'une façon quelconque, la femme doit être traitée en conséquence.

La *rétroflexion* de l'utérus gravide, si elle persistait jusqu'après le troisième mois révolu, donnerait lieu évidemment aux mêmes accidents que la *rétroversion*. Seulement, l'étranglement se produirait un peu plus tardivement.

Quant à la réduction, elle serait, au contraire, plus difficile à obtenir, l'utérus ayant moins de tendance naturelle à se redresser.

Les *ulcérations du col*, du fait même de la grossesse, sont assez rares ; elles apparaissent surtout dans les derniers mois et sont consécutives à la congestion du col. Leur pronostic est benin.

Il n'en est pas de même des ulcérations préexistantes à la grossesse ; celles-ci prédisposent à l'avortement ; cependant d'après la majorité des auteurs, il conviendra d'éviter les cautérisations, de s'abstenir même de tout traitement, l'intervention amenant l'avortement plus souvent encore que l'ulcération.

Les *végétations* de la région ano-vulvaire sont très fréquentes pendant la grossesse et résistent d'ordinaire à tous les traitements, mais disparaissent le plus souvent spontanément après l'accouchement. On se bornera donc à des soins de propreté ; isolant les surfaces qui menaceraient de s'ulcérer et multipliant les lotions antiseptiques : liqueur de Labarraque, solution d'acide borique, etc.; ces végétations exhalent parfois une odeur infecte quand elles sont en grandes masses.

8° Lésions de rapports de l'œuf avec l'utérus.

Hémorragies utérines pendant les six premiers mois de la grossesse. Avortement. — L'hémorragie utérine, survenant pendant les six premiers mois de la grossesse, se lie si fréquemment, comme cause ou comme effet, à l'*avortement*, qu'il est presque impossible de faire une étude séparée de ces deux accidents. Nous les réunirons donc dans une même description.

Sous le nom *d'avortement*, de *blessure*, de *fausse couche*, on désigne l'expulsion du produit de la conception alors qu'il n'est pas viable, c'est-à-dire dans les six premiers mois de la grossesse.

Il est assez difficile d'établir d'une façon positive la fréquence de l'avortement. Pour Depaul, l'avortement serait surtout fréquent de deux mois et demi à trois mois, nous croyons pour notre part que les avortements méconnus des quatre ou six premières semaines, et considérés comme de simples retards des règles, sont très nombreux.

Les causes de l'avortement sont multiples et variées; elles peuvent dépendre 1° *du père*, 2° *de la mère*, 3° *de l'œuf*.

Les *causes d'origine paternelle* sont des plus discutées : âge, constitution, maladies; il n'y a guère qu'un état pathologique dont l'influence paraisse aujourd'hui démontrée, c'est la *syphilis* (Diday, Fournier); encore les cas où cette influence devient manifeste ne sont-ils pas tellement nombreux que certains auteurs ont pu la nier. (Cullerier, Notta, Charrier, etc.)

Causes d'origine maternelle. — L'influence de l'âge,

du tempérament, du climat, de l'altitude, est admise par quelques auteurs, rejetée par les autres ; il en est de même de l'influence épidémique ; les épidémies d'avortement constatées dans l'espèce humaine étant surtout la conséquence de conditions hygiéniques, famines, sièges, disette. (Paris, 1870-1871.)

L'usage d'un corset trop serré qui gêne le libre développement du ventre, l'abus du coït ou sa trop grande impétuosité sont des causes sérieuses d'avortement, dans les premiers mois du mariage surtout.

Toutes les maladies qui peuvent atteindre la femme enceinte, peuvent être considérées comme prédisposant à l'avortement, mais celles dont l'influence est la plus manifeste sont les affections qui s'accompagnent d'une élévation considérable de la température : fièvre typhoïde, pneumonie ; fièvres éruptives, variole, scarlatine, rougeole, etc.

De toutes les affections diathésiques, la *syphilis* est peut-être celle qui exerce l'influence la plus pernicieuse sur la marche de la grossesse.

Le tiers des femmes qui en sont atteintes accouchent avant terme. La syphilis n'agit pas seulement comme état cachectique, mais encore en se transmettant au fœtus qui succombe à la maladie et est prématurément expulsé.

Les commotions physiques, chutes, coups, violences, manœuvres coupables peuvent devenir des causes d'avortement ; mais la prédisposition joue ici un grand rôle, et certaines femmes ont pu subir les traumatismes les plus graves sans avorter, tandis que d'autres avortent pour la moindre cause (1).

(1) Voici quelques faits bien avérés propres à démontrer

Les émotions morales vives, la frayeur, la colère, par les troubles circulatoires qui les accompagnent peuvent devenir des causes d'avortement; mais il s'en faut qu'on s'explique aussi facilement l'action d'une *odeur désagréable*, d'une *contrariété*, d'un *bain ou trop froid ou trop chaud*, d'un *pédiluve intempestif*, d'un *faux pas*, d'un *léger cahot de voiture*.

Les maladies des organes pelviens, métrite, tumeurs, déviations, affections organiques de l'utérus mais surtout du col, sont également des causes fréquentes d'avortement; il en est de même de certaines professions, entre autres celles qui nécessitent l'usage du sulfure de carbone et l'emploi continuel de la machine à coudre.

Causes tenant à l'œuf.—Elles sont fort nombreuses, et comprennent toutes les maladies du placenta, des membranes, du cordon ou du fœtus. On peut y

combien l'avortement est parfois difficile chez les femmes sans prédisposition organique:

Une femme enceinte de sept mois, voulant échapper à l'incendie de son appartement, se laisse glisser le long de draps attachés les uns aux autres, lâche prise en route par frayeur, tombe d'un troisième étage sur des pierres, se fracture l'avant-bras et n'avorte pas. (Mauriceau.)

Une jeune fille, enceinte de cinq mois, désespérée de l'abandon de son amant, se jette dans la Seine du haut du Pont-Neuf, et sa grossesse n'en continue pas moins son cours. (Cazeaux.)

Une jeune dame, enceinte de cinq mois, étant dans un cabriolet, est lancée jusqu'au delà de la tête du cheval qui s'est abattu, et n'en arrive pas moins au terme de sa grossesse. (Gendrin.)

Une jeune fille, devenue enceinte contre son gré, et ne pouvant supporter sa honte, se jette dans la rue, d'un deuxième étage, se brise les membres, mais n'avorte pas. (Velpeau.)

Etc., etc.

ranger encore les grossesses multiples qui en produisant une distension exagérée de l'utérus, amènent la révolte de l'organe et ses contractions prématurées.

Symptômes. — Lorsque l'hémorragie utérine et l'avortement arrivent dans les premiers jours de la grossesse, ils s'accompagnent de peu de phénomènes généraux remarquables; aussi, sont-ils pris pour un simple retour des règles un peu douloureux et passent-ils inaperçus, attendu que la femme n'a pas l'idée de demander le secours d'un médecin et de soumettre à son examen les caillots qu'elle a rendus.

Mais, vers le deuxième ou le troisième mois, les symptômes sont beaucoup plus tranchés, tout en variant, cependant, suivant le genre de cause. Si l'avortement a lieu par l'effet d'une cause occasionnelle violente, d'une chute sur le siège, par exemple, la femme peut se relever inondée de sang, et, au milieu de ce sang, on trouve parfois l'œuf lui-même, dont l'expulsion a été alors instantanée. Il faut dire néanmoins que, si l'œuf a plus de deux mois, il n'est pas généralement expulsé aussi vite, quelle que soit la violence de la cause; il y a bien perte de sang subite, mais l'œuf n'est rendu que quelques jours après.

Si, au contraire, l'avortement a lieu par l'effet d'une maladie générale de la femme, ou d'une maladie particulière soit de l'utérus, soit de l'œuf, on observe ordinairement les symptômes suivants : frissons suivis de chaleur; inappétence, nausées, soif; lassitudes spontanées, palpitations, pâleur, tristesse, abattement, lividité des paupières, perte de l'éclat des yeux; lipothymies; sentiment de faiblesse dans le ventre, de froid vers les pubis, de pesanteur vers l'anus et la vulve : douleurs dans les lombes ; ténesme vésical ; affaissement et flaccidité des mamelles, etc., et ce n'est qu'après huit ou neuf jours de durée de ces symptômes, que les douleurs utérines expulsives se déclarent et que l'œuf est chassé de la matrice. Quelquefois il se passe un mois et plus avant l'arrivée de ce travail d'expulsion. L'œuf est mort, cependant, depuis l'apparition des symptômes précurseurs de l'avortement ; mais comme ses membranes n'étaient pas rompues, il ne s'est pas putréfié ; et, dès lors, il a pu séjourner aussi longtemps dans la cavité utérine, tout en restant inoffensif pour la santé de la mère.

Quand les membranes résistent aux efforts expulsifs et ne se déchirent pas, tout sort à la fois, l'embryon et le placenta ; mais si les membranes se déchirent dès les premières contractions un peu fortes, l'embryon seul s'échappe avec l'eau de l'amnios, et le placenta ne sort que plus tard, après des douleurs prolongées et presque aussi pénibles que dans l'accouchement à terme, si ce n'est même plus. C'est ce qui a fait dire qu'à l'inverse de ce qui s'observe dans l'accouchement, ici, dans l'avortement, l'expulsion du placenta est tout et celle du fœtus rien. Il est certain qu'à la suite de beaucoup de fausses couches, l'expulsion du placenta loin d'avoir lieu dans les quarante-huit heures qui suivent la rupture de l'œuf, ainsi que cela se voit habituellement, se fait attendre de huit à quinze jours et quelquefois plus ; ce qui tient, évidemment, à ce que l'utérus n'a encore qu'une très faible contractilité de tissu.

Dans l'avortement des premières semaines, l'œuf

est le plus souvent expulsé en entier ; de un mois
à deux mois et demi, l'expulsion de l'œuf entier
est encore la règle, mais les membranes sont souvent rompues ; de deux mois et demi à trois mois
et demi le placenta est constitué, il est alors relativement plus volumineux que le fœtus et l'avortement en deux temps devient la règle ; parfois
même, la muqueuse utérine est expulsée à part et
constitue un troisième temps. De trois mois et demi
à quatre mois et plus, l'avortement se rapproche
de plus en plus de l'accouchement à terme et la
délivrance suit d'ordinaire de plus près l'expulsion
du fœtus ; plus on se rapproche du septième mois,
moins l'hémorragie est sérieuse, mais jusqu'au
cinquième mois elle peut être fort grave ; elle est
surtout à redouter au troisième et au quatrième
mois.

Les *lochies* sont à peine marquées dans l'avortement des premières semaines, elles sont d'ordinaire d'autant plus abondantes que la grossesse est
plus avancée.

La *sécrétion lactée* ne se manifeste guère avant
l'avortement du troisième mois.

Les *tranchées utérines* n'existent qu'après l'avortement du cinquième mois et seulement chez les
multipares ; s'il en existe avant c'est qu'en général
l'avortement n'est pas terminé.

Diagnostic. — Le diagnostic de l'avortement comprend la solution des trois questions suivantes :

1° Peut-on prendre un simple retour douloureux
des règles pour un avortement? Non. Dans la
menstruation difficile, les douleurs précèdent l'hémorragie et cessent dès que l'écoulement est bien
établi ; et, d'ailleurs, si l'on porte le doigt sur l'ori-

fice externe du col, on le trouve fermé. Tandis que, s'il s'agit d'un avortement, outre qu'on trouve bientôt le col entr'ouvert, on voit les douleurs suivre l'hémorragie, et persister, malgré l'écoulement, jusqu'à ce qu'une masse solide soit expulsée. Enfin, si l'on peut examiner les caillots expulsés, on trouve dans un cas un œuf qui ne se trouve pas dans l'autre. Cet œuf, dans le cas d'avortement, est le *corps du délit*, comme on dit en médecine légale, et, quand on l'a, tous les doutes sont dissipés.

2° Y a-t-il des signes indiquant si l'avortement est inévitable ou non ? Oui. Si l'on voit la perte sanguine s'arrêter, sans qu'il y ait eu expulsion d'une masse solide ;— si les douleurs, au lieu d'aller en augmentant, vont en diminuant ; — si la poche des eaux, que l'on peut sentir dans l'orifice utérin, est encore intacte ; — et si surtout, la grossesse étant assez avancée, on acquiert, par l'auscultation, la certitude que le fœtus continue à vivre, on est en droit d'espérer que la fausse couche n'aura pas lieu.

L'avortement n'est absolument inévitable que dans deux cas : 1° *quand la poche des eaux est rompue* ; 2° *quand le fœtus est mort.*

Le fœtus mort est un corps étranger qui doit être tôt ou tard expulsé. Si c'est une cause violente qui l'a tué, il ne séjourne guère que deux ou trois jours dans le sein de sa mère ; si c'est par cause lente, organique, qu'il est mort, il peut séjourner dans l'utérus de neuf à quarante jours et plus ; mais, enfin, il finit toujours par être éliminé.

3° A quoi reconnaîtra-t-on que l'avortement est fait ou encore à faire ? La vue de l'œuf sorti est le seul signe qui permette d'*affirmer* que la fausse couche est effectuée. Cependant, on a bien encore la certitude que l'œuf a été expulsé, bien qu'on n'en ait pas trouvé trace dans les caillots présentés par la femme, quand on voit, à des douleurs violentes, manifestement expulsives, succéder un calme complet, et quand, en portant le doigt dans le col utérin, on le trouve mou, dilaté et vide, à moins que cependant, l'avortement ne soit pas terminé, et que les annexes du fœtus soient encore contenues dans la matrice.

Quelquefois l'œuf, chassé de l'utérus, s'arrête un certain temps dans le vagin ; le calme est survenu, la perte sanguine s'est arrêtée, on peut être convaincu que l'œuf a été expulsé au dehors, et, cependant, on le cherche en vain au milieu des caillots. C'est qu'il est resté dans le conduit vaginal, dont l'orifice, chez beaucoup de primipares, est très étroit, et où le toucher le fera facilement trouver.

Mais on affirmera que l'avortement n'est pas encore effectué, quand on verra les douleurs aller toujours en augmentant ; — qu'il ne sera sorti du vagin que du sang liquide, sans un seul caillot ; — et qu'en portant le doigt dans le col de la matrice, on y trouvera l'extrémité d'une poche élastique, qui se tend au moment des douleurs et se relâche après. Il suffirait même, selon Depaul, de constater par le toucher que le col de l'utérus n'a pas sa cavité distincte de celle du corps de l'organe, en d'autres termes, que l'orifice interne du col n'a pas commencé à revenir sur lui-même, pour pouvoir presque affirmer que la fausse couche n'est pas achevée. On ne sent pas la poche élastique dont nous parlions tout à l'heure ; c'est une preuve que l'œuf est crevé et que l'eau s'est écoulée ; mais il n'en peut pas moins rester encore dans l'utérus l'embryon avec ses annexes.

Toujours est-il que cette troisième question, *l'avortement est-il fait ou encore à faire?* est importante à élucider, dès l'instant que l'expérience est là pour démontrer que, *tant que l'œuf est entier dans la matrice*, il est permis d'espérer le voir rester à sa place et continuer son développement.

Pronostic. — Les hémorragies utérines survenant pendant la grossesse, à part celle par insertion du placenta sur le col, mettent très rarement la femme en danger ; mais elles tuent presque toujours l'enfant, puisqu'elles amènent presque toujours l'interruption de la grossesse.

C'est donc, en somme, un accident très grave.

Quand à la gravité de l'avortement en lui-même, pour ce qui regarde la mère, elle varie suivant la nature de la cause, les conditions organiques où se trouve la femme, et l'âge du produit. Ainsi, la fausse couche est plus grave par cause externe violente que par cause simplement prédisposante ; — plus grave chez une femme faible et déjà malade, que chez une femme forte et bien portante ; — et plus grave du troisième au cinquième mois de la grossesse, que plus tôt ou plus tard. Dans les deux premiers mois, l'œuf est assez petit pour sortir facilement de l'utérus, bien que celui-ci ne se contracte alors que très faiblement, et l'expulsion a lieu presque toujours en un seul temps. Passé le cinquième mois, l'œuf est gros sans doute mais l'utérus est déjà susceptible de contractions fortes qui l'expulseront sans beaucoup de difficultés, et la délivrance d'ordinaire ne se fera pas attendre. Entre le troisième et le cinquième mois au contraire, l'expulsion se fait en deux temps, l'œuf est déjà gros, la contractilité de l'utérus encore faible et la rétention du délivre est fréquente.

L'hémorragie de l'avortement est surtout grave pendant cette période.

Si nous envisageons les *suites* de l'avortement, nous les trouvons plus graves, en général, que celles de l'accouchement : non pas qu'après le premier il y ait plus de chances de métro-péritonite qu'après le dernier ; mais bien parce qu'une première fausse couche dispose à une seconde, une seconde à une troisième, et qu'après plusieurs accidents de ce genre, il est bien rare qu'il ne surgisse pas quelque lésion organique de l'utérus, et que la femme ne soit pas dans un état équivalant à une stérilité absolue.

Traitement. — Le traitement comprend quatre indications : 1° tâcher de prévenir l'avortement ; 2° s'efforcer de l'arrêter, s'il n'est pas encore effectué ; 3° faciliter l'expulsion du produit, si l'avortement est inévitable ; 4° combattre les accidents dangereux qui peuvent le précéder, l'accompagner ou le suivre.

1° *Pour prévenir l'avortement*, il faut tâcher de reconnaître la prédisposition organique qui a déterminé la fausse couche ou les fausses couches antérieures.

Si c'est un état de pléthore, soit générale, soit seulement utérine, le meilleur moyen à employer est une petite saignée de 200 à 250 grammes, pratiquée un peu avant l'époque menstruelle ; puis, on prescrit un repos presque absolu sur une chaise longue, un régime doux, et l'usàge de lavements journaliers, *presque frais*, s'il y a constipation;

tout cela à continuer jusqu'à ce que l'époque menstruelle soit passée.

Si c'est un état névropathique, avec plus ou moins de chloro-anémie, on aura recours aux toniques, aux ferrugineux, aux antispasmodiques, aux bains frais et à un exercice modéré, au grand air, à la campagne surtout. Mais on doit, en même temps, éviter avec le plus grand soin à la femme les émotions vives, les contrariétés, etc., tout ce qui peut, enfin, ébranler le système nerveux.

Si l'on suppose l'existence, chez la femme, d'une syphilis constitutionnelle, on la combat le plus tôt possible par le mercure, l'iodure de potassium et un régime tonique.

Si le père est atteint de syphilis, le traitement antisyphilitique devra être institué aussi bien chez lui que chez la mère, à moins que celle-ci ne soit réellement pas atteinte.

Le traitement devra être institué depuis longtemps déjà et les accidents avoir complètement disparu avant de permettre une nouvelle grossesse. Le traitement sera repris et continué avec des intervalles de repos, pendant toute la durée de la grossesse. Il est inutile de dire que de semblables prescriptions exigeront de la part du médecin une circonspection extrême dans la façon de formuler, surtout si l'un des époux est indemne de la diathèse qui sévit sur l'autre.

Si la femme mène un genre de vie très sédentaire, on lui conseille les promenades journalières à pied, mais avec l'attention de ne les jamais pousser jusqu'à la fatigue.

Si elle mène, au contraire, une vie de plaisirs sans fin, de soirées prolongées, spectacles, etc., on lui conseille le séjour à la campagne avec le plus d'exercice possible, à pied particulièrement, mais toujours sans fatigue réelle. Les affections de la matrice et de ses annexes seront soignées et surveillées.

On prescrira le repos horizontal, mais on évitera les injections et surtout les cautérisations, mode de traitement souvent plus préjudiciable que la maladie elle-même.

Si la femme est habituellement constipée, il faut l'engager à user du clysopompe tous les deux jours au moins, et, si le moyen est inefficace, à prendre de temps en temps un ou deux grammes de magnésie, ou 8 grammes d'huile de ricin.

Enfin, si elle a un utérus d'une excitabilité extrême, on lui prescrit l'usage fréquent des bains tièdes, celui d'une préparation antispasmodique appropriée, et surtout une grande modération dans le coït, tout particulièrement aux approches des époques menstruelles.

2° *Pour tâcher d'arrêter un avortement en train de se faire*, il faut tout d'abord lui faire garder le repos horizontal le plus absolu, dans un appartement frais et sur un lit un peu dur, disposé de manière que le siège soit un peu plus élevé que le reste du tronc. On la met, en outre, à un régime très léger, lait, bouillon froid, etc. Les deux indications à remplir étant en effet d'arrêter l'hémorragie et empêcher les contractions utérines, on réalisera souvent la première en employant les moyens précédents, et en y ajoutant l'application de compresses froides sur la région hypogastrique, la vulve et les aines.

Pour prévenir ou enrayer les contractions utérines on emploiera de très petits lavements avec

quinze à vingt gouttes de laudanum que l'on renouvellera trois ou quatre fois dans les vingt-quatre
heures suivant les circonstances, la femme enceinte
possédant une tolérance remarquable pour ce médicament; il sera bon néanmoins d'en surveiller
avec soin les effets. On a aussi employé le chloral
en lavement à la dose de trois à quatre grammes,
mais son action paraît moins certaine que celle des
opiacés.

3° *Conduite à tenir quand l'avortement est inévitable*. — Lorsque l'avortement est inévitable, il faut
combattre l'hémorragie et favoriser la terminaison
de l'accouchement.

Si l'hémorragie est légère et les contractions
utérines énergiques, les moyens indiqués plus haut
suffiront d'ordinaire, position horizontale, boissons
froides, linges froids, injections vaginales très
chaudes. Si au contraire l'hémorragie est grave, que
l'œuf soit intact ou que le délivre reste seul dans
l'utérus, le moyen par excellence d'arrêter l'hémorragie, consiste dans l'application du *tampon vaginal*, opération que nous décrirons plus loin (voir
p. 184).

Quelques praticiens, le docteur Charpentier entre
autres, recommandent l'emploi simultané du tamponnement et de l'ergot (deux grammes en quelques
heures en huit prises, les quatre premières de dix
minutes en dix minutes, les autres quelques heures
plus tard dans les mêmes conditions). Outre l'avantage d'arrêter sûrement l'hémorragie quand il est
bien appliqué, le *tampon* possède encore celui d'exciter les contractions utérines et de favoriser le décollement de l'œuf. On reconnaît parfois au toucher;
que l'œuf est sensiblement engagé dans le col, quel-

10.

quefois même il fait saillie dans le vagin ; il faut alors bien se garder de chercher à l'extraire, car non seulement on s'exposerait à rompre simplement les membranes dans le cas où elles ne seraient pas rompues, ce qui amènerait presque fatalement l'expulsion du fœtus en deux temps et exposerait à la rétention de l'arrière-faix (Tarnier) ; mais encore l'œuf engagé dans le col favorise sa dilatation, tout en formant une sorte de tampon naturel qui arrête l'hémorragie.

Les tentatives intempestives d'extraction ne sont presque jamais suivies d'un résultat complet, elles exposent donc à la rétention du délivre et à la septicémie qui peut en être la conséquence ; mieux vaut donc attendre son expulsion spontanée, en prenant toutes les précautions antiseptiques, sur lesquelles nous aurons occasion de revenir.

Quelle doit être la conduite de l'accoucheur, lorsque le fœtus seul a été expulsé, ce qui arrive assez fréquemment dans l'avortement du troisième ou quatrième mois? *faut-il attendre? doit-on intervenir?*

Cette rétention du délivre, même prolongée, est souvent très bien supportée par les malades grâce surtout aux *précautions antiseptiques* que l'on prend aujourd'hui ; ou devra donc se borner à l'expectation simple aidée d'une antisepsie rigoureuse tant qu'il ne surviendra pas d'accidents. Il existe cependant parmi les accoucheurs de nombreux partisans de l'intervention hâtive, en Angleterre, en Allemagne surtout, mais aussi en France et parmi ceux-ci Guéniot et Doléris ; ce dernier ajoute même au raclage de l'utérus qu'il pratique avec une curette large et tranchante, l'écouvillonnage de l'organe

avec un instrument comparable à ceux dont on se
sert pour débourrer les pipes ou pour nettoyer les
bouteilles encrassées.

Voici la règle établie par le professeur Pajot (1) :
*Expectation absolue sauf le cas d'hémorragie abon-
dante.*

*La fétidité des lochies trace la limite de l'expecta-
tion*, toute autre base établie sur le temps et l'heure
est vaine et ridicule.

A partir de la fétidité des lochies, la malade est
exposée à toutes les conséquences de l'infection
putride.

Intervenir alors. *Jamais de violence.* Doigts, pince à
faux germes (fig. 42), curette de Pajot (fig. 43), injections, laxatifs, ergot de seigle si l'arrière-faix est
fortement engagé ; autrement il est dangereux.

En résumé, s'il y a hémorragie grave, *tampon*
— tampon et ergot. — S'il y a rétention du délivre
sans accidents, *attendre*, injections vaginales antiseptiques avec solution à 1/2000 de bichlorure ou
de biiodure de mercure. S'il survient des menaces
d'accidents septiques, fétidité des lochies, frissons,
fièvre, etc., tentatives sans violences d'extraction
du corps du délit à l'aide de pince à faux germes,
pince à polype, curette de Pajot ; ces tentatives
seront souvent infructueuses, le jeu des instruments se trouvant gêné par le peu de dilatation du
col, ou bien le délivre se morcelant sous leur action ; aussi accordons-nous beaucoup plus de confiance à l'usage d'injections intra-utérines avec un
liquide antiseptique, *bichlorure* ou *biiodure de mercure à 1/2000, solution phéniquée à 2/100, solution*

(1) Pajot, *Travaux d'obstétrique*, Paris, 1882.

d'acide borique à saturation, etc.; ces injections utérines seront répétées plusieurs fois dans les vingt-quatre heures sans préjudice d'injections vaginales,

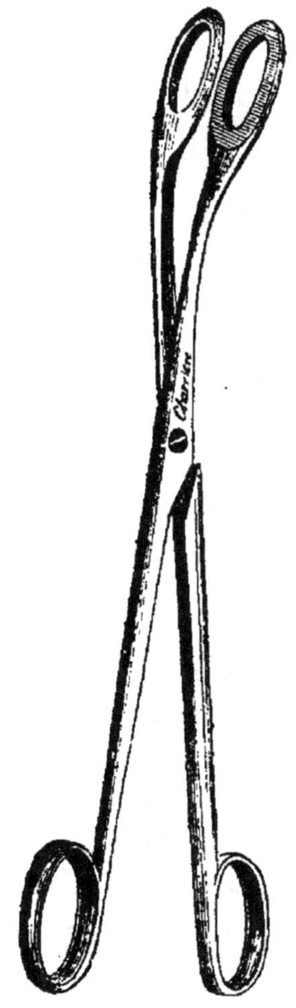

Fig. 42. — Pince à faux germe de Levret.

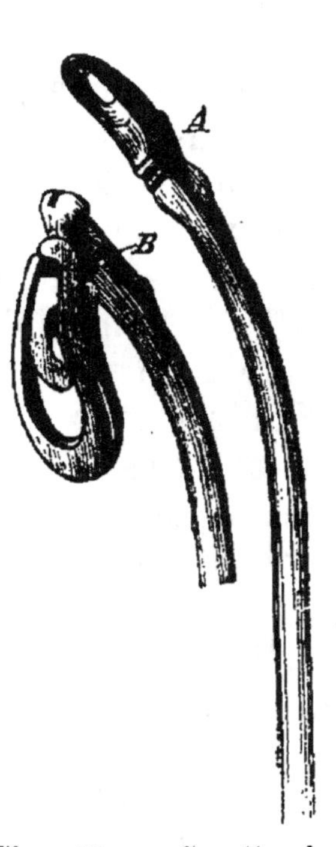

Fig. 43. — Curette de M. Pajot pour l'extrac-tion du placenta dans l'avortement.

répétées toutes les deux heures, toutes les heures même ; elles seront administrées à l'aide de sondes faciles à introduire, et permettant le retour assuré du liquide injecté : Sondes de Stolz, de Pajot, de

Tarnier, de Pinard, de Budin, etc. Dans les cas graves on aura recours avec avantage à la méthode des *irrigations intra-utérines* comme la pratique le Dr Pinard. Le sulfate de quinine, l'alcool, un régime tonique compléteront le traitement.

En terminant ce chapitre de l'avortement, je ne puis mieux faire que de citer ces lignes de l'éminent professeur Tarnier (1). « Dans l'avortement, malgré tous les conseils d'intervention qui ont été donnés, il faut savoir attendre patiemment. Dans les cas simples, on se borne à faire de l'antisepsie. Dans les cas graves, le tamponnement réussit contre les hémorragies, les injections antiseptiques contre l'infection. Si l'antisepsie vaginale, si l'antisepsie utérine sont bien faites, elles suffisent sans qu'on soit obligé d'avoir recours aux interventions manuelles et instrumentales, qui ne sont pas inoffensives et sont loin d'être infaillibles.

« Avec l'expectation et l'antisepsie rigoureusement faite, sans aucune tentative d'extraction manuelle ou instrumentale, les cas de mort seront extrêmement rares : nous ne craignons pas de l'affirmer avec force, tant est grande notre expérience personnelle sur ce sujet, expérience de l'hôpital et de la pratique civile. Ajoutons que cette méthode, expectation et antisepsie, peut être facilement mise en pratique par tous les médecins et toutes les sages-femmes, ce qui n'est pas un médiocre avantage. » Les suites de l'avortement seront soignées comme les suites de cou-

(1) Tarnier et Budin, *Traité de l'Art des accouchements*, Paris, 1886, t. II, p. 511.

ches. Un repos prolongé sera nécessaire, car les fausses couches prédisposent d'une façon spéciale aux affections de l'utérus et la stérilité ou la prédisposition à l'avortement répété peuvent en être là conséquence, ainsi que nous l'avons déjà dit.

Hémorragies des trois derniers mois. — Insertion vicieuse du placenta.

La cause presque exclusive des hémorragies des trois derniers mois, la seule du moins qui soit bien démontrée est le décollement du placenta, qu'il soit inséré d'une *façon normale* ou d'une *façon vicieuse.*

Dans les hémorragies avec insertion normale, on retrouve toutes les causes signalées déjà à propos de l'avortement, causes que l'on peut diviser en *prédisposantes* et *déterminantes.* Celles dont l'influence est le plus manifeste dans le décollement prématuré du placenta sont : les commotions physiques ou morales violentes, les efforts violents. Jacquemier admet aussi la distension brusque de l'organe comme cela se produit parfois dans l'hydropisie de l'amnios.

L'*insertion vicieuse du placenta* (*placenta prævia* des Anglais), est la cause dominante des hémorragies des trois derniers mois. Il n'est pas nécessaire que le placenta soit inséré plus ou moins directement sur l'orifice interne du col, il suffit qu'il soit inséré sur le segment inférieur de l'utérus. L'insertion, suivant les cas, est dite *totale* ou *centrale, partielle, marginale.*

Quant à l'insertion intra-cervicale admise par les uns, rejetée par les autres, elle ne saurait dans tous les cas être considérée comme cause d'hémorragie dans les trois derniers mois, car le développement de l'œuf sera limité par l'extension de la cavité cervicale et l'expulsion aura lieu vers le troisième mois.

L'insertion vicieuse du placenta est assez rare (1/1078 Müller), (1/635 Ramsbotham), elle est plus fréquente chez les multipares que chez les primipares.

Il est vraisemblable que l'insertion vicieuse du placenta est la conséquence, soit d'une hypertrophie insuffisante de la muqueuse, utérine, l'œuf glisse (Cazeaux), soit de dimensions trop considérables de la cavité utérine, d'écoulements leucorrhéiques qui entrainent l'œuf à sa sortie de la trompe (Schrœder), soit d'une absence de congestion utérine au moment de l'arrivée de l'œuf (Depaul); c'est en somme la même idée sous trois formes différentes.

Les *symptômes* n'apparaissent jamais avant le sixième ou le septième mois, le plus souvent ils apparaissent seulement dans le dernier mois de la grossesse, et c'est surtout pendant les quinze derniers jours, c'est-à-dire pendant la période d'effacement du col, que la perte est particulièrement abondante.

L'hémorragie apparaît brusquement sans symptômes précurseurs, le plus souvent pendant le sommeil ou le repos. Au début, l'hémorragie est abondante, mais de peu de durée et s'arrète avec les moyens ordinaires ; huit, dix ou quinze jours après elle se renouvelle, plus abondante et dure plus longtemps ; après avoir ainsi affecté pendant un certain temps une marche intermittente, l'hémorragie peut devenir continue et la femme subit une anémie rapide accompagnée de convulsions, syncopes, etc.

Le *diagnostic* de l'insertion vicieuse placentaire

est en général facile ; au toucher le col est entrouvert, mou, épais, dans le cas d'insertion sur le segment inférieur, les membranes sont épaisses et tomenteuses ; dans les cas d'insertion centrale, partielle, ou simplement marginale, le toucher donne la sensation d'une masse charnue, épaisse, assez molle. La présentation est inaccessible ou tout au moins difficilement accessible. Les présentations vicieuses, les procidences sont fréquentes avec l'insertion anormale du placenta. Quand l'hémorragie ne survient que pendant le travail et quand les membranes sont intactes il est facile de différencier une hémorragie par insertion vicieuse, d'une hémorragie par décollement prématuré. En effet, la contraction utérine augmente l'hémorragie dans le premier cas, en augmentant la dilatation du col, elle l'arrête au contraire dans le second.

L'*hémorragie* peut être considérée comme inévitable dans les cas d'insertion vicieuse du placenta, car elle est la conséquence de l'évolution régulière du développement de l'utérus ou de la marche du travail.

Dans les six premiers mois de la grossesse, l'utérus se développe surtout aux dépens de son fond et de sa partie moyenne, c'est aussi pendant cette période que se fait le développement du placenta ; dans les cas d'insertion normale, le développement de l'utérus et du placenta se fait donc simultanément ; tandis que si le placenta est inséré sur le segment inférieur de l'utérus, le développement de la masse placentaire est à peu. près complet et recouvre tout ce segment inférieur alors que celui-ci commence à se développer rapidement ; il en résulte des tiraillements et des décollements partiels, qui sont le point de départ de l'hémorragie. Le mécanisme est le même, et à plus forte raison, pendant le travail, au moment de la dilatation du col.

Pronostic. — L'insertion vicieuse du placenta est une des complications les plus graves de la grossesse, elle est encore plus grave pour l'enfant que pour la mère : mères $1/3$; enfants $2/3$.

La gravité du pronostic est encore augmentée par la ténacité particulière des hémorragies *post-partum*, le segment inférieur se rétractant avec moins d'énergie que le reste de l'organe.

Quand le fœtus se présente par le sommet, celui-ci peut s'adapter si bien à l'orifice utérin dilaté que la perte sanguine en soit presque suspendue ; mais il n'en est pas de même, si c'est la face, le pelvis et surtout le tronc qui se présentent.

Le pelvis et la face elle-même s'adaptent déjà assez mal à l'orifice utérin : que sera-ce donc de l'épaule qui est de forme si irrégulière ? Quand donc, avec uu *placenta prævia*, on reconnaîtra que le fœtus se présente autrement que par le vertex (ce qui est, du reste, la règle), on devra, comme le conseille Pinard (1), essayer par les manœuvres externes dont nous allons parler, à propos de la version céphalique, d'amener le fœtus à se présenter franchement par le sommet au détroit supérieur, Car si l'on a l'heureuse chance d'y parvenir, il est évident qu'on aura amoindri de beaucoup le danger de la situation et pour la mère et pour l'enfant :

(1) A. Pinard. Observation lue à la Société de chirurgie, séance du 9 mai 1877.

— pour celui-ci en ce que la compression régulière exercée par le sommet de son crâne sur le placenta et les sinus utérins déjà béants, est très propre à suspendre ou tout au moins à modérer l'hémorragie : et pour la mère, en ce que, s'il faut encore intervenir, on le fera par une simple application du forceps, et non plus par la version podalique, c'est-à-dire par une introduction forcée de la main dans la cavité utérine, opération qui est loin, ainsi que le fait observer judicieusement Pinard, d'être toujours sans danger pour celle qui la supporte.

Au début les petits moyens que nous avons signalés à propos de l'avortement, pourront être utilisés, mais il ne faut pas oublier que l'on a affaire à une hémorragie qui se renouvellera fatalement et contre laquelle il faudra bientôt employer des moyens plus énergiques ; or deux modes de traitement prin cipaux sont à la disposition de l'accoucheur, très bons l'un et l'autre, la *perforation des membranes* et le *tamponnement vaginal.*

1° La *perforation des membranes*, méthode dite de Puzos, bien qu'avant lui Mauriceau, Dionis et Deventer l'eussent mise en pratique, donnera souvent d'excellents résultats, lorsque le travail sera déclaré, sauf les cas, malheureusement trop nombreux, de présentations vicieuses, dans lesquels on se garderait bien de l'employer.

La tête appliquée directement sur le segment inférieur, par les contractions utérines, forme une sorte de tampon interne, suffisant d'ordinaire pour arrêter l'hémorragie.

Pour rompre les membranes, on se servira simplement du doigt et ce n'est que si le doigt paraît insuffisant qu'on aura recours à une sonde, au catheter utérin, ou à un long trocart comme le faisait Baudelocque.

Quand donc on arrive près d'une femme qui n'est qu'au début du travail, qui n'a qu'une légère dilatation du col, mais qui cependant perd déjà beaucoup de sang, assez pour inquiéter, il ne faut pas hésiter à rompre immédiatement les membranes. On pousse vivement le doigt dans le col jusque sur le placenta et l'on cherche à reconnaître comment celui-ci est inséré; s'il est inséré marginalement, on le décolle du côté où il paraît le plus mince pour arriver aux membranes qu'on déchire ; s'il est, au contraire, très épais partout, ce qui indique une insertion centrale, on ne s'arrête pas pour cela, on l'attaque résolument, on le transperce avec le doigt et l'on crève les membranes. Les eaux s'écoulent, et souvent la perte sanguine diminue de suite. Dès que le col est dilaté on termine rapidement l'accouchement par la version ou le forceps suivant les cas.

Malheureusement la perforation des membranes ne suffit pas toujours ; elle est inapplicable en outre lorsque le travail n'est pas commencé et dans les cas de présentations vicieuses, et il faut alors recourir à la seconde méthode, celle du *tamponnement*.

Le *tampon* est le moyen par excellence pour arrêter les hémorragies par insertion vicieuse du placenta; il oppose une barrière au sang, facilite sa coagulation et possède en outre la propriété d'éveiller ou d'exciter les contractions utérines.

Il serait bien difficile de dire à qui doit être attribuée la première idée de ce moyen d'arrêter les hémorragies par décollement prématuré du *placenta-prævia*. Tout ce qu'on sait, c'est qu'à Leroux (de Dijon) revient l'honneur de l'avoir généralisé. Aujourd'hui il est adopté par tous les accoucheurs en France, en Allemagne, en Italie, et par une grande partie des praticiens anglais; de ces derniers, il n'y a guère que Simpson et Barnes qui soient restés froids vis-à-vis de lui.

Pour pratiquer le tamponnement on se servira de tampons de charpie, ou mieux de ouate hydrophyle, rendus aseptiques par un séjour prolongé dans une solution de bichlorure à 1/1000 et conservés dans un bocal hermétiquement bouché, ce qui implique pour l'accoucheur la nécessité d'avoir toujours un tampon préparé d'avance. En cas de nécessité pressante on utilisera les matériaux que l'on aura sous la main ; charpie, étoupe, agaric ou vieux linge, en prenant la précaution de les malaxer préalablement dans de l'huile ou de la vaseline antiseptique.

Il ne faut pas oublier que le tampon doit être serré, très serré même pour ne pas être insuffisant. Voici comment procède en pareil cas Pajot :

Après avoir vidé la vessie et le rectum, la première par le cathétérisme, le second par un lavement, il fait placer la malade sur le bord de son lit, en travers, et commence de suite le tamponnement. A cet effet, il introduit dans le vagin un gros spéculum plein, en retire l'embout, y verse quelques verres d'une solution antiseptique pour bien absterger le col, ne laisser sur lui et autour de lui aucun caillot, et, avec une longue pince à pansement, il introduit un à un les bourdonnets garnis de fils, après, toutefois, les avoir fait malaxer dans de l'huile phéniquée. Il les dispose sur le col utérin même et tout autour, en les tassant, les pressant les uns contre les autres, de façon qu'il ne reste entre eux aucun intervalle. Les culs-de-sac du vagin bien garnis, ce qui est très important, et l'orifice du col bien obturé, il continue à remplir le vagin en y portant d'autres bourdonnets sans fils, alternant avec des morceaux d'agaric, tout cela toujours fortement cératé ou huilé, et enfin des plumasseaux ordinaires, jusqu'à ce que le vagin soit plein, — ce qu'il n'a pu faire, bien entendu, qu'en retirant peu à peu le spéculum au fur et à mesure qu'il y poussait les bourdonnets, les morceaux d'agaric et les plumasseaux.

Arrivé à l'orifice vulvaire, il met le spéculum de côté, remplit exactement la vulve de charpie sèche et soutient le tout par l'application de compresses longuettes et d'un bandage en T.

Si le tampon est bien appliqué, la charpie extérieure ne se teindra pas de sang ; si, au contraire elle s'en imbibe, c'est une preuve que le tamponnement est mal fait. Il faut alors, sans hésiter, le refaire, et ce n'est que lorsque l'on aura acquis la certitude qu'il remplit bien son office, que l'on pourra se retirer en toute sécurité.

Comme on le voit, à compter les trois étages réunis c'est-à-dire les quinze à vingt bourdonnets supérieurs, munis chacun d'un long fil, les vingt ou vingt-cinq bourdonnets moyens sans fils, et les plumasseaux inférieurs de remplissage, ce n'est pas moins dans certains cas de 500 à 600 grammes de charpie qu'on empile dans le vagin, pour remplir hermétiquement ce conduit, surtout chez une femme ayant eu déjà plusieurs enfants.

Certains praticiens sont dans l'habitude de tremper les premiers bourdonnets dans une solution de perchlorure de fer, au lieu de les imbiber simplement d'un corps gras; mais il n'y a à cela aucun avantage; ce n'est pas en effet, ainsi que le dit fort bien le docteur Charpentier, une action astringente que l'on demande au tampon, mais bien une action purement mécanique. Aussi est-il essentiel, nous le répétons, de remplir très hermétiquement le vagin et de maintenir ensuite tout l'appareil assez fortement tassé.

Il est souvent plus facile de ne pas se servir de spéculum et de se contenter de deux doigts introduits dans la cavité vaginale pour diriger, placer, tasser les tampons, que l'on introduit comme précédemment à l'aide d'une longue pince à polypes, après avoir préalablement fait une irrigation vaginale antiseptique abondante.

Schrœder fait le tamponnement, — comme on le fait généralement en Allemagne et en Angleterre, — d'une autre façon, plus simple. Ayant introduit dans le vagin un grand spéculum, jusqu'à embrasser bien exactement par son extrémité le col utérin, il pousse dans l'instrument le centre d'un grand carré de linge, d'un mouchoir, par exemple, et bourre ensuite la gaine que forme celui-ci d'un grand nombre de gros bourdonnets de charpie, à mesure qu'il retire le spéculum; et il dit avoir toujours réussi de cette façon à arrêter les hémorragies les plus inquiétantes. C'est possible; mais nous avons encore plus de confiance dans le tampon du professeur Pajot.

Et, à plus forte raison, devra-t-on préférer celui-ci au colpeurynter de Braun ou toute autre vessie de caoutchouc, que l'on remplit d'eau ou d'air, une fois en place, et qui ne font qu'un mauvais tamponnement, car, si le ballon n'est pas fortement rempli, il n'arrête pas la perte sanguine, le sang continue de couler à côté ; et, s'il est par trop distendu, il détermine de très vives douleurs.

Le tampon est douloureux, et empêche la femme d'uriner, mais pour parer à ce dernier inconvénient, il suffit d'enlever quelques boulettes et de sonder la femme. Mais ici se pose une question importante... *Quand doit-on retirer le tampon ?*

Deux opinions se trouvent en présence :

1° Pajot et Bailly abandonnent à la nature l'expulsion de l'enfant et du tampon.

Ces auteurs laissent le tampon en place et lorsque les douleurs expulsives ne manifestent, ils s'opposent à sa sortie, en le faisant rentrer dans l'intervalle des contractions et le soutenant pendant les douleurs. — Lorsqu'une portion du tampon assez considérable pour faire prévoir la fin du travail a été expulsée par les efforts naturels, ils administrent un ou deux grammes de seigle ergoté pour aider aux contractions de la matrice et assurer son retrait après la délivrance.

Cette méthode n'est applicable que dans les présentations du sommet ou du siège, elle est inapplicable chez les femmes affaiblies par les hémorragies antérieures et chez lesquelles les contractions utérines rares et faibles ne pourront souvent être suffisamment réveillées par le seigle ; elle enlève des chances à l'enfant.

2° Depaul conseille de procéder d'une autre façon : Au bout de trente-six heures, qu'il y ait ou non commencement de dilatation, il enlève le tampon ; si l'hémorragie a cessé, il se contente de surveiller la femme en se tenant prêt à le réappliquer.

Si le travail est commencé, la dilatation très

minime, il réapplique un nouveau tampon et administre en même temps un peu de seigle. Sous l'influence de ces moyens, le travail s'accélère, la dilatation augmente et alors au bout de huit à douze heures il retire son second tampon et perfore les membranes; le plus habituellement le travail continue ensuite régulièrement, l'hémorragie est insignifiante, et dès que la dilatation le permet, on procède à l'extraction de l'enfant par la version ou par le forceps.

Si l'hémorragie continuait néanmoins abondante, ou que la femme fût très affaiblie par des pertes antérieures, il faudrait réappliquer le tampon et attendre que la dilatation soit suffisante pour terminer l'accouchement; dans ce cas il serait préférable de ne rompre les membranes qu'au moment d'intervenir.

L'*extraction du délivre* se fait aussitôt l'accouchement.

Pour terminer l'accouchement, dans les cas d'insertion marginale, on introduira la main ou les instruments du côté où la voie est praticable; dans les cas d'insertion centrale, il y a deux procédés, dans l'un on passe à travers le placenta pour aller à la recherche des pieds et amener l'enfant au dehors à travers l'ouverture ainsi pratiquée; dans l'autre on décolle complètement le placenta par un de ses côtés; ce dernier procédé est plus long, plus difficile à exécuter, et comme dans l'insertion vicieuse du placenta les moments sont précieux, qu'il peut y avoir de très grands avantages à aller vite et pour la mère et pour l'enfant, nous donnons la préférence au premier; c'était aussi l'avis de Depaul qui en cela imitait Levret.

Telle est la pratique française, celle que nous avons adoptée et que nous conseillons de suivre. Nous dirons néanmoins quelques mots de deux autres procédés d'arrêter l'hémorragie en question, l'un dû à Radfort et que Simpson s'est approprié, l'autre dû au professeur Barnes.

Le moyen de Simpson (on devrait dire de Radfort, qui en a eu le premier l'idée) consiste à décoller entièrement le placenta avec la main, avant d pousser celle-ci plus loin pour opérer la version. Comme Radfort, Simpson avait eu à observer plusieurs cas où, le placenta ayant été expulsé avant l'enfant, l'hémorragie s'était arrêtée, et il en a conclu que l'art n'avait rien de mieux à faire que d'imiter ce procédé de la nature (1).

Ce procédé serait, d'après Simpson, plus favorable pour la mère, mais l'enfant est presque fatalement condamné.

Dans la méthode de Barnes, si l'hémorragie est abondante, quelle que soit l'époque de la grossesse, même si le col n'est pas dilaté, il faut rompre les membranes avec un stylet introduit à travers le col, puis appliquer un bandage serré sur le ventre; ce bandage, en poussant le fœtus vers l'orifice, excite les contractions utérines, les accélère et modère l'hémorragie. Le tampon serait d'après lui un moyen illusoire, peu scientifique; c'est là un jugement faux, procédant de ce fait qu'il l'applique mal et ne le laisse qu'une heure en place.

Si l'hémorragie continue, si le col commence à se dilater, il introduit le doigt dans le col et décolle

____

(1) Simpson, *Clinique obstétricale et gynécologique*, trad. par Chantreuil, p. 164.

11.

toute la portion placentaire fixée sur la zone cervicale, aussi loin que le doigt peut pénétrer. Ce décollement facilite la dilatation du col, en outre l'excitation produite amène des contractions et l'oblitération partielle des orifices vasculaires déchirés. Il arrive pourtant que l'utérus reste inerte, quoi qu'on fasse pour l'exciter à se contracter. Dans ce cas, on a recours à un dilatateur hydrostatiqu qu'on porte au-dessus de l'orifice et à l'aide duquel on dilate celui-ci artificiellement, jusqu'au degré voulu pour que la version puisse être entreprise, version qui doit être ici, du reste, faite *avec une juste lenteur*, de peur de violenter le col incomplètement ouvert et de causer à la femme plus ou moins épuisée un choc nerveux terrible.

Simpson, par son procédé, tuait presque inévitablement l'enfant; Barnes, par le sien, en respectant les adhérences d'une partie du placenta, laisse à l'enfant quelques chances de vie.

Quoi qu'il en soit, après la sortie du fœtus et du délivre, toute hémorragie cesse, si *l'utérus s'est bien contracté* et *reste contracté*. La surface d'insertion du placenta ne donne plus de sang.

« On n'a jamais vu, dit Duncan, d'hémorragie utérine, appartenant à la variété des hémorragies *post partum* ordinaires, se produire dans un utérus en état de contraction générale et modérée. Donc, ajoute-t-il, dans le cas d'hémorragie grave par décollement prématuré du *placenta prævia*, ce qu'il y a de mieux à faire, pour tâcher de sauver l'enfant et la mère, ou tout au moins la mère, c'est de modérer la perte par un tamponnement bien fait, tant que le col n'a pas une dilatation suffisante pour le passage de la main, et, sitôt que cette dilatation est arrivée à 7 ou 8 centimètres, ce qui est suffisant, de pratiquer rapidement la version, quelle que soit la partie fœtale qui se présente. Ensuite, seigle ergoté à assez haute dose et bandage de corps serré. »

Enfin, dans le cas de *grossesse gémellaire*, si, après la naissance du premier enfant, il survenait une hémorragie assez considérable pour donner à penser que la masse des deux placentas est déjà décollée, il faudrait, — pour sauver le deuxième enfant menacé de périr avant d'être né, et pour préserver la mère elle-même d'un assez grand danger, — procéder immédiatement à l'extraction, par le forceps ou la version, de l'enfant qui reste encore dans l'utérus. Nous donnerions toutefois la préférence à la version, dans cette circonstance encore, parce qu'elle aurait l'avantage d'exciter la matrice, de réveiller ses contractions et de prévenir une inertie consécutive. On ferait même bien, toujours dans le même but, d'administrer du seigle ergoté un peu avant de procéder à l'introduction de la main ; puis, sitôt la version terminée et la délivrance faite, d'appliquer sur le ventre de la femme un bandage fortement serré.

Moreau prétend que, dans le cas de mort du fœtus, si cette mort date déjà de quelques heures, le décollement du placenta inséré sur le col ne peut donner lieu à une hémorragie inquiétante, dans ce cas on se bornera à surveiller l'hémorragie et la marche du travail, et l'on n'interviendra que si les accidents devenaient menaçants.

DEUXIÈME PARTIE

DE L'ACCOUCHEMENT NATUREL
OU SPONTANÉ

Sous le nom d'accouchement on désigne l'expulsion du fœtus viable au dehors de l'organisme maternel. — L'accouchement est dit *à terme*, lorsqu'il a lieu neuf mois révolus après la fécondation ; *prématuré* lorsqu'il se produit avant cette époque, *retardé* dans le cas contraire. Si l'expulsion du produit de la conception a lieu avant six mois révolus, on dit qu'il y a *avortement* ou *fausse couche*.

L'accouchement se fait en deux temps principaux : 1ᵉʳ *temps*, expulsion du fœtus, c'est l'*accouchement* proprement dit ; 2ᵉ *temps*, expulsion du placenta et des membranes ; ce temps est désigné sous le nom de *délivrance*.

Avant d'étudier l'accouchement proprement dit, il est absolument nécessaire d'étudier ce que l'on entend par présentations et positions du fœtus ; on ne saurait du reste bien comprendre le mécanisme de l'accouchement sans ces notions indispensables.

Présentations et Positions

Sous le nom de *présentation*, on désigne la partie du fœtus qui est en rapport avec le détroit supérieur ou qui s'engage dans l'excavation.

Avec la *position* on précise les rapports de la présentation avec les différents points du contour du bassin.

Au moment de sa naissance, le fœtus peut se présenter au détroit supérieur de cinq façons différentes : par le sommet, par la face, par le siège, par l'épaule droite ou par l'épaule gauche ; et, dans chacune de ces *présentations*, affecter diverses *positions*.

Voici, du reste, quelle est la classification des présentations et positions adoptée généralement aujourd'hui ; c'est celle de M. Nægelé, complétée par Paul Dubois.

INDICATION de la PRÉSENTATION	INDICATION de la POSITION PRINCIPALE	INDICATION de la VARIÉTÉ DE POSITION
Sommet ou vertex..	Occipito-iliaque gauche. Occipito-iliaque droite.	
Face	Mento-iliaque droite. Mento-iliaque gauche.	Trois variétés : Antérieure. Transversale. Postérieure.
Siège ou pelvis.....	Sacro-iliaque gauche. Sacro-iliaque droite.	
Côté droit du tronc, ou épaule droite .	Céphalo-iliaque gauche. Céphalo-iliaque droite.	
Côté gauche du tronc ou épaule gauche.	Céphalo-iliaque gauche. Céphalo-iliaque droite.	

Les présentations occupent d'ordinaire le centre du détroit supérieur et s'y présentent d'aplomb, on les dit *franches* ou *régulières* dans ce cas : dans d'autres cas, elles se présentent plus ou moins *inclinées*. De là des subdivisions en variétés : frontale, occipitale, pariétale droite ou gauche pour le sommet; frontale, mento-cervicale, malaire droite ou gauche pour la face; pubienne ou sacrée pour le siège; cervicale, abdominale, etc., pour le tronc. Ces présentations inclinées se régularisent presque toujours pendant le travail.

Pour déterminer une position quelconque, on se sert de deux points de repère, pris l'un sur la présentation, l'autre sur le bassin.

Les points de repère fœtaux sont l'*occiput* pour la présentation du sommet, le *menton* pour la face, (le *front* pour quelques accoucheurs), la *crête sacrée* pour le siège. Dans les présentations du tronc les accoucheurs prennent, les uns l'*acromion*, les autres la position de la tête par rapport aux fosses iliaques comme point de repère fœtal. Suivant que le point de repère fœtal se trouvera tourné vers la moitié droite ou gauche du bassin, on obtiendra pour chaque présentation deux positions principales. Exemple : Dans une présentation du sommet, l'occiput est tourné vers le côté gauche du bassin; on dit que la présentation est en *occipito-iliaque gauche,* ce que l'on écrit en abrégé *O. I. G.* S'il s'agit de la face et que le menton occupe le côté droit du bassin, il s'agit d'une *mento-iliaque droite, M. I. D.* Dans les présentations du tronc, si la partie latérale droite se présente, et que l'acromion regarde la fosse iliaque gauche, on dit qu'il y a présentation de l'épaule droite en position *acromio-iliaque gauche, A. I. G.* ou *céphalo-iliaque gauche, C. I. G.* si l'on prend la position de la tête comme point de repère.

Le point de repère fœtal n'occupe pas toujours la
même place sur la moitié du bassin avec laquelle il
est en rapport, il peut être dirigé en avant, en arrière

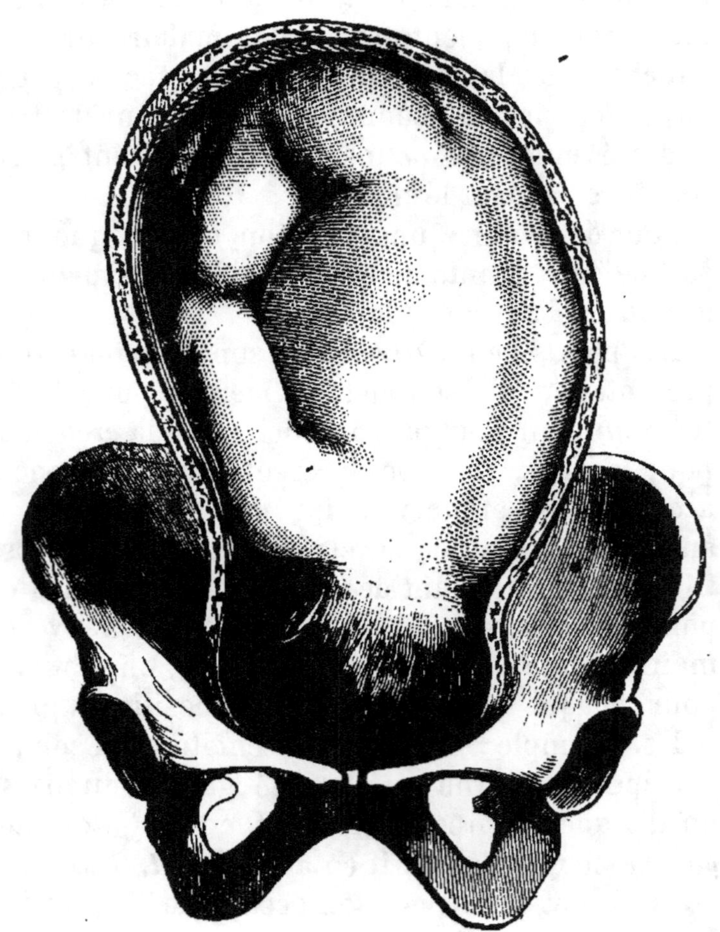

Fig. 44. — Présentation du sommet en *O. I. G. A.*

ou transversalement, de là des variétés de positions;
aussi a-t-on pris sur le bassin des points repères
secondaires qui sont : *l'éminence ilio-pectinée*, le *milieu de la ligne innominée*, la *symphyse sacro-iliaque*, et suivant que le point de repère fœtal regarde

un de ces points, la position fondamentale est dite *antérieure*, *postérieure* ou *transversale*.

Exemples : L'occiput est en rapport avec l'émi-

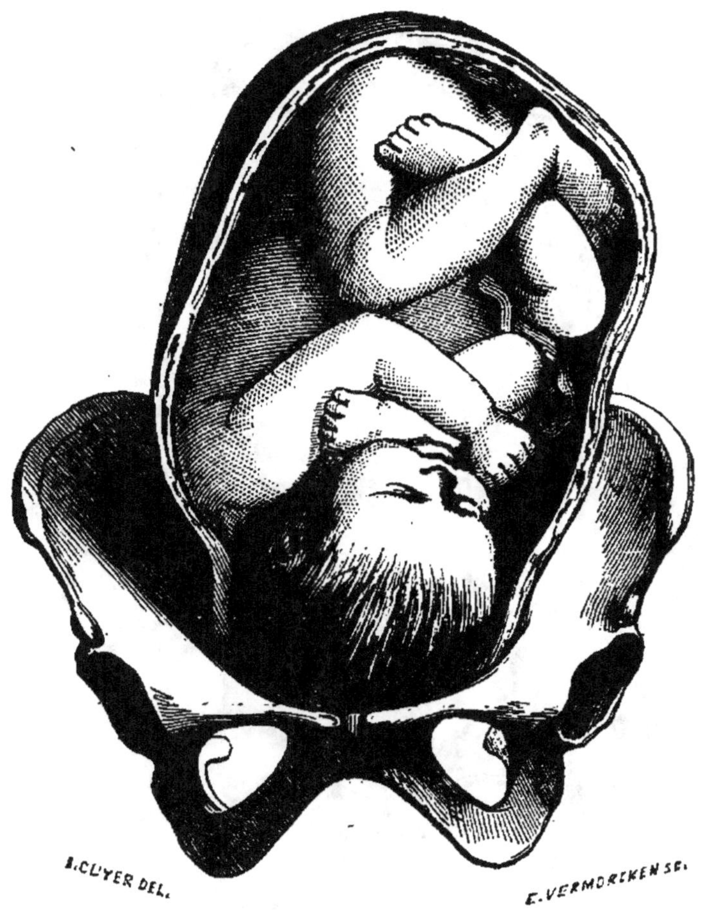

Fig. 45. — Présentation du sommet en *O. I. D. P.*

nence ilio-pectinée gauche, *O. I. G. A.* (fig. 44). Le menton regarde la symphyse sacro-iliaque droite. *M. I. D. P.* etc. (fig. 46).

La position transversale du sommet et de la face, rare dans les bassins bien conformés, est au contraire commune dans les bassins rétrécis ; elle est

exceptionnelle pour le siège ; elle constitue la règle
presque constante dans les présentations du tronc.
Quelques auteurs admettent des positions directes,

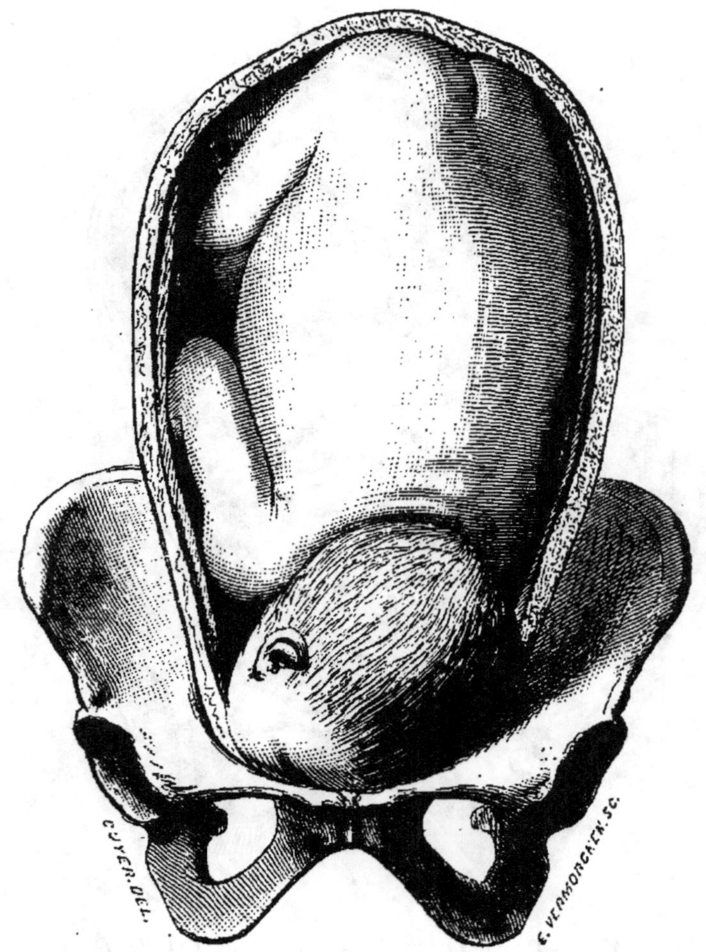

Fig. 46. — Présentation de la face en *M. I. D. P.*

le point de repère fœtal se trouvant en rapport avec
le pubis ou le sacrum. *O. P.* — *O. S.* — *M. P.* — *M. S.*
— *S. P.* — *S. S.* —; elles sont excessivement rares
en tant que positions primitives.

Les présentations et positions indiquées dans le

tableau précédent ne sont pas toutes également fréquentes, ni également favorables pour la mère et
l'enfant.

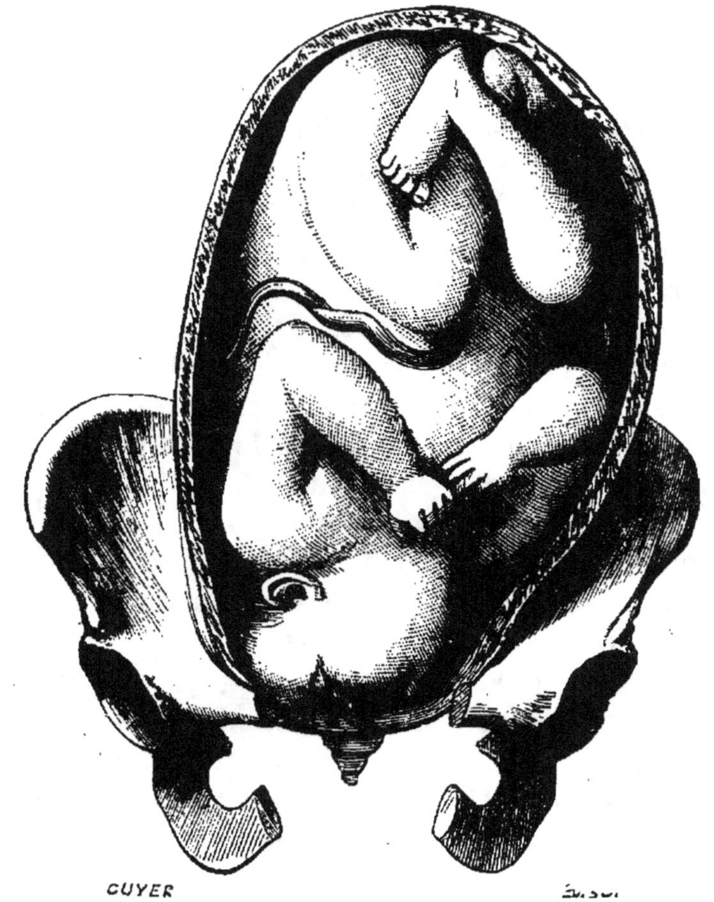

Fig. 47. — Présentation de la face en *M. I. G. A.*

La présentation du sommet est de beaucoup la
plus fréquente; sur vingt accouchements il y en a
dix-neuf par le sommet (fig. 44 et 45).

Après vient la présentation du siège: une sur trente-
cinq y compris les accouchements prématurés,
une sur soixante-deux à terme (Pinard) (fig. 48 et 49).

Les présentations du tronc viennent ensuite dans la proportion de une sur cent vingt-cinq (fig. 50 et 51), puis celles de la face, les plus rares de toutes, une sur deux cent cinquante.

Dans la présentation du sommet, quatorze fois sur vingt, l'occiput est à gauche et en avant *(occipito-iliaque gauche, variété antérieure)*; cinq fois sur vingt, l'occiput est à droite et en arrière *(occipito-iliaque droite, variété postérieure)*; et une fois sur vingt seulement le sommet est en variété de position autre que les deux précédentes. (Voy. fig. 44 et 45.)

Dans la présentation de la face, on n'observe guère aussi que deux variétés de positions; le menton est tourné à droite et en arrière *(mento-iliaque droite postérieure)*, c'est le cas le plus fréquent, ou tourné à gauche et en avant *(M. I. G. A.)*; la première variété est à la seconde, comme quinze est à trente-huit (Paul Dubois). (Voy. fig. 46 47.)

Stoltz prend dans la présentation de la face, le front comme point de repère, parce que, dit-il, le front est plus accessible au doigt que le menton; nous croyons, pour notre part, qu'il y a avantage à choisir le menton, ne serait-ce que pour rappeler que dans l'accouchement par la face, c'est le menton qui de toute nécessité doit se dégager sous le pubis. Les *M. I. D. A.* et *M. I. G. P.* sont très rares.

Dans la présentation du pelvis, il n'y a guère également que deux variétés de position : le sacrum regarde à gauche et en avant (sacro-iliaque gauche, variété antérieure), ou regarde à droite et en arrière (sacro-iliaque droite, variété postérieure); la première variété est à la seconde comme cent douze est à quarante-deux (Nægelé). (Voy. fig. 48 et 49.)

Peu importe, du reste, que la présentation soit

complète ou non, c'est-à-dire que les fesses se présentent les premières ou après les pieds ; ce ne sont là, comme l'a fait observer judicieusement Mme La-

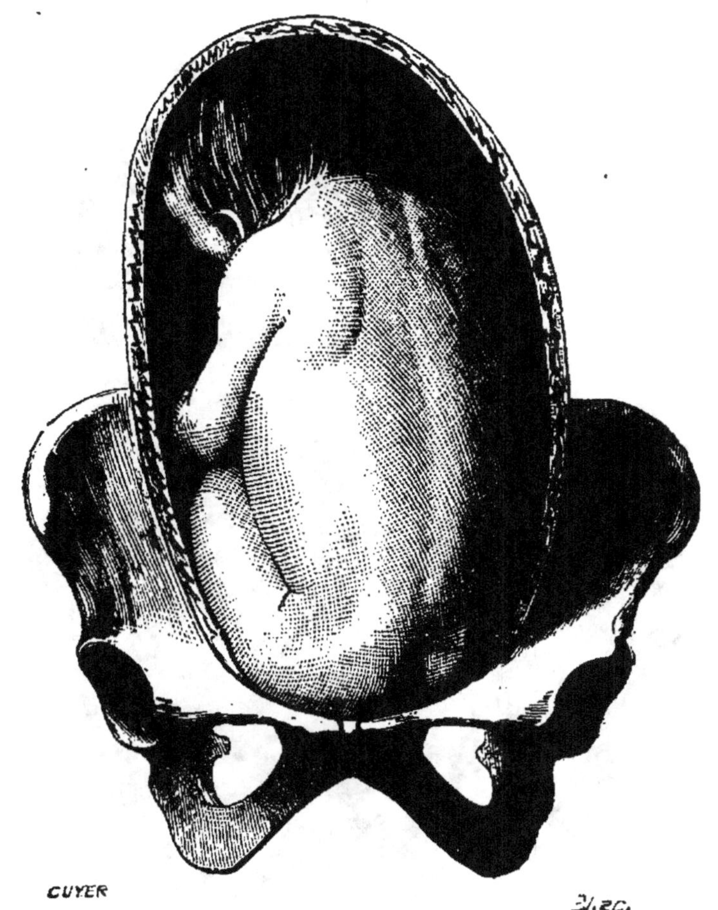

Fig. 48. — Présentation du siège en *S. I. G. A.*

chapelle, que des modifications assez insignifiantes de la présentation, puisqu'elles ne changent en rien le mécanisme de l'accouchement naturel. — Sur quatre-vingt-cinq cas de présentation pelvienne, P. Dubois a vu cinquante-quatre fois les fesses être expulsées les premières, les jambes étant rele-

vées sur le plan antérieur du fœtus ; et trente et
une fois les pieds descendre avant les fesses. Sur deux
mille accouchements, le même praticien n'a pas

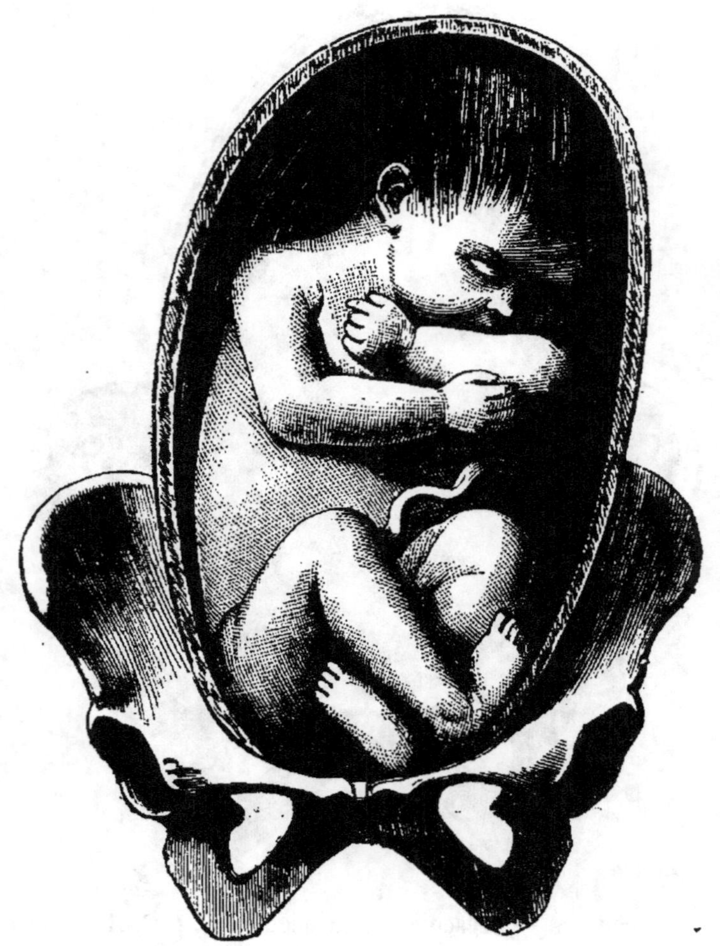

Fig. 49. — Présentation du siège en *S. I. D. P.*

observé une seule fois la présentation des genoux,
tant elle est rare.

Enfin, dans les présentations du tronc, qui heureusement ne sont aux autres que comme un est à
cent vingt-cinq (Pinard), les positions avec le dos

du fœtus tourné en avant sont plus fréquentes que celles avec le dos tourné en arrière; et les présentations de l'épaule droite, un peu plus fréquentes que celles de l'épaule gauche; épaule droite : soixante-seize; épaule gauche, soixante-neuf. (Voy. fig. 50, 51, 52, 53.)

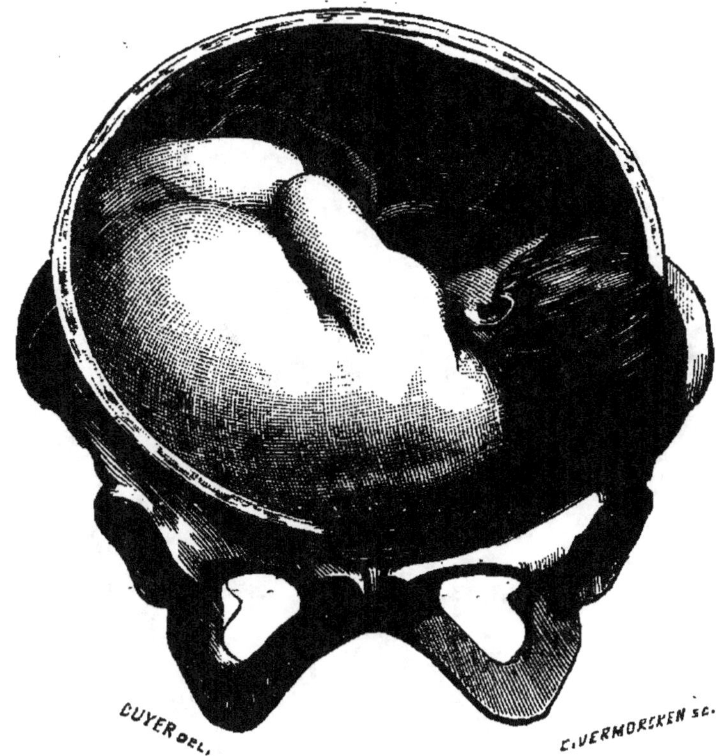

Fig. 50. — Présentation de l'épaule droite en *C. I. G.*, dos en avant.

Pour ce qui est du *pronostic* à porter dans ces diverses présentations et positions, voici ce que l'expérience permet d'établir : La présentation du sommet est la plus favorable de toutes, et pour la mère et pour l'enfant, les statistiques démontrent qu'il ne meurt pas un enfant sur cinquante naissant ainsi.

La présentation de la face est moins favorable pour l'un et l'autre, le travail est plus long, et on est plus souvent obligé d'intervenir : la cause d'intervention la plus fréquente est le défaut de rotation dans les mento-iliaque droites postérieures.

La mortalité des enfants serait, d'après Schrœder,

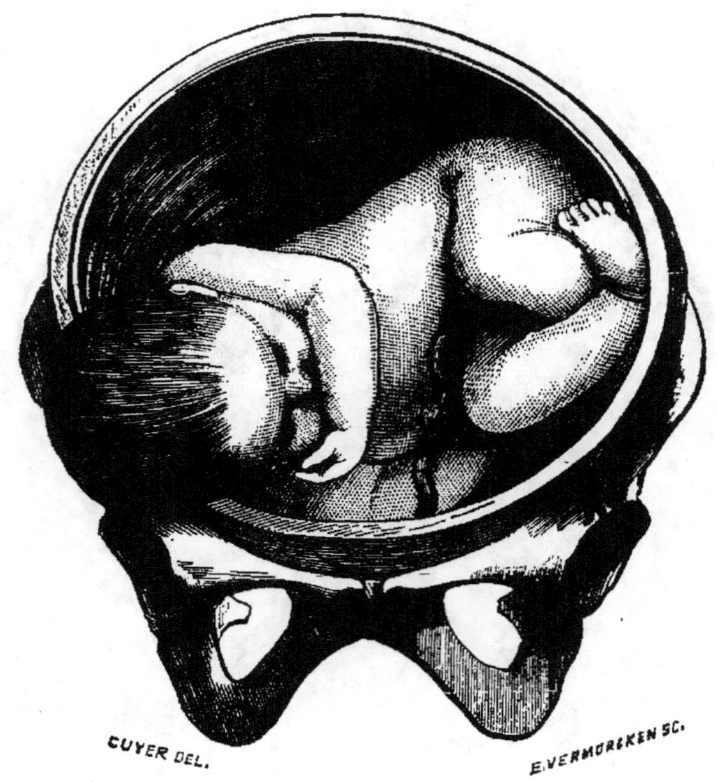

Fig. 51.— Présentation de l'épaule droite en *C. I. D.*, dos en arrière.

deux fois et demie plus grande que dans le sommet.

La présentation pelvienne, si toutefois le travail est abandonné à lui-même, n'est pas beaucoup plus avantageuse que la précédente, ni pour la mère ni pour l'enfant. D'abord, la dilatation du col se fait lentement ; puis, la poche des eaux crève souvent

avant que cette dilatation soit complète ; et, enfin,
souvent aussi la matrice est épuisée, précisément
quand il faudrait qu'elle se contractât énergiquement pour pousser la plus grosse partie qui arrive
la dernière, la tête ; si l'accoucheur n'intervient pas,
la femme souffre donc longtemps. Quant au fœtus,

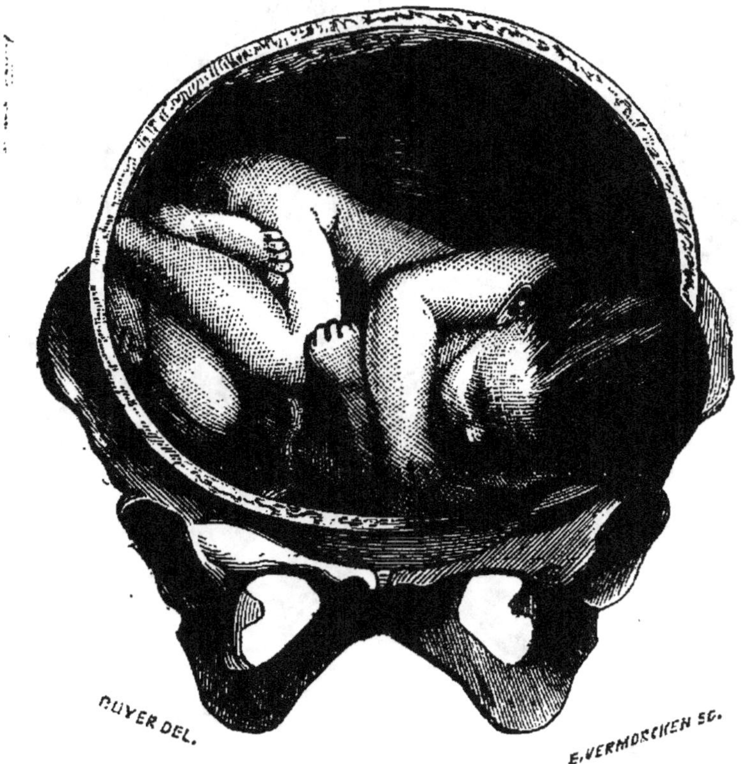

Fig. 52.— Présentation de l'épaule gauche en *C. I. G.*, dos en arrière.

pour peu que sa tête tarde à se dégager, il court
grand risque de périr asphyxié par suite de la compression du cordon. — Dans la statistique établie
par P. Dubois, l'accouchement par le siège donne
un enfant mort sur dix; d'autres disent même un
sur huit.

Enfin, la présentation de l'épaule est celle dont le pronostic est le plus grave : elle compte au premier rang parmi les causes de dystocie. En effet, le fœtus ne peut naître alors, par les seuls efforts de la nature, que dans certains cas tout à fait exceptionnels, quand, par exemple, le bassin est très large et le

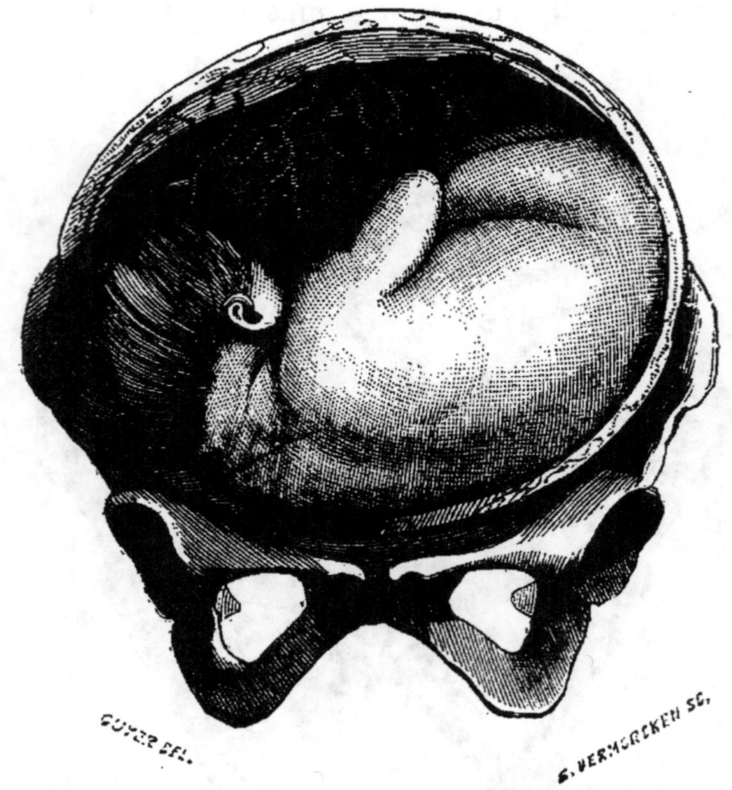

Fig. 53.— Présentation de l'épaule gauche en *C. I. D.*, dos en avant.

fœtus très petit. Il faut donc presque toujours aller chercher celui-ci avec la main, c'est-à-dire l'extraire par la version podalique ; or, cette opération n'est pas sans danger. L'enfant, d'abord, est exposé à l'asphyxie, comme il l'est toujours en venant par les pieds, et la mère, que l'on fait souffrir et dont

12

on irrite le vagin et l'utérus lui-même, est, après l'opération, tout particulièrement disposée à une phlegmasie dangereuse de la matrice ou même du péritoine.

Diagnostic des présentations et positions.

Les moyens de diagnostic sont ici, comme pour la grossesse, le *palper abdominal*, l'*auscultation* et le *toucher vaginal*.

La valeur de ces moyens d'exploration n'est pas la même, suivant qu'on les emploie avant ou pendant le travail.

Diagnostic de la présentation du sommet.

Palper. — Bien pratiqué, le palper fournira des indications précises sur la présentation du sommet (voir *Diagnostic de la grossesse. Palper abdominal*) et il sera presque toujours facile de constater la présence de la tête au niveau du détroit supérieur, ou déjà engagée dans l'excavation; il sera cependant parfois nécessaire, chez la primipare surtout, de refouler profondément les parois abdominales dans le petit bassin, de plonger pour ainsi dire dans l'excavation pour y trouver la tête profondément engagée. Le siège sera facilement trouvé dans l'un des hypochondres, et pour compléter le diagnostic de la présentation il suffira d'explorer les deux flancs ou l'on rencontrera le dos et le plan antérieur du fœtus.

Avant le travail, le diagnostic des positions du sommet par le palper abdominal sera le plus souvent possible, il sera d'autant plus facile que les parois abdominales seront plus souples, et l'utérus moins irritable, il suffira, et cela est également vrai pour la *face* et le *siège*, de rechercher comment le dos est orienté par rapport aux différents points du bassin pour savoir où se trouve l'occiput, le menton ou la crête sacrée.

Pinard a signalé un autre élément de diagnostic, spécial aux présentations du sommet ; — quand on explore le détroit supérieur et que l'on arrive au contact de la tête — une des mains de l'explorateur est arrêtée par l'occiput, l'autre par le front ; la première s'enfonce plus profondément et si l'on cherche à suivre la partie fœtale, on ne tarde pas à tomber dans la dépression formée par la nuque ; la main qui est en contact avec le front, est moins enfoncée et peut le suivre assez haut sans le quitter. Pour que le signe de Pinard soit bien net, il faut que la tête soit engagée et fléchie. Dans ces derniers temps (*Annales de gynécologie, octobre* 1886), le Dr Rivière, chef de clinique d'accouchement à la Faculté de Bordeaux, a appelé l'attention des accoucheurs sur un autre élément de diagnostic des positions du sommet, par la palpation de l'épaule du fœtus.

Je ne saurais mieux faire que reproduire ici les conclusions de son travail :

« 1° Le diagnostic de la position, et de la variété de la position du sommet ne saurait s'appuyer sur trop de signes.

« 2° Le signe du front est le plus souvent de recherche facile ; dans certaines circonstances il échappe à l'examen.

« 3° Dans le premier cas, la recherche de l'épaule, venant s'ajouter à la saillie frontale, facilite et confirme le diagnostic.

« 4° Dans le second cas, elle suffit pour déterminer la position.

« 5° La recherche de l'épaule peut donc rendre de réels services, en effet :

« 6° L'épaule occupe toujours la moitié du bassin où se trouve l'occiput, d'où :

« Épaule à droite, — position droite.

« Épaule à gauche, — position gauche.

« 7° Pour trouver l'épaule, il suffit de faire glisser doucement les doigts, qui explorent la tête fœtale. D'un côté les doigts remontent haut sans rencontrer d'obstacles; de l'autre côté, les doigts sont arrêtés par un léger ressaut constitué par l'épaule.

« 8° Lorsque la tête est engagée, le front est facile à déterminer; l'épaule placée presque immédiatement au-dessus du détroit supérieur se trouve sans difficulté. Les deux signes s'ajoutant :

« Front à droite, — épaule à gauche, — position gauche.

« Front à gauche, — épaule à droite, — position droite.

« 9° Si l'excavation est vide, et la tête mobile au détroit supérieur, la saillie caractéristique du front ne se fait plus sentir, mais on peut toujours retrouver l'épaule.

« Épaule à droite, — position droite.

« Épaule à gauche, — position gauche.

« 10° On peut dans bien des cas arriver au diagnostic de la variété de position par le seul signe de l'épaule. — Dans les variétés antérieures, l'épaule arrive sur la ligne médiane et forme une saillie large mais peu profonde. — Dans les variétés postérieures, elle s'arrête à 7 ou 8 centimètres de la ligne médiane et offre un ressaut plus étroit et plus profond. »

La recherche de ce signe exige une certaine habileté dans le palper, et il est parfois difficile d'avoir une notion bien nette de l'épaule, surtout chez les femmes dont les parois abdominales sont peu souples ou surchargées de graisse.

Pendant le travail, le palper abdominal est loin d'avoir la même valeur, et ne fournit que peu de renseignements.

Auscultation. — Dans la présentation du sommet le maximum des bruits du cœur est situé au-dessous d'une ligne horizontale qui diviserait l'utérus en deux parties égales; cette ligne passe ordinairement un peu au-dessous de l'ombilic, lorsque la grossesse est arrivée à son terme (fig. 54).

MAXIMUM DES BRUITS DU CŒUR

	DEPAUL.		TARNIER-RIBEMONT.
O.I.G.A.	Sur une ligne allant de l'éminence ilio-pectinée gauche à l'ombilic.	O.I.G.A.	Sur une ligne allant de l'épine iliaque antérieure et supérieure gauche à l'ombilic.
O.I.G.P.	Sur une ligne qui joindrait la symphyse sacro-iliaque gauche à l'ombilic.	O.I.G.P.	Un peu à gauche ou en arrière de la ligne précédente, parfois sur la même ligne, cette position est difficile à différencier de la précédente par l'auscultation.
O.I.D.P.	Voisinage du muscle carré des lombes sur une ligne allant de la symphyse sacro-iliaque droite à l'ombilic.	O.I.D.P.	Sur une ligne allant de l'ombilic à l'épine iliaque antéro-supérieure droite.
O.I.D.A.	Sur une ligne allant de l'éminence ilio-pectinée droite à l'ombilic.	O.I.D.A.	Maximum sur la ligne médiane, quelquefois même un peu à gauche.

D'après Depaul les bruits du cœur du fœtus se

transmettent surtout par la colonne vertébrale, or il résulte des recherches de Ribemont, que c'est surtout par le plan latéral gauche du fœtus que se fait cette transmission.

Il s'ensuit que les localisations du maximum des bruits du cœur dans les différentes positions du sommet, ne sont pas les mêmes pour tous les accoucheurs, et nous nous rangeons pour notre part à l'avis de Tarnier et de Ribemont.

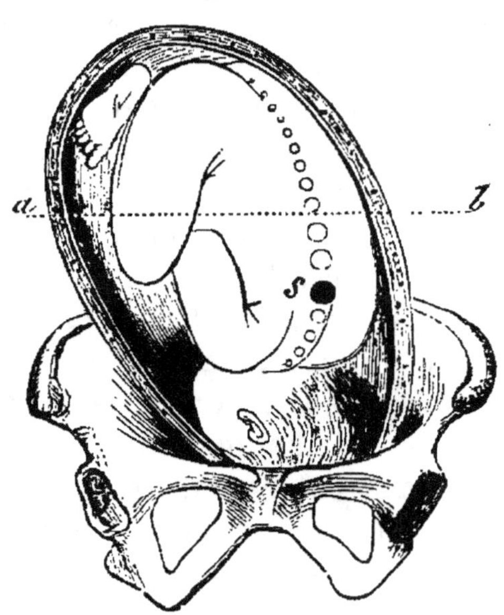

Fig. 54. — Présentation du sommet. *ab*, ligne fictive horizontale passant un peu au-dessous de l'ombilic. *s*, siège du summum d'intensité des bruits du cœur.

Pendant le travail, l'auscultation fournira les mêmes indications que pendant la grossesse, à condition toutefois d'ausculter dans l'intervalle des douleurs.

Toucher. — La présentation du sommet est la seule qui puisse être diagnostiquée *avec certitude* avant la dilatation du col. Le doigt, porté sur le segment inférieur de la matrice, fait, en effet, reconnaître qu'un corps volumineux, rond et dur, se présente au détroit supérieur, et ce corps, évidemment, ne peut être que le crâne; car, ni le pelvis, ni l'épaule, ni même la face, ne donnent jamais la même sensation.

Quant aux positions du sommet, si parfois on peut sentir avant le travail la suture sagittale et même les fontanelles, à travers le segment inférieur de l'utérus aminci, ce n'est guère qu'après la dilatation du col et même la rupture des membranes que l'on pourra porter un diagnostic précis; il suffit que le doigt reconnaisse dans quel sens se dirige la grande suture du crâne et vers quelle partie du bassin se trouve la fontanelle antérieure pour qu'il ne reste aucun doute sur la position. On ne touche pas toujours du doigt aisément la fontanelle antérieure, si la tête est fortement fléchie; mais qu'importe si le doigt reconnaît bien la fontanelle postérieure ou au moins sa place ?

Il peut, cependant, y avoir sur le crâne, — si les membranes se sont rompues de bonne heure, et si la dilatation du col s'est achevée lentement, malgré des contractions utérines très énergiques, — il peut y avoir, disons-nous, une bosse séro-sanguine (1) qui masque tout à la fois et la grande suture et les fontanelles et rende le diagnostic de la position impossible. Tarnier conseille dans ces cas d'aller à la recherche de l'oreille du fœtus qu'on trouve généralement en introduisant le doigt profondément derrière le pubis — le bord convexe du pavillon de l'oreille est tourné vers l'occiput (2).

(1) Infiltration séro-sanguine du tissu cellulaire sous cutané qui résulte de l'afflux des liquides du fœtus vers le seul point de sa surface qui soit soustrait à la compression.
(2) Tarnier et Chantreuil, *Traité d'accouchements.*

Diagnostic de la présentation de la face.

Palper. — On perçoit entre l'occiput et le dos une dépression considérable, véritable coup de hache, formé par le renversement de la tête en arrière.

La tête, en outre, paraît n'occuper qu'une des moitiés du bassin, elle est très accessible du côté de l'occiput, tandis qu'au contraire, même en déprimant fortement, ce n'est qu'exceptionnellement qu'on peut sentir le maxillaire inférieur.

Les autres signes sont les mêmes que dans le sommet, cependant dans la présentation de la face, le dos est toujours plus profondément situé. — La situation du dos et de la dépression de la nuque indiqueront la position.

Auscultation. — D'après Depaul le maximum des bruits du cœur dans la présentation de la face s'entendrait aux mêmes points que dans la présentation du sommet ; le plus souvent, cependant, la face s'engageant moins facilement que le sommet, le maximum des bruits du cœur sera plus élevé, il en sera de même du reste dans le sommet quand il existera un obstacle à son engagement.

Pour le *diagnostic des positions*, Depaul admettant toujours que c'est par la colonne vertébrale que se fait le mieux la transmission des bruits du cœur, dit que le maximum s'entendra à droite et en arrière dans la mento-iliaque gauche antérieure, à gauche et en avant dans la mento-iliaque droite postérieure (fig. 55). Pour Devilliers, Ribemont, les battements du cœur se transmettent du côté correspondant au menton, par le plan antérieur du fœtus et mieux encore par le plan latéral gauche — et dans *M. I. G. A.* par exemple. — Le maximum d'intensité sera situé à gauche, plus ou moins près de la ligne médiane, parfois même directement en avant.

Toucher. — *Avant le travail*, il est impossible de reconnaître nettement la présentation de la face; on ne peut que la soupçonner , et voici comment: si c'était le sommet, on le diagnostiquerait parfaitement ; si c'était le siège ou l'épaule, on ne sentirait rien sous le doigt, au travers du segment inférieur de la matrice ; au

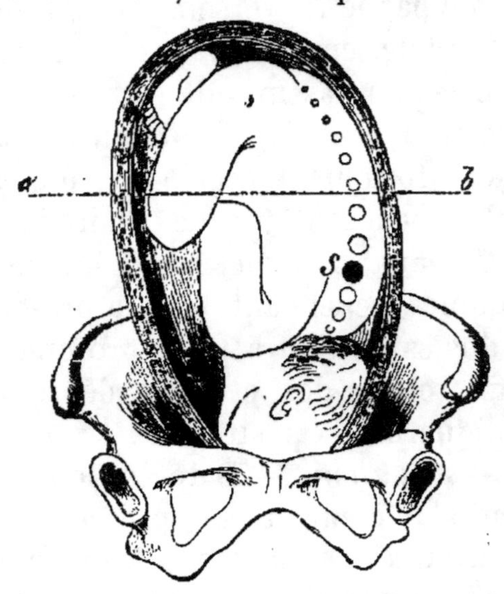

Fig. 55. — Présentation de la face. *ab*, ligne fictive horizontale passant un peu au-dessous de l'ombilic. *s*, siège du summum d'intensité des bruits du cœur.

lieu de cela on sent quelque chose, mais quelque chose d'irrégulier et de mal déterminé, et l'on en conclut, avec quelques chances de tomber juste, que c'est à une présentation de la face qu'on a affaire. Du reste, le palper et l'auscultation peuvent éclairer le diagnostic.

Pour que le diagnostic de la présentation et surtout des positions de la face puisse être clairement établi, il faut que le col utérin soit largement dilaté et la poche des eaux, sinon rompue, du moins assez souple. Alors, le toucher peut faire reconnaître successivement, d'un côté à l'autre du bassin : le front, la racine du nez, le nez, la bouche et le menton. C'est le nez qui est, ici, l'élément principal du diagnostic et de la présentation de la position; car il n'y a rien, sur les autres parties du corps, qui ressemble à cette petite pyramide triangulaire percée de deux trous sur l'une de ses faces. Par le point du bassin vers lequel regardent ces deux trous ou narines, on sait où se trouve le menton et, par conséquent, quelle est la position.

Il naît cependant quelques difficultés quand il y a longtemps que l'orifice utérin est dilaté, la poche des eaux rompue et l'utérus en travail énergique. La face, répondant alors au vide du bassin, devient le siège d'une tuméfaction considérable, d'une vraie bosse séro-sanguine; et les joues, gonflées et rapprochées l'une de l'autre, laissent entre elles un sillon assez profond qu'on pourrait prendre au premier abord pour le sillon interfessier. Mais l'obscurité se dissipe bientôt dès qu'on arrive à toucher le nez qui, nous le répétons, ne ressemble qu'à lui-même.

Diagnostic de la présentation du siège.

Palper. — L'excavation est vide, la présentation, plus volumineuse, est moins dure et plus irrégulière que l'extrémité céphalique.

On trouve la tête soit à l'épigastre, soit dans les hypochondres, elle est d'ordinaire facilement reconnaissable et ballotte presque toujours avec une grande facilité; parfois cependant elle est si élevée qu'elle se cache sous l'appendice xyphoïde ou sous les fausses côtes.

Le *diagnostic* de la position sera fait par la recherche du plan dorsal et du plan antérieur du fœtus.

Auscultation. — Le maximum des bruits du cœur sera entendu soit au niveau, soit au-dessus de la ligne qui divise l'utérus en deux parties égales (fig. 56).

Toucher. — Dans la présentation du siège, si elle est *complète*, c'est-à-dire si les pieds sont plus haut que les fesses, le doigt porté au fond du vagin ne fait rien reconnaître, tant que le col n'est pas dilaté. Il n'y a que le palper et l'auscultation réunis qui puissent donner alors quelques soupçons de la présentation et de la position.

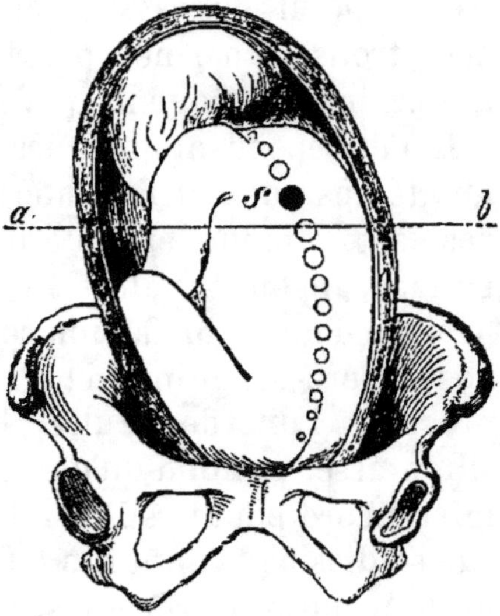

Lorsque les pieds sont plus bas que les fesses, au contraire, il peut arriver que les talons soient sentis par le doigt au travers du segment inférieur de l'utérus, malgré l'épaisseur de celui-ci, et, alors, les signes fournis par le palper et l'auscultation venant en aide, on arrive encore plus près de la vérité que tout à l'heure.

Fig. 56. — Présentation du siège, *ab*, ligne fictive horizontale passant un peu au-dessous de l'ombilic. *s*, siège du summum d'intensité des bruits du cœur.

Toutefois, ce n'est que lorsque la dilatation du col est très avancée et la poche des eaux rompue, que le diagnostic peut être solidement établi. Alors, en effet, si ce sont les fesses qui se présentent les premières, le doigt rencontre, au centre de l'orifice utérin, une grosse tumeur molle (la fesse antérieure), en arrière de laquelle est un sillon oblique où se font reconnaître successivement, d'un côté à l'autre de l'excavation, le coccyx, l'anus et les organes génitaux externes. La pointe du coccyx est, ici, l'élément principal du diagnostic de la présentation et de la position ; suivant que ce petit os est en rapport avec le côté gauche ou le côté droit du bassin, on sait qu'on a affaire à une première ou à une seconde position du siège.

Si, au lieu des fesses, ce sont les pieds qui s'engagent dans l'orifice utérin, le diagnostic est plus facile encore ; car, avec un peu d'attention, on ne prendra pas ces pieds pour des mains; et la direction seule des talons fera ensuite déterminer la position. Il arrive même assez fréquemment que l'on reconnaisse parfaitement les pieds et leur direction au travers des membranes encore intactes.

Quant aux genoux, s'ils se présentaient (ce qui est, nous le savons, excessivement rare), on les distinguerait des coudes, d'abord à leur volume un peu plus considérable, mais surtout à la présence de leur petite rotule mobile ; la direction des tibias donnerait ensuite la position.

Diagnostic de la présentation du tronc.

Palper. — Dans les présentations du tronc, le fœtus a sa tête sur l'une ou l'autre des fosses iliaques et son siège, malgré cela, presque aussi directement en haut, vers le fond de l'utérus, que dans le cas de présentation du vertex. C'est une erreur de croire que les pieds doivent se trouver dans le flanc opposé à la fosse iliaque occupée par la tête. Le fœtus n'est disposé en travers que par la moitié supérieure de son tronc ; la moitié inférieure se relève vers le fond de la matrice, de sorte que le fœtus est réellement plié en deux sur le côté, et que si, dans la version, on veut aller droit aux pieds, c'est vers le fond même de l'utérus qu'il faut porter la main (P. Dubois et Pajot).

On reconnaîtra les parties fœtales à leurs caractères habituels ; l'un des flancs sera occupé par la tête, l'autre par le siège, ce dernier ordinairement plus élevé que la tête, ainsi que nous venons de le dire. Quand le dos sera dirigé en avant, il sera facile à distinguer, on trouvera les membres dans le cas contraire.

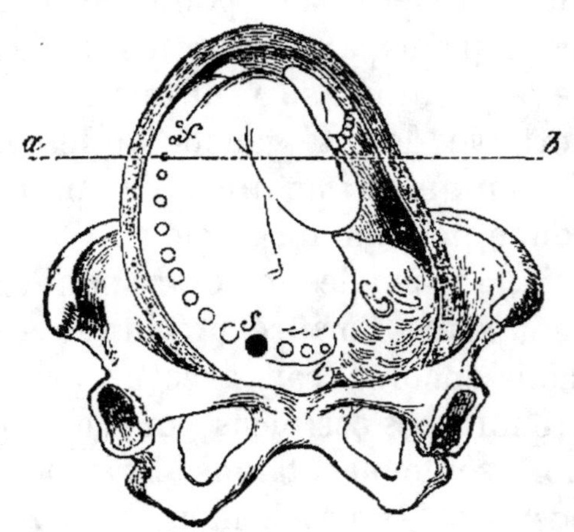

Fig. 57. — Présentation du tronc. *ab*, ligne fictive horizontale passant un peu au dessous de l'ombilic. *sf*, grande ligne de décroissance de ces bruits. *sl*, petite ligne de décroissance.

Si l'on trouve, par exemple, la tête dans la fosse iliaque gauche, et le dos en avant, il sera facile, en se mettant, par la pensée, dans la même position que le fœtus, de reconnaître que l'on se trouve en présence d'une présentation de l'*épaule droite* en *céphalo-iliaque gauche*.

Auscultation (fig. 57). — Depaul admet que l'on peut diagnostiquer, par l'auscultation, une présentation du tronc, le maximum étant situé, comme dans le sommet au-dessous de l'ombilic, les bruits au lieu de se propager suivant une ligne verticale, se propageraient transversalement ; ce fait, vrai avant le travail, ne l'est plus pendant l'accouchement, le tronc se redressant sous l'influence de la contraction utérine et la colonne vertébrale prenant une direction presque verticale (Tarnier et Chantreuil).

Toucher. — Avant le travail, on peut soupçonner une présentation de l'épaule par la forme transversalement élargie de l'utérus, mais par le toucher, on n'atteint généralement pas la présentation et l'on ne sent rien du tout.

On ne peut donc établir un bon diagnostic d'une présentation, et, à plus forte raison, d'une position du tronc, que lorsque l'orifice utérin est complètement dilaté et que la poche des eaux est rompue. Alors le doigt, porté dans le vagin, rencontrera ou l'épaule elle-même, ou le coude, ou le thorax, ou rien.

Si c'est l'épaule, on la sent sous la forme d'une petite tumeur arrondie, avec une saillie osseuse au centre (l'acromion).

Si c'est le coude, on le reconnaît à la réunion de trois petites tubérosités, immobiles toutes trois.

Si c'est le thorax, on le distingue aisément à la présence des côtes.

Enfin, si par le toucher on n'atteint rien, le diagnostic n'en est pas, pour cela, rendu obscur. Car, par exclusion, on arrive encore à conclure que c'est le côté du tronc qui se présente. En effet, si c'était toute autre partie, le sommet, la face, ou même le siège, dès l'instant que nous supposons le col complètement dilaté, le doigt la reconnaîtrait parfaitement. On ne touche rien ; donc c'est le tronc. Mais quelle est donc la région du tronc qui se présente au centre du détroit supérieur, pour que le doigt ne l'atteigne pas ? Le défaut de l'épaule, ou, si l'on veut, le côté du cou.

Quand on rencontre le moignon de l'épaule, le coude ou le côté du thorax, on n'a, pour préciser la position, qu'à chercher le pli de l'aisselle, à voir vers quel point du bassin il regarde, puis à reconnaître si l'omoplate est tournée en avant ou en arrière. On sait, en effet, que l'omoplate fait partie du dos, et que la tête est à l'opposé du point que regarde le pli de l'aisselle. Or, du moment qu'on sait où est la tête et où est le dos, il est évident qu'on connaît la position du fœtus.

Enfin, si la main pend dans le vagin, et à plus forte raison, à la vulve, toutes les difficultés sont levées. La présence de la main indique suffisamment la présentation, et il n'y a plus, pour être certain de la position, qu'à déterminer : 1° si c'est la main droite ou la main gauche qu'on sent ou qu'on voit ; 2° si cette main, quelle qu'elle soit, a son dos tourné vers la cuisse gauche ou vers la cuisse droite de la mère ; 3° si le petit doigt regarde la partie antérieure ou la partie postérieure du bassin.

Il est facile de reconnaître à quel côté appartient la main procidante ; pour cela, il suffit de la saisir et de la tourner la face palmaire en haut, le pouce sera dirigé vers la cuisse de la mère, de même nom que la main ; — si le pouce regarde la cuisse droite, c'est la main droite ; la main gauche dans le cas contraire.

On arrivera au même résultat en superposant sa

propre main à celle du fœtus, les doigts dans la même direction et se correspondant. Un autre moyen tout aussi simple, et peut-être plus facile à retenir, consiste à donner une poignée de main au fœtus, de façon que les faces palmaires se correspondent et les pouces s'emboîtent comme dans la poignée de main ordinaire; ce résultat ne pourra être obtenu qu'avec la main de même nom ; l'espèce de main indique l'espèce d'épaule, la direction du dos de la main, le point vers lequel est la tête ; et la direction du petit doigt, le point vers lequel est tourné le dos du fœtus.

Quand le dos de la main *droite* regarde la cuisse gauche de la mère et le petit doigt l'arcade pubienne, on diagnostique une présentation de l'épaule *droite* en céphalo-iliaque gauche ; — quand le dos de la même main regarde la cuisse droite et le petit doigt le périnée, une présentation de l'épaule *droite* en céphalo-iliaque droite ; — quand le dos de la main *gauche* regarde la cuisse gauche et le petit doigt le périnée, — une présentation de l'épaule *gauche* en céphalo-iliaque gauche ; — et enfin, quand le dos de la même main regarde la cuisse droite et le petit doigt les pubis, une présentation de l'épaule *gauche* en céphalo-iliaque droite.

L'inspection seule de la main qui se présente suffit donc, pourvu toutefois qu'elle n'ait pas été tordue par une manœuvre maladroite, à fournir tous les éléments du diagnostic dans la présentation du tronc. Néanmoins, on devra, ainsi que le prescrit M. Depaul, pratiquer le toucher, pour s'assurer qu'on a bien affaire à une présentation de l'épaule, et non à une présentation du sommet ou de la face, parfois même du siège avec procidence d'un bras, cas rare, mais qu'on observe encore de temps à autre.

Phénomènes physiologiques et mécaniques de l'accouchement.

Les causes de l'accouchement à terme ont été divisées en deux classes : *causes déterminantes, causes efficientes.*

a. Causes déterminantes. — Il ne semble pas, comme le fait fort bien remarquer le professeur Tarnier (1) que l'on doive attribuer à une cause unique le début du travail. Le dévelopement exagéré de la matrice, l'hypertrophie de ses fibres musculaires, l'accroissement de ses nerfs, de son système veineux, et, comme conséquence, l'accumulation de l'acide carbonique dans cet organe, les mouvements exagérés du fœtus à la fin de la grossesse, l'effacement du col, le contact direct des membranes de l'œuf avec l'orifice externe du col sont autant d'éléments qui jouent un rôle dans l'étiologie de l'accouchement.

b. Causes efficientes. — Les seules causes efficientes de l'accouchement sont les contractions de l'utérus et des muscles abdominaux; encore ces dernières ne sont-elles pas absolument indispensables car on a vu accoucher spontanément des femmes ayant les parois abdominales paralysées.

Sous le nom de *travail*, on désigne l'ensemble des phénomènes de l'accouchement; sous le nom de *phénomènes physiologiques*, ceux qui se passent du côté de la mère et qui ont pour résultat l'expulsion du fœtus, sous celui de *phénomènes mécaniques*, l'ensemble des mouvements imprimés au fœtus pendant qu'il traverse la filière pelvienne.

(1) Tarnier et Chantreuil, *Traité de l'art des accouchements.*

Phénomènes physiologiques de l'accouchement.

L'utérus ne se débarrasse, en général, du fœtus et de ses annexes, que lorsque la grossesse est à terme et qu'elle a, par conséquent, neuf mois révolus de durée.

Mais, quelques jours auparavant, le travail de la parturition a pu, si surtout la femme est primipare, s'annoncer par certains symptômes *prodromiques*. Ainsi, dans la dernière quinzaine, la matrice s'est peu à peu abaissée en totalité, *le ventre est tombé*, selon l'expression commune, ce qui a rendu la digestion stomacale et la respiration plus faciles, mais la marche, par contre, excessivement gênée ; et comme la tête du fœtus, bien que coiffée de la paroi utérine, s'est déjà engagée dans le détroit supérieur, le col de la vessie, le rectum et les nerfs sacrés sont comprimés et agacés : de là des *besoins fréquents d'uriner*, un peu de *ténesme rectal* et des *impatiences* ou même de *vraies crampes* dans les cuisses et les mollets.

Si l'enfant se présentait par une autre partie que la tête, ces derniers symptômes n'existeraient pas, attendu qu'il n'y aurait pas compression des organes intra-pelviens au même degré ; il s'ensuit donc que les besoins fréquents d'uriner, le ténesme rectal et les crampes dans les extrémités inférieures, indiquent, non seulement que l'heure de l'accouchement approche, mais encore que le fœtus se présente de la manière la plus favorable, c'est-à-dire par le sommet : les exceptions sont très rares.

Mais il y a d'autres signes qui annoncent un travail prochain : *le vagin*, par exemple, *s'humecte de*

*glaires inaccoutumées ; les grandes lèvres se ramol-
lissent et se gonflent ;* et la *matrice,* comme pour pré-
luder à de vraies contractions, *devient le siège,* —
ou de *resserrements spasmodiques ,* revenant de
temps en temps, partant des reins et allant mourir
aux pubis, — ou de *petites douleurs* parcourant la
périphérie de l'organe et donnant à la femme la sensation de *pattes de mouches* ou d'*araignées.*

Mais ces petites douleurs, ou plutôt ces contractions, qui, chez les primipares, surviennent deux
ou trois jours, parfois même huit à quinze jours
avant terme, ne sont point encore un commencement de travail; elles ne sont qu'une marque de
l'impatience où se trouve l'utérus de se vider de ce
qu'il contient. Le travail ne commence réellement
que lorsque le col utérin qui s'est ramolli de plus
en plus à mesure que la grossesse a marché, est
complètement effacé.

Les véritables phénoménes physiologiques sont :
Les *contractions utérines et abdominales,* la *dilatation du col,* la *formation et la rupture de la poche des
eaux,* la *sécrétion des glaires sanguinolentes,* l'*ampliation du vagin et de la vulve*.

Contractions utérines et abdominales.

Ce n'est pas seulement pendant le travail que
l'utérus se contracte, on peut constater des contractions utérines pendant tout le cours de la grossesse,
mais elles sont irrégulières, faibles, indolores et ne
ressemblent en rien à celles de l'accouchement. Ces
dernières, au contraire, sont énergiques, le plus souvent très douloureuses, intermittentes et se produisant à intervalles assez réguliers, d'autant plus

courts, que l'on est plus près du terme du travail.

Sous l'influence de la contraction, l'utérus change de forme et de consistance, ses parois deviennent rigides et son diamètre transversal se rétrécit.

La contraction utérine est involontaire, sa durée est de trente à soixante secondes et son intensité varie suivant les différentes périodes du travail, elle est en général d'autant plus forte que le travail est plus avancé. Divers expérimentateurs ont cherché à mesurer l'intensité de la contraction utérine ; Ribemont a cherché la force nécessaire pour rompre les membranes de l'œuf et a considéré cette force comme représentant l'intensité de la contraction utérine, il a trouvé que sur un orifice de 10 centimètres les membranes se rompent sous une pression moyenne de 10 kil. 300. Le maximum a été de 11 kil. 179.

Schatz a mesuré les forces expulsives en se servant d'un appareil qu'il désigne sous le nom de *tocody-namomètre*, consistant en un ballon de caoutchouc rempli d'eau, qu'il introduit entre l'œuf et les parois utérines et qui par des tuyaux en caoutchouc est mis en communication avec un manomètre et un appareil enregistreur. Cet auteur a trouvé que la force nécessaire à l'expulsion du fœtus oscillait entre 8 kil. 500 et 27 kil. 500.

Le Dr Poulet de Lyon a cherché à mesurer la force utérine seule, et s'est servi pour cela de deux ballons introduits l'un dans l'utérus, le second dans le rectum au-dessus de la tête fœtale, ce dernier enregistrant l'effort des muscles abdominaux ; il faut pour obtenir l'intensité des contractions utérines seules, retrancher le chiffre qu'il fournit du chiffre obtenu par l'appareil utérin, ce dernier enregistrant à la fois l'effort de l'utérus et des muscles

abdominaux. Poulet a donné le nom de *tocographe*
à l'ensemble de son appareil.

Les chiffres que nous avons cités plus haut ne
sauraient se rapporter qu'à l'accouchement normal
alors qu'il y a proportionnalité entre le volume du
fœtus et la filière pelvienne, mais il n'est pas dou-
teux que les contractions utérines puissent acquérir
une intensité beaucoup plus grande alors qu'il se
trouve un obstacle mécanique à la sortie du fœtus,
dans les rétrécissements du bassin par exemple ; je
n'en citerai pour preuve, que les déformations que
l'on rencontre parfois sur le crâne de certains fœtus
expulsés spontanément, et qui ne sauraient s'expliquer sans l'intervention d'une force considérable.

La *douleur* est la conséquence de la contraction,
et dans le langage ordinaire on confond assez volontiers ces deux termes quoiqu'ils ne soient pas
synonymes.

L'intensité des douleurs n'est pas toujours en
rapport avec celle des contractions, certaines femmes souffrent moins que d'autres, quelques-unes
accouchent presque sans souffrir.

Le caractère des douleurs varie suivant les périodes du travail.

On désigne sous le nom de *préparantes* celles
qui accompagnent la dilatation du col, elles se tra-
duisent par des cris plaintifs ou perçants ; sous le
nom *d'expulsives*, celles de la période d'expulsion,
le cri qui les accompagne indique l'effort, et Pajot
dans son langage imagé l'a comparé avec raison
au cri que poussent les garçons boulangers en
pétrissant leur pâte. On donne enfin le nom de
conquassantes à celles qui se produisent au moment
où la tête franchit l'orifice vulvaire. Le siège des

13.

douleurs varie suivant les périodes du travail, elles occupent les parties latérales de l'utérus au début de la dilatation, elles s'irradient plus tard en forme de ceinture vers la région pelvienne et le segment inférieur de l'utérus, assez souvent elles se font sentir dans les lombes et la région sacrée.

Les *contractions abdominales* n'entrent en jeu que pendant la période d'expulsion, et viennent en aide aux contractions utérines ; elles sont soumises à l'action de la volonté, si ce n'est cependant lorsque la tête presse sur le plancher périnéal ou elles sont surtout le résultat d'une action reflexe ; vers la fin, surtout quand les bosses pariétales arrivent à se dégager, elles deviennent involontaires ; on a beau prier alors la femme de ne pas *pousser*, elle n'obéit plus, *pousse* toujours et ne s'arrête que lorsque la tête est dehors.

Les *contractions vaginales* interviennent surtout pendant la délivrance, et favorisent l'expulsion du placenta après sa chute dans le vagin.

Dilatation du col. — Pour comprendre le mécanisme de la dilatation du col, il suffit de se rappeler que les parois de l'utérus sont appliquées sur un corps ovoïde résistant (l'œuf), — que les fibres du corps sont beaucoup plus puissantes que celles du col, — et que, dès lors, la résistance de celui-ci doit être bientôt vaincue, quand surtout, à l'action dilatante si efficace des fibres longitudinales ou à anses, vient se joindre l'effort mécanique exercé de dedans en dehors par la poche des eaux, poussée dans l'orifice déjà un peu ouvert, et agissant sur lui à la façon d'un coin.

Les agents de la dilatation du col sont donc : 1° l'antagonisme qui existe entre les fibres longitunales et obliques du corps, et les fibres circulaires du col ;

2° L'action de la poche des eaux ;

3° Lorsque la poche des eaux est rompue, l'action de la présentation, qui est d'autant plus efficace que celle-ci, est plus régulière et plus résistante.

Sous l'influence de ces causes, l'orifice acquiert des dimensions de plus en plus considérables que l'on évalue le plus souvent, en les comparant aux pièces de monnaie suivantes : *cinquante centimes, un franc, deux francs, cinq francs.* On dit ensuite que la dilatation est grande comme la paume de la main, enfin qu'elle est complète quand ses bords arrivent en contact avec les parois de l'excavation.

On dit que le col est dilatable, lorsque, bien qu'incomplètement dilatés, les bords de son orifice sont assez souples pour pouvoir être amenés sans violence aucune, au contact des parois du petit bassin.

La dilatation suit une marche progressive, mais elle se fait plus rapidement à la fin qu'au début ; il faudra en moyenne deux fois plus de temps pour arriver au diamètre d'une pièce de cinq francs, que pour parvenir de cette dimension à la dilatation complète.

Situé en arrière au début du travail, l'orifice du col se rapproche de plus en plus du centre de l'excavation à mesure que le travail progresse.

Au début du travail, les bords de l'orifice sont très minces chez les primipares ; ils sont au contraire épais chez la multipare et s'amincissent à mesure que la dilatation augmente. La lèvre postérieure est presque toujours plus mince que l'antérieure ; parfois même cette dernière présente chez les primipares surtout, une tuméfaction plus ou moins considérable, par suite de sa compression entre la tête et le pubis.

Sous le nom de *Poche des eaux* on désigne la portion des membranes que l'orifice met à nu en se dilatant, et le liquide qu'elle contient.

La poche des eaux est tendue, élastique pendant la contraction, elle est flasque et molle pendant le repos de l'utérus et permet alors d'apprécier assez facilement les caractères de la présentation. Suivant sa forme, on dit que la poche des eaux est plate ou saillante, hémisphérique, piriforme, en boudin.

Les poches des eaux plates sont un indice favorable, elles coïncident d'ordinaire avec une présentation du sommet et un engagement considérable de la présentation.

La poche des eaux aide, comme nous l'avons dit, à la dilatation, par son volume exagéré elle prévient l'accoucheur de la possibilité d'une présentation vicieuse, au moment de sa rupture elle lubrifie les parois du vagin et facilite le glissement du fœtus.

Lorsque la pression intra-amniotique est suffisante, les membranes se rompent, le plus souvent c'est quand la dilatation est complète que ce phénomène se produit. Si la poche des eaux est faible, elle se rompt dès les premières contractions, et un flot de liquide s'échappe *(rupture prématurée)*, après quoi il y a un certain temps de repos avant de nouvelles contractions. Si la poche est forte, au contraire, elle résiste à un haut degré de distension et accompagne la partie fœtale très loin, parfois jusqu'en dehors de la vulve *(rupture retardée)*, et il peut arriver que la tête, en se dégageant, entraîne avec elle un lambeau de membranes en forme de calotte. On dit alors que l'enfant naît coiffé. Nous verrons plus loin que ce fait, considéré par les commères comme un présage de bonheur pour l'enfant, peut ne pas être sans danger pour la mère, et qu'il est du devoir de l'accoucheur de l'empêcher de se produire.

Il est assez facile d'ordinaire de différencier au toucher, la poche des eaux du cuir chevelu ; celui-ci se ride sous le doigt, tandis que la poche des eaux est très lisse ; si la sensation n'était pas très nette et que l'on eût des doutes sur l'intégrité ou la rupture de la poche des eaux, il suffira de déplacer la tête avec le doigt, le liquide amniotique qui s'écoulera alors éclairera le diagnostic.

Après la rupture de la poche des eaux, et le premier flot de liquide, l'écoulement n'est pas continu, il se produit surtout au début et à la fin de la contraction.

Sous le nom de *glaires* on désigne un liquide visqueux, plus ou moins teinté de sang, qui est sécrété par les glandes hypertrophiées du col utérin ; cette sécrétion commence parfois avant le travail, pendant la période d'effacement du col, mais elle est surtout abondante pendant la période de dilatation. Le sang provient de la déchirure des bords de l'orifice.

Les *glaires sanguinolentes* possèdent un pouvoir lubrifiant très considérable.

Ampliation du vagin, de la vulve et du périnée. — Sous l'influence de l'engagement et de la présentation le vagin s'élargit et se raccourcit, mais s'il cède facilement dans sa partie supérieure, il offre plus de résistance au niveau de son orifice où l'anneau hyménéal, comme l'a démontré Budin, peut devenir une cause de dystocie.

Sous l'influence de la pression exercé par la présentation, le périnée se distend peu à peu, et devient saillant, on dit alors que le *périnée bombe*.

Cet organe, qui à l'état normal ne mesure que trois centimètres, peut en mesurer quinze à seize et même davantage au moment du dégagement de la partie fœtale ; il se présente alors sous la forme d'une lame mince et bleuâtre que l'on craint de voir éclater au moindre effort.

Le périnée reste le plus souvent intact chez les multipares, la fourchette au contraire, se déchire souvent chez les primipares, au moment de l'accouchement.

L'ampliation de la vulve se fait aux dépens des parties molles de la région génito-rurale, mais surtout aux dépens des petites lèvres qui s'effacent complètement, des grandes lèvres et de la partie antérieure du périnée. Cette ampliation se fait lentement ; sous l'influence de la contration utérine aidée de celle des muscles abdomicaux, la tête apparaît à la vulve, qui s'entrouvre, puis la contraction cessant, la partie fœtale remonte et disparaît, pour reparaître un peu plus saillante à la contraction suivante ; enfin après un nombre de contractions variable, la tête, qui à plusieurs reprises a paru et disparu, ne remonte plus, se fixe sous la symphyse, accomplit son mouvement de déflexion comme nous le verrons plus loin, et le périnée distendu glisse sur la face à la façon d'une sangle élastique.

Il y a, dans le travail de l'accouchement, deux périodes distinctes et qu'il est bon de ne pas perdre de vue, à cause de leur utilité pratique : l'une est dite *période de préparation ou de dilatation du col;* l'autre, *période d'expulsion du fœtus.* Dans la première, le col se dilate, comme nous l'avons dit tout à l'heure, par la double action d'une force vitale (contraction de tout le corps de la matrice) et d'une force mécanique (pression excentrique de la poche des eaux engagée dans l'orifice utérin): à défaut de poche des eaux, la partie fœtale qui s'engage, vertex ou pelvis, active la dilatation.

Dans la seconde période, le corps de l'utérus se contracte plus fortement que jamais (douleurs *expulsives*), et, s'aidant de l'action des muscles abdominaux, chasse le fœtus de sa cavité.

Cette période d'expulsion ne commence que lorsque la dilatation du col est complète ou presque complète.

La *durée du travail* est très variable suivant les femmes, elle est en général plus longue chez les primipares que chez les multipares, surtout chez les primipares âgées.

En moyenne la durée du travail est de douze à seize heures chez les primipares, de six à huit chez les multipares.

Phénomènes mécaniques de l'accouchement.

Nous avons déjà dit que sous cette dénomination on entendait les différents mouvements imprimés au fœtus par les forces expulsives pendant le travail de l'accouchement. C'est au professeur Pajot que revient l'honneur d'avoir formulé d'une façon aussi claire que précise les lois qui régissent les phénomènes mécaniques. Cet illustre maître a le premier fait observer, quelque paradoxale que paraisse au premier abord cette proposition, *qu'il n'y a réellement qu'un seul mécanisme de l'accouchement quelles que soient la présentation et la position*; dans les expulsions spontanées et à terme bien entendu.

Pajot n'a admis que cinq temps dans le mécanisme de l'accouchement, confondant dans un même temps la rotation et l'expulsion définitive de la partie du corps du fœtus (tête ou tronc) qui restait encore dans les organes génitaux après la sortie de la présentation. Le professeur Tarnier en 1865 a dédoublé ce cinquième temps et sa division du mécanisme en six temps est adoptée aujourd'hui par la généralité des accoucheurs.

1er *temps*. — Amoindrissement ou accommodation de la présentation.

2e *temps*. —Engagement et descente de la présentation.

3e *temps*. — Rotation de la présentation, de façon à accommoder son plus grand diamètre au plus grand diamètre du détroit inférieur.

4e *temps*. — Dégagement de la présentation.

5e *temps*. —Rotation interne de la partie du fœtus qui est encore dans le bassin, pour accommoder son plus grand diamètre au plus grand diamètre du détroit inférieur, et rotation externe de la partie dégagée qui en est la conséquence.

6e *temps*. Expulsion de la partie fœtale, qui est encore dans le bassin.

Nous allons retrouver chacun de ces temps en étudiant le mécanisme de l'accouchement dans les diverses présentations, ce qui nous permettra de les étudier avec plus de détails.

Accouchement par le sommet.

1er temps. Amoindrissement (fig. 58). — La tête qui,
par suite de l'attitude ordinaire du fœtus dans la
matrice à la fin de la grossesse, se trouve déjà légèrement fléchie, complète sa flexion sous l'influence

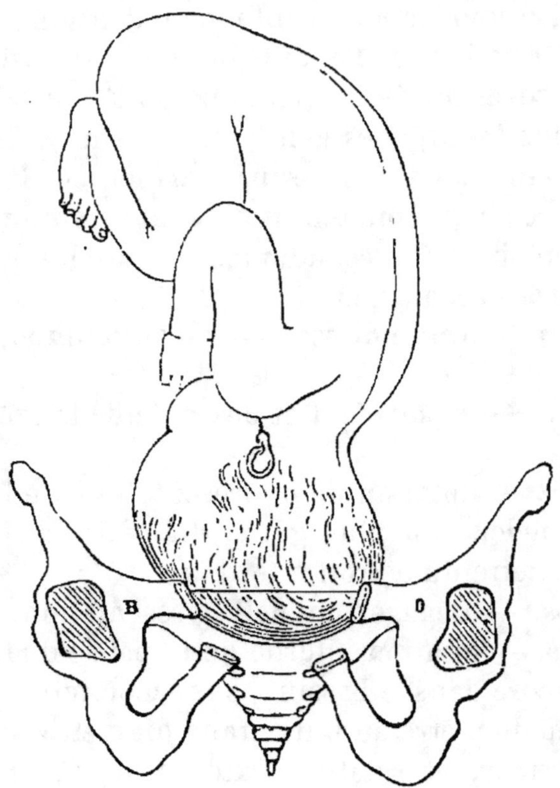

Fig. 58. — 1er temps du mécanisme de l'accouchement par
le sommet.

des contractions utérines et de la résistance que lui
oppose le segment inférieur de l'utérus, le détroit
inférieur, ou même le plancher périnéal; les
auteurs en effet sont loin d'être d'accord sur le

point précis où se fait cette flexion, et comme le fait remarquer le professeur Pajot, il y a pour ce temps comme pour tous les autres temps du mécanisme, corrélation entre le moment de sa production et le moment de sa nécessité.

Avec un fœtus volumineux ou un bassin rétréci, la flexion se fera au détroit supérieur, avec un fœtus moyen, sur le segment inférieur de la matrice, avec un fœtus très petit, sur le plancher du bassin, ou même manquera complètement si elle n'est pas nécessaire (1). Ce temps est terminé lorsque le menton arrive au contact du sternum et il en résulte un véritable amoindrissement de la présentation. En effet, avant le commencement de la flexion, la circonférence O F était à peu près parallèle au pourtour du détroit; et l'axe de ce détroit passait par le diamètre trachélo-bregmatique. Et à présent, à la fin du premier temps par l'effet de la flexion plus prononcée de la tête, il y a substitution de diamètres plus petits à ceux qui se présentaient d'abord : ainsi, le diamètre sous-O-Br a remplacé le diamètre O F.

Ce premier temps a encore pour effet de transformer le fœtus en une masse rigide sur laquelle les contractions utérines s'exerceront avec beaucoup plus d'efficacité.

2° *temps. Engagement, descente* (fig. 59). — Sous l'influence des contractions utérines aidées par la contraction des muscles abdominaux, la tête parcourt toute la filière pelvienne depuis le détroit supérieur jusqu'à l'orifice vulvaire.

3° *temps. Rotation* (fig. 60). — Dans ce 3° temps, l'occiput revient en avant quel que soit le point

____

(1) Pajot, *Travaux d'obstétrique.*

qu'il occupait primitivement dans le bassin, et par
suite, le plus grand diamètre de la tête se trouve
en rapport avec le plus grand diamètre du détroit
inférieur, le coccy-pubien. Le corps tout entier
accompagne ce mouvement de rotation. Il n'entre
pas dans le plan de ce manuel, de discuter les différentes théories qui ont été émises pour expliquer ce
mouvement de rotation, disons seulement qu'à la

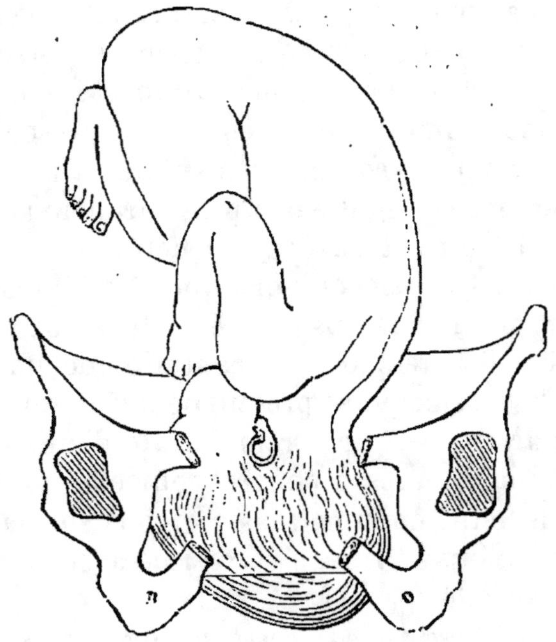

Fig. 59. — 2ᵉ temps.

suite d'expériences faites sur le cadavre, Paul
Dubois est peut-être le premier qui ait signalé les
véritables causes du mouvement de rotation. Ces
causes résident dans la combinaison d'un assez
grand nombre d'éléments, volume, forme, mobilité
des parties expulsées d'une part, capacité, forme,
résistance du canal parcouru d'autre part; il faut y

ajouter des conditions de glissement facile, obtenues par l'enduit sébacé du fœtus et la lubrification des organes maternels.

D'après Pajot (1), si l'on veut se faire une idée juste des causes de la rotation de l'occiput, il suffit de les rechercher dans l'application de ce principe immuable en mécanique :

Quand un corps solide est contenu dans un autre, si le contenant est le siège d'alternatives de mouvements et de repos, si les surfaces sont glissantes et peu anguleuses, le contenu tendra toujours à accommoder sa forme et ses dimensions aux formes et à la capacité du contenant.

Il est une condition indispensable à l'exécution de cette loi, c'est la proportionnalité entre la puissance, le volume du contenu, et la capacité du contenant.

Le plus souvent, ce mouvement de rotation intérieure ne se fait pas d'un seul coup, mais bien par une suite de petits mouvements de va-et-vient. L'occiput, au moment de la douleur, fait un pas en avant, — puis se retire un peu, une fois la douleur passée, pour revenir un peu plus en avant à chaque contraction.

Si le sommet est descendu en O. I. G. A., cette rotation est peu sensible, puisqu'elle n'équivaut pas à un seizième de cercle; tandis que, si le sommet est arrivé sur le plancher du bassin en position O. I. D. P, cette rotation est de plus d'un quart de cercle.

4ᵉ *temps. Dégagement* (figure 61). — Le dégagement de la tête se fait par déflexion, l'occiput s'engage presque directement sous l'arcade pubienne, jus-

______

(1) Pajot, *Travaux d'obstétrique.*

qu'à ce que la nuque embrasse exactement par derrière la symphyse des pubis ; et alors, sur cette nuque, centre du mouvement, pivote la tête entière qui se défléchit peu à peu pour franchir la vulve,

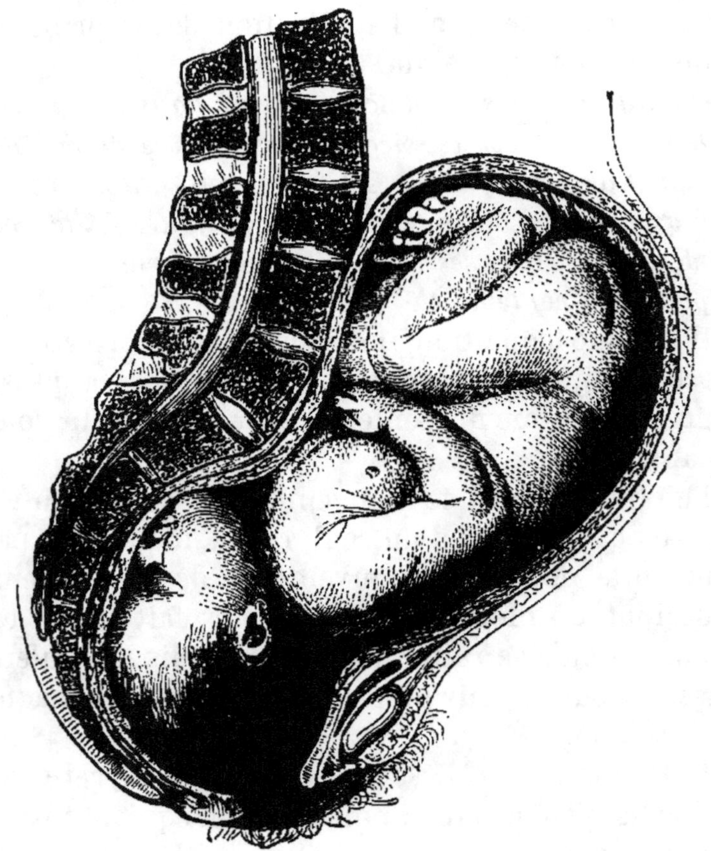

Fig. 60. — 3ᵉ temps. Rotation intérieure achevée ; la tête commence même le 4ᵉ temps (déflexion).

en passant par les diamètres *sous-occipitaux*. Ainsi l'on voit apparaître d'abord le *sous-occipito bregmatique*, puis le *sous-occipito frontal*, le *sous occipito-mentonnier*.

Le dégagement de la tête se fait presque toujours

avec une certaine lenteur, chez la femme primipare
du moins. Ici en effet, ce n'est guère qu'après que
le vertex s'est présenté un assez grand nombre de
fois à la vulve, — descendant, puis remontant, pour

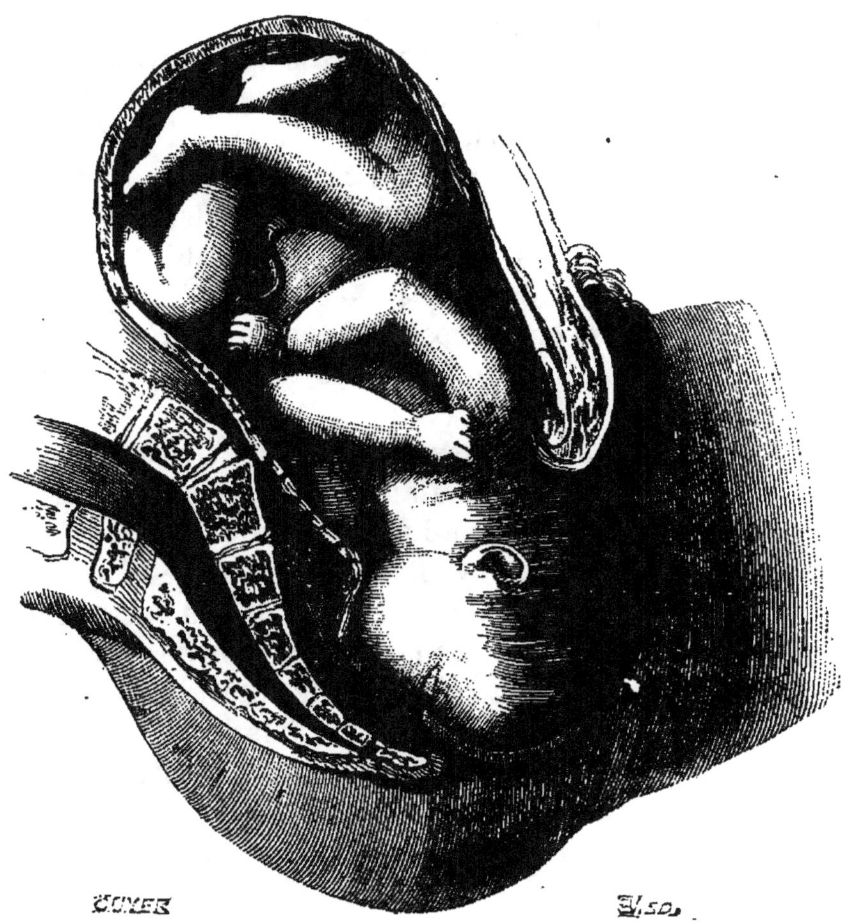

Fig. 61. — Dégagement de la tête, la nuque arrêtée sous l'arcade
pubienne.

descendre de nouveau, toujours un peu plus à
chaque fois, — que le périnée et la vulve sont vain-
cus dans leur résistance et se laissent dilater au
degré voulu pour que les bosses pariétales passent.

Dans ce moment-là, survient une douleur atroce, douleur *conquassante* des auteurs, qui arrache des cris perçants à la femme, la met hors d'elle et la fait contracter violemment tous ses muscles du tronc et des bras, pour venir en aide à l'utérus et en finir avec un travail si terrible.

Cette marche lente et progressive de la tête, une fois à la vulve, ne doit jamais être perdue de vue; car dans certains cas, en appliquant le forceps, chez une primipare à périnée rigide, par exemple, il conviendra d'imiter cette sage lenteur de la nature, pour ne pas brusquer l'extensibilité des parties génitales externes; — c'est-à-dire qu'au moment où les bosses pariétales seront près de se dégager, il faudra plutôt retenir la tête que la tirer.

5ᵉ *temps. Rotation interne du tronc, externe de la tête* (fig. 62). — Le grand diamètre du tronc s'accommode au grand diamètre du détroit inférieur, l'une des épaules vient en avant se fixer derrière la symphyse, l'autre se loge dans la concavité du sacrum; la tête du fœtus accompagne ce mouvement du tronc, et l'occiput se tourne vers le côté qu'il occupait dans le bassin au début du travail.

Les anciens accoucheurs avaient tort d'appeler cette rotation extérieure *mouvement de restitution*; car il n'est nullement le résultat d'une torsion préalable du cou, mais bien tout simplement la conséquence d'une rotation *intérieure* des épaules, dont le diamètre bis-acromial cesse d'être parallèle à l'un des diamètres obliques de l'excavation, pour devenir *presque* parallèle au diamètre coccy-pubien.

6ᵉ *temps. Dégagement du tronc.* — L'épaule qui est sous la symphyse apparaît à la vulve, s'y engage

et s'y fixe, puis par un mécanisme analogue à c[elui]
de l'extension de la tête, l'épaule postérieure gl[isse]
sur la paroi postérieure du canal pelvien et se dég[age]
à la vulve ; dès qu'elle n'est plus soutenue pa[r le]

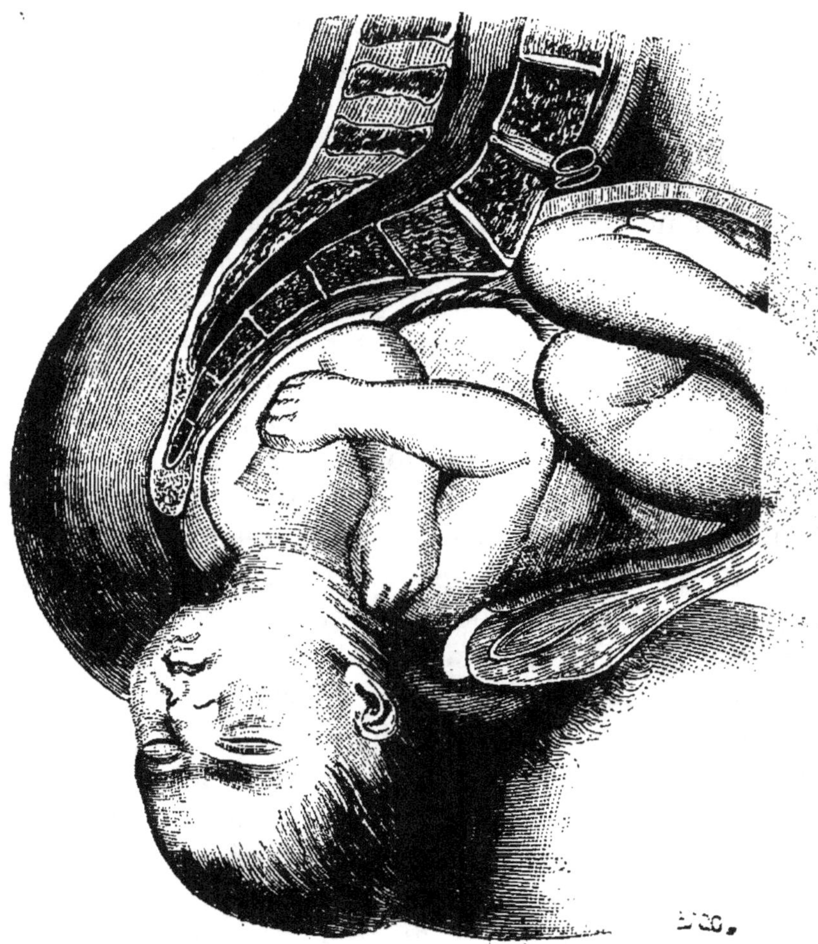

Fig. 62. — Rotation externe de la tête.

périnée, elle retombe, et le reste du tronc se dé[gage]
ordinairement assez rapidement, en décrivan[t un]
mouvement de spirale en vertu duquel le [fœtus]
expulsé repose sur le dos entre les jambes [...]

mère, position très favorable pour le prompt établissement de la fonction pulmonaire.

La tête une fois dehors, quelle est l'épaule qui se dégagera la première ? Les auteurs ne sont pas d'accord à ce sujet. Voici ce que dit Cazeaux : « L'épaule antérieure apparait à la vulve la première, mais ne se dégage néanmoins que la seconde, — à moins pourtant que la femme ne soit une primipare à périnée très résistant ; alors, en effet, l'épaule antérieure se dégage parfois la première. »

Mais Cazeaux s'est trompé, dit Pajot, quand il a soutenu cette thèse, contrairement, au reste, à l'opinion de P. Dubois. Dès qu'une partie fœtale est sous l'arcade pubienne, l'extrémité antérieure de cette partie est comme *hors* du bassin : c'est donc là la première dégagée. Dès lors, il n'y a plus d'hésitations à avoir sur la priorité du dégagement des épaules, pas plus que des fesses, comme nous le verrons plus loin. L'épaule antérieure se dégage *toujours* la première, pour qui sait donner au mot *dégagement* sa véritable signification.

Mais ces *six* temps que nous venons de décrire ne sont pas toujours aussi distincts. Ainsi, chez beaucoup de femmes ayant eu déjà plusieurs enfants, il n'est pas rare de voir les deux premiers et même les trois premiers temps se confondre en un seul ; et, chez d'autres, sans qu'on puisse en donner l'explication, le mouvement de rotation intérieure venir à manquer tout à coup, ou, au contraire, à s'exagérer, quand tout jusque-là avait marché régulièrement. Si cette rotation manque, l'occiput reste en travers ou va même se mettre en rapport avec le sacrum par un mouvement en sens inverse. Si, au contraire, elle est exagérée, l'occiput dépasse la symphyse pubienne et va se mettre en rapport avec la branche des pubis opposée à celle derrière laquelle il aurait dû s'arrêter. Alors, dans le cas de 1re position du sommet, la rotation va jusqu'à 60°, au lieu de 22°,5; et, dans le cas de 2e position, jusqu'à 180° au lieu de 90°. Si la direction qu'affecte la tête au moment de son dégagement à la vulve jetait du doute sur la position primitive du sommet, au détroit supérieur, il n'y aurait qu'à voir quel est le siège précis de la bosse séro-sanguine, s'il y en a une, tant faible soit-elle, pour sortir d'incertitude : car la bosse en question siège sur le pariétal droit, lorsque le sommet était en 1re position pendant l'achèvement de la dilatation du col, et, au contraire, sur le pariétal gauche, quand, à cette même époque, le sommet était en 2e position.

Parce que la rotation intérieure, dans le cas de 2e position du vertex, serait venue à manquer (fig. 63), ce ne serait point une raison pour que l'accouchement ne pût pas s'achever spontanément.

La tête se fléchissant fortement, l'occiput finit par se dégager le premier au devant du périnée et la déflexion se produit, le front et la face glissant successivement sous la commissure antérieure de la vulve. Lorsque cette anomalie se présente, le travail est plus long, l'occiput ayant à parcourir toute la courbure du sacrum et le plancher périnéal, et l'intégrité du périnée est fortement menacée, chez les primipares surtout (fig. 63).

Dans les 3e, 4e, 5e et 6e positions du sommet, — positions rares, d'ailleurs, — le mécanisme d'expulsion de la tête n'offre rien de particulier à signaler.

Dans son passage à travers le canal génital, la tête subit diverses modifications : dans ses parties molles d'abord, et aussi dans ses parties dures, dans la forme du crâne.

Du côté des parties molles, c'est ce que l'on appelle la *bosse séro-sanguine* qui frappe le plus,

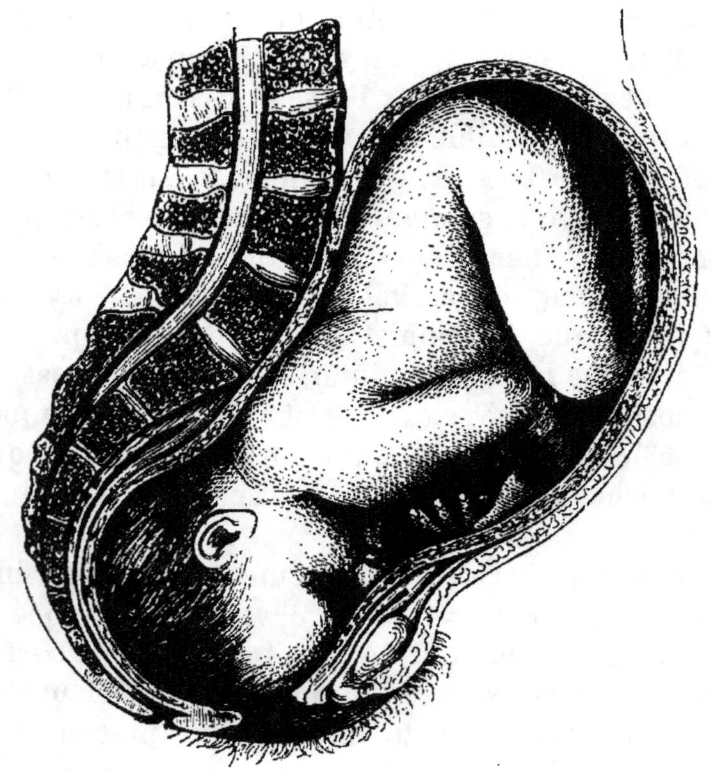

Fig. 63. — Présentation du crâne en position occipito-postérieure, rotation en arrière dans l'excavation (Stoltz).

— simple exsudation qui tuméfie le cuir chevelu dans le champ de l'orifice utérin suffisamment ouvert, et qui ne tient absolument qu'à ce que sur ce point la pression utérine fait défaut, du moment surtout que la poche des eaux n'est plus intacte.

Cette tuméfaction, dès lors, se formera, dans la 1re position du sommet, sur l'angle postérieur et supérieur du pariétal droit, et, dans la 2e position, un peu au-dessus et en arrière de la bosse pariétale gauche (Voy. la fig. 64).

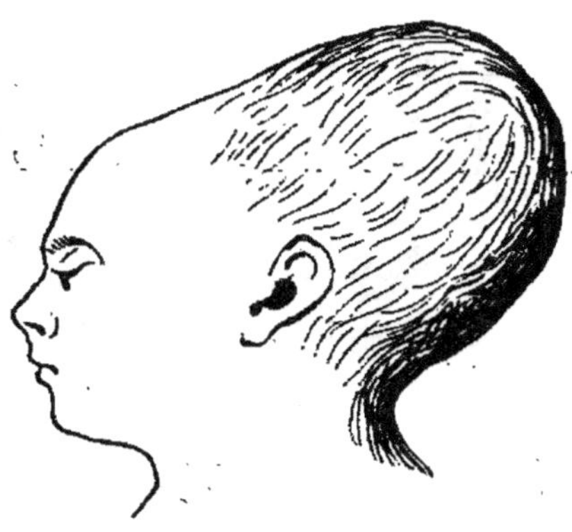

Fig. 64. — Tête déformée, en pain de sucre, l'enfant étant né en présentation du sommet et après un travail long et difficile; bosse-sanguine.

Du côté du crâne, les modifications ne son pas moins sensibles, quand surtout l'accouchement ne marche pas vite. Les fontanelles, et même les sutures, qui ne sont alors que membraneuses, permettent le chevauchement facile des os.

Et, dans les diverses positions du sommet, si l'accouchement se fait lentement, malgré de vigoureuses contractions utérines, on voit la tête sortir avec un crâne plus ou moins déformé : l'angle de l'occipital s'est engagé sous les angles postérieurs et supérieurs des pariétaux, les bords supérieurs des os du front se sont cachés sous les

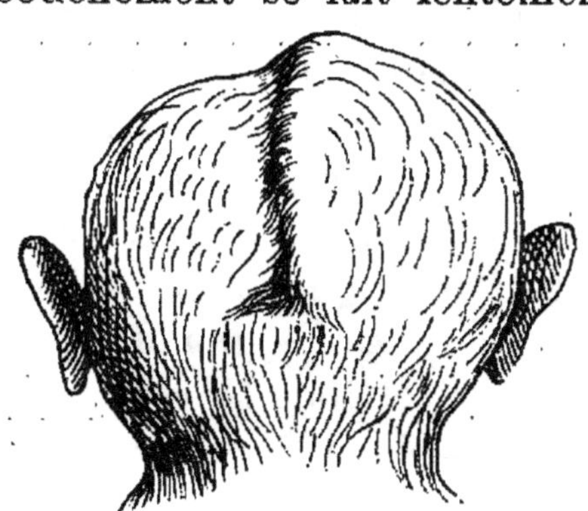

Fig. 65. — Aspect de la tête quand l'enfant naît en présentation du vertex, et que le bassin est étroit en tous sens.

angles antérieurs et supérieurs des pariétaux, de sorte que le crâne, au lieu de présenter une forme

normale , présente une forme irrégulière (voy. fig.
64, 65), bien plus irré-
gulière encore, dans le
cas où la pression du
promontoire contre le
pariétal qui est en
arrière a été très forte.
Alors ce pariétal s'a-
platit et s'engage sous
l'antérieur qui fait au
niveau de la suture sa-
gittale une saillie plus
ou moins prononcée
(voy. fig. 66).

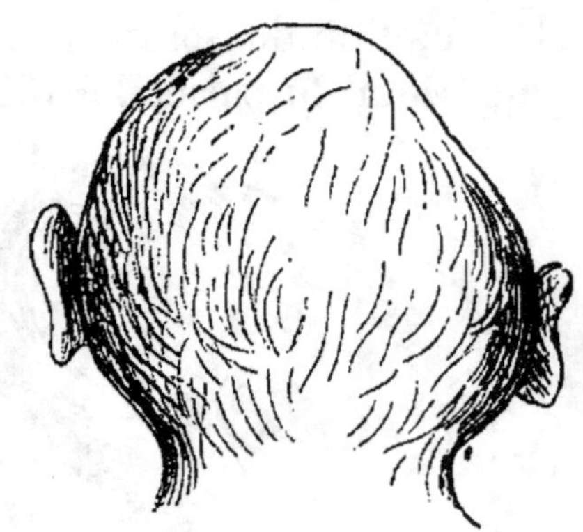

Fig. 66. — Crâne asymétrique d'un
enfant né difficilement en 2ᵉ position du sommet; le pariétal droit
a été déprimé par le promontoire.

Accouchement par la face.

Comme nous l'avons déjà dit, la présentation de
la face est la plus rare de toutes (une sur deux cent
cinquante).

Le plus souvent secondaire, on est cependant forcé
d'admettre que la présentation de la face est quelquefois primitive, puisque certains accoucheurs, et
Mme Lachapelle entre autres, disent avoir trouvé,
sur des femmes mortes à la fin de la grossesse, le
fœtus se présentant avec la déflexion complète de
la tête, autrement dit par la face, quand le travail
n'était pas encore commencé. Mais la présentation
de la face est assurément bien plus souvent le résultat d'un arrêt ou d'un déplacement du vertex au
moment où il va s'engager dans le détroit supérieur,
poussé par des contractions un peu fortes de
l'utérus.

Dans la grande majorité des cas, la tête surprise

dans un mouvement d'extension, est pressée dans cette attitude contre le détroit supérieur, et la compression qu'elle subit la force à achever le mouvement qu'elle a commencé.

Dans le mécanisme de l'expulsion de la tête se présentant par la face nous retrouvons, comme nous les retrouverons du reste dans toutes les présentations, les six temps classiques.

1er *temps. Amoindrissement.* — A l'inverse de ce qui se passe dans le sommet, la diminution de la présentation est ici obtenue par déflexion de la tête, et ce temps est terminé lorsque l'occiput est arrivé en contact avec le dos du fœtus ; en extension moyenne, la tête se présente à peu près par le diamètre mento-bregmatique, après l'extension forcée, elle se présentera par un diamètre très voisin du sous-mento frontal, diamètre plus petit que le précédent.

2e *temps. Descente* jusque sur le plancher périnéal de la tête fortement défléchie.

3e *temps. Rotation intérieure de la tête,* qui amène le menton, et non plus l'occiput, à se loger sous l'arcade pubienne, quel que fût le point qu'il occupât au début de l'accouchement.

4e *temps. Dégagement* de la tête à la vulve, par flexion graduée.

5e *temps. Rotation extérieure de la tête,* conséquence d'une rotation intérieure des épaules, dont le grand diamètre a besoin de se mettre en parallélisme avec le plus grand diamètre du détroit inférieur, coccy-pubien.

Ici, comme dans le cas de présentation du sommet, la rotation intérieure et le dégagement à la vulve ne se font que par une succession de petits mouvements de va-et-vient. Dans ce temps du dégagement, la tête pivote, pour opérer sa flexion, sur la base de la mâchoire qui s'est arc-boutée sous l'arcade pubienne, comme le fait la nuque dans

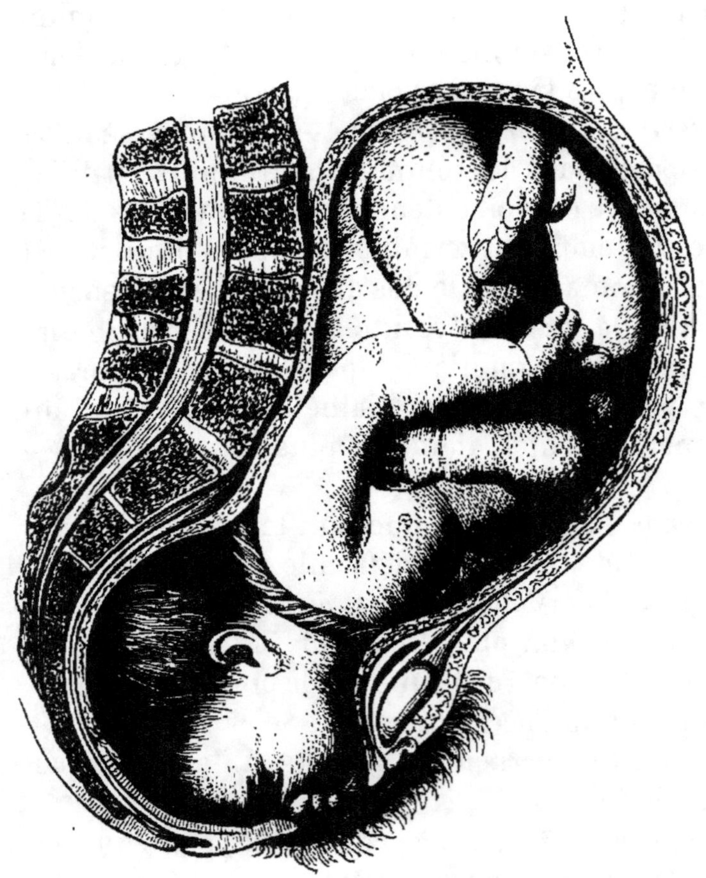

Fig. 67. — Présentation de la face ; tête dans l'excavation, rotation achevée (Stoltz).

l'accouchement par le sommet ; et, pendant le mouvement de flexion de la tête, c'est naturellement le bregma, puis le sinciput et l'occiput que l'on voit apparaître successivement en avant du périnée, c'est-à-dire, que le dégagement se fait par les diamètres *sous-mentaux S. M. F.-S. M. B.-S. M. O.*

Mais revenons un peu sur le 3e temps, qu'il est si important de voir s'effectuer d'une manière régulière.

Pour qu'il y ait accouchement spontané, dans le cas de présentation de la face, il est essentiel *que le menton vienne se dégager le premier sous l'arcade pubienne*, la tête étant préalablement dans une forte extension (fig. 67); sans cela, le diamètre occipito-mentonnier, qui a 13 cent. et souvent même 13 cent. et demi, se mettrait en rapport avec le diamètre coccy-pubien, qui n'a que 12 cent. au plus (en supposant même le coccyx aussi mobile que possible), et, nécessairement, il y aurait enclavement de la tête. Tandis que le menton venant se dégager le premier sous l'arcade des pubis, de détroit inférieur n'a plus qu'à livrer passage successivement aux diamètres trachélo-bregmatique et trachélo-occipital qui n'ont pas plus chacun de 9 cent. et demi et qui, dès lors, passent très bien, sans même érailler la commissure postérieure de la vulve.

Le menton ne saurait se dégager sur le périnée, étant donnée la longueur de la paroi postérieure de l'excavation, et pour que le fait se produisît, il faudrait qu'il y eût engagement simultané de la tête et de la poitrine dans l'excavation, ce qui est impossible (fig. 68). Cependant certains auteurs admettent que l'expulsion spontanée de la tête peut se faire, le menton restant en arrière, par suite d'une transformation de la face en sommet. Le menton, au lieu de buter sur la base du coccyx, se logerait dans la grande échancrure sciatique (Cazeaux) ou bien descendrait jusqu'au-dessous du grand ligament

sacro-sciatique, et en déprimant les parties molles
au niveau de ces deux points, sortirait pour ainsi
dire du bassin et permettrait à la tête d'exécuter son

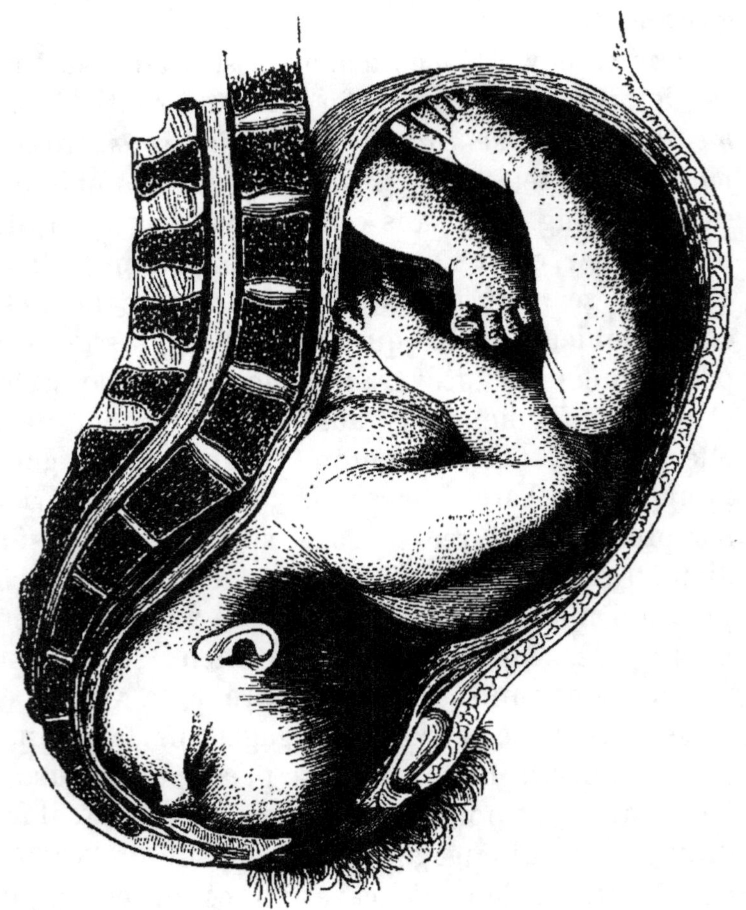

Fig. 68. — Présentation de la face, le menton restant en arrière
faute de rotation de la tête dans l'excavation.

mouvement de flexion; ne sont-ce pas là des vues
théoriques ?

Heureusement, les cas où manque la rotation qui
doit amener le menton sous l'arcade pubienne sont
des plus rares, puisque Pajot, pendant sa pratique,

n'en a pas rencontré plus de trois exemples. Et Paul
Dubois enseignait également qu'il considérait l'absence de rotation de la face comme un fait d'une
extrême rareté.

Cela prouverait que, *si l'on sait attendre*, on verra
généralement l'accouchement, dans la présentation
de la face, se faire seul, par les seuls efforts de la
nature. Mais il n'en resterait pas moins vrai qu'à
cause de la lenteur de la rotation et, par suite, du

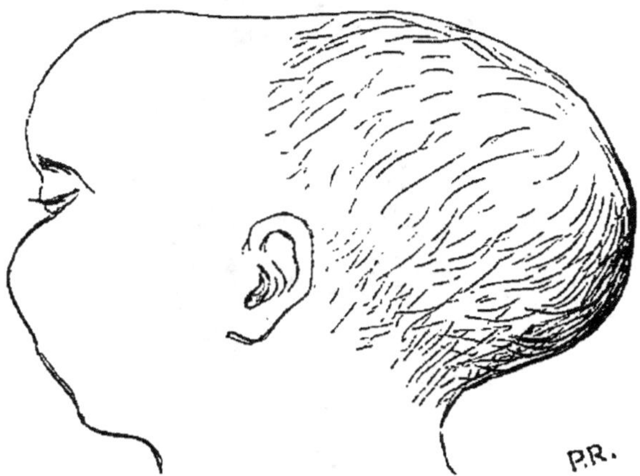

Fig. 69. — Forme du crâne quand l'enfant naît péniblement en
présentation de la face.

séjour trop prolongé de la tête dans l'excavation (si
surtout la femme est primipare), il y aura bien
souvent nécessité pour l'accoucheur d'intervenir,
pour sauver l'enfant et préserver la mère elle-même
d'un épuisement dangereux.

Dans la présentation de la face, s'il se forme une
bosse séro-sanguine (et cela a lieu souvent), elle se
fait généralement sur l'angle de la bouche qui est
en avant; et comme elle s'étend souvent dans le
voisinage, au nez, à l'œil et même à la joue du côté
opposé, il s'ensuit que l'enfant naît avec un visage

tout boursouflé, bleuâtre et d'un aspect vraiment hideux. La déformation du crâne lui-même y ajoute encore. (Voy. fig. 69.)

Accouchement dans la présentation du siège.

1ᵉʳ *temps*. — L'amoindrissement dans la présentation du siège complète ou décomplétée, se fait par

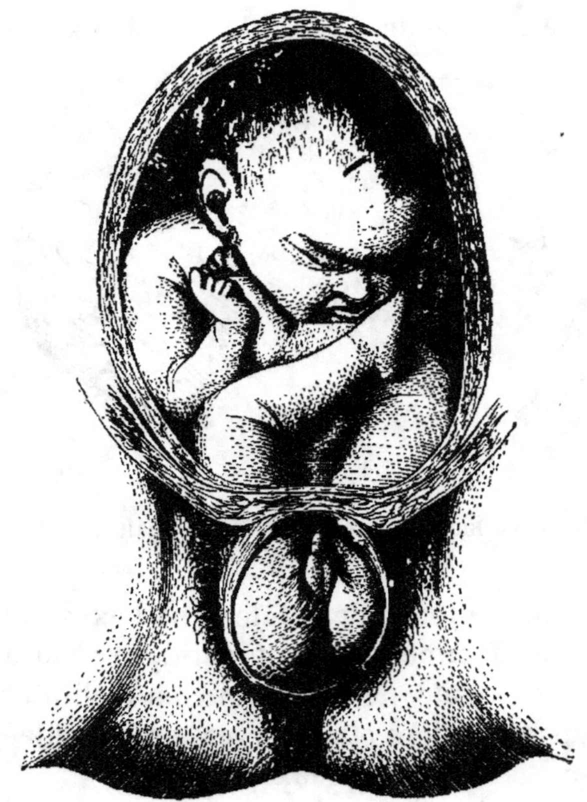

Fig. 70. — Présentation pelvienne. Dos en arrière et à droite. Fesses au détroit inférieur (Stoltz).

tassement des parties constitutives de la présentation.

2ᵉ *temps*. — Le siège descend dans l'excavation

en conservant la position qu'il avait au détroit supérieur (fig. 70).

3e *temps.* — Rotation qui amène derrière le pubis la hanche antérieure, la hanche postérieure dans la concavité du sacrum.

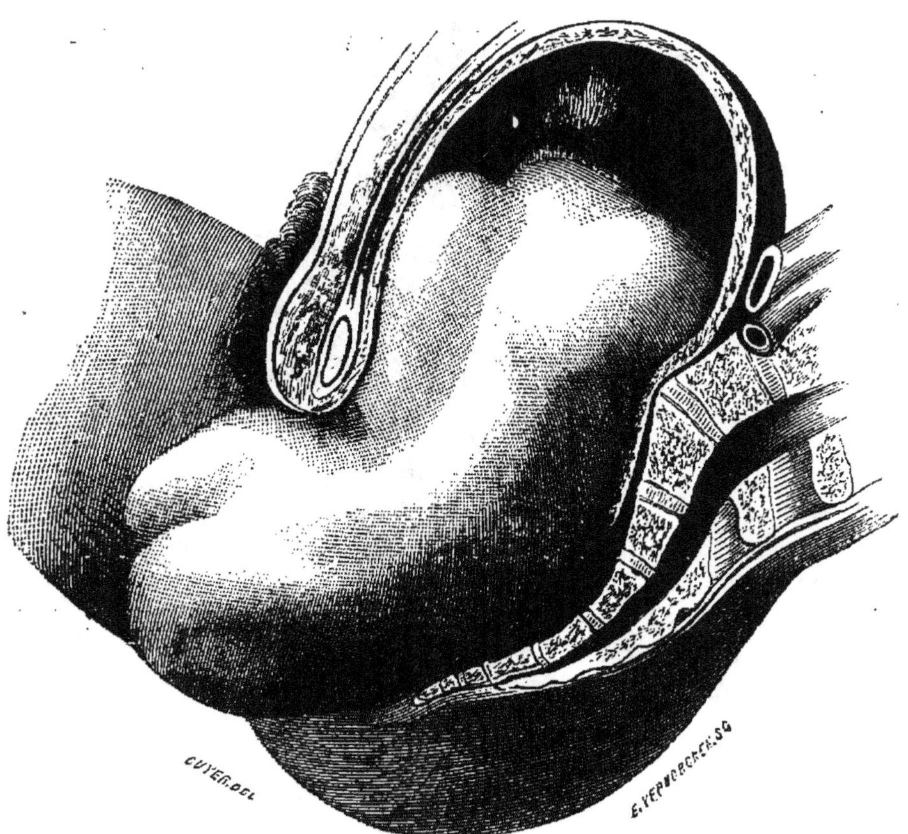

Fig. 71. — Dégagement du siège.

4e *temps.* — La hanche antérieure apparaît la première à la vulve, se fixe sous l'arcade du pubis et sert de pivot à un mouvement de rotation en vertu duquel la hanche postérieure glissant sur la paroi postérieure de la filière pelvienne, apparaît à son tour à la vulve, et se dégage. Pendant ce mouve-

ment, le fœtus se fléchit sur son plan latéral antérieur, comme on peut s'en rendre compte en cons-
tatant les différentes positions occupées par l'anus
pendant l'accomplissement de ce temps (fig. 71).

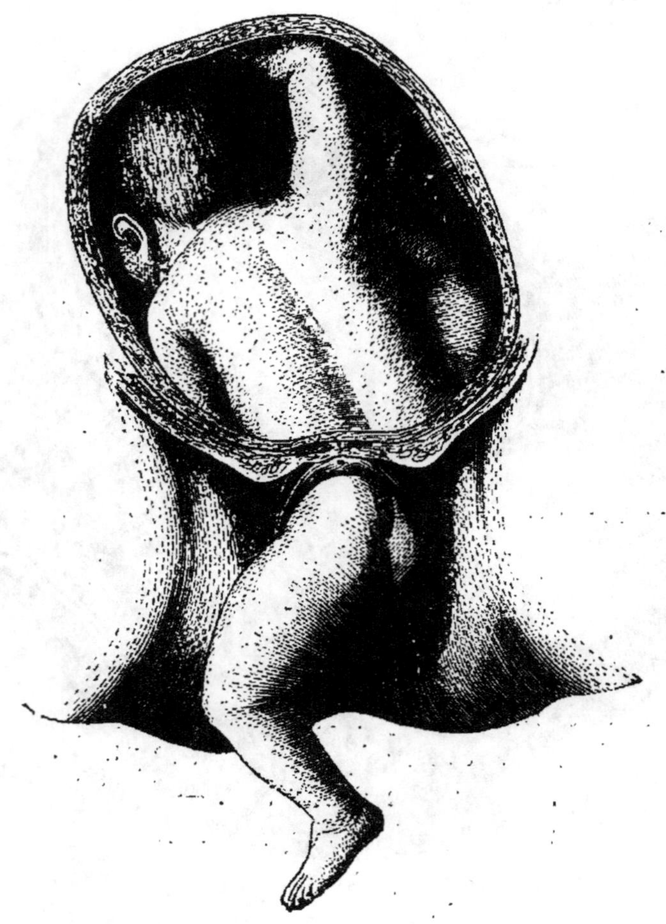

Fig. 72. — Présentation pelvienne. Dos en avant et à gauche. Dégagement de la hanche gauche. Prolapsus du membre inférieur
du même côté (Stoltz).

Si les pieds étaient plus bas que les fesses, ce sont
eux qui sortent les premiers, mais le mécanisme
n'en est pas moins le même (fig. 72); si les pieds au

contraire étaient plus haut que les fesses, il peut se faire qu'arrêtés par le bord de l'orifice utérin au moment où les fesses s'engagent, ils se relèvent sur le plan antérieur du fœtus, et n'apparaissent au dehors qu'en même temps que le thorax.

Quant aux bras, si l'accouchement se fait par les seuls efforts de la nature, ils restent généralement appliqués le long de la poitrine et sortent avec elle. Ils ne se relèvent guère sur les côtés de la tête que lorsqu'on tire sur le fœtus pour hâter son expulsion.

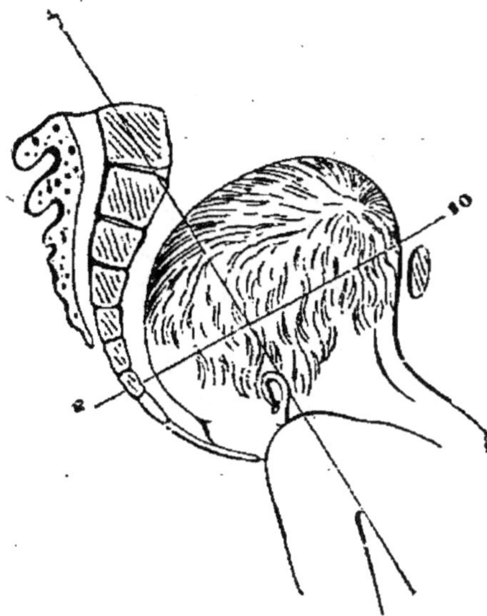

Fig. 73. — 5ᵉ temps de l'accouchement spontané par les fesses, le diamètre sous-occipito-frontal (so F) se met en rapport avec le diamètre coccy-pubien.

5ᵉ *temps.* — Ce temps est caractérisé par un mouvement de rotation qui ramène en avant le plan dorsal du fœtus et l'occiput derrière le pubis.

6ᵉ *temps. Expulsion de la tête.* — La tête restée seule dans l'excavation (voy. fig. 73), s'arc-boute par la nuque sous la symphyse pubienne, et le menton, puis le reste de la face, puis le bregma, le sinciput et enfin l'occiput, viennent se dégager successivement en avant du périnée. La tête roule sur la nuque, qui est le centre du mouvement.

Si l'occiput, par une cause quelconque, restait en arrière au lieu de venir en avant, ce serait un accident qui nécessite, en général, l'intervention de l'accoucheur. Cependant, on aurait tort de trop s'en

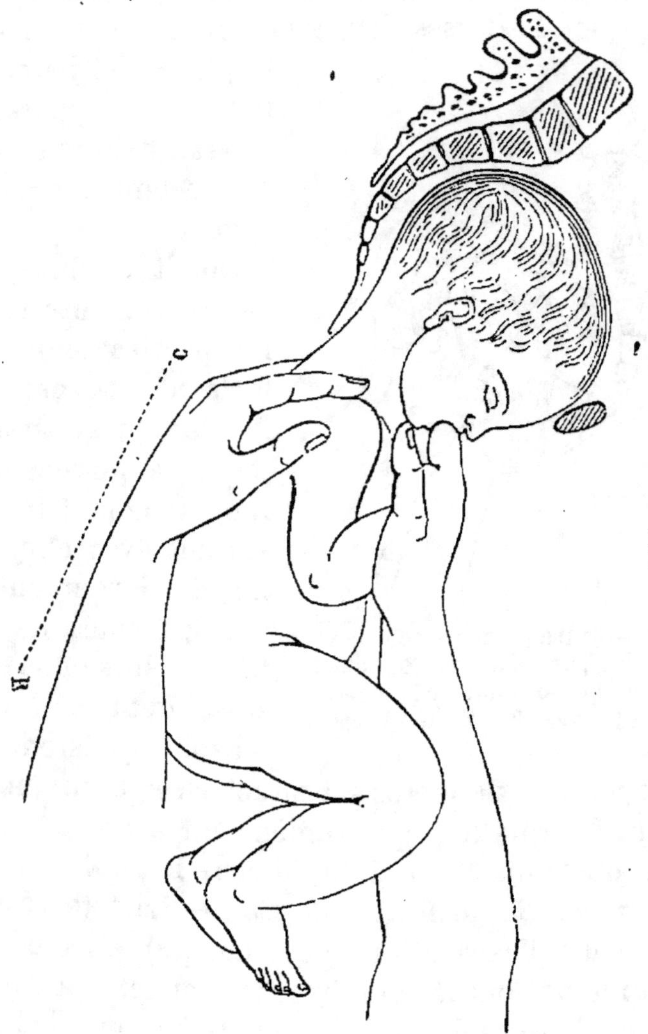

Fig. 74. — Accouchement par les pieds, tête se dégageant l'occiput en arrière, et fléchie. Deux doigts de la main droite engagés dans la bouche maintiennent la flexion de la tête.

(Le dégagement se fait par les diamètres sous-occipitaux; et le dos du fœtus tend à se porter vers le dos de la mère.)

effrayer, car l'accouchement peut très bien, malgré

cela, se terminer spontanément, soit que, la tête

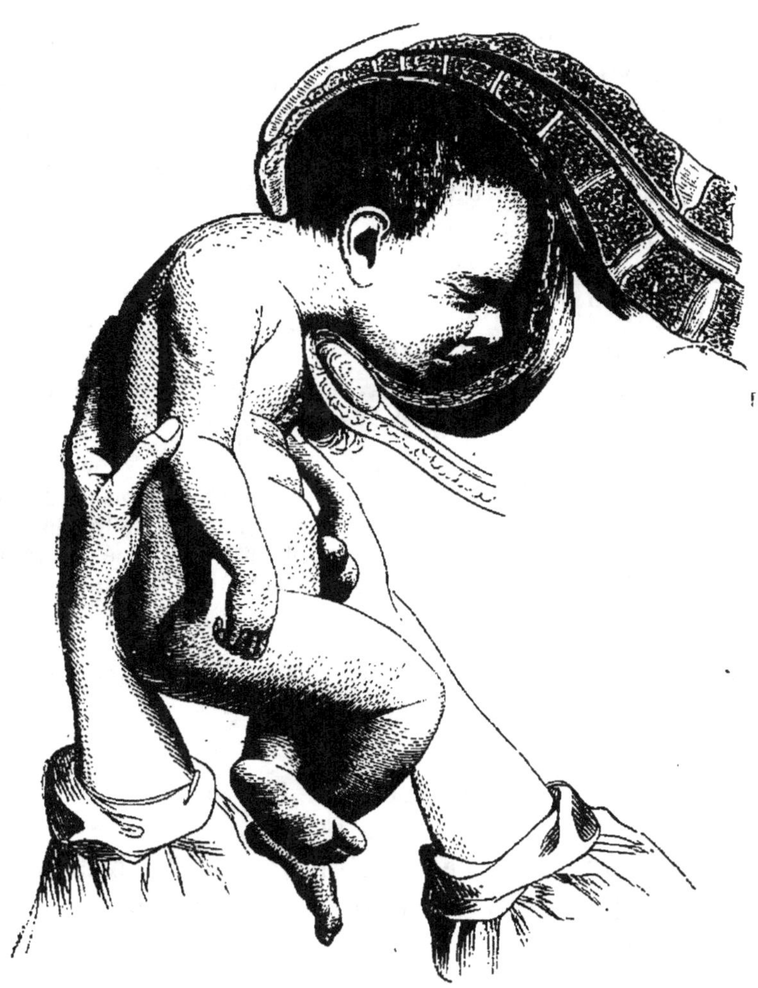

Fig. 75. — Menton arrêté au-dessus de la symphyse pubienne ;
dégagement par l'occiput (Stoltz). Le dégagement aura lieu par
les diamètres sous-mentaux, le ventre du fœtus tendra à se porter vers le ventre de la mère.

restant fléchie, le front glisse de haut en bas der-

rière les pubis, pendant que l'occiput reste fixé dans
la concavité du sa-
crum (fig. 74); soit
que, la tête s'étant dé-
fléchie au détroit su-
périeur, et le menton
étant resté accroché
au-dessus des pubis,
l'occiput glisse sur le
sacrum et la face su-
périeure du périnée,
et vienne se dégager
le premier à la com-
missure postérieure
de la vulve (fig. 75).

   Le seul mauvais
côté de la présenta-
tion pelvienne, c'est
d'exposer beaucoup
l'enfant à l'asphyxie

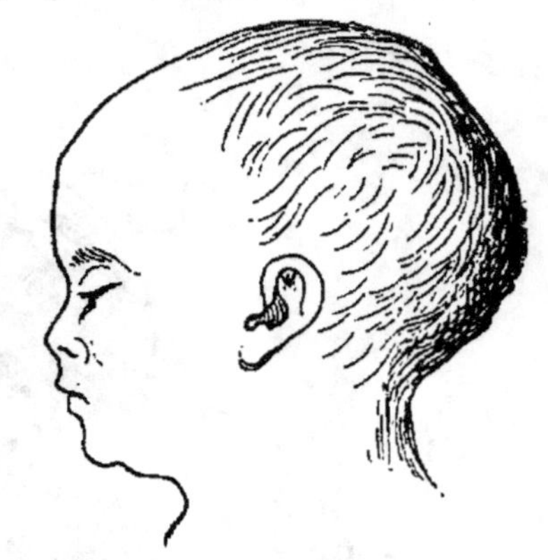

Fig. 76. — Tête normale, non altérée
dans sa forme, — l'enfant étant né
en présentation pelvienne. Il faut que
l'on ait affaire à une femme multipare et accouchant même facilement, pour voir la tête fœtale arriver avec cette régularité de conformation, si l'enfant naît par le sommet.

(fig. 76). par compression du cordon

Accouchement par le tronc.

   L'utérus, dans ses contractions, tend ordinairement à prendre la forme régulièrement ovoïde et à
corriger, par là, une mauvaise présentation du fœtus; mais il n'y réussit pas toujours, chez les
femmes surtout qui ont eu déjà plusieurs enfants et
dont l'organe gestateur est resté affaibli. Jamais il
ne laisse persister une présentation directe du ventre
ou du dos; mais il laisse persister trop souvent
une présentation de l'un des côtés du tronc, parce
que, ainsi que le fait remarquer Nægelé, ces côtés,

étroits et réguliers, n'ont pas une forme qui permette à la paroi utérine d'agir sur eux comme elle agit sur le dos ou sur le ventre.

Quoi qu'il en soit, la présentation de l'épaule est

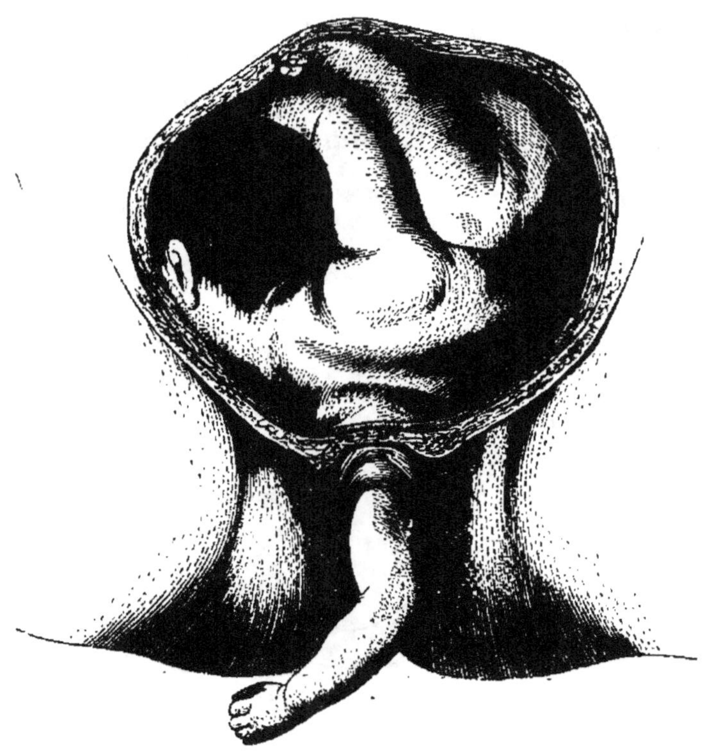

Fig. 77. — Présentation de l'épaule gauche, C. I. D.,
le bras sorti.

un cas de dystocie qui nécessite, comme règle générale, l'intervention de l'accoucheur soit par la version par *manœuvres externes* si le travail n'est pas déclaré, soit par la version par *manœuvres internes* dans le cas contraire.

Le médecin, qui arrive à temps et à point pour intervenir, ne doit donc jamais compter sur les efforts de la nature.

Néanmoins, il est bon de savoir que dans certaines circonstances, — quand le bassin est ample et le fœtus petit, avant·terme, que les contractions utérines sont énergiques, les parties molles peu résistantes, et qu'il y a eu déjà plusieurs accouchements faciles, — l'accouchement peut encore se faire ici par les seules forces de l'organisme. On désigne sous le nom d'*évolution spontanée*, le méca-

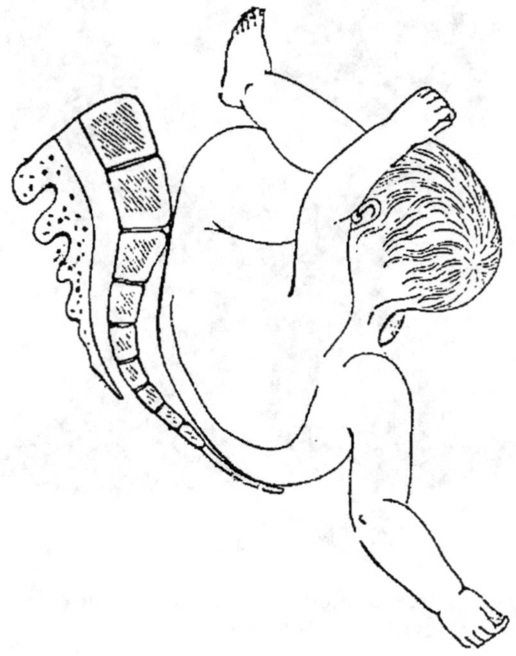

Fig. 78. — Évolution spontanée, 2e temps, d'après Chailly.

nisme par lequel l'accouchement se fait dans ces cas exceptionnels, évolution qui exige, disons-le de suite, un travail si terrible de la part de l'utérus, que, sur 137 enfants naissant ainsi, il y en a 125 qui arrivent morts (Velpeau), et que les trois quarts des mères elles-mêmes succombent également, soit d'épuisement nerveux, soit de métro-péritonite.

Le mécanisme de l'évolution spontanée se fait en *six temps* comme dans les autres présentations.

Dans le 1er (temps d'amoindrissement), le fœtus s'infléchit fortement sur le côté opposé à celui qui se présente (fig. 77) ; la tête s'applique obliquement sur la poitrine ; la fesse et l'épaule supérieures se rapprochent l'une de l'autre.

Dans le 2e (temps de descente), l'épaule s'engage

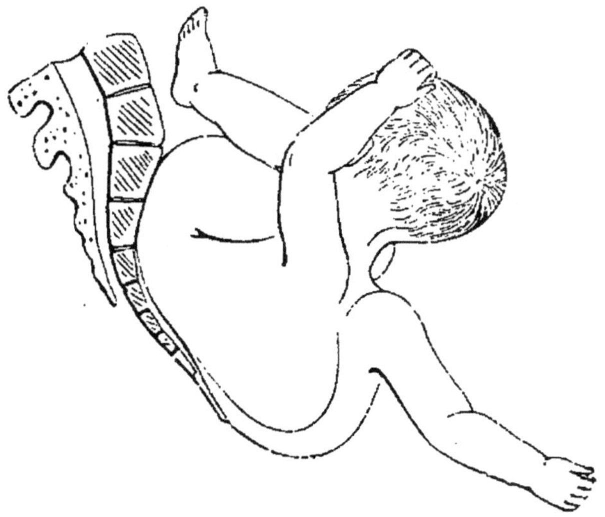

Fig. 79. — Évolution spontanée, 3e temps, d'après Chailly.

dans l'excavation, et le flanc inférieur descend lui-même presque à toucher le plancher périnéal (fig. 78).

Dans le 3e (temps de rotation *intérieure*) le fœtus, tout ployé qu'il est sur lui-même, exécute de petits mouvements de va-et-vient dans le sens horizontal, qui finissent par amener la tête sur les pubis, le côté du cou derrière la symphyse pubienne, l'épaule sous l'arcade de même nom et le siège dans la concavité du sacrum (fig. 79).

Dans le 4ᵉ (temps de déflexion *latérale*), le flanc, puis la hanche du côté correspondant à l'épaule engagée, et enfin les fesses, se dégagent successivement en avant du périnée (fig. 80).

Dans le 5ᵉ, enfin, il y a une rotation *extérieure* qui amène le dos en avant et qui n'est que la conséquence d'une rotation *intérieure* qu'exécute la tête pour se placer l'occiput en avant, de manière

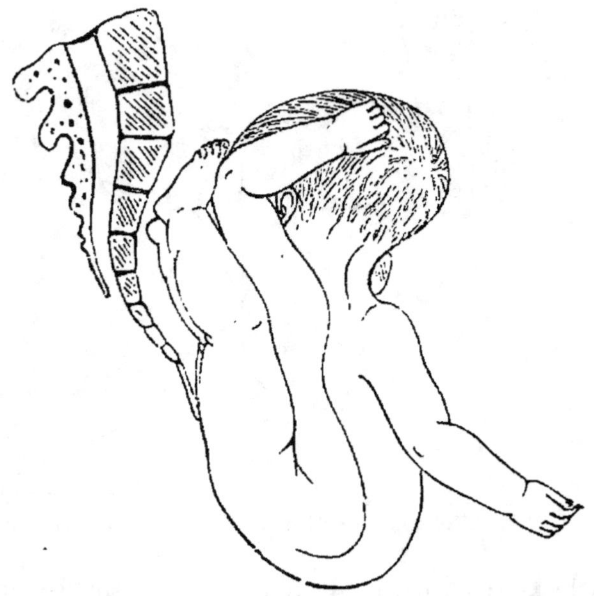

Fig. 80. — Évolution spontanée, 4ᵉ temps, d'après Chailly.

à se dégager comme dans l'accouchement ordinaire par le siège (fig. 81).

Le 6ᶜ temps se passe exactement comme dans la présentation du siège et la tête se dégage par les diamètres sous-occipitaux.

On a cité des cas où la tête se dégageait en même temps que le siège, le fœtus étant plié en double sur son plan latéral, mais il ne s'agissait que de fœtus abortifs qui en raison de leur petit volume peuvent être expulsés n'importe comment.

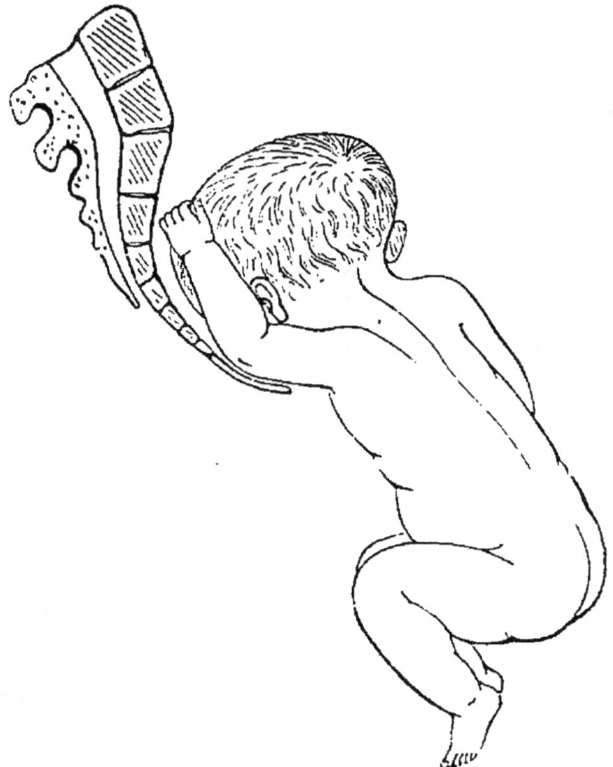

Fig. 81. — Évolution spontanée, 5ᵉ temps.

Mécanisme de l'accouchement gémellaire.

Toutes les combinaisons des diverses présentations entre elles, peuvent se trouver dans l'accouchement gémellaire, cependant les présentations les plus fréquentes sont : 1° deux sommets (134 sur 329) 2° un sommet et un siège (86 fois sur 329).

Par suite de la distension exagérée de l'utérus, le travail du premier accouchement est d'ordinaire plus lent que dans la grossesse simple; par contre, dès que les contractions ont recommencé, l'expulsion du second fœtus est en général assez rapide par suite de la préparation des voies par le passage du premier.

L'intervalle qui sépare les deux accouchements, est le plus souvent assez court, de quinze à trente minutes en moyenne, il se peut cependant qu'il soit de plusieurs heures.

Exceptionnellement, l'expulsion du second fœtus peut n'avoir lieu que plusieurs jours et même plusieurs semaines après celle du premier, c'est que dans ces cas, les placentas étant indépendants, le premier fœtus a été expulsé prématurément et que le second a continué à se développer.

Dans tous les cas où les présentations sont régulières, le mécanisme de l'accouchement est absolument le même que dans la grossesse simple, il y a tout simplement *deux mécanismes successifs* au lieu d'un seul. Quant aux complications qui peuvent se présenter, elles sont loin d'être rares, nous les étudierons au chapitre Dystocie.

Délivrance. — Difficultés. — Accidents.

Sous le nom de *délivrance*, on désigne le second temps de l'accouchement, c'est-à-dire l'expulsion des annexes du fœtus, que l'on désigne généralement sous le nom de *délivre*.

La délivrance peut être *naturelle* ou *artificielle*; nous étudierons la délivrance artificielle en même temps que les difficultés et accidents de la délivrance.

La délivrance naturelle peut être *spontanée* ou

facilitée. — La délivrance spontanée pouvant se faire attendre plus ou moins longtemps, et cette attente n'étant pas sans inconvénients, le col pouva' ' se refermer en partie avant l'expulsion du délivre ; l'usage est d'en faciliter la sortie par des tractions méthodiques sur le cordon lorsque le placenta est décollé.

Mécanisme de la délivrance. — Pendant quelques minutes après la sortie du fœtus, cinq à dix environ, l'utérus reste en repos, puis il se contracte de nouveau, devient globuleux et dur, en même temps que la femme accuse quelques douleurs et que parfois un léger écoulement de sang apparaît à la vulve ; c'est la délivrance qui commence.

Sous l'influence de sa *rétractilité* et de sa *contractilité*, l'utérus diminue considérablement de volume et de capacité ; le placenta, organe spongieux et non rétractile, se trouve comprimé, tassé dans la cavité rétrécie, les attaches qui le fixaient à l'utérus se rompent en un ou plusieurs points, laissant béants les sinus utérins dont elles formaient la paroi. Il en résulte une hémorragie qui s'accumulant dans les espaces vides, vient en aide à la rétractilité et à la contractilité utérine et tend à augmenter le décollement. Bientôt le placenta, décollé en totalité, entraînant avec lui une portion de la caduque utéro-placentaire, tombe sur le col.

On admet généralement que le point primitif de décollement correspond au point d'insertion du cordon sur le placenta ; aussi quand cette insertion est centrale, l'hémorragie normale peut n'apparaître à la vulve qu'après la sortie du délivre, elle se manifesterait au contraire dès le début de la délivrance dans le cas d'insertion marginale.

Pour Mathews Duncan, le placenta se présenterait normalement à l'orifice utérin par un de ses bords et non point par sa face fœtale comme on l'admet généralement ; cette dernière façon de se présenter, serait toujours due, d'après cet auteur, à des tractions intempestives sur le cordon.

Le placenta tombé sur le col en est expulsé par la contractilité et l'élasticité utérines ; cette expulsion est facilitée par les tractions que l'on exerce sur le cordon.

Le passage dans le vagin et la vulve se fait avec une grande facilité, sous l'influence des contractions des parois vaginales, et de légères tractions sur le cordon.

Tractions. Manuel opératoire. — Lorsque le placenta sera décollé et tombé sur le col, mais seulement alors, ce dont on s'assurera en pratiquant le toucher et en suivant le cordon comme guide, on devra faciliter la délivrance en pratiquant des tractions sur le cordon. A cet effet, on le saisit de la main droite, en le couchant d'abord sur la face palmaire, où le retiennent déjà les deux derniers doigts fléchis, — puis, en l'entortillant autour de l'index et du médius accolés et le pinçant, enfin, entre l'index et le pouce. Tenu ainsi, il n'a garde de glisser, si surtout on a pris soin de l'envelopper préalablement d'un linge sec, et l'on peut alors tirer franchement sur lui. Mais la direction à donner aux tractions n'est pas indifférente ; il faut *tirer le plus par en bas possible doucement et d'une manière continue,* — d'abord en ligne directe, puis en portant le cordon alternativement de droite à gauche et de gauche à droite.

Il faut bien se rappeler en exécutant cette manœuvre de la délivrance, le précepte formulé par le professeur Pajot : *Tendre et attendre*, afin de donner au placenta le temps de se mouler et de s'engage dans l'orifice utérin.

La main gauche appuyée sur le fond de l'utérus, suivra le retrait de l'organe, et on modifiera la direction des tractions à mesure que le placenta descendra de plus en plus dans l'excavation. Quand il fera saillie à la vulve, on le saisira à pleines mains et on le tournera à plusieurs reprises sur lui-même de façon à transformer les membranes en une espèce de corde, et leur donner ainsi plus de résistance.

On conseillait autrefois d'introduire deux doigts dans le vagin pour faire poulie de réflexion pendant les tractions, cette manœuvre est abandonnée aujourd'hui par la majorité des accoucheurs, la vulve et le vagin n'étant déjà que trop meurtris par l'accouchement.

Crédé en Allemagne a donné son nom à une méthode qui consiste, aussitôt la première contraction utérine apparue, à saisir à pleine main le fond de l'utérus et à le conprimer de façon à décoller artificiellement le placenta.

Cette méthode qui peut rendre des services, a le tort d'être un peu brutale, et bien que quelques rares accoucheurs français, Chantreuil, Saussier, de Troyes, entre autres (1), s'en soient montrés partisans dans tous les cas, nous croyons qu'elle doit être réservée pour les seules circonstances où il est nécessaire de venir en aide à la rétractilité et à la contractilité utérine.

____

(1) M. le Dr Lucien Pénard s'en montrait également partisan dans la précédente édition du *Guide de l'accoucheur*.

La délivrance est toujours accompagnée d'une perte sanguine plus ou moins considérable, suivant que l'utérus se rétracte avec plus ou moins d'énergie, cette hémorragie est de 300 à 400 grammes en moyenne.

Lorsque le fœtus est mort depuis un certain temps déjà, la circulation utéro-placentaire étant sinon supprimée, au moins considérablement diminuée, la perte est d'ordinaire très peu abondante.

Délivrance dans les grossesses gémellaires.

L'extrémité placentaire du cordon du premier fœtus étant liée, on doit attendre l'expulsion du second fœtus, avant de chercher à avoir le délivre. Cependant, si le placenta déjà décollé venait s'offrir à l'orifice utérin, il serait permis d'essayer de l'extraire, pour dégager le passage; mais ce ne serait que par des tractions excessivement ménagées, à cause de l'adhérence possible entre les deux placentas.

Dans tous les cas, après la naissance des deux enfants, on se gardera bien de réunir les cordons en un seul faisceau, pour tirer sur tous deux à la fois; au lieu de cela, on les fera avancer l'un après l'autre, en tirant d'abord sur celui de l'enfant qui est venu le dernier, suivant les conseils de P. Dubois et Depaul (1), car c'est en général celui qui descend le premier. Les tractions du reste ne seront commencées que lorsque l'on sentira un placenta engagé dans le col. Dans le cas où les tractions modérées sur ce dernier cordon resteraient sans effet, on y renoncerait pour en exercer sur le premier, les

(1) Depaul, *Leçons de clinique obstétricale*, p, 231.

placentas sortant parfois dans le même ordre que les jumeaux ; cela se produit surtout quand ils sont indépendants l'un de l'autre.

Enfin, la délivrance achevée, il est bon de surveiller l'état de la femme d'une façon toute particulière, parce qu'elle est, nous le répétons, très disposée à une inertie utérine consécutive et à l'hémorragie grave qui est la conséquence habituelle de cette inertie.

Difficultés et accidents de la délivrance

1° *Inertie utérine consécutive.* — Nous parlerons ailleurs de l'inertie utérine *primitive*; ici, il s'agit de celle qui suit immédiatement l'accouchement.

Ordinairement, après la sortie du fœtus, la matrice continue à se contracter, d'abord pour opérer le décollement des annexes, puis pour chasser le sang qui s'exhale de sa surface interne. Eh bien, si, ce qui n'est pas très rare, ces contractions viennent à manquer, c'est l'accident appelé *inertie utérine consécutive.*

On le reconnaît, d'une part, à ce que l'utérus, au lieu de se retirer vers le haut de l'excavation sous la forme d'une grosse boule dure, reste flasque et presque aussi volumineux qu'avant l'accouchement ; et, d'autre part, à ce que, si le placenta est décollé, ne serait-ce qu'en partie, il y a perte sanguine plus ou moins abondante. Dans certains cas cependant, le délivre, détaché et tombé sur le col, obture exactement celui-ci, et alors il n'y a pas d'hémorragie *externe*; mais il y a hémorragie *interne*. Le sang, que versent à grands flots les orifices béants des sinus déchirés, s'accumule dans la cavité de la matrice et redonne à cet organe un volume parfois égal à celui qu'il avait au moment de l'accouchement. La perte ne se voit pas, et pourtant elle n'en est pas moins terrible ; elle peut être foudroyante, si l'accoucheur n'est pas là pour y porter remède à l'instant même. De là, le sage précepte, donné dans les Traités d'accouchements, de *ne jamais quitter la nouvelle accouchée immédiatement après* la délivrance, et *de rester dans l'appartement au moins une heure*, lui tâtant le pouls et la région hypogastrique de temps en temps, interrogeant sa physionomie, s'informant de la quantité de sang qui s'échappe de la vulve, et, pour peu que les réponses laissent de doute à cet égard examinant soi-même le linge dont elle est garnie.

L'inertie utérine *consécutive*, s'accompagnant presque inévitablement d'hémorragie abondante et rapide, est peut-être l'accident le plus redoutable qui puisse survenir après le travail ; il peut tuer la femme en quelques minutes, si le décollement du placenta est avancé ; au contraire, c'est un accident peu grave, si le placenta reste complètement adhérent jusqu'au rappel de la matrice à des contractions franches.

Traitement. — Si le placenta n'est pas décollé, quand on s'aperçoit qu'il y a inertie utérine, il faut chercher à réveiller les contractions en frictionnant et malaxant doucement le fond de l'utérus, et en faisant prendre à la parturiente une boisson légèrement excitante, thé, punch, grog, etc.

Ces petits moyens réussissent d'ordinaire, cependant si au bout d'une demi-heure ils restaient sans effet, il faudrait recourir à la méthode d'expression de Crédé que Charpentier considère, dans ce cas particulier, comme de beaucoup préférable aux titillations du col, et aux compresses froides conseillées par Cazeaux.

Si le placenta est décollé, au contraire, et si l'inertie se complique d'hémorragie, il faut chercher à apprécier la quantité de sang qui s'échappe; si elle est peu considérable, on pourra tenter l'expression utérine; si elle est plus abondante, il ne faut pas hésiter à porter la main entière dans la matrice, achever le décollement du placenta et l'extraire en même temps que les caillots.

Si une hémorragie abondante se produit après la sortie du délivre, et si des caillots se sont accumulés dans la cavité utérine, la ligne de conduite sera la même : introduire la main dans l'utérus pour l'exciter à se contracter et le vider par la même occasion.

De la main gauche qui soutient le fond de l'utérus, on cherche en même temps à agacer cet organe pour qu'il entre plus rapidement en contraction. Cette manœuvre des deux mains agaçant la matrice chacune de son côté est le plus souvent efficace. Quand l'utérus sera vide, mais seulement alors, on administrera du seigle ergoté, 2 ou 3 grammes en 6 prises à dix minutes de distance, ou, ce qui est préférable, on fera une injection hypodermique de solution d'ergotine, que l'on pourra renouveler une ou deux fois suivant le besoin (1).

Si l'hémorragie est légère, il suffira souvent, d'exciter l'utérus par des frictions hypogastriques

______

(1) Nous donnons la préférence à la solution d'Yvon qui entre nos mains n'a jamais donné lieu à des abcès consécutifs et dont un gramme correspond à la valeur thérapeutique de un gramme de seigle.

pour lui faire expulser les caillots qu'il contient, après quoi on administrera soit du seigle en poudre, soit une injection d'ergotine.

Lorsque l'hémorragie continue malgré ces moyens, on a conseillé, outre la position de la femme qui doit avoir la tête basse et le bassin élevé : les applications froides sur l'hypogastre, la vulve et la face interne des cuisses, les injections intra-utérines d'eau très froide, l'expression dans la cavité utérine d'un citron décortiqué, d'une éponge imprégnée de vinaigre de table pur, ou d'une solution à parties égales de perchlorure de fer et d'eau.

A tous ces moyens, nous préférons de beaucoup les injections intra-utérines, pratiquées avec la sonde de Pinard ou de Budin, d'un liquide antiseptique, aussi chaud que la main peut le supporter, 45° ou 50°. C'est à la liqueur de Van Swieten dédoublée que nous donnons la préférence, et ce moyen que nous avons eu l'occasion d'employer plusieurs fois, ne nous a pas encore fait défaut.

On a encore conseillé le *tamponnement* pour mettre un terme aux hémorragies de la délivrance. Mais il ne saurait s'agir ici du *tamponnement vaginal* qui n'aurait d'autre résultat que de masquer le danger en transformant la perte externe en perte interne ; mais bien d'un tamponnement spécial *intra-utérin* décrit par le Dr Auvard, accoucheur des hôpitaux (1). « Ce tamponnement consiste, dans les hémorragies graves et incoërcibles consécutives à la délivrance, à évacuer complètement le contenu de la cavité utérine qu'on bourre ensuite avec de

____

(1) Auvard, *Archives de Tocologie*, janvier 1888. — *Bulletin.*

la gaze iodoformée; sous l'influence excitante de ce corps étranger qui est en même temps antiseptique, la fibre utérine se contracte énergiquement et l'écoulement sanguin est arrêté. »

Quelques auteurs ont conseillé de comprimer la matrice d'avant en arrière, au moyen de trois ou quatre serviettes non dépliées, disposées sur l'hypogastre en guise de pelotte, et d'un bandage circulaire passant par-dessus et tenu fortement serré. Outre qu'il échoue souvent, ce moyen oblige à imprimer des mouvements étendus à la femme, ce qui au point de vue de la persistance de l'hémorragie n'est pas sans inconvénients.

Comme moyen complémentaire, on pourra recourir à la ligature des membres à leur racine, et comme ressource ultime à la compression de l'aorte. Cette compression se fait avec l'extrémité des doigts; et comme elle a besoin d'être continuée un certain temps, quelquefois plusieurs heures de suite, il faut que l'accoucheur ait avec lui un ou deux aides intelligents, qui puissent peser sur ses mains dès qu'il les sent fatiguées, ou même le remplacer tout à fait s'il est forcé de lâcher prise.

On comprime plus facilement l'aorte, naturellement, sur une femme maigre que sur une femme grasse; cependant, en pressant d'une manière continue, avec force, mais sans brusquerie néanmoins, on peut toujours arriver, dit Baudelocque, l'inventeur de la méthode, à sentir la colonne lombaire, quelle que soit l'épaisseur de la paroi abdominale antérieure, et à pouvoir, dès lors, intercepter le cours du sang dans l'aorte.

D'après Jacquemier, pour que la compression de l'aorte fût sûrement efficace, il faudrait, d'une part, qu'elle portât sur un point supérieur à l'origine des artères utéro-ovariennes, et, d'autre part, qu'elle atteignît la veine cave inférieure en même temps que l'aorte; mais elle n'en offre pas moins l'immense avantage, de quelque façon qu'elle soit faite, d'entraver d'abord plus ou moins la circulation utérine, puis, en diminuant l'étendue du grand cercle circulatoire, de forcer le sang à se porter au cerveau en quantité suffisante pour prévenir la syncope. Aussi, rien qu'à ce dernier titre, la compression de l'aorte abdominale serait-elle, suivant nous, parfaitement indiquée (1).

Quel que soit le moyen auquel l'accoucheur aura recours, il ne faut pas oublier que le résultat sera surtout maintenu par l'administration judicieuse du seigle ergoté, qui constitue le médicament héroïque des hémorragies de la délivrance, à condition toutefois qu'il soit administré, après l'évacuation de tout ce que contenait la matrice. Administré en dehors de ces conditions, le seigle peut en effet favoriser la rétention des caillots ou du placenta et exposer la femme à tous les dangers de la septicémie.

La métrorragie par inertie est, nous ne saurions trop le répéter, un terrible accident, d'autant plus terrible qu'il survient souvent au moment où il semblait qu'on n'eût plus rien à craindre; dans bien des cas, on l'a vu réellement foudroyant. Aussi, l'ac-

(1) Certains auteurs, entre autres le Dr Guillon (de Cozes) ont conseillé de comprimer l'aorte en introduisant la main dans l'utérus, ce procédé qui diminue l'afflux sanguin en interceptant le sang des artères utérines qui naissent des hypogastriques, présente en outre l'avantage d'exciter la contractilité utérine. (Guillon, *Presse médicale*, 1842.)

coucheur doit-il surveiller attentivement la femme, ainsi que nous l'avons dit ailleurs, pendant une heure au moins après la naissance de l'enfant; — et, dès que l'accident redouté apparaît, déployer contre lui toute l'activité, tout le sang-froid, toute l'énergie et toute l'adresse dont il est capable. Un seul moment d'hésitation dans le choix ou dans l'application des moyens indiqués pourrait causer la mort.

L'hémorragie arrêtée, il faudra reconstituer l'état général de la femme; contre le *collapsus* et la *syncope* qui peuvent en être la conséquence immédiate, on aura recours aux injections sous-cutanées d'éther, à la transfusion du sang si les circonstances le permettent, car cette opération, grâce aux perfectionnements apportés dans l'appareil instrumental, peut aujourd'hni donner des résultats réellement satisfaisants (1).

(1) Toutefois, il faut bien reconnaître avec le docteur Talbot, de Victoria (Australie), que, praticable dans une Maternité, où l'on a sous la main les aides et les instruments nécessaires, elle est pour ainsi dire impossible dans la pratique privée. Or, ici, dit le docteur Talbot, ne serait-il pas possible d'y suppléer par compression des quatre membres, compression exacte des orteils jusqu'aux aines, et des doigts jusqu'aux aisselles, au moyen de bandes élastiques semblables à celles employées dans les amputations par la méthode de d'Esmarch? La quantité de sang refoulée ainsi vers le tronc, ne serait-elle que de 1,200 grammes, de 1,000 grammes même (et le docteur Talbot ne l'estime pas à moins de 1,400 grammes), ce serait encore plus qu'on n'en a jamais injecté dans aucune transfusion. Du reste, le procédé, outre l'immense avantage de faire profiter le sujet de son propre sang *tout vivant*, a encore celui d'être simple et rapide. Les praticiens auraient donc tort de ne pas le prendre en considération.

Adhérence du placenta.

Il arrive assez souvent que le placenta, au lieu de se décoller de lui-même aux premières contractions qui surviennent après la sortie du fœtus, reste adhérent à l'utérus. Cette adhérence du placenta peut être la conséquence de l'inertie utérine, mais elle peut aussi dépendre d'inflammations anciennes, soit de la matrice, soit du placenta, et de la dégénérescence fibreuse des éléments qui les réunissent normalement l'un à l'autre.

La conduite à tenir, en présence d'un placenta adhérent, est un peu différente suivant que l'adhérence est totale ou seulement partielle, et suivant qu'il y a ou non inertie de la matrice.

Si l'adhérence est *totale*, comme il n'y a pas d'hémorragie, on peut se livrer à l'expectation pendant une ou deux heures, avant de porter la main dans l'utérus. Quand cet organe se contracte franchement, on attend patiemment, sans rien faire; quand au contraire, il est pris d'inertie, on attend encore, mais en employant les moyens les plus propres à exciter la contractilité utérine, mais, PAS DE SEIGLE ERGOTÉ. « Ce médicament produirait ici un effet probablement opposé à celui que l'on en attendait. Sous son influence, l'utérus se contracterait, et, au lieu de chasser le délivre, l'emprisonnerait dans sa cavité (Pajot). » La seule chose à faire, c'est d'aller sans hésitation chercher le placenta adhérent, *avec la main*, comme nous le verrons tout à l'heure.

Dans des cas semblables, il est assez difficile de tracer exactement la limite de l'expectation. Ce qui doit surtout guider l'accoucheur, c'est l'état du col; tant que le col ne présente pas de tendance à la rétraction, on peut et on doit attendre (1); mais dès que l'orifice menace de se rétracter, il faut sans hésiter introduire la main dans l'utérus et procéder à la délivrance artificielle; attendre plus longtemps c'est exposer la femme à la septicémie par rétention du placenta, la rétraction du col rendant la délivrance impossible.

Si l'adhérence est *partielle*, comme il y a hémorragie, il n'y a plus à attendre un temps déterminé. Dès qu'on juge la vie ou la santé de la femme compromise, il faut procéder bien vite à l'extraction du placenta.

Voici, du reste, comment doit se faire l'extraction du placenta :

La femme étant placée comme pour la version (voir plus loin), on tend le cordon de la main gauche, et l'on introduit la main droite, dont les doigts sont disposés en cône et graissés d'axonge ou de cérat sur leur face dorsale seulement, jusque dans la cavité utérine, pendant qu'un aide, *ce qui est indispensable*, soutient le fond de l'utérus avec la main pour l'empêcher de fuir. Le cordon est un guide sûr pour conduire la main droite sur la face fœtale du placenta. Arrivée là, cette main cherche à reconnaître si le placenta est adhérent dans la totalité ou dans une partie seulement de sa circonférence. Dans ce dernier cas, on glisse l'extrémité des quatre derniers doigts entre le bord décollé et la face interne de la matrice, et, s'aidant du pouce appliqué

(1) Leçon du professeur Pajot. (*Annales de Gynécologie*, novembre 1886.)

sur la face fœtale du placenta, on détache le reste de cet organe *par de simples tractions* et non par un mouvement de scie du bout des doigts, mouvement de scie qui conduirait peut-être les ongles dans le tissu même de l'utérus.

Si, au contraire, le placenta est tout entier adhérent, il faudra l'attaquer par un point de sa circonférence, à moins qu'on ne veuille, comme le faisait Paul Dubois, le perforer de part en part, puis le décoller de dedans en dehors dans tous les sens, toujours par de simples tractions. On n'aura plus, après cela, pour terminer l'opération, qu'à entrainer au dehors l'organe saisi à pleine main.

Mais, précepte important, *on ne devra jamais s'acharner à détacher à tout prix les parties du placenta solidement adhérentes;* ces parties, on les laissera derrière, et elles se détacheront petit à petit d'elles-mêmes pour sortir avec les lochies; seulement, dans ces cas exceptionnels, ce ne sera pas seulement aux injections vaginales antiseptiques qu'il faudra recourir pendant les suites de couches, mais bien aux *injections intra-utérines*, et même à l'*irrigation continue*, s'il survient la moindre fétidité des lochies.

Enchatonnement du placenta.

La matrice, après l'expulsion du fœtus, est quelquefois prise de contractions irrégulières. Or, si elle se contracte plus en dessous du délivre qu'en dessus, elle arrête celui-ci, et si bien qu'on ne peut réussir à l'extraire par de simples tractions sur le cordon, aidées même d'une forte pression sur le fond de l'utérus. Dans certains cas, c'est l'orifice interne du col qui, contracturé, retient le placenta dans la cavité utérine proprement dite. D'autres fois, c'est une portion plus élevée du corps même de la matrice qui se contracte spasmodiquement, quand ce qui est au-dessus reste presque inerte, et alors le placenta est réellement *enchatonné*, c'est-à-dire *emprisonné* dans une arrière-cavité, qui n'est qu'une partie de la cavité utérine; c'est là l'*hourglass* des accoucheurs anglais.

On peut soupçonner l'*enchatonnement* du placenta, quand le palper fait reconnaître que le corps de l'utérus est irrégulier et disposé en forme de gourde, — quand il y a perte sanguine, indiquant que le délivre n'est plus adhérent, — et quand, cependant, celui-ci résiste à des tractions assez fortes, opérées dans une bonne direction, et aidées d'une compression suffisante du fond de la matrice. Mais on ne peut asseoir sûrement son diagnostic qu'en portant la main dans l'utérus.

S'il n'y a pas hémorragie, on pourra attendre un certain temps, pas trop cependant, et recourir aux antispasmodiques et en particulier aux lavements de chloral ou de laudanum; mais si l'enchatonnement se complique d'hémorragie, il faut aller à la recherche du délivre.

Arrivé sur l'obstacle, on s'apprêtera donc à le vaincre; mais, auparavant, on aura bien soin de *soutenir parfaitement le fond de la matrice avec l'autre main.* C'est ici une précaution *essentielle*, si l'on ne veut courir le risque de déchirer transversalement le haut du vagin.

Le fond de l'utérus étant soutenu, si c'est l'orifice interne lui-même qui est contracturé, on y engage tous les doigts les uns après les autres, avec *douceur* et *patience* jusqu'à ce qu'on soit arrivé à saisir solidement le placenta pour l'entraîner. Mais si c'est un point plus élevé de la matrice qui, revenu tétaniquement sur lui-même, emprisonne le délivre, on pousse la main jusqu'à la contracture, et, avec un un ou deux doigts seulement, on cherche à dégager le placenta, pour l'amener ensuite au dehors en tirant le cordon. On n'engagerait toute la main dans l'arrière cavité, que si l'on s'apercevait que le placenta y est non seulement enchatonné, mais encore plus ou moins adhérent. Alors la main entière serait nécessaire pour achever de le décoller, comme nous l'avons dit plus haut.

Dans le cas ou la contracture serait infranchissable, on pourrait essayer du procédé de Dubroca qui consiste à introduire un doigt dans l'étranglement et avec ce doigt déchirer le placenta et le réduire le plus possible en fragments (*procédé par érosion*). Pendant toutes ces manœuvres, la femme sera soumise à l'anesthésie chloroformique, et les règles de la plus rigoureuse antisepsie seront appliquées, avant — pendant — et après.

Le *volume exagéré du placenta*, physiologique ou causé par l'accumulation de caillots, peut encore être une cause de difficultés, et retarder la sortie du délivre; des tractions méthodiquement faites, de façon à permettre à l'organe augmenté de volume de se mouler peu à peu sur l'orifice cervical, en auront le plus souvent raison. S'il se manifestait des symptômes d'hémorragie interne, il ne faut pas hésiter à introduire la main et à extraire le placenta.

Rupture du cordon. — Soit que le cordon soit très grêle (accouchement prématuré), soit qu'il se divise avant d'arriver sur le placenta (insertion vélamenteuse), il peut se faire qu'il se rompe pendant la délivrance, quelques précautions que l'on prenne; nous devons dire, cependant, que cet accident est le plus souvent la conséquence de tractions intempestives avant que le placenta ne soit décollé.

S'il n'y a pas d'hémorragie, on attendra que sous l'influence de la contraction utérine le placenta s'engage dans le vagin où on le saisira pour terminer la délivrance.

S'il y a hémorragie, on en pratiquera l'extraction le plus tôt possible, pour permettre à l'utérus de se rétracter.

L'*inversion utérine* peut être la conséquence d'une délivrance mal faite, nous en parlerons plus loin. (Voir page 371.)

Modifications physiologiques qui se produisent dans les organes génitaux et les autres appareils de l'économie à la suite de l'accouchement.

Phénomènes généraux. — Après le travail, la femme est calme ou agitée, suivant que l'accouchement a été rapide ou lent, elle peut être très fatiguée dans ce dernier cas; sa peau est alors chaude, son visage vultueux et elle éprouve un besoin impérieux de sommeil. Ces phénomènes durent assez peu, et en général au bout de vingt-quatre heures tout rentre dans l'ordre.

Aussitôt après l'accouchement, mais plus souvent après la délivrance, beaucoup de femmes sont prises d'un frisson assez violent; ce n'est là qu'un phénomène purement nerveux et fugace, sans aucune gravité au point de vue du pronostic.

Dans les douze heures qui suivent l'accouchement, la température s'élève d'ordinaire un peu, et si le travail a été long et pénible, la température dépasse parfois 38° et peut exceptionnellement atteindre 39°, mais de la douzième à la vingt-quatrième heure, elle s'abaisse pour revenir au chiffre normal. A la suite d'émotions vives, de défaut de sommeil, de visites prolongées, la température de la nouvelle accouchée peut encore subir des modifications brusques, mais momentanées et sans grande gravité au point de vue du pronostic.

Il n'en est pas de même lorsque la température s'élève d'une façon progressive, surtout lorsque l'ascension du thermomètre a été précédée d'un *frisson violent* survenant deux ou trois jours après les couches, car c'est là l'indice soit d'une inflammation aiguë des organes pelviens, soit d'une invasion septique.

La *circulation* se ralentit d'ordinaire après l'accouchement, le pouls est souple, développé, parfois un peu irrégulier.

D'après Blot et Marey, ce ralentissement du pouls est en rapport avec une augmentation de la tension artérielle, conséquence de la suppression brusque et presque complète de la circulation qui s'effectuait dans les parois utérines pendant la grossesse.

D'après le Dr Léon Dumas (de Montpellier), ce ralentissement du pouls serait dû à la dilatation temporaire du ventricule gauche.

L'*appétit* est d'ordinaire assez peu marqué pendant les premiers jours, la constipation est la règle ; tout rentre ordinairement dans l'ordre dès que la sécrétion lactée est établie.

La *secrétion urinaire* est augmentée pendant les

premiers jours; elle diminue un peu après la lactation. La présence du sucre dans l'urine des nouvelles accouchées n'est pas très rare, elle paraît avoir un certain rapport avec l'allaitement.

De Sinety et Tarnier, pour expliquer cette glycosurie, ont admis cette hypothèse fort plausible, que le sucre éliminé par les urines était du sucre fabriqué par le foie en vue de la secrétion lactée, et qui n'étant pas utilisé est alors éliminé par les urines.

La *rétention d'urine* est commune après l'accouchement, surtout chez les primipares et paraît due soit à une paralysie de la vessie suite de compression, soit à des éraillures très douloureuses de l'orifice de l'urèthre qui empêchent la femme d'uriner.

La *secrétion lactée* s'établit de la cinquantième à la soixantième heure après l'accouchement, quelquefois un peu plus tôt, quelquefois un peu plus tard; les seins augmentent alors de volume et de consistance, deviennent plus ou moins douloureux, et le lait s'en écoule par pression ou succion, parfois même spontanément.

On admettait autrefois l'apparition de phénomènes fébriles au moment où cette fonction s'établissait, c'est ce que l'on désignait sous le nom de *fièvre de lait.* Pour nous, cette prétendue fièvre de lait n'est autre chose qu'une *fièvre septique légère,* correspondant à un certain degré de putréfaction des lochies ou des débris de caduque restés dans l'utérus, aussi tous les accoucheurs qui appliquent les règles d'une rigoureuse antisepsie, l'ont-ils vue disparaître de leur service ou de leur clientèle.

Au moment de l'établissement de la sécrétion laiteuse, il se produit tout au plus un peu d'accé-

lération du pouls, ou plutôt une diminution du ralentissement physiologique, et une élévation de
température qui ne dépasse pas quelques dixièmes
de degré.

Phénomènes locaux.

Il existe après l'accouchement une douleur vulvaire assez vive, parfois une douleur intense au
niveau de l'articulation sacro-coccygienne.

Les grandes lèvres, peuvent être tuméfiées, vio-
lacées, écartées l'une de l'autre *(vulve béante);* cet
état disparaît rapidement.

Il existe fréquemment des éraillures et même des
déchirures de la région vulvaire ; la déchirure de la
fourchette est très fréquente chez les primipares ;
mais on constate aussi fréquemment des éraillures
par excès de distension, des grandes lèvres, des
petites lèvres, de la commissure antérieure de la
vulve, et même de l'urèthre.

Le *vagin* revient peu à peu à son état normal, ses
colonnes et ses plis se rétablissent mais moins
saillants qu'avant l'accouchement, et les fibres musculaires de sa paroi, qui s'étaient hypertrophiées
pendant la grossesse, s'atrophient et subissent la
dégénérescence graisseuse.

L'*utérus* revient sur lui-même aussitôt après l'accouchement et pendant les jours suivants il tend peu
à peu à reprendre sa *forme, son volume* et *sa situation normale.*

Aussitôt la délivrance, l'utérus a la forme d'un
bloc arrondi d'une dureté remarquable, dont la
partie supérieure n'atteint pas d'ordinaire l'ombilic.
Dans les douze premières heures qui suivent l'ac-

couchement, il augmente légèrement de volume et sa consistance diminue un peu, puis, si rien ne vient entraver son *involution*, il diminue régulièrement chaque jour, et ne déborde plus le pubis vers le douzième jour. A partir de ce moment l'*involution utérine* est beaucoup plus lente, et ce n'est guère que vers la sixième semaine ou le deuxième mois qu'on peut la regarder comme complètement terminée.

Pendant cette période de régression, une partie des fibres musculaires subit la dégénérescence graisseuse et disparaît, d'autres s'atrophient (Kœlliker). D'après Heschl, Mat-Duncan et Rolleston, toutes les fibres musculaires anciennes disparaîtraient et il se formerait des fibres musculaires nouvelles aux dépens d'éléments embryonnaires de nouvelle formation.

D'après Léopold et de Sinéty, la muqueuse utérine se dédouble en deux couches dont l'une est expulsée avec les membranes de l'œuf, dont elle forme la couche extérieure, tandis que l'autre, restée adhérente à l'utérus, sert à la régénération de la nouvelle muqueuse.

Le *col* de l'utérus se reforme en partie aussitôt que le placenta a été expulsé, mais il est alors très mou et difficile à distinguer des parois du vagin; d'après les recherches de Lott, sa longueur serait en moyenne de 7 à 8 centimètres à ce moment; il se raccourcit peu à peu pendant les jours qui suivent, en même temps que sa densité augmente, il serait à peu près revenu à son volume normal vers le douzième jour.

Les *annexes* de l'utérus suivent cet organe dans son retrait, et c'est environ six à sept semaines après l'accouchement que les règles reparaissent chez les femmes qui n'allaitent pas.

Tranchées utérines. On désigne sous ce nom des contractions douloureuses et intermittentes de l'utérus survenant après l'accouchement presque exclusivement chez les multipares, et dont le nombre, l'intensité et la durée paraissent être en rapport avec le nombre des accouchements antérieurs. Elles débutent d'ordinaire peu de temps après la délivrance, et présentent au point de vue de l'intensité et de la durée, de grandes variétés individuelles; elles deviennent moins fréquentes et moins intenses à mesure qu'on s'éloigne de l'accouchement et durent rarement plus de trois ou quatre jours, souvent beaucoup moins.

Lochies. On désigne sous ce nom l'écoulement qui se produit par les voies génitales pendant les suites de couches. Pendant les trois ou quatre premiers jours, elles contiennent du sang presque pur, deviennent ensuite successivement séro-sanguinolentes, séreuses et enfin purulentes vers le sixième ou septième jour. La durée de l'écoulement lochial est très variable, de quinze jours à un mois le plus souvent; il persiste cependant quelquefois jusqu'au retour des règles. L'abondance de l'écoulement est également fort variable et difficile à apprécier.

Conduite de l'accoucheur auprès d'une femme en travail

Est-il appelé pour faire un accouchement, l'accoucheur devra toujours emporter avec lui un certain nombre d'instruments et de médicaments qui constituent sa *trousse* spéciale ; ce sont, dans les cas ordinaires : un forceps, une sonde à injections intra-utérines, de Pinard, Budin, ou tout autre modèle ; une sonde de femme, une sonde d'homme en gomme, munie de son mandrin ; un ou deux bistouris ordinaires, un long bistouri boutonné, une seringue de Pravaz, des ciseaux, des aiguilles courbes à suture, un porte-aiguille, du fil à ligature, des lacs, un tube laryngien, du chloroforme, du laudanum, de l'éther et une solution concentrée de liquide antiseptique, de façon à pouvoir en faire plusieurs litres extemporanément.

Dans les cas spéciaux, lorsqu'il sera demandé à la campagne et que les ressources de la ville devront lui faire défaut, dans les cas surtout où il est appelé par un confrère ou une sage-femme aux prises avec des difficultés obstétricales sur lesquelles on ne lui fournit d'ordinaire que des renseignements incomplets, il devra s'armer de façon à faire face à toutes les éventualités, et joindre à cet appareil, le perce-crâne de Blot, un crochet mousse, un céphalotribe ou un basiotribe, les ciseaux de P. Dubois et, si cela lui est possible, un des nouveaux embryotomes, celui de Lefour ou de Ribemont (1), un long trocart, des bougies en gomme à bout olivaire, un tampon préparé, antiseptique, renfermé dans un bocal hermétiquement clos ; une solution concentrée d'hydrate de choral, etc.

En dehors de la *version*, du *tamponnement* et de la *délivrance artificielle*, qu'elle serait inexcusable de ne pas pratiquer dans les *cas d'urgence*, mais dans les *cas d'urgence* seulement, la sage-femme n'a pas

____

(1) Nous donnons plus loin la description et la figure de ces instruments.

le droit de recourir aux grandes opérations obstétricales ; mais dès qu'elle prévoit une complication ou un danger pour la mère ou l'enfant, elle doit se hâter de faire prévenir un médecin, aussi lui suffira-t-il d'avoir à sa disposition : un stéthoscope, des ciseaux, une seringue de Pravaz ; un tube laryngien, une sonde en gomme munie de son mandrin, une sonde de femme, du fil, des lacs, quelques grammes de laudanum et d'éther, de l'ergot de seigle en grains qu'elle broiera au moment de s'en servir, ou de la solution d'ergotine Yvon. Nous conseillons en outre d'y ajouter une centaine de grammes d'acide borique en poudre, ce qui lui permettra, en les faisant dissoudre dans de l'eau chaude, de préparer trois litres de liquide antiseptique.

L'infection septique provenant trop souvent de l'extérieur, les mains de l'accoucheur et de la sage-femme doivent être l'objet de soins particuliers; outre les soins de propreté ordinaires, lavages et brossages à l'eau chaude et au savon, elles seront encore lavées et brossées dans un liquide antiseptique, chaque fois qu'il y aura lieu d'explorer les parties génitales.

Arrivé près de la femme, il faut l'accoster avec une physionomie rassurante. Puis, après s'être enquis de son âge, de son état de santé habituel, de la date des premières règles, des particularités de la menstruation, et de celles des grossesses, avortements ou accouchements antérieurs, s'il y en a eu, on cherche à résoudre immédiatement les trois questions suivantes :

1° La femme est-elle réellement enceinte ?

2° Est-elle à terme ?

3° Est-elle en travail ?

La tournure de la femme et son genre de plaintes, à intervalles presque réguliers, joints à tout ce qu'elle peut énumérer en fait de signes de grossesse, suffisent d'ordinaire à faire résoudre affirmativement la première question. Mais si, par hasard, on restait encore dans le doute, on aurait recours aux divers moyens d'exploration que nous avons précédemment décrits, en se rappelant toutefois que les bruits du cœur devenant faibles et lents pendant la contraction, peuvent ne pas s'entendre à ce moment, et qu'il faut profiter d'un temps de repos pour ausculter.

Pour savoir si la femme est *à terme*, on se borne généralement a lui demander à quelle époque ont apparu ses règles pour la dernière fois, et à calculer si, jusqu'au moment présent, il s'est écoulé neuf mois révolus ; s'il y a du doute sur la date des dernières menstrues, on demande quand les premiers mouvements spontanés du fœtus se sont fait sentir, et l'on voit si l'on est réellement à quatre mois et demi de cette époque; on demande si le ventre n'a pas *baissé*, ou si la matrice ne s'est pas notablement *inclinée en avant* par son fond (Stoltz), depuis douze ou quinze jours, ce qui indique, en général, que la grossesse est proche de sa fin ; — s'il n'y a pas eu de douleurs *prémonitoires* (1); — si, depuis deux ou

(1) Ces douleurs prémonitoires sont rares chez les primipares qui jouissent d'une bonne santé ; au contraire, elles sont communes chez les pluripares où elles préludent six, huit et même quinze jours à l'avance. Elles se montrent d'habitude dans la première moitié de la nuit, intermittentes, empêchant le sommeil, et disparaissent le jour. Elles s'accompagnent, du reste, de fréquents besoins d'uriner, de poids sur le fondement et de mouvements extraordinaires du fœtus.

trois jours, il n'est pas survenu un écoulement vaginal glaireux, épais, filant comme du blanc d'œuf; — et, si tout cela ne paraît pas clair, on pratique le toucher pour juger du degré de mollesse du col. Si la femme est à terme, cet organe est complétement mou et en voie d'effacement. Puis, on sent, dans le cas de présentation du sommet, que le segment inférieur de la matrice plonge dans le haut de l'excavation, d'où ces envies incessantes d'uriner et parfois aussi d'aller à la selle, qui indiquent encore que la grossesse est à terme.

Enfin, on reconnaît que la femme est *en travail*, quand, au moment des douleurs, — qui reviennent, du reste, à intervalles de plus en plus courts et qui *portent* aux pubis ou au fondement, — on trouve, au palper, que le fond de la matrice se durcit, et, au toucher, que le col est complètement effacé, que son orifice est en voie de dilatation et que le pourtour en devient tendu, presque rigide au moment de la contraction.

La *fausse douleur* est continue, ne va pas en augmentant progressivement d'intensité, ne porte pas au fondement ou aux pubis et ne s'accompagne d'aucun changement dans le col. Elle est donc bien facile à distinguer de la *vraie douleur*, qui est tout l'opposé. Or, cette distinction est des plus utiles à faire pour le praticien, puisque, s'il prenait de fausses douleurs pour des douleurs vraies, il s'exposerait à perdre son temps auprès d'une femme qui peut-être est à plusieurs jours encore de son accouchement, et, ce qui est plus fâcheux, à perdre

Stoltz, *Nouveau Dictionnaire de médecine et de chirurgie pratiques*, tome I, art. *Accouchement.*

PÉNARD ET ABELIN. — Accouch.   17

la confiance de ceux qui l'ont fait appeler. Cela revient à dire qu'il ne doit pas s'en rapporter à la femme quand elle annonce qu'elle va accoucher prochainement parce qu'elle souffre, et qu'il doit pratiquer le *toucher* pour juger lui-même de l'état du col. S'il trouve cet organe ayant encore une certaine longueur et l'orifice interne complètement fermé, il sait qu'il a du temps devant lui et qu'il peut se retirer, quitte à revenir dans quelques heures apprécier les changements qui ont pu s'opérer depuis le premier examen ; tandis que, si le col est tout à fait effacé, et que le doigt, porté sur lui, trouve l'orifice déjà un peu ouvert et laissant percevoir les membranes qui se tendent au moment de la douleur, il doit considérer le travail comme à son début et se comporter en conséquence.

Plus tard, quand il verra les glaires vaginales se teindre d'un peu de sang, — la femme *marquer*, comme on dit vulgairement, — il en conclura avec assez de raison que le travail se fait; car ce sang, qui rougit les glaires, provient nécessairement ou de quelques vaisseaux capillaires déchirés dans le décollement des membranes, ou du col lui-même dont l'orifice s'éraille en se dilatant.

En moyenne, la dilatation du col, pour être complète, demande, chez une primipare, de six à huit heures, et chez une multipare, de quatre à six seulement; quant à la durée de la période d'expulsion, elle est à celle de la période de dilatation comme un est à deux ou trois. On se basera là-dessus, si l'on a absolument besoin de s'absenter, tout en n'oubliant pas qu'il est des pluripares qui accouchent *en deux ou trois heures.*

Si la femme dit avoir perdu les eaux, il faut

vérifier la chose, et, pour cela, pratiquer le toucher au début d'une douleur, parce que c'est à ce moment-là que les membranes *bombent* si elles sont encore entières. Si donc, touchant pendant une contraction, on s'aperçoit qu'aucune poche ne bombe sous le doigt et que celui-ci se promène, au contraire, dans le champ de l'orifice utérin, sur une surface plissée au lieu d'être tendue, on saura qu'effectivement les membranes sont rompues et les eaux en voie d'échappement ; du reste, si l'on garde le doigt en place jusqu'à la fin de la douleur, on sentira un jet de liquide chaud s'échapper à ce moment-là, et glisser sur la paume de la main. Si la poche est, au contraire, rénitente pendant la contraction de la matrice, et ne laisse échapper aucun jet de liquide séreux, on a la conviction que la femme s'est trompée, qu'elle a pris des glaires vaginales ou un jet d'urine involontaire pour une perte d'*eaux*, et que les membranes de l'œuf sont encore entières.

En général, elles ne se rompent que lorsque la dilatation du col est complète ou presque complète, et au moment, par conséquent, des premières douleurs expulsives. Alors l'accoucheur ne doit plus quitter la femme sous aucun prétexte, et doit même toucher à chaque forte douleur, pour suivre exactement les progrès de l'expulsion qui va commencer, et se tenir prêt à réduire de suite une main, un pied, ou une anse de cordon, venant à se glisser subitement à côté de la tête qui s'engage.

Jusque-là, on n'a dû toucher que le moins possible, parce que cette manœuvre, outre qu'elle déplait à la plupart des femmes, n'est pas sans danger, et peut en irritant l'orifice utérin amener des perturbations dans les contractions tout eu exposant à une rupture prématurée de la poche des eaux, poche qui aide si efficacement à la dilatation du col et qu'il faut laisser, en général, se rompre d'elle-même.

Si, au lieu du sommet, on reconnaissait que c'est la face, le pelvis ou l'épaule qui se présente, il faudrait encore, lors même que la dilatation serait à peine commencée, ne pas s'éloigner de la femme, parce que d'un moment à l'autre il peut y avoir nécessité d'intervenir.

Dans tous les cas, il ne faut pas oublier la vessie et le rectum, qui devraient être vides l'un et l'autre, quand la partie qui se présente est sur le point de s'engager dans l'excavation. On prescrit donc, au besoin, un lavement; et si la miction n'est pas possible spontanément, on pratique le cathétérisme.

Tant que, dans le cas de bonne présentation, la dilatation du col n'est pas complète et que les membranes sont intactes, on peut permettre à la femme de se promener dans l'appartement ; car il y a à cela plus d'avantages que d'inconvénients. — Mais il n'en est plus de même lorsque le col est tout à fait dilaté, que les membranes sont rompues et que les douleurs deviennent expulsives : on doit alors faire coucher la femme.

La femme pourra accoucher sur son lit ou sur un *lit de misère;* dans le premier cas le lit sera muni d'une double garniture, composée de deux draps alèzes et deux toiles cirées, ou autre étoffe imperméable, disposés de façon à ce que l'on puisse enlever après l'accouchement la garniture souillée et permettre à la femme de reposer sur une garniture propre. Il conviendra en outre de glisser sous le premier matelas, un plan résistant, planche, rallonge de table, etc.

Le *lit de misère* ou *petit lit* est ordinairement un lit de fer ou de sangles, étroit, qu'on n'appuie à la muraille que par la tête, et qu'on a garni de deux matelas, d'une toile cirée, d'un drap alèze, d'un oreiller et d'une couverture ; le matelas de dessous sera étendu dans toute sa longueur, tandis que celui de dessus sera replié sur lui-même et de haut en bas, dans un peu plus du tiers de sa longueur (fig. 82).

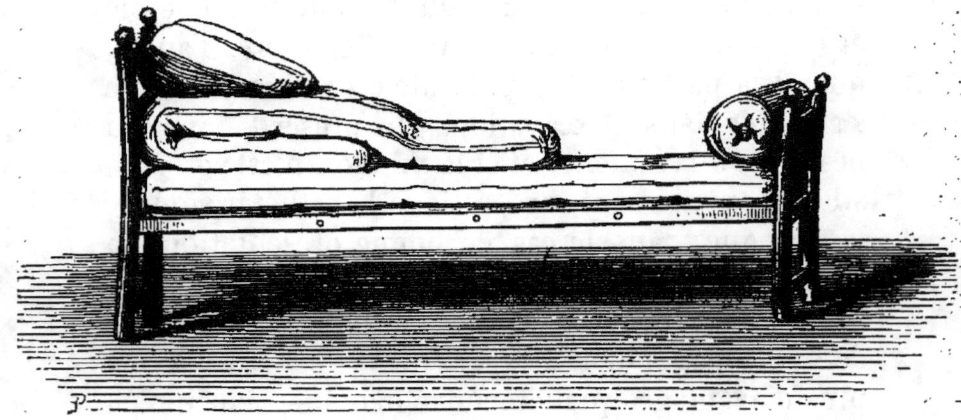

Fig. 82. — Lit de misère. Manière de disposer le matelas supérieur.

La *position* que la femme doit prendre pour accoucher varie suivant les pays. En *Angleterre*, c'est le décubitus latéral gauche ; en *Allemagne*, on conseille le décubitus latéral pour les primipares, le décubitus dorsal pour les multipares ; en *France* c'est le *décubitus dorsal* qui est généralement adopté, si ce n'est cependant dans le cas d'intervention obstétricale, où l'on fait mettre la femme en travers du lit, le bassin débordant légèrement, et les jambes pendantes en dehors maintenues par des aides.

On fait préparer le *lit de misère* dès que l'on voit la dilatation du col marcher franchement.

Un peu plus tard, on prépare ce qu'il faut : 1° pour ranimer l'enfant s'il naissait asphyxié ; 2° pour lier, couper et panser le cordon ombilical ; 3° pour arrêter, au besoin, chez la mère, une hémorragie par inertie utérine consécutive. Mais on a bien soin dè faire ces divers préparatifs sans bruit, sans embarras, comme s'ils n'étaient pas importants.

Pour ranimer l'enfant, en cas d'asphyxie, on tiendra prêts : du vinaigre, de l'eau-de-vie, un morceau de flanelle, une plume avec ses barbes, de l'eau chaude, de l'eau froide, une petite baignoire ou un vase assez grand pour qu'on y puisse plonger le fœtus, et un tube laryngien.

Pour la ligature, la section et le pansement du cordon, on aura sous la main : deux lacs de fil ciré, de deux ou trois brins chacun, et longs de 25 à 30 cent. au plus ; de bons ciseaux ; un petit linge enduit de cérat ou d'axonge et taillé en T ; un petit gâteau d'ouate ; une compresse mollette ; un bandage de corps, de 8 centimètres de largeur sur 40 centimètres de longueur, muni de galons convenablement disposés, pour éviter de se servir d'épingles, qui peuvent avoir leur danger.

Quand les douleurs expulsives, devenues très fortes, ne laissent presque plus de repos, on doit aller s'asseoir à la droite de la femme, pour être prêt à la secourir et à recevoir l'enfant.

On peut maintenant, on doit même pratiquer le toucher plus souvent, pour juger à point nommé des progrès de l'accouchement et ne pas se laisser surprendre par un obstacle ou un accident quelconques : la femme souffre tellement qu'elle ne met plus opposition à cette manœuvre, qu'on lui représente, du reste, comme nécessaire.

Lorsqu il y a de grandes douleurs de reins, il faut essayer d'une serviette passée sous les lombes et avec laquelle *deux des assistants* soulèvent un peu la femme ; on peut encore en faisant exercer une forte pression avec la paume de la main sur la région sacrée, amener un soulagement passager.

Aux crampes dans les cuisses ou les mollets, qui sont pour les femmes un véritable supplice, il n'y a à opposer que des frictions, bien insignifiantes au fond, mais qui ont au moins l'avantage d'occuper la femme et de lui faire prendre patience ; il est certain que l'accouchement seul peut mettre fin à ce symptôme fatigant, puisqu'il est occasionné par la compression des plexus sacrés, au moment où la tête descend dans l'excavation.

Contre les vomissements, que nous avons vus persister dans quelques cas jusqu'à la sortie du fœtus, et qui sont parfois tellement répétés qu'ils distraient l'utérus de son action et ralentissent le travail, il n'y a vraiment rien à faire non plus, si ce n'est, donner à la femme quelques gorgées d'une boisson froide acidule et l'exhorter à un peu de patience, en lui disant que la fin de son tourment approche.

Enfin, il n'y a guère autre chose que de la patience à prescrire encore dans le cas où la femme est prise de violents frissons ; on ne peut que la rassurer et lui faire prendre courage, en lui disant, ce qui est généralement vrai (Dewees), que ces frissons sont un signe de dilatation rapide du col et de prompte délivrance.

Pendant toute la durée du travail, on surveillera

avec soin la vessie, de façon à empêcher la rétention d'urine.

Interrogé sur la fin probable de l'accouchement, on devra ne pas trop s'avancer, et ne donner jamais, à ce sujet, qu'une réponse évasive. Ne sachant pas si la contractilité utérine se soutiendra convenablement, — sans parler des autres causes de retard, — on fera bien même d'éloigner un peu les espérances. Car, si la femme accepte avec joie l'accouchement qui devance les prévisions du médecin, il n'en est pas de même des souffrances qui dépassent le terme assigné.

Si la femme a déjà beaucoup souffert quand on arrive près d'elle, on peut croire à un travail avancé et s'attendre, par conséquent, à trouver le col largement dilaté. On touche avec cette idée, et si l'on manque d'expérience, on peut prendre le segment inférieur de l'utérus, qui est aminci et qui laisse percevoir assez nettement le crâne du fœtus, avec ses sutures et fontanelles, pour une poche plate. Et ce qui conduit encore à commettre une pareille erreur, c'est la difficulté d'atteindre l'orifice de la matrice, quand, ainsi que cela a lieu souvent, il reste très élevé et tourné presque directement vers la partie supérieure du sacrum. Il est donc bien important de ne pas pratiquer le premier toucher avec négligence et de ne retirer le doigt qu'après s'être bien assuré de la position de l'orifice et de l'état où il se trouve. Si on ne le rencontre pas à la place ordinaire, on le supposera très haut et très en arrière; alors, on fera coucher la femme presque horizontalement sur le dos et le siège un peu élevé, pour corriger le plus possible l'obliquité de la matrice, et l'on portera le doigt vers le promontoire, où l'on finira par atteindre ce que l'on cherche, si surtout on sait rappeler un peu en avant, avec la pulpe du doigt, la lèvre antérieure de l'orifice. On ne doit pas perdre de vue que cet orifice, arrivé à un certain degré de dilatation, est toujours circonscrit par un bord mince et presque tranchant, et que quand on ne rencontre pas ce bord, c'est qu'on n'est pas où il faut. Du reste, quand la paroi utérine, quelque mince soit-elle, est interposée entre le doigt et le crâne du fœtus, on sent très bien, si l'on a une certaine habitude du toucher, que ce crâne n'est pas seulement recouvert par les membranes de l'œuf.

« Du reste, comme le dit Depaul, avant même d'avoir touché, rien qu'à la manière dont la femme se plaint, un accoucheur expérimenté reconnaîtra le plus souvent où en est arrivé le travail. Car, dans la *période de dilatation*, la femme est agitée, excitée par des douleurs périodiques dont elle ne comprend ni le but ni l'efficacité ; dans la *période d'expulsion*, elle est plus calme, plus confiante dans une issue prochaine, et se recueille, pour ainsi dire, à l'arrivée de chaque contraction, pour aider la matrice de toute la puissance de sa volonté, par des efforts qu'elle a souvent peine à maîtriser. Tous les accoucheurs savent reconnaître de suite le premier cri guttural de l'effort qui annonce le début de l'expulsion. »

La poche des eaux crève ordinairement d'*ellemême*, dès que la dilatation du col est achevée (fig. 83). Quand on voit arriver le moment de cette rupture, il est bon de prévenir la primipare de ce qui va se passer, pour qu'elle ne soit pas effrayée de l'échappement subit d'un flot de liquide, et de

17.

garnir le périnée d'une grosse éponge ou d'une serviette usée, qui absorberont une grande partie de
l'eau et éviteront à la femme le désagrément de se
sentir inondée.

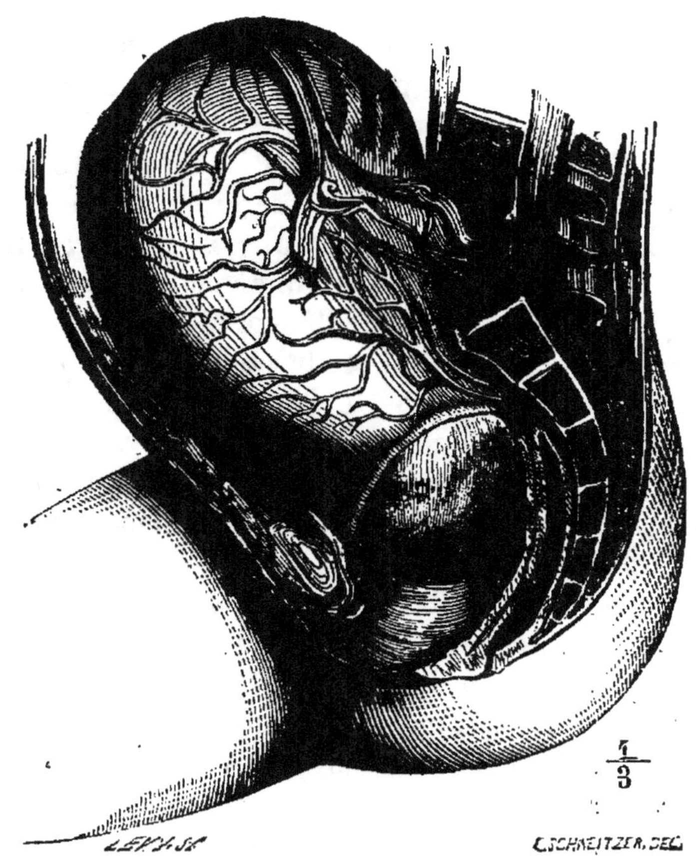

Fig. 83. — Poche prête à se rompre. — Dilatation du col achevée.

Sitôt les membranes rompues, on doit s'assurer
de nouveau de la présentation, chercher, en outre,
à reconnaître la position, et voir bien vite, pendant
qu'il y a encore de l'eau dans la matrice, s'il ne
s'agit pas d'un cas à nécessiter la version, ou s'il
n'y a pas, à côté de la tête, procidence d'une main,

d'un pied ou d'une anse de cordon, qu'il serait possible alors de réduire.

On constatera également la couleur de l'eau qui vient de s'écouler, car si elle est fortement teintée de méconium, c'est que le fœtus souffre ou a souffert, et si les battements du cœur sont faibles ou irréguliers, il ne faut pas hésiter à intervenir par le forceps ou la version suivant le cas.

Quelquefois, la poche des eaux se rompt *prématurément*, parfois même avant que le travail ne soit commencé, il faut alors maintenir la femme au lit en lui recommandant de se donner peu de mouvement jusqu'à dilatation complète de l'orifice utérin.

D'autres fois, au contraire, la poche tarde trop à se rompre, descend dans le vagin en avant de la tète, apparaît même quelquefois à la vulve, il faut alors la rompre, son expulsion en même temps que la présentation, exposant à un décollement prématuré du placenta.

On rompt les membranes au moment où elles bombent, c'est-à-dire au plus fort d'une douleur. On se sert, pour cela, de l'extrémité de l'index, qu'on pousse brusquement sur le centre de la poche distendue, ou, si cette petite manœuvre reste inefficace, d'une plume d'oie entière, taillée en biseau, et qui, conduite avec précaution, le long de l'indicateur, jusque sur le point culminant des membranes, fera l'office d'un trocart. La ponction faite, n'importe comment, et une partie des eaux évacuée, l'utérus revient un peu sur lui-même et reste quelques instants en repos; puis il reprend à se contracter, et même plus fortement qu'auparavant, et le travail s'achève. Mais qu'on n'oublie pas que la *poche des eaux ne doit, en général, être crevée que lorsque la dilatation du col est complète.* La crever plus tôt, surtout lorsque la présentation n'est pas engagée, c'est exposer le fœtus à une compression immédiate et trop prolongée de la part de l'utérus, et à la mort par asphyxie. Et cet extrême danger que court l'enfant, si la presque totalité des eaux vient à s'échapper trop tôt, nous fait nous exprimer plus explicitement encore et émettre en principe : *qu'il ne faut jamais rompre les membranes de l'œuf que lorsque l'état de la femme l'exige absolument.* Il n'est pas un accoucheur qui ne se soit repenti, dans plus d'une circonstance, d'avoir enfreint cette règle.

Néanmoins, il est des cas où il faut crever les membranes de bonne heure, quand la dilatation de l'orifice utérin est loin d'être complète ; c'est : 1° lorsque le fœtus est reconnu très mobile et qu'on a lieu de craindre la substitution, à une présentation du sommet, d'une autre présentation moins avantageuse ; 2° lorsqu'on suppose que la matrice, qui cesse de se contracter franchement, est engourdie par un excès de distension (hydramnios ou jumeaux) ; 3° enfin, lorsqu'on voit apparaître une perte sanguine que l'on peut supposer provenir d'un décollement prématuré du placenta vicieusement inséré ou non.

Tant que la tête n'a pas franchi le col utérin, il est inutile que la femme pousse, mais lorsqu'elle est descendue dans l'excavation, qu'elle repose sur le plancher périnéal, il n'en est plus de même, on doit alors engager la femme, fût-elle primipare, à s'aider un peu, et, alors aussi, lui faire tenir les cuisses et les jambes fléchies et écartées tout à la fois ; mais au moment où la tête va franchir la vulve et se défléchir, il faudra au contraire, surtout chez la primipare, modérer les efforts de la parturiente, car à ce moment le périnée énormément distendu est *menacé de déchirure* (fig. 84).

Si les seules ressources de la nature permettent

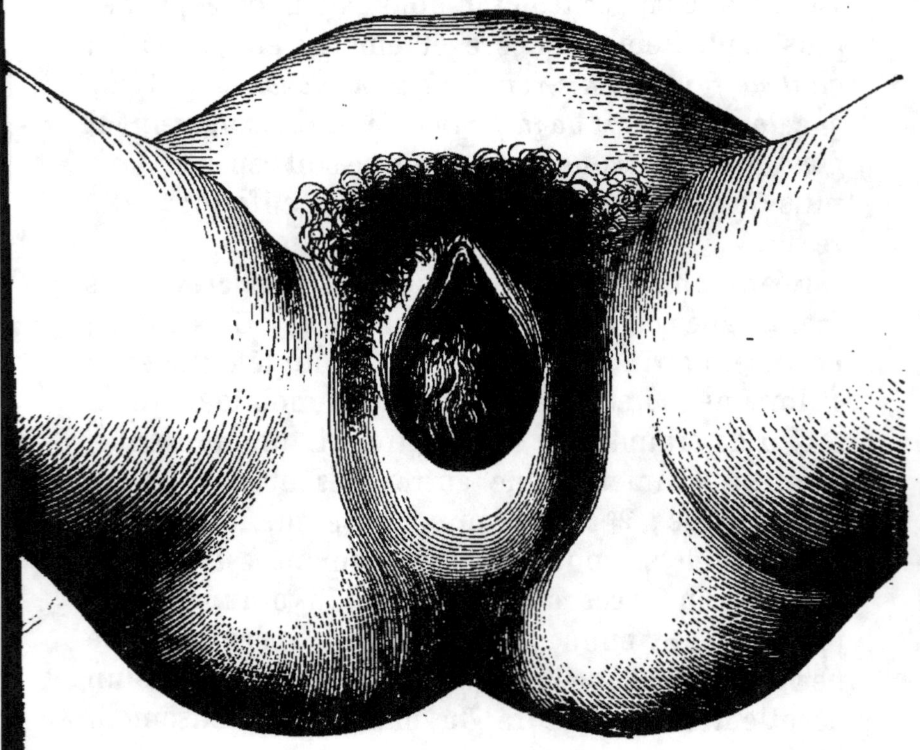

Fig. 84. — Tête au périnée.

à ce temps difficile et périlleux de l'accouchement, d'arriver le plus souvent à bonne fin, il n'en faut pas moins apporter toute son attention à soutenir le périnée et à ralentir l'expulsion si cela est nécessaire, afin de lui donner le temps de s'assouplir et de se dilater.

En France, c'est avec la main droite engagée par-dessous la cuisse droite de la femme qu'on soutient cette cloison importante : les quatre derniers doigts sont disposés en dehors de la grande lèvre gauche et le pouce en dehors de la droite, et, pendant qu'on

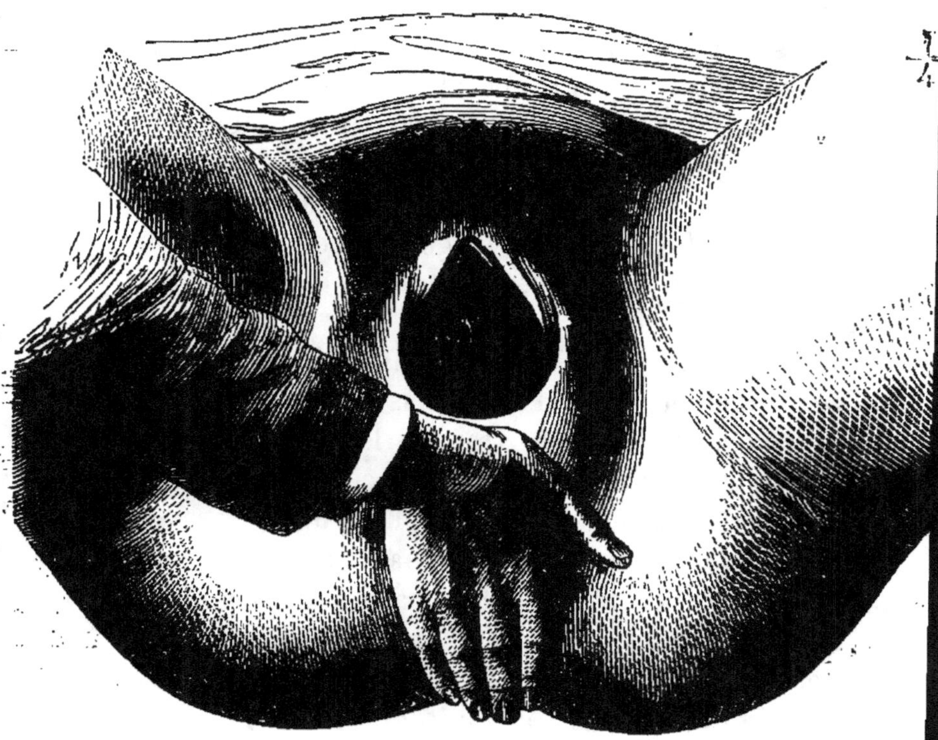

Fig. 85. — Tête à la vulve, autre manière de soutenir le périnée dans le décubitus dorsal.

cherche à ramener, avec eux, le plus de peau possible vers la ligne médiane, on appuie toute la paume de la main sur le périnée qui bombe, mais en *ayant grand soin de presser particulièrement avec le bord cubital vers l'anus.* Par ce plan incliné artificiel, on facilite l'inflexion du fœtus, le mouvement d'extension de la tête et l'engagement de l'occiput sous l'arcade pubienne. Mais il est évident qu'on ne placera convenablement sa main sur le périnée, pour le soutenir le mieux possible, qu'autant que la femme aura son siège relevé. On modérera la sortie de la tête avec les doigts de la main gauche passée par-dessus la cuisse droite, de façon à coiffer le segment céphalique qui apparaît à la vulve (fig. 85).

Du reste, nous ne soutenons plus le périnée qu'avec la main *nue*, qui sent mieux ainsi ce qu'elle fait et ce qui se passe. Seulement, nous prenons la précaution de disposer un linge quelconque devant l'anus. Une simple raison de propreté ne doit pas engager à faire plus.

Dans tous les cas, s'il y a défécation involontaire, ce qui n'arrivera pas, si on a pris la précaution de débarrasser, au début du travail, le rectum par un lavement, on dissimulera avec soin ce petit accident.

On pourrait peut-être croire faciliter le passage de la tête à la vulve, en promenant son doigt tout autour, entre la tête et les parties maternelles, comme pour dilater ces dernières : *qu'on se garde bien de cette sotte manœuvre ;* car, loin de dilater la vulve, elle ne ferait que la dessécher, l'agacer, l'irriter, l'enflammer même et, par suite, la disposer à se laisser déchirer plus facilement. Si l'on a présente à l'esprit la sage lenteur de la nature dans le dégagement spontané de la tête, on évitera de toucher la femme, dans ce moment-là, autrement que pour suivre les progrès de l'expulsion et juger du degré de tension de la commissure postérieure de la vulve. Il ne faut pas perdre de vue un seul instant qu'en présence d'un accouchement *naturel*, le rôle du médecin doit se borner d'ordinaire *à observer, conseiller, soulager et protéger* (Stoltz).

Enfin, quand la tête franchit la vulve, quand les douleurs sont *conquassantes*, si l'on sentait que le périnée, quoique bien soutenu, va se rompre, — qu'il est mince, luisant, prêt à éclater, — il faudrait pratiquer à l'aide de ciseaux, soit les deux *incisions postéro-latérales de P. Dubois*, soit l'*incision médiane* mais *obliquement dirigée de Tarnier*. Dans tous les cas il ne faut pas oublier qu'il faut être très sobre de ces incisions, et qu'elles ne doivent pas avoir plus de quelques millimètres d'étendue, un centimètre au plus.

Sans doute, on ouvre ainsi la voie à deux déchirures au lieu d'une; mais ces déchirures n'iront pas loin et n'intéresseront, du reste, aucun organe important; tandis que la rupture médiane du périnée pourrait aller de la commissure de la vulve jusqu'à l'anus et même jusqu'au rectum, et constituer alors un des désordres les plus affligeants. D'ailleurs, on saura que les petites *incisions postéro-latérales* ne sont pour ainsi dire pas senties de la femme, qui a, dans le moment, d'autres douleurs bien plus vives, — ne demandent aucun moyen de réunion ni de pansement, — et ne laissent, après leur guérison, qui est prompte, aucune cicatrice visible.

Schrœder prétend qu'en faisant prendre à la femme, au moment où les douleurs deviennent *conquassantes*, la posture accroupie sur les genoux, on lui évite presque sûrement toute déchirure du périnée, *parce que*, dit-il, *la tête fœtale se place plus pleinement sous l'arcade pubienne par son propre poids*. Les avantages de cette posture compensent-ils bien réellement son incommodité? Nous ne saurions le dire, cette pratique n'étant pas adoptée en France.

Mais la tête de l'enfant est enfin dehors; que reste-t-il à faire ? *Règle générale :* La tête sortie, il ne faut point s'empresser de tirer sur elle; il y a, alors, dans les contractions utérines, un repos qu'on doit respecter; il ne dure, d'ailleurs, que quelques instants, après quoi le travail reprend son cours, et les épaules se dégagent d'elles-mêmes. Quelquefois cependant, on a besoin d'aider à ce dégagement des épaules par quelques tractions *modérées* sur la tête, qu'on a saisie avec les deux mains par ses côtés.

Mais, auparavant, on a dû explorer du doigt la région cervicale, pour s'assurer qu'elle n'est pas serrée par un ou plusieurs tours du cordon; car, si cela était, il faudrait tâcher de dégager ce cordon en le faisant passer par-dessus la tête du fœtus; s'il était trop serré pour que cette manœuvre fût possible, on le sectionnerait après avoir comprimé entre deux doigts le côté fœtal, et on terminerait rapidement l'accouchement.

L'extraction trop rapide de l'enfant, en ne donnant pas le temps à l'utérus de revenir sur lui-même, exposerait à une hémorragie. Dans le cas où la rotation des épaules ne se ferait pas, on la favoriserait soit en imprimant un mouvement de rotation à la tête, de façon à ramener l'occiput du côté qu'il occupait primitivement dans le bassin, soit en introduisant un doigt sous les aisselles.

Les épaules sorties, l'enfant, comme nous l'avons dit, est d'ordinaire rapidement expulsé par un mouvement de spirale, qui le rejette sur le dos, entre les jambes de sa mère. On le saisit alors avec les deux mains au niveau du thorax, *et non pas par les bras*, et on le couche, le ventre en l'air, sur l'aine gauche de la mère. Puis, après un certain temps, on lie le cordon, comme nous le dirons bientôt, on le coupe, et on porte l'enfant sur les genoux de la garde.

Mais le fœtus ne vient pas toujours par le vertex dans l'accouchement naturel; il peut venir aussi par la face ou par le pelvis, et ces deux présentations ne sont pas à beaucoup près aussi favorables.

Quand c'est la face qui se présente, l'accouchement est généralement lent et, par suite, l'enfant et la mère courent un certain risque. Cependant, même lorsque c'est le front qui s'engage le premier, il n'y a pas tant à s'épouvanter qu'on l'a fait long-temps et que le fait encore Schrœder. Il n'y a qu'à laisser faire la nature et, à de rares exceptions près, la présentation du front se convertira spontanément en présentation du sommet ou de la face, comme le dit fort bien le savant annotateur de Schrœder, le Dr Charpentier.

Quand c'est le pelvis qui se présente, la femme a généralement moins à souffrir que dans le cas de présentation de la face; mais l'enfant, lui, est peut-être plus exposé. E. Bailly, dans son intéressant mémoire (1), avance qu'il ne meurt peut-être pas moins de 1 enfant sur 7 naissant par le siège, alors même que la nature a fait son œuvre seule, sans aucune intervention plus ou moins maladroite.

Quand l'enfant vient par le siège ou les pieds, on doit plus que jamais respecter la poche des eaux; on la laissera donc se crever d'elle-même, et le plus tard sera le mieux. Puis, la poche crevée, on

---

(1) Emile Bailly, *De quelques difficultés dans l'accouche-ment par le siège*, Paris, 1876.

ne s'empressera pas de tirer sur la partie qui apparaît à la vulve; ce serait une pratique *détestable*, suivant l'expression de Pajot; loin de là, on abandonnera l'expulsion presque complètement à la nature; car, si l'on tirait sur le fœtus, on courrait risque de défléchir les bras et la tête elle-même, accidents assez graves qu'on doit chercher à prévenir. On aura seulement l'attention, dès que le siège aura franchi la vulve, de glisser le doigt sous le ventre jusqu'au niveau de l'ombilic, pour voir si le cordon est tiraillé ou non, et d'en attirer une anse au dehors de façon à en surveiller avec soin les battements.

Dans le cas où le cordon serait engagé entre les cuisses du fœtus, on chercherait à le dégager par derrière, de manière à le placer sur le périnée, et non sous l'arcade du pubis où il serait bien plus sûrement comprimé.

Au moment ou le siège arrivait sur le périnée, Depaul, dans le but d'activer les contractions utérines et de prévenir le redressement des bras et la déflection de la tête, avait l'habitude d'administrer quelques doses de seigle ergoté (1). Cette pratique n'est pas suivie par la majorité des accoucheurs.

Il est bien entendu que si l'état de la mère ou de l'enfant l'exigeaient, on extrairait le fœtus le plus rapidement possible en prenant toutes les précautions désirables pour éviter, la déflexion de la tête ou des bras. Dans le cas où ces accidents se produiraient néanmoins on y remédierait comme il est dit plus loin. Mais, pour que toutes ces manœuvres soient faciles à exécuter, il faut avoir pris soin, —

(1) Depaul, *Leçons de clinique obstétricale*, 2ᵉ fascicule.

dès qu'on a vu les fesses du fœtus s'approcher de la vulve, — de faire mettre la femme *en travers*, sur son lit, dans la position que nous indiquerons plus loin, quand il sera question de la *version*.

L'échappement d'un peu de méconium par l'anus n'est point ici, évidemment, d'un aussi fâcheux augure que dans le cas de présentation de la tête ou de l'épaule; car il peut tenir tout simplement à la pression exercée sur le ventre du fœtus par l'orifice utérin ou le conduit vulvo-vaginal. Cependant l'excrétion d'une grande quantité de la matière, à travers un anus lâche et comme paralysé prouve, qu'il y a compression du cordon ou trouble notable dans la circulation utérine, et indique qu'il faut se hâter d'extraire l'enfant, si l'on veut qu'il ait chance de vivre.

Quand on reconnait par l'auscultation, ou tout simplement en interrogeant les pulsations de l'anse du cordon qu'on a attirée au dehors, que l'enfant est plein de vie, il faut éviter de hâter par des tractions le dégagement des épaules ou de la tête, laisser l'utérus faire seul l'expulsion de ces parties, parce qu'alors il y aura bien moins de risques de déflexion pour les bras ou la tête. Ce n'est donc que dans le cas où l'on sait le fœtus en danger, par suite de compression du cordon ou de trouble dans la circulation utéro-placentaire, qu'on doit venir en aide aux contractions de la matrice et des muscles abdominaux. Or, voici comment il faut s'y prendre pour tirer alors sur l'enfant : On enveloppe d'un linge fin et à demi usé la partie qui est déjà hors de la vulve, jambes ou pelvis, et on la saisit ensuite, non pas du bout des doigts, mais bien *à pleine main*. Quand la présentation est *complète*, c'est le pelvis qu'on saisit ainsi tout d'abord; mais si la présenta-

tion est *décomplétée*, ce sont les jambes qu'on saisit
en premier lieu, puis les cuisses, et enfin le bassin ;
dans tous les cas, on tire toujours *avec modération*,
ayant bien soin d'imprimer au fœtus, si c'est nécessaire, un mouvement de torsion qui amène son dos
en avant, vers l'une ou l'autre des cavités cotyloïdes
et veillant bien aussi à ce qu'un aide comprime le
fond de l'utérus, pour hâter la sortie de l'enfant et
prévenir le redressement de ses bras ou de sa tête.

Jamais on ne doit tenir l'enfant, pour l'extraire,
par une partie de son corps plus élevée que le pelvis ; car une compression un peu forte exercée par
les mains sur le ventre ne serait certainement pas
sans danger, le foie remplissant presque complètement cette cavité à cette époque de la vie.

Enfin, lorsqu'il ne reste plus que la tête dans
l'excavation et qu'elle est fléchie convenablement,
il n'y a, pour faciliter son dégagement, qu'à relever
le fœtus en entier, par un grand mouvement d'arc
de cercle, vers le ventre de la mère ; par là, on fait
se dégager successivement, en avant du périnée, le
menton, la face, le front et le bregma, et l'accouchement proprement dit est terminé ; il ne reste
plus dans l'utérus que le délivre qui sera expulsé,
ou plutôt extrait, quelques minutes plus tard, après
que l'on aura lié et coupé le cordon.

Hygiène de la femme en travail

Pendant le travail, la femme n'a, en général,
besoin d'aucun aliment ; dans tous les cas, on ne lui
permettrait que des aliments liquides et en petite
quantité, en évitant les boissons alcooliques ou trop

excitantes. Toutefois, si elle est faible et sans énergie, si les douleurs ne sont pas soutenues, on pourra permettre du thé, du café léger, du grog étendu, etc.

Il va sans dire qu'elle a dû être placée dans un appartement éloigné du bruit, bien aéré et maintenu à une température modérée; — qu'on ne lui a laissé sur elle que des vêtements larges, ne gênant en rien sa circulation ni ses mouvements; — et qu'on a veillé à ce qu'il ne restât près d'elle aucune personne inutile, à plus forte raison antipathique.

Conduite de l'accoucheur après le travail, dans les cas simples

Après l'expulsion du fœtus, il faut, à moins de circonstances particulières que nous avons indiquées, attendre de 10 à 15 minutes, avant de pratiquer la *délivrance*.

Pendant ce temps, qui est nécessaire pour que l'utérus revienne sur lui-même et décolle le placenta, l'accoucheur s'occupe de l'enfant, tout en revenant par moments juger de l'état de la mère.

Après la délivrance, faite d'après les règles que nous avons tracées plus haut, on s'assure que l'utérus est bien rétracté, qu'il ne contient pas de caillots, et si le travail a été long, ou l'utérus fortement distendu soit par une exagération dans la quantité du liquide amniotique ou une grossesse gémellaire, en un mot si on a quelques raisons de redouter une hémorragie secondaire, on pourra, comme mesure préventive, administrer un gramme de seigle en deux fois, à quelques minutes d'intervalle, ou une injection d'ergotine.

On procède ensuite à la toilette de la vulve et du vagin à l'aide d'un liquide antiseptique tiède. Les liquides surtout préconisés aujourd'hui sont les solutions de biiodure ou de bichlorure de mercure à 1/2,000. La toilette achevée, on appliquera sur la vulve un tampon de linge ou mieux d'ouate hydrophile imprégné du même liquide et qu'on renouvellera trois ou quatre fois par jour, de même que les lavages pendant les huit premiers jours au moins. Si l'accouchement a été accidenté, ou si les lochies prennent un peu d'odeur, il faudra pratiquer en outre des injections vaginales et pour peu qu'il y eut des menaces de septicémie, ne pas hésiter à employer les injections intra-utérines comme nous le dirons plus loin.

Si la femme est accouchée sur son lit, on enlève la garniture souillée, si elle est accouchée sur un lit de misère, on la fait transporter sur son lit, *mais dans aucun cas elle ne doit s'y rendre d'elle-même.*

Quand nous sommes appelé à temps, nous avons pour habitude de demander si la chemise de la femme est propre ; si elle l'est, nous nous contentons de la faire *relever* immédiatement, sous les autres vêtements, *jusqu'aux reins*, pour la préserver de toute souillure pendant l'accouchement ; — si elle ne l'est pas, nous en faisons changer de suite, pour la retrousser après, comme nous venons de le dire ; — et par là, non seulement nous épargnons à la femme, pour plus tard, une fois la délivrance opérée, la fatigue inséparable de cette partie délicate de sa toilette ; — mais encore nous la mettons plus sûrement à l'abri (c'est du moins notre conviction) d'une hémorragie consécutive, à laquelle doivent disposer évidemment et la position assise, et le mouvement des bras, et un certain refroidissement du tronc. — Nous conseillerions donc volontiers d'imiter toujours cette pratique.

La plupart des femmes qui viennent d'accoucher demandent qu'on leur serre le ventre par un bandage, et elles ont raison ; non pas qu'elles aient à en retirer un grand avantage pour la finesse ultérieure de leur taille, mais parce que la pression du *ceintre* supplée au défaut d'action d'une peau sans élasticité et de muscles très affaiblis.

Si la femme, une fois couchée et *ceintrée*, sent le besoin de se livrer au sommeil, il faut, en dépit de l'absurde préjugé qui règne encore dans une certaine classe de la société, respecter ce besoin, et surveiller seulement l'état du facies et du pouls, de peur d'hémorragie qui, sans cela, pourrait rester inaperçue.

Huit ou dix heures au plus après l'accouchement, le médecin ou la sage-femme visiteront la nouvelle accouchée, et s'informeront s'il y a eu émission des urines. Si la miction ne s'est pas faite spontanément, on videra la vessie par le cathétérisme. Quant à la défécation, elle peut tarder davantage à se faire sans inconvénients, et nous sommes dans l'habitude de laisser l'intestin en repos jusqu'au quatrième jour après les couches ; si la malade n'est pas allée spontanément à la selle, nous lui administrons alors 20 grammes d'huile de ricin.

Pour calmer les tranchées parfois fort vives, qui se montrent chez les multipares et qui peuvent persister pendant deux ou trois jours, on se trouvera bien de l'administration de petits lavements avec quinze gouttes de laudanum, que l'on renouvellera deux ou trois fois dans les vingt-quatre heures suivant les circonstances.

Pendant les cinq ou six premiers jours qui suivent le travail, il faut surveiller avec un soin minutieux *l'état du ventre*, la *régression utérine*, la *qualité* et la *quantité* des lochies, *l'émission des urines*, qui parfois, chez les primipares surtout, ne se fait pas spontanément pendant les premiers jours, *l'état des mamelles*, du *pouls* et de la *température*, de façon à pouvoir remédier immédiatement à tout accident qui se présenterait.

L'époque à laquelle la femme peut se lever sans inconvénient varie suivant la rapidité plus ou moins grande de l'involution utérine. Nous permettons d'ordinaire le premier lever, lorsque le fond de l'utérus ne déborde plus la symphyse du pubis, ce qui n'arrive pas d'ordinaire avant le douzième jour, souvent plus tard. A partir du vingtième jour, la femme pourra aller et venir dans l'appartement, mais on ne permettra les sorties au grand air qu'après un mois. Les voyages en voiture, en chemin de fer, les exercices fatigants, les rapprochements sexuels, ne seront permis qu'après le retour des règles, c'est-à-dire après la sixième semaine environ. A partir du septième jour, on pourra faire tous les jours le lit de la nouvelle accouchée, mais en prenant la précaution de la transporter à bras, ou mieux de la faire glisser sur un second lit que l'on aura rapproché du premier.

Si la femme nourrit, on accordera une attention particulière aux mamelles, de façon à éviter la congestion, les gercures et les abcès qui en sont si souvent la conséquence.

Quant au régime des nouvelles accouchées bien portantes, il est des plus simples ; le premier jour, bouillon à volonté par petites quantités à la fois, mais aussi souvent que la femme le désire. Le second jour, potage, œuf, côtelette, et dès que la sécrétion laiteuse est établie régime ordinaire. Si la femme ne doit pas nourrir, on diminuera un peu le régime, les boissons surtout, et pour ne pas être accusé de ne pas avoir fait *passer le lait*, s'il survenait plus tard chez l'accouchée le moindre engorgement viscéral ou la moindre névrose, on administrera un purgatif léger. Des fomentations émollientes sur les seins, en favorisant la sortie spontanée du lait, préviendront l'engorgement des mamelles.

Soins à donner au nouveau-né

L'enfant naît bien portant, ou à l'état de mort apparente (asphyxié), ou seulement faible.

1° L'enfant naît bien portant.

Il résulte des expériences entreprises par Budin (1875), sous l'inspiration de Tarnier, et de celles du Dʳ Hélot, de Rouen (1877), que le nouveau-né pendant les premières minutes qui suivent sa naissance, bénéficie de plus de 80 grammes de sang, lui venant encore par la veine ombilicale, aussi les partisans de la *ligature tardive* sont-ils en majorité parmi les accoucheurs actuels.

Ce n'est donc que deux ou trois minutes après l'expulsion du fœtus, alors que le cordon commencera à blanchir, que ses battements seront à peine perceptibles, qu'il faudra pratiquer la ligature et la section de la tige funiculaire. A cet effet, on prend un des lacs de fil ciré qui ont été préparés d'avance, et on en étrangle *solidement* le cordon à une distance de l'ombilic de 5 à 6 centimètres, en ayant soin d'arrêter l'anse du fil par un double nœud. Il est bien entendu qu'avant d'appliquer la ligature, on s'est assuré qu'il n'y a pas de portion d'intestin engagée dans le cordon (hernie ombilicale congénitale).

Le double nœud terminé, on retranche l'excédent des deux extrémités du lacs, et, après cela, on coupe le cordon ombilical lui-même d'un coup de ciseaux à un centimètre au delà de la ligature.

Nous engageons fort à ne considérer cette première ligature que comme une ligature d'attente, et à en pratiquer une seconde au-dessous de la première, avec tout le soin désirable, lorsque l'enfant sera sur les genoux de la garde.

Dans le cas de grossesse gémellaire, ou lorsqu'il y a seulement doute, il ne faudrait pas se contenter d'une seule ligature; il faudrait en appliquer deux à quelques centimètres de distance l'une de l'autre et couper ensuite le cordon entre les deux, pour ne pas s'exposer à faire périr le second enfant d'hémorragie avant d'être né.

Nous pensons même qu'il serait bon, dans tous les cas, d'appliquer toujours sur le cordon deux ligatures entre lesquelles on donnerait le coup de ciseaux. De cette façon, on éviterait de souiller le lit plus qu'il ne l'est déjà et on faciliterait le décollement du placenta en lui conservant plus de volume et plus de poids.

Quand on a affaire à un cordon très gras, il faut,

par une forte pression entre deux doigts, réduire le plus possible le point qu'on veut lier avant d'appliquer le lacs ; sans quoi, il arriverait que la ligature, qui paraissait d'abord assez serrée, n'étranglerait plus les vaisseaux après un certain degré de dessèchement du cordon, et qu'il y aurait alors quelque danger d'hémorragie pour l'enfant. Il faudra également veiller à ce que l'anse du fil à ligature soit appliquée bien perpendiculairement au cordon ; appliquée obliquement, le cordon se trouverait incomplètement étranglé, le nœud une fois fait.

On a dit : A quoi bon toutes ces précautions ? Est-ce que l'établissement parfait de la respiration ne suffit pas pour suspendre le cours du sang dans les artères ombilicales ? Est-ce que les animaux lient le cordon de leurs petits ? — Si l'on déchirait ou mâchait le cordon, comme le font les femelles des mammifères, ou si on le sectionnait en l'écrasant entre deux pierres comme le font certaines peuplades sauvages, sans doute la ligature serait inutile ; mais il n'en est pas ainsi, et avec la section nette du cordon à l'aide de ciseaux, le moindre trouble respiratoire peut amener une hémorragie souvent mortelle, les exemples malheureusement n'en sont pas très rares, même avec des cordons liés, mais dont la ligature était mal faite.

Dans le cas où par suite d'un accident, le cordon se trouverait arraché à son insertion abdominale, il faudra se contenter de panser la petite plaie avec un morceau d'agaric, et d'exercer une compression modérée à l'aide d'un peu de coton ou de charpie, d'une compresse et d'un bandage de corps ; dans ce cas il ne faudra pas emmailloter l'enfant, mais le recouvrir seulement de langes chauds que l'on

pourra facilement soulever pour exercer une surveillance attentive.

Une fois le cordon lié, on saisit l'enfant, soit par
le thorax avec les deux mains, soit, ce qui est
mieux, en le tenant d'une main par-dessous les
épaules et la nuque tout ensemble, et de l'autre par-
dessous les fesses, — le pouce, glissé entre les
cuisses, venant se placer sur les pubis, pour plus de
solidité, — et on le porte sur les genoux de la
garde, qui s'empresse de le nettoyer. Quand il n'est
sali que de sang et de mucosités, il suffit d'une
éponge imbibée d'eau tiède pour le rendre propre ;
mais il n'en est plus de même s'il est recouvert
d'une couche épaisse de matière cérumineuse.
Pour enlever facilement cet enduit, il faut frotter le
corps de l'enfant d'huile, de beurre ou d'axonge, et
l'essuyer ensuite avec un linge sec, et, mieux encore, avec un morceau de flanelle douce.

Ce nettoiement achevé (et il doit être rapide), la
garde couvre la tête et la poitrine du nouveau-né
comme ils doivent l'être, et, après, on s'occupe du
pansement du cordon. Pour cela, on prend un petit
linge en T, enduit d'un corps gras, ou mieux encore
de vaseline boriquée, on le place au-dessus de l'ombilic, la face cératée en haut, et on en enveloppe le
bout du cordon, qu'on a préalablement relevé et
couché un peu à gauche de la ligne médiane. Un
petit gâteau d'ouate, une compresse et un bandage
de corps complètent le pansement.

Ce n'est qu'après s'être assuré de la perméabilité
des ouvertures naturelles qu'on laissera la garde
achever d'habiller l'enfant.

Lorsque le nouveau-né est habillé et emmailloté,
on le couche dans son berceau *sur l'un ou l'autre*

côté du corps et non pas sur le dos, pour lui permettre de rendre plus facilement les glaires qu'il peut avoir dans la gorge. On prescrit d'ailleurs de le préserver des courants d'air et d'une vive lumière.

Durant les trois ou quatre premiers jours qui suivent la naissance, il est bon de surveiller attentivement l'excrétion des urines et du méconium.

L'expulsion de ce dernier ne se fait pas attendre, en général, plus de dix ou douze heures, surtout si l'enfant est présenté de bonne heure au sein de sa mère et y puise un peu de ce *colostrum* qu'on dit avec raison être laxatif. Mais, si cette excrétion tardait plus de vingt-quatre heures à se faire, après s'être assuré, au moyen d'une sonde, que le rectum est bien libre, on prescrirait un bain tiède, et, s'il restait sans effet, 8 à 10 grammes de sirop de rhubarbe composé, dit *sirop de chicorée*. Il est rare que ce sirop ne donne pas lieu à l'évacuation désirée.

On surveillera avec soin le cordon, qui se dessèche et tombe plus ou moins tôt suivant que l'enfant est plus fort et plus vigoureux, en moyenne vers le cinquième jour quand l'enfant est à terme, vers le sixième ou le septième dans le cas contraire. L'enfant, dans son berceau, devra être entouré de boules d'eau chaude, et ne devra dans aucun cas être couché avec sa mère. On le présentera au sein, dès que la mère sera suffisamment reposée et il est absolument inutile de lui donner autre chose jusque-là, eau sucrée, ou tilleul, comme on en a trop l'habitude. Nous ne nous étendrons pas longuement sur l'hygiène du nouveau-né, ni sur les règles à suivre dans son alimentation, nous renvoyons le lecteur au chapitre magistral que

MM. Tarnier et Chantreuil ont consacré à l'allaitement (1) et à l'excellent livre de Donné (2).

Qu'il nous suffise de dire que rien ne saurait remplacer l'*allaitement par la mère* et que ce n'est pas
seulement à l'enfant qu'il est favorable, mais encore
à la mère elle-même, en favorisant le rétablisse-
ment plus rapide de sa santé après l'accouchement.

Cependant, il est des cas dans lesquels on devra
proscrire l'allaitement maternel : Faiblesse constitutionnelle, tuberculose, scrofule, folie, etc. Il en sera
de même dans les affections aiguës d'une certaine
durée, en un mot dans toutes les maladies susceptibles de s'aggraver du fait de l'allaitement.

La *syphilis maternelle*, loin d'être une contre-indication, impose l'allaitement par la mère toutes
les fois qu'il n'y a pas impossibilité absolue. Dans
tous les cas, l'enfant né d'une mère syphilitique ne
doit jamais être confié à une nourrice au sein, et si
la mère est dans l'impossibilité de nourrir, c'est à
l'allaitement artificiel qu'il faut recourir.

Après l'allaitement par la mère, le meilleur mode
est la *nourrice sur lieu* à condition bien entendu
qu'elle réunisse les qualités nécessaires. La *nourrice
à distance* que l'on ne peut surveiller directement et
qui emploiera souvent tout autre chose que son lait
à la nourriture de l'enfant, ne sera employée qu'en
cas de nécessité ; nous en dirons autant de l'allaitement artificiel par le lait d'un animal, qu'il soit
directement pris par l'enfant aux trayons, ou administré à l'aide du biberon, de la timbale ou de la
cuiller.

(1) Tarnier et Chantreuil, *Traité de l'art des accouchements*, t 1.
(2) Donné, *Conseils aux mères*, etc.

Les laits d'animaux qui se rapprochent le plus de celui de la femme sont ceux d'*ânesse* et de *jument*; les laits de vache et de chèvre sont des laits *lourds*, ils forment avec les acides un coagulum en masse tandis que les laits de femme, d'ânesse et de jument ne donnent lieu qu'à un précipité pulvérulent à peine perceptible, aussi sont-ils d'une digestion beaucoup plus facile que les premiers.

Dans l'allaitement artificiel, il conviendra d'étendre le lait de chèvre ou de vache (ce dernier est le plus souvent employé), d'une proportion plus ou moins considérable d'eau bouillie suivant l'âge de l'enfant. Voici les proportions que nous conseillons :

1re semaine. . . .	1 partie de lait	3 parties d'eau.
De la 2e semaine à la fin du mois.	1 —	2 —
De 1 à 3 mois . . .	1 —	1 —
De 3 à 5 mois . . .	2 —	1 —
De 5 à 6 mois . . .	3 —	1 —
A 6 mois.	lait pur.	

L'enfant sera mis au sein toutes les deux ou trois heures, un peu moins souvent la nuit que le jour, et à mesure qu'il grandira on espacera un peu plus les tétées, celles de la nuit surtout.

Ce n'est que vers le sixième mois que l'on commencera à donner à l'enfant quelques aliments autres que du lait, mais dont ce liquide doit cependant toujours former la base, bouillies légères de farine de froment, d'avoine, ou d'arrow-root.

Entre douze et dix-huit mois, on sèvrera l'enfant, soit d'une façon brusque, soit d'une manière progressive, ce qui à notre avis, est de *beaucoup préférable*, la transition ménagée d'une alimentation à

une autre étant inoffensive, tandis que la **cessation**
brusque de l'allaitement peut être le **point** de départ
d'un trouble grave des fonctions digestives. On
évitera autant que possible de sevrer l'enfant au
moment des fortes **chaleurs**, où les entérites sont le
plus fréquentes, ainsi qu'au moment de l'évolution
d'un groupe de dents.

Le **nouveau-né** perd de son poids pendant les
premiers jours, mais à partir du sixième au septième jour il doit augmenter de 20 à 25 grammes
par jour en moyenne, pendant les cinq premiers mois
et de 10 à 15 grammes pendant les sept derniers.

D'après Odier et Blache, un enfant à la fin de son
quatrième mois, doit peser le double de ce qu'il
pesait au moment de sa naissance, et, à son seizième
mois, le double de ce qu'il pesait au commencement
du cinquième.

Nous venons d'indiquer sommairement, les règles
qui doivent présider à l'alimentation du nouveau-né
bien portant, et nous avons placé en première ligne
l'allaitement direct par la mère, ou en cas d'impossibilité par une nourrice sur lieu. Ce mode d'alimentation, de beaucoup le meilleur, rencontre
cependant, parfois des difficultés dont les causes
dépendent, soit de la mère : malformations, brièveté, gerçures du mamelon, etc ; soit de l'enfant :
coryza, muguet, vices de conformation de l'orifice
ou de la cavité buccale, etc (1). Pour remédier aux
premières on a recours à des appareils spéciaux
dont le plus employé est peut-être le bout du sein

(1) Les considérations qui suivent sont le résumé succinct
d'une leçon du Dr P. Budin, publiée par le *Progrès médical*
du 8 septembre 1888.

du Dr Bailly, constitué par une cupule en verre munie d'une tétine en caoutchouc; mais comme le fait justement observer le Dr Auvard (1), cette téterelle a le grave inconvénient de nécessiter des efforts de succion bien plus considérables que dans l'allaitement direct et ne peut convenir qu'à des enfants forts et très vigoureux. Pour corriger cette défectuosité, Auvard a imaginé une téterelle qu'il appelle bi-aspiratrice et qui se compose d'une capsule conique en verre, munie de deux tubulures près de l'extrémité du cône; à ces tubulures s'adaptent deux tubes en caoutchouc d'inégale longueur, le plus long se termine par un embout destiné à la mère, le plus court par une tétine destinée à l'enfant; cette tétine, percée de petits trous faits à l'emporte-pièce, est pourvue d'une soupape qui s'ouvre quand l'enfant tête et se ferme au contraire quand c'est la mère qui aspire.

Pour se servir de cet appareil, on en coiffe le mamelon, de façon que le pourtour de la capsule s'applique exactement sur le sein et que la tubulure munie du tube le plus long, regarde directement en haut, l'autre directement en bas; la tétine étant placée dans la bouche de l'enfant, la nourrice fait le vide dans l'appareil en aspirant par l'embout supérieur; le lait jaillit aussitôt et tombe dans le tube inférieur et de là dans la tétine, un léger mouvement de succion du nouveau-né le fait pénétrer dans sa bouche. Cette téterelle fonctionne généralement bien, à condition toutefois que la mamelle ne soit pas trop souple, car dans ce cas le mamelon peut être entraîné jusqu'au fond de l'appareil et

(1) *Gazette hebdomadaire*, 17 février 1888.

exactement appliqué sur ses parois, le lait cesse alors de jaillir ; il est en outre indispensable qu'elle soit appliquée bien horizontalement et maintenue dans cette position, car, si la mère étant couchée, par exemple, l'extrémité du cône se trouve très élevée, il faudra que l'appareil soit presque complètement rempli pour que le lait puisse couler dans le tube qui va à l'enfant, il pourra en même temps être aspiré par la mère ; si la mère est assise, au contraire, et que la téterelle soit trop inclinée de haut en bas, le lait tombant dans l'extrémité du cône, sera encore aspiré par le tube supérieur.

Pour remédier à ces inconvénients, le Dr Budin a modifié la forme de l'appareil ; au lieu d'une cupule conique, il emploie une ampoule de verre sphérique, rappelant un peu l'aspect d'un verre à ventouse et présentant deux tubulures situées aux deux extrémités de l'un de ses grands diamètres ; les tubes et la tétine sont disposés comme dans la tétine bi-aspiratrice ; le mode d'emploi de l'appareil est le même, mais la situation des deux tubulures fait que le lait ne peut être aspiré à aucun moment par la mère.

Si les difficultés de l'allaitement proviennent de l'enfant et que celui-ci ne puisse opérer les mouvements de succion, la téterelle de Budin peut encore être utilisée ; pour cela il suffit d'enlever la soupape qui se trouve dans la tétine et l'appareil étant disposé comme nous l'avons dit, la mère comprime avec deux doigts le tube inférieur, puis aspire par le tube supérieur ; lorsque l'ampoule est suffisamment remplie, on cesse de faire le vide, et on écarte légèrement les doigts qui comprimaient le tube inférieur, le lait s'écoule alors dans la bouche du nouveau-né qui n'a plus à faire que les mouvements de déglutition.

L'appareil sans soupape peut aussi être utilisé pour les enfants qui tètent, mais pour qu'ils ne perdent pas l'habitude des mouvements de succion, il faut remplacer la tétine qui a des trous faits à l'emporte-pièce, par une tétine sur laquelle on pratique des incisions latérales.

Il va sans dire que ces appareils, comme tout ce qui sert à l'alimentation du nouveau-né, biberons, timbales, cuillers, doivent être l'objet de soins particuliers, lavages, écouvillonnages, etc. Budin les maintient constamment dans une solution de naphtol (pour un litre d'eau, 0,40 centig. de naphtol, et un cent. cube d'alcool), on les plonge dans de l'eau ordinaire avant de s'en servir (1).

2° L'enfant naît asphyxié.

Si, pendant le travail, le cordon s'est trouvé comprimé un certain temps, ou si le placenta s'est décollé prématurément, ou si, enfin, les eaux sorties, l'utérus s'est assez fortement rétracté pour que sa circulation en ait été troublée, l'enfant naît généralement à l'état de mort apparente ou d'asphyxie. Or, cet état se montre sous deux aspects différents : ou l'enfant est d'un rouge violet, avec turgescence de la face, de la partie supérieure du tronc et même des

_____

(1) Le Dr Smester a donné dans les *Annales de Gynécologie* du 15 mars 1888 la description d'un appareil qui se rapproche de celui du Dr Auvard et qu'il avait fait construire un an auparavant ; mais le fonctionnement des deux soupapes dont cette téterelle est munie, laissant à désirer, l'auteur n'avait pas jugé à propos de faire connaître plus tôt son invention.

extrémités, ou il est, au contraire, décoloré, avec les chairs flasques. Mais peu importe : c'est toujours le même état, une *asphyxie*, et il n'y a qu'une cause, la *suspension de la respiration placentaire.*

A quoi tient la différence de coloration signalée plus haut ? Pourquoi, dans un cas, le fœtus est-il violacé, et, dans l'autre, pâle, décoloré ? Suivant Jacquemier (1), cela est dû à ce que, dans le dernier cas, *quand l'enfant est pâle*, la suspension de la respiration placentaire a été brusque, très rapide ; tandis que, dans le premier, *quand l'enfant est violet*, elle a été lente et graduelle. Dans l'asphyxie des adultes, en effet, les mêmes différences s'observent, suivant la rapidité ou la lenteur de la suppression de l'air respirable. Ainsi, comme le fait observer Devergie, les ouvriers qui sont ensevelis subitement sous un éboulement considérable présentent une décoloration générale des tissus ; tandis que les individus qui meurent de submersion, après s'être débattus quelques minutes sur l'eau, et, mieux encore, ceux qui périssent renfermés dans des espaces trop resserrés, où il y a de l'air, mais en quantité insuffisante, présentent une coloration violette.

Sous le rapport du *pronostic*, y a-t-il une différence entre la pâleur et la coloration violette du fœtus asphyxié ? Oui, la pâleur est de plus mauvais augure ; elle indique que le petit sujet est plus près de la mort réelle. Mais, quelle que soit la pâleur cependant, il est impossible de dire *a priori* que l'état est désespéré : il faut donc, par conséquent, agir toujours comme si le fœtus pouvait

(1) Jacquemier, *Manuel des accouchements*, 1846.

être ranimé. Une demi-heure, une heure même, écoulée depuis la terminaison de l'accouchement, n'est pas un motif suffisant pour l'abandonner, si toutefois il est chaud, sans roideur cadavérique, et si surtout la région précordiale fait entendre le moindre bruissement. Le silence prolongé du cœur est, en effet, le seul signe qui enlève toute espérance de rappeler l'enfant à la vie. Malheureusement les faibles bruits du cœur d'un fœtus asphyxié ne sont pas toujours faciles à percevoir, et on peut très bien rester dans le doute au sujet de leur cessation réelle. Mais, alors, raison de plus pour ne pas abandonner trop tôt un nouveau-né, par cela seul qu'on n'entend rien dans sa région précordiale. Tant qu'il est chaud, on doit insister dans l'emploi des moyens propres à le ranimer. Il est une foule d'observations authentiques qui prouvent que des enfants naissants ont pu être ranimés après être restés plus d'une heure en état de mort apparente.

Traitement. — Lorsque l'enfant est violacé, à face turgescente, la première chose à faire est de couper de suite le cordon, avant de le lier, et de laisser les artères ombilicales donner de 15 à 20 grammes de sang, une cuillerée à bouche environ. Cette petite *saignée* fait cesser l'engorgement veineux du cerveau, du bulbe rachidien et des poumons, et suffit parfois, à elle seule, à établir une respiration franche; mais, dans bien des cas, il faut recourir à d'autres moyens encore, pour arriver à ce résultat; les principaux sont: l'excitation de la surface cutanée, la respiration artificielle et l'insufflation pulmonaire.

On excite la surface cutanée de diverses manières: en balançant le fœtus tout nu devant une fenêtre ouverte; — en l'aspergeant d'eau froide; — en le plongeant dans un bain chaud ; en lui laissant tomber, d'un mètre de haut, un petit filet d'eau froide sur la région du cœur ; — en le percutant avec la main sur les fesses et les épaules ; — en le flagellant à l'aide d'un linge mouillé, qui n'expose pas, comme la main, à quelque contusion grave ; — en le frictionnant un peu rudement, particulièrement sur la région précordiale, avec une flanelle imbibée d'eau-de-vie, — ou en le présentant devant un feu de copeaux un peu vif.

La *respiration artificielle* peut être pratiquée par plusieurs procédés différents : 1° celui de Marshall-Hall, consistant en mouvements alternatifs de rotation du corps du fœtus, du plan latéral sur le ventre, est absolument insuffisant ; 2° celui de Sylvester, qui consiste dans l'élévation et l'abaissement alternatif des bras environ quinze fois par minute, est meilleur, mais nous lui préférons le procédé de Schultze (fig. 86 et 87).

Dans ce troisième procédé, l'enfant est suspendu entre les jambes de l'accoucheur par les indicateurs recourbés en crochets et passés d'arrière en avant sous les aisselles du nouveau-né, pendant que les pouces reposent doucement sur le sommet de la face antérieure du thorax et les trois derniers doigts sont appliqués sur la face postérieure (fig. 86). C'est là la position d'inspiration.

L'accoucheur lance ensuite l'enfant en avant et en haut, mais assez doucement et en ayant soin d'arrêter le mouvement quand ses bras ont dépassé la position horizontale, de façon que la partie inférieure du corps du fœtus culbute seule en avant et vienne fortement comprimer le ventre ; cette compression se transmet au diaphragme et aux organes thoraciques (fig. 87), c'est le temps d'expiration. Dans cette position, tout le poids du corps du fœtus repose sur les pouces de l'accoucheur.

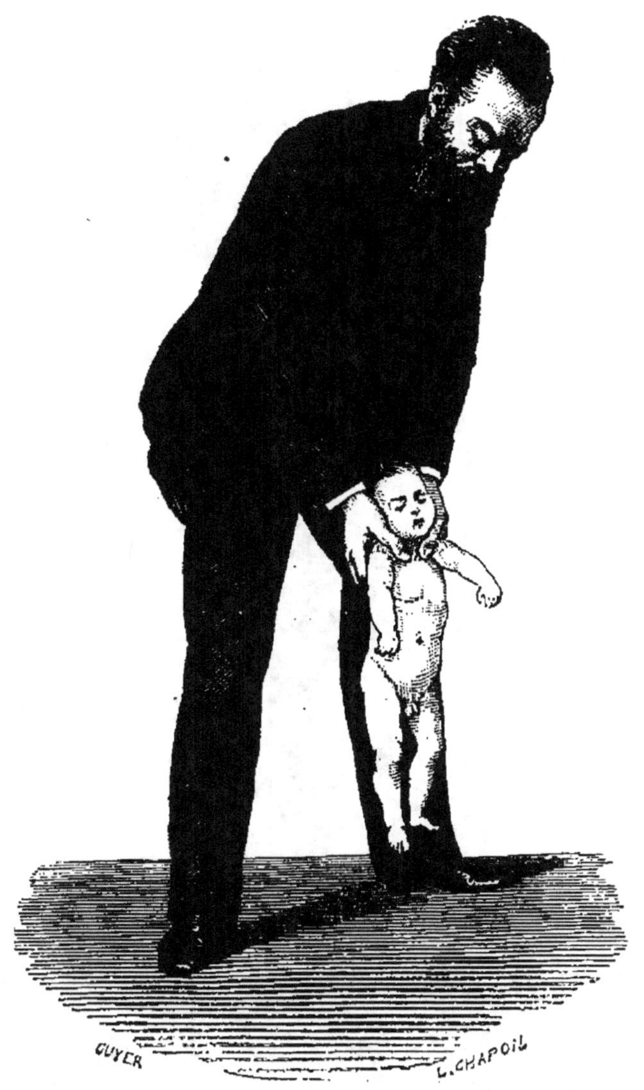

Fig. 86. —Procédé de Schultze. — Position d'inspiration.

Après avoir maintenu l'enfant quelques secondes dans cette position, l'accoucheur le ramène assez

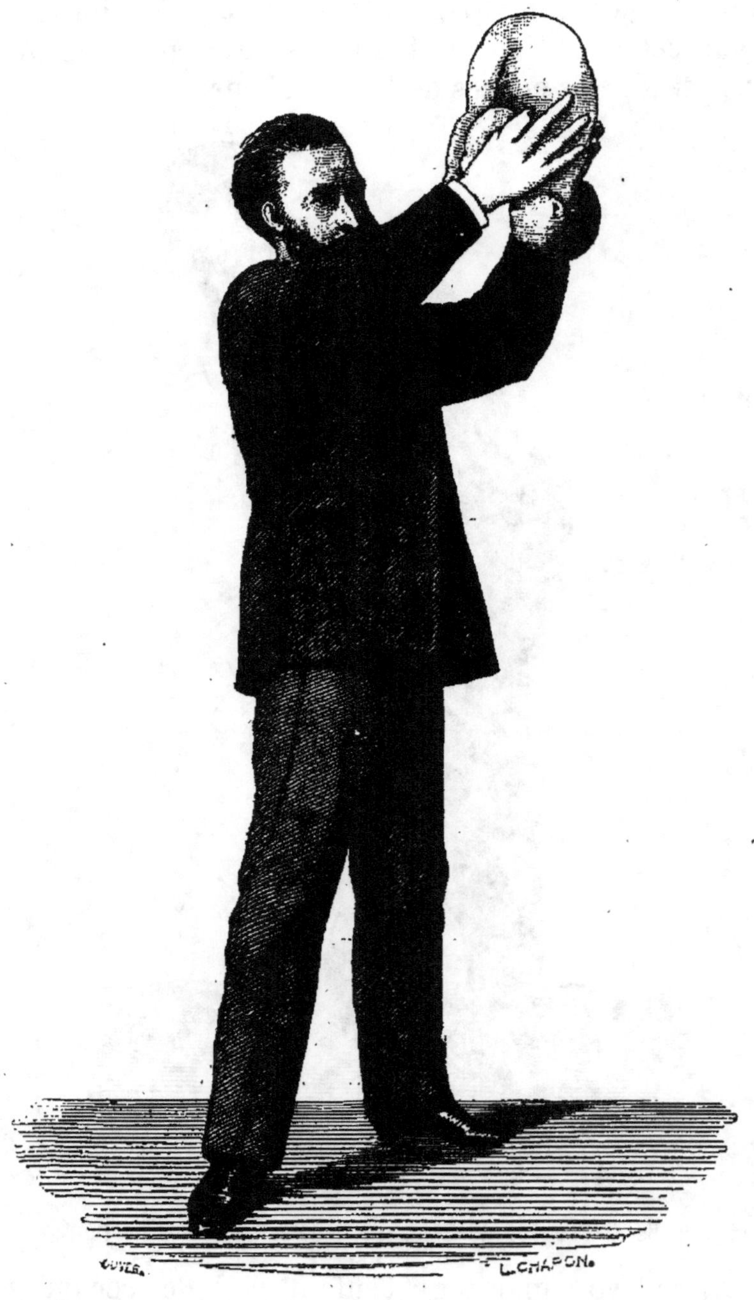

Fig. 87. — Procédé de Schultze. — Position d'expiration.

brusquement en bas entre ses jambes écartées, par un mouvement inverse; le diaphragme s'abaisse par suite de la secousse éprouvée par les viscères abdominaux, en même temps que le poids du corps, en agissant en sens inverse des doigts qui sont sous les aisselles, tend à soulever les côtes.

Cette manœuvre sera renouvelée une quinzaine de fois par minute et on ne la cessera que lorsque la respiration se fera régulièrement.

Cependant si ces moyens ne donnaient pas rapidement le résultat que l'on en attend, il ne faudrait pas s'y attarder, et recourir de suite à l'*insufflation pulmonaire*, moyen plus efficace.

Voici comment doit se pratiquer l'opération :

L'enfant étant placé sur un oreiller, la face tournée en haut, la poitrine et la tête élevées, presque comme dans la position assise, on saisit, de la main droite, le *tube laryngien* de Chaussier, ouvert à son extrémité et non sur le côté, et, avec le doigt indicateur gauche, introduit dans la bouche, on va à la recherche, non pas de l'épiglotte, qui est trop petite à cet âge pour être facilement distinguée au toucher, mais bien de l'extrémité supérieure même du larynx ; et, quand on sent qu'on a cette partie sous le doigt, on glisse le tube, par son bec, sur le bord radial de l'index conducteur, jusqu'à ce que ce bec arrive au niveau de l'ouverture du larynx ; alors on n'a plus qu'à *tourner court*, suivant l'expression de Pajot, en relevant le pavillon de l'instrument en haut et à gauche, par rapport au fœtus, pour entrer dans la glotte. On s'assure qu'on y est bien, par de petits mouvements de latéralité qui doivent, si l'on n'a pas fait fausse route, entrainer de côté et d'autre le larynx en totalité ; et l'on s'apprête ensuite à souffler. Si le tube a son collet garni d'une bonne rondelle d'agaric épais, on peut souffler de suite, sans s'occuper de l'occlusion préalable de la bouche et des narines, puisque la rondelle d'agaric ferme exactement la glotte. Ce n'est que lorsqu'on se sert d'un tube sans garniture à son collet (par exemple, d'une sonde courbe ordinaire, faute de mieux), qu'on a besoin de tenir le nez et les lèvres pincés exactement. Pour cela, si l'on ne peut se faire aider de personne, on tient soi-même les lèvres rapprochées avec le pouce et l'indicateur de chaque main, et les narines avec les deux médius. Mais si l'on a près de soi un aide intelligent, on le charge d'obturer les narines d'une main, et la moitié gauche de la bouche de l'autre, et on n'a plus qu'à pincer soi-même la moitié droite de la bouche avec le pouce et l'index de la main gauche, — gardant ainsi sa main droite tout à fait libre pour tenir le tube à sa place. Pajot fait observer avec raison qu'on a souvent beaucoup de difficulté à tenir la bouche du nouveau-né exactement fermée, si l'on agit sur elle à nu, parce que les lèvres sont rendues glissantes, ou par l'enduit cérumineux général, ou par les glaires qui s'échappent de la cavité buccale; et il conseille, pour lors, de recouvrir les lèvres d'un linge fin et sec, avant de les pincer. De cette façon, on ferme bien plus exactement la bouche, et l'on n'a pas la crainte que l'occlusion cesse tout à coup, juste au moment où on fait l'insufflation.

Maintenant, comment doit-on souffler? — D'abord, il ne faut pas se contenter d'appliquer les lèvres, *pincées*, sur l'embouchure du tube laryngien, comme on le ferait sur l'embouchure d'un cor ; nous avons remarqué qu'en s'y prenant ainsi, on ne lance dans l'instrument qu'un courant d'air insignifiant, incapable, par conséquent, de produire dans les poumons l'effet désiré ; — si bien que nous serions tenté d'attribuer à cela seul le peu de succès obtenus par les praticiens peu exercés. — *Il faut saisir toute l'embouchure du tube entre les lèvres, exactement comme on saisirait un bec de clarinette*, et, par le moindre effort d'expiration, on réussit alors à faire passer dans l'instrument un courant d'air suffisant ; — puis, *on doit souffler un peu fort, mais sans brusquerie* néanmoins. Car, si l'on soufflait brusquement, on pourrait produire de l'emphysème pulmonaire, avant même d'avoir rempli d'air la totalité de l'arbre bronchique. Il convient donc de souffler avec assez de force, mais en laissant aux vésicules pulmonaires le temps de se déplisser. Puis, il ne faut pas souffler d'une manière continue, mais bien par intervalles, puisqu'on imite la respiration naturelle, qui n'introduit jamais de l'air dans la poitrine que d'une manière *intermittente*. On fera donc une insufflation de deux à quatre secondes de durée, ce qui constituera le *mouvement d'inspiration* du fœtus ; après quoi on comprimera ou fera comprimer la base du thorax, pour renvoyer l'air introduit, ce qui constituera le *mouvement d'expiration*.

On aurait tort de répéter, d'abord, les insufflations plus de dix à douze fois par minute ; mais plus tard on les rendra un peu plus fréquentes.

Le premier effet de l'insufflation est de rendre plus perceptibles les battements du cœur, puis si l'opération doit réussir, on voit tout à coup un mouvement suspirieux se produire convulsivement, comme une sorte de hoquet, et l'abdomen se soulever; puis, plus rien pendant vingt à trente secondes quelquefois; après cela, une nouvelle inspiration convulsive suivie d'un repos moins long, et enfin des inspirations simples, non convulsives, tout ordinaires : la respiration est alors établie, on retire le tube, et pour maintenir le résultat obtenu on peut recourir pendant quelque temps à l'un des moyens précédemment indiqués. Lorsque l'enfant se met à crier d'une façon régulière, on peut le considérer comme sauvé.

Il n'en est pas toujours ainsi, malheureusement, et il arrive parfois qu'après s'être établie sous l'influence de l'insufflation, la respiration devient irrégulière et les accidents d'asphyxie se reproduisent, il faut alors se hâter de reprendre l'insufflation ; il est des cas dans lesquels on a dû continuer la lutte pendant plus de deux heures et pas toujours avec un résultat favorable. Dans tous les cas on n'abandonnera l'enfant que lorsqu'il se sera écoulé dix minutes au moins après la cessation complète de la respiration et de la circulation, ce n'est qu'alors qu'on pourra regarder la mort comme réelle (1).

On a aussi conseillé l'*électricité* pour combattre l'asphyxie des nouveau-nés. Si on a recours à ce moyen, on placera un des réophores au cou, sur le trajet du phrénique, l'autre au niveau du septième espace intercostal, et on donnera au contact la durée d'une forte inspiration; ou bien encore, sur le phrénique d'un côté et sur le plexus brachial du côté opposé, et l'on obtiendra de la sorte une dila-

(1) Jacquemier, *Manuel des Accouchements*, 1846.

19.

tation aussi grande que possible de la cage thoracique. Pour favoriser l'expiration, on agira sur les muscles abdominaux, ou bien on comprimera la base du thorax.

Lorsque l'enfant asphyxié est pâle au lieu d'être violet, il *faut lui éviter la plus petite perte de sang*. lier immédiatement le cordon et le sectionner puis recourir de suite à l'insufflation pulmonaire sans s'attarder aux autres moyens.

L'enfant naît seulement faible.

Si l'enfant naît faible, soit qu'il arrive avant terme, soit qu'il ait souffert du mauvais état de santé de la mère pendant la grossesse, il exigera des soins particuliers sur lesquels il nous paraît nécessaire d'insister un peu, étant donnés les immenses progrès réalisés dans ces dernières années.

L'enfant naissant en état de *faiblesse congénitale*, a besoin plus que tout autre de bénéficier de la *ligature tardive* du cordon, mais cela ne saurait suffire à lui permettre de lutter contre la faiblesse de sa vitalité et sa tendance au refroidissement.

Comme le fait remarquer M. le Dr Berthod.

« En raison de son moindre volume, la surface de refroidissement chez le prématuré est plus grande, toutes choses égales d'ailleurs, que chez l'enfant à terme, et la perte de chaleur par rayonnement immédiatement après la naissance beaucoup plus considérable ; il s'y joint encore cette circonstance aggravante, que la couche de tissu adipeux sous-cutané, mauvais conducteur de la chaleur, est peu développée, et par conséquent insuffisante à empêcher la déperdition du calorique (1). » En outre, chez les enfants nés avant terme, les phénomènes d'oxydation et de calorification qui en sont la conséquence, sont à leur minimum, ce qui explique du reste leur résistance à l'asphyxie ; ils ne sont donc point par eux-mêmes en état de compenser les pertes qu'ils subissent. — Ces observations, vraies pour les prématurés, le sont également pour les enfants nés à terme en état de *faiblesse congénitale*, et doivent être considérés comme tels ceux dont le poids est au-dessous de 2 kilos 500 grammes.

Chez les enfants atteints de faiblesse congénitale, prématurés ou non, la chute du cordon est plus tardive, et au lieu de se dessécher comme il le fait d'ordinaire, le cordon tend plutôt à se désagréger et à se putréfier ; la plaie ombilicale ne se cicatrise qu'avec une grande lenteur, ce qui expose d'autant plus le nouveau-né à la septicémie qu'il offre une moins grande résistance.

Ils sont, en outre, souvent trop faibles pour pouvoir s'alimenter eux-mêmes, soit au sein, soit même à la cuiller, car ils se fatiguent vite et n'exécutent plus le mouvement de déglutition.

De là, deux indications à remplir ; 1° *Maintenir la température du nouveau-né* ; 2° *Assurer sa nutrition*. Ces deux indications se trouvent réalisées par la *couveuse* et le *gavage*.

Couveuse. — Tous les moyens employés jusqu'ici

---

(1) Paul Berthod, *la Couveuse et le gavage à la maternité de Paris*, thèse de Paris 1887. Nous avons emprunté à cet excellent travail, et au chapitre *Accouchement prématuré* du *Traité d'accouchements* de Tarnier et Budin, la plupart des considérations qui vont suivre.

pour combattre la tendance à l'hypothermie des enfants atteints de *faiblesse congénitale*, ouate, boule d'eau chaude, bains chauds, massage, étaient malheureusement souvent insuffisants.

En décembre 1857, Denucé (de Bordeaux), eut le premier l'idée d'entourer d'une source de chaleur constante, l'enfant né avant terme; et fit construire à cet effet, un berceau en zinc à double fond et à doubles parois, dont on remplissait l'interstice avec de l'eau chaude qu'on maintenait à une température constante, grâce à un entonnoir placé sur le bord supérieur du berceau et à un robinet d'évacuation près du bord inférieur. Crédé (de Leipsig) publia en 1884 les résultats obtenus à l'aide d'un appareil absolument semblable, mais ses premières observations ne remontent qu'à 1866. Que Crédé ne connût pas le berceau incubateur de Denucé et qu'il ait le mérite de l'avoir imaginé, il n'en est pas moins vrai qu'un Français, Denucé, l'avait trouvé et employé près de dix ans avant lui.

Bien qu'entouré d'une source de calorique constante, l'enfant n'en respire pas moins un air refroidi, et peut perdre beaucoup de sa chaleur par la surface pulmonaire, aussi Tarnier, convaincu de l'insuffisance du *berceau incubateur*, songea-t-il à employer une couveuse analogue à celle dont on se sert pour obtenir artificiellement l'éclosion des œufs.

Elle fut installée à la Maternité en 1880. Tarnier la simplifia plus tard en 1883 et le Dr Auvard ajouta à son orifice d'évacuation une petite hélice renfermée dans un tube de verre, qui permet de s'assurer de la constance du courant.

La *couveuse* se compose essentiellement d'une

caisse en bois, divisée en deux compartiments
par une cloison transversale incomplète (1).

La prise d'air est située sur le côté à la partie inférieure de l'appareil, et l'orifice d'évacuation tout à
fait à la partie supérieure et du même côté (fig. 88).

Dans le compartiment inférieur se trouvent des
moines en grès remplis d'eau bouillante ; dans
le compartiment supérieur on place l'enfant qui

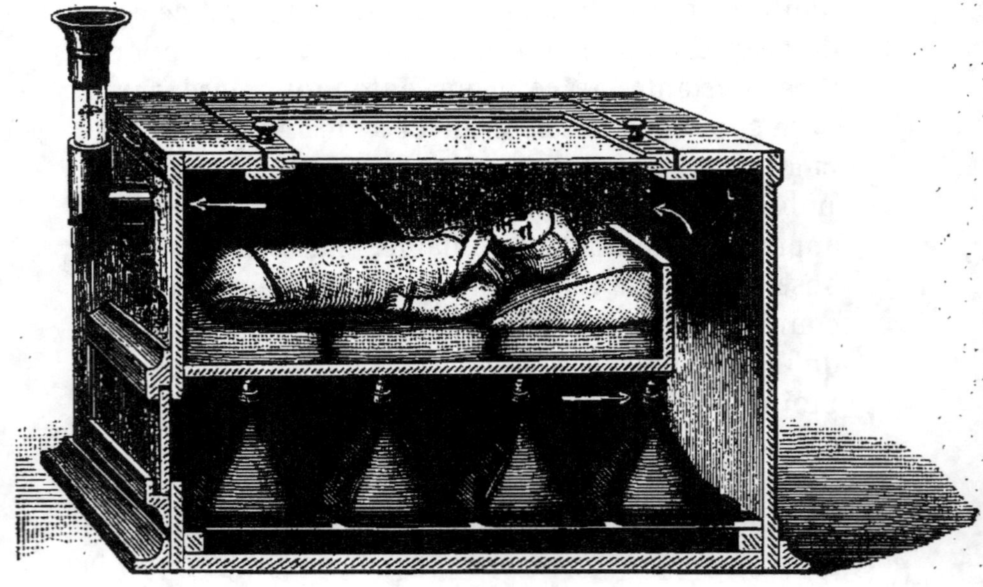

Fig. 88. — Couveuse de Tarnier.

repose sur la cloison incomplète que nous avons
signalée, et dont le vide correspond au côté opposé à
celui ou se trouvent les orifices d'entrée et de sortie
de l'air ; de sorte que l'air, après s'être échauffé au
contact des boules d'eau chaude, passe du compar-

(1) Voir pour la description de l'appareil le mémoire
d'Auvard, *de la Couveuse pour enfants* (*Arch. de Tocologie*, 1883), ou la thèse du Dr Berthod, *loc. cit.*

timent inférieur dans le compartiment supérieur, qu'il est obligé de parcourir en entier, avant de sortir par l'orifice d'évacuation. Un panneau mobile en verre forme la paroi supérieure de la couveuse ; un autre panneau plus petit à la partie inférieure, permet d'introduire et de changer les boules.

Une *éponge mouillée*, suspendue à l'intérieur donne à l'air chaud l'humidité nécessaire, et un *thermomètre* indique la température.

Pour se servir de la couveuse que nous venons de décrire sommairement, on met d'abord dans le compartiment inférieur trois moines remplis d'eau bouillante ; puis lorsque l'appareil a atteint le degré de température voulu, on y place l'enfant. Deux heures après on ajoute une quatrième boule, puis toutes les deux heures environ on en retire une que l'on remplace immédiatement par une nouvelle remplie d'eau bouillante, et ainsi de suite, en faisant coïncider autant que possible le changement des boules avec les repas de l'enfant.

Le compartiment inférieur peut contenir cinq boules, mais quatre suffisent ordinairement.

La température de la couveuse doit être maintenue entre 30° et 34°, elle sera d'autant plus élevée que celle du nouveau-né sera plus faible, mais elle ne devra dans aucun cas dépasser 35°.

Lorsque le nouveau-né est placé dans la couveuse, il ne tarde pas d'ordinaire à s'endormir, sa respiration et sa circulation se régularisent, et il est exceptionnel qu'on l'entende crier.

Il est difficile de fixer le temps que devra passer l'enfant dans la couveuse, cela dépendra évidemment de son état ; dans tous les cas on ne devra l'en sortir définitivement qu'après l'avoir habitué à la température extérieure en abaissant peu à peu la température de l'appareil. Lorsqu'un nouveau-né aura succombé dans la couveuse, et même sans cela, lorsqu'elle aura seulement servi à un enfant malade, avant de l'utiliser pour un autre, il faudra la désinfecter avec soin, et le meilleur moyen pour cela, sera de la laver avec la liqueur de Van Swieten, puis de la faire sécher.

Gavage.—Parfois le *prématuré*, ou l'enfant à terme *congénitalement faible* peut téter, et dans ce cas il pourra prendre le sein de sa mère ou d'une nourrice ; cependant le plus souvent il est trop faible pour accomplir cet effort, quelquefois même, dans l'administration du lait à la cuiller, la déglutition le fatigue et il n'absorbe qu'une quantité insuffisante de liquide nutritif ; c'est alors qu'il faut recourir au *gavage*, méthode que Tarnier emploie à la Maternité de Paris depuis le 22 mars 1884.

Une sonde en caoutchouc du calibre 14 ou 16 de la filière Charrière, munie à l'une de ses extrémités d'une cupule en verre, constitue tout l'appareil du gavage. Le bout de sein artificiel en verre du Dr Bailly remplit très bien cet office, cependant nous donnons la préférence à l'appareil figuré page 340, et qui permet de doser facilement la quantité de lait que l'on veut administrer (fig. 89).

Dans l'intervalle des repas, le tube sera conservé dans une solution saturée d'acide borique ; avant de l'employer, on le trempera dans du lait ou de l'eau bouillie puis on l'introduira jusqu'à la base de la langue ; par des mouvements instinctifs de déglutition, l'enfant le fera pénétrer jusqu'à l'entrée de l'œsophage et il suffira de le pousser pour le faire pénétrer à une profondeur de 15 centimètres environ, à partir de l'orifice buccal. On versera alors le liquide alimentaire dans la cupule, qu'il suffira d'élever un peu pour qu'elle se vide dans l'estomac.

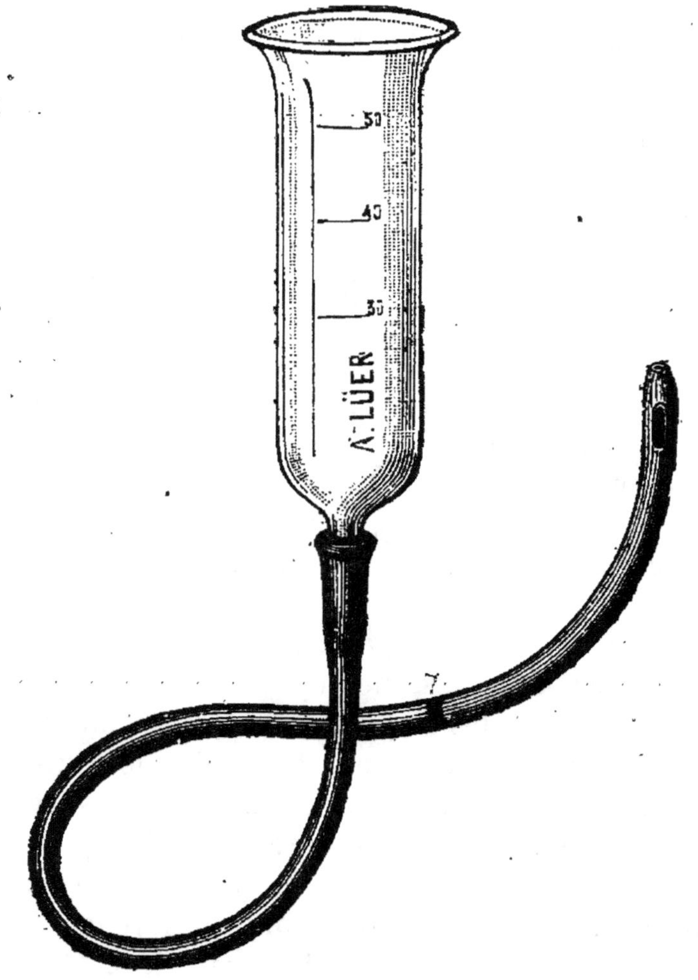

Fig. 89. — Tube à gavage.

Quelques instants après, on retirera *rapidement* la sonde pour éviter la régurgitation.

Le lait de femme est le liquide qui convient le mieux, à son défaut on pourrait utiliser le lait d'ânesse ou de jument. Si on était obligé de recourir au lait de vache, on le couperait de la façon suivante :

1re semaine	1 partie de lait	4 parties d'eau sucrée
2e —	1 —	3 —
3e et 4e	1 —	2 —
Après un mois	1 —	1 —

Plus tard, on se comporterait comme nous l'avons dit pour le nouveau-né bien portant.

Dans ces derniers temps, Tarnier a pratiqué le gavage avec un mélange de lait et de bouillon à 1/3 et même à 1/2. Les résultats ont été satisfaisants, peut-être, comme le fait observer Berthod, grâce aux propriétés peptogènes du bouillon; mais les observations ne sont pas encore suffisamment nombreuses pour qu'on puisse se prononcer définitivement sur la valeur réelle de ce mode d'alimentation.

Si l'enfant est très petit, la quantité de lait à administrer par repas, ne dépassera pas huit à dix grammes, mais les repas auront lieu toutes les heures; à mesure que l'enfant prendra de la force, on augmentera la quantité de lait et on espacera davantage les séances de gavage.

Sous l'influence de gavages trop abondants, il se produit un œdème de tout le corps du nouveau-né, dû vraisemblablement à une hypernutrition.

Cet œdème disparaît dès qu'on revient à une alimentation plus modérée, mais des accidents graves d'entérite ne tarderaient pas à se manifester si l'on continuait cette administration exagérée de substance alimentaire.

Dès que l'enfant peut téter on le met au sein, tout

en alternant avec le gavage, et on ne supprime ce dernier que lorsque l'allaitement au sein paraît suffisant; s'il survenait le moindre trouble dans les fonctions digestives, on n'hésiterait pas à y revenir.

En résumé, l'emploi de la couveuse et du gavage constitue un des progrès les plus considérables qui aient été accomplis depuis longtemps dans l'hygiène des nouveau-nés, et grâce à lui, on peut dire, avec le professeur Tarnier, qu'à l'heure actuelle, l'époque de la viabilité au point de vue clinique arrive à se confondre avec l'époque de la viabilité légale.

TROISIÈME PARTIE

DES ACCOUCHEMENTS VICIEUX OU DIFFICILES (DYSTOCIE)

Sous le nom de *dystocie*, on comprend l'ensemble des causes qui peuvent rendre l'accouchement difficile, impossible ou dangereux pour la mère et pour l'enfant, et qui nécessitent par conséquent l'intervention plus ou moins active de l'accoucheur (Charpentier).

Ces causes peuvent être divisées en trois groupes suivant qu'elles dépendent de la *mère, du fœtus* ou de *ses annexes*.

Causes dépendant de la mère.

a. — *Organes génitaux.* — Étroitesse, rigidité de la vulve et du vagin. — Vices de conformation. — Tumeurs. — Varices. — Œdème. — Trombus. — Ruptures.

Périnée. — Résistance, déchirures.

Utérus. — Faiblesse et irrégularités des contractions. — Rigidité anatomique, pathologique, spasmodique du col. — Oblitération du col. — Déviations de l'orifice. — Tuméfaction et allongement de la lèvre antérieure. — Abcès, tumeurs, dégénérescence cancéreuse du col. — Déplacements du corps de l'utérus. — Inversion utérine.— Vices de conformation de l'utérus. — Tumeurs. — Ruptures de l'utérus. — Tumeurs de l'ovaire.

b. — *Vices de conformation du bassin.* — Excès d'amplitude. — Excès d'étroitesse. — Inclinaisons vicieuses.

c. — *Tumeurs intra-pelviennes*, d'origine osseuse. — Tumeurs stercorales, néoplasmes du rectum, de la vessie. — Calculs vésicaux.

d. — *Etats pathologiques* pouvant compromettre la santé de l'enfant et de la mère et nécessitant l'intervention de l'accoucheur. — Vomissements incoercibles de la grossesse. — Hémorragies. — Affections organiques du cœur, des poumons. — Eclampsie, etc.

Causes dépendant du fœtus.

Excès de volume physiologique, pathologique. — Tumeurs. — Monstruosités simples ou doubles. — Présentations et positions anormales. — Procidences.

Causes dépendant des annexes.

Cordon. — Brièveté. — Excès de longueur. — Fragilité. — *Placenta.* — Excès de volume. — Insertion vicieuse. — Adhérences. — Môles.

Reprenons successivement chacune de ces causes en particulier.

L'étroitesse et la rigidité de l'orifice vulvaire se présente parfois chez des femmes jeunes et très musclées. Mais le plus souvent elle ne constitue une difficulté à l'accouchement que chez les femmes devenant enceintes dans un âge déjà avancé.

Budin a démontré que ces résistances à la sortie de la tête fœtale sont moins souvent la conséquence de la rigidité de l'orifice vulvaire que de celle de l'orifice antérieur du vagin, c'est-à-dire de l'anneau hyménéal. Au toucher, souvent la vulve paraît souple et extensible, mais si l'on introduit le doigt entre la tête et l'orifice vaginal, on sent que les bords de ce dernier sont tendus et résistants et se présentent souvent sous forme d'une bride à bords tranchants. En pratiquant une incision sur cet orifice vaginal, la tête arrêtée depuis près de deux heures à l'orifice vulvaire, la franchit en quelques secondes (Olshausen). L'orifice vaginal ne cède guère qu'en se déchirant et souvent les ruptures du périnée n'ont pas d'autre origine. La rigidité de la vulve ou son étroitesse réclameront une application de forceps ; des tractions méthodiques, intermittentes, donnant à la région le temps de s'assouplir et de se dilater, viendront le plus souvent sans incidents à bout de la résistance. S'il y avait menace de déchirure, il faudrait recourir à de petits débridements, comme nous le dirons plus loin à propos de la résistance du périnée.

L'*œdème*, les *varices*, les *tumeurs* de la vulve, mettent rarement un obstacle sérieux au passage du fœtus. Si cela arrivait, on se déciderait à l'ablation ou à la simple incision de la tumeur, suivant qu'elle serait solide ou liquide. Dans cette dernière catégorie se trouve le thrombus de la grande lèvre, que l'on n'incisera du reste que s'il rend impossible la terminaison de l'accouchement par le forceps. C'est le vagin qui, — congénitalement trop étroit, ou bien rétréci par des brides cicatricielles, après inflammation ulcérative, — s'oppose à l'expulsion du fœtus (Voy. les observations de Stoltz et Lombard) (1). Il n'y aurait encore ici, après avoir attendu suffisamment pour être bien sûr de l'impuissance des contractions utérines, qu'à *débrider le vagin de côté et d'autre* avec un bistouri à pointe mousse, comme l'a fait Stoltz.

Les auteurs citent des cas où l'hymen, ayant résisté aux approches conjugales, sans pourtant empêcher la fécondation, a été trouvé intact au moment de l'accouchement. On peut encore, ici, livrer le travail à lui-même un certain temps; mais si l'on voit la membrane arrêter réellement le fœtus, on s'empresse de l'*inciser de haut en bas* avec un bistouri boutonné, ou des ciseaux coudés sur le côté et à pointe mousse.

Quant aux vices de conformation consistant dans l'ouverture du vagin soit dans le rectum, soit dans la vessie, soit sur l'abdomen au-dessus des pubis, et qui ont permis quelquefois la fécondation, ils sont trop exceptionnels pour que nous nous en occupions. Nous renvoyons à l'article *Dystocie* du *Dictionn. de médecine* en 30 vol., où l'on verra que, dans les cas cités, l'accouchement se termina généralement par les seules forces de la nature, aidée tout au plus d'incisions peu dangereuses et de quelques tractions avec le forceps.

Le vagin et l'utérus lui-même peuvent être divisés en deux compartiments sur la ligne médiane, par une cloison plus ou moins complète.

Nous avons eu l'occasion d'examiner, en 1858, à Paris, dans le service de Michon, à l'hôpital de la

(1) S. Tarnier, *Des cas dans lesquels l'extraction du fœtus est nécessaire*, thèse Paris, 1860, p. 67-68.

Pitié, une femme qui portait un vagin double, et chez laquelle deux accouchements à terme n'avaient pas rompu la cloison. Celle-ci s'étendait, pourtant, à toute la longueur du conduit ; par le toucher, on reconnaissait très bien qu'elle ne s'arrêtait en haut que tout près du col ; et l'on reconnaissait aussi que ce dernier organe n'avait qu'un orifice et dès lors qu'une seule cavité ; mais en était-il de même du corps de la matrice ? (Pénard.)

Le vagin peut offrir, comme obstacles à l'accouchement, soit de l'œdème, soit un thrombus, soit un abcès ou un kyste, soit un polype ou une tumeur cancéreuse.

Il est rare que l'œdème soit assez considérable pour nécessiter des scarifications, néanmoins il serait préférable de recourir à ce moyen plutôt que d'exposer la muqueuse à la gangrène par suite de compressions exagérées. (Pénard.)

Si c'est un *thrombus*, et que la dilatation le permette, on extrait le fœtus le plus rapidement possible, avant que la tumeur ait pris un volume considérable, car alors on ne pourrait terminer l'accouchement par le forceps ou la version, qu'après avoir incisé largement le foyer sanguin et l'avoir vidé complètement, comme nous l'avons fait dans deux circonstances.

Le thrombus du vagin est un accident rare (Paul Dubois, *trois cas* sur 1,400 accouchements ; Charpentier, *un cas* sur 1,800). Le thrombus de la vulve est un peu moins rare que celui du vagin. Il reconnaît pour cause des ruptures vasculaires qui se font dans le tissu cellulaire, sous l'influence de la gêne de la circulation de retour, des froissements exécutés par la partie fœtale, les instruments ou les

mains, les efforts d'expulsion exagérés, etc. Ces
thrombus peuvent atteindre un volume considérable et leur gravité est en rapport avec l'étendue
de l'épanchement. Le thrombus qui survient avant
le travail a une gravité exceptionnelle. Le traitement
du thrombus consistera surtout dans l'expectation
et les soins antiseptiques, pendant le travail; il faudra terminer rapidement l'accouchement, comme
nous venons de le dire, et l'on n'incisera la tumeur
sanguine que quand on ne pourra faire autrement
(Charpentier), et dans ce dernier cas, comme du
reste dans toutes les opérations obstétricales, il
faudra s'entourer des précautions antiseptiques les
plus rigoureuses. Si la tumeur sanguine s'enflamme
consécutivement, ouverture de l'abcès, soins antiseptiques, régime tonique, etc., etc.

Rupture du vagin.

La rupture du vagin peut bien se produire spontanément au moment où la tête, malgré des efforts
considérables de la matrice, s'engage avec peine
dans un détroit supérieur rétréci ; alors, le col
de l'utérus est attiré en haut par les fortes contractions du fond, et si bien que le vagin se déchire
transversalement à sa jonction avec le col et parfois même s'en détache complètement; mais elle est
bien plus souvent encore le résultat d'une fausse
manœuvre dans le premier temps de la version.
Nous en avons observé un exemple remarquable
dans le service de P. Dubois, en 1858, sur une
femme qu'un médecin peu expérimenté avait tenté
de délivrer par la version. La déchirure comprenait
toute la moitié postérieure de la circonférence du

vagin ; elle n'avait pas moins de 8 centimètres d'é-
tendue, et, cependant, elle a guéri sans se compliquer d'aucun autre accident, rien que par le repos
au lit et des soins de propreté. (Pénard.)

La seule indication, quand on assiste à une rupture de ce genre, est d'extraire le fœtus et de veiller
ensuite à ne pas laisser de paquet intestinal engagé
dans la plaie. Un repos absolu, les soins antiseptiques les plus rigoureux, ainsi que nous les détail-
lerons à la fin de cet ouvrage, permettront souvent
d'obtenir un résultat favorable. Il n'en sera pas
toujours de même si la rupture est plus étendue, à
plus forte raison s'il existait une séparation complète ou presque complète du vagin avec le col de
l'utérus.

Les polypes de la paroi vaginale sont rares; si
par hasard on se trouve en présence d'une tumeur
de ce genre, on cherche à reconnaître quel est son
volume et son mode d'attache. S'il est peu volumineux, on ne s'en occupe pas, le travail marchera
malgré lui ; mais s'il est, au contraire, assez gros
pour s'opposer au passage du fœtus, il faut le résé-
quer de suite, ne serait-ce qu'en partie, pour pouvoir, après, terminer l'accouchement d'une façon
quelconque. Bien que d'un volume médiocre, si le
polype était pédiculé et facile à détacher, il ne faudrait pas hésiter à l'enlever immédiatement.

Enfin, si c'est un cancer, il faut attendre, et quand
il est manifeste que les efforts de la nature resteront
insuffisants, recourir au forceps ou même au céphalotribe, avant de songer à l'opération césarienne,
qui doit toujours être la dernière ressource.

Résistance du périnée.

« Le périnée doit, au moment de l'accouchement, se convertir en une gouttière allant se terminer à la vulve ; les plans nombreux et résistants qui composent le plancher du bassin doivent céder peu à peu devant la tête du fœtus, qui les refoule progressivement, jusqu'à ce que les voies soient suffisamment élargies. Mais, dans certains cas, le périnée semble doué d'une résistance si grande que la descente de la tête ne fait aucun progrès ; l'utérus s'épuise en contractions inutiles, et il faut que le médecin termine l'accouchement par une application du forceps. *De tous les cas de dystocie, c'est sans contredit le plus fréquent, mais aussi le moins grave.* Le maniement du forceps demande alors, cependant, certaines précautions ; ainsi les tractions, loin d'être rapides, doivent être faites avec une grande lenteur de manière à laisser aux tissus le temps de se dilater ; une traction trop brusque exposerait presque certainement à la rupture du périnée (1). » (Tarnier.)

Mais il se peut que les contractions utérines, malgré la résistance du périnée, continuent fortes et régulières, parfois même se révoltent contre l'obstacle et augmentent d'énergie, et dans les deux cas le résultat est le même ; ou bien le périnée se rompt, ou bien s'il résiste, le fœtus succombe.

Ce ne sont pas les périnées les plus minces qui se rompent d'ordinaire, au contraire, ce sont les

(1) Tarnier, *Des cas dans lesquels l'extraction du fœtus est nécessaire et des procédés opératoires relatifs à cette extraction.* Paris, 1860.

périnées épais, rigides, à tissus œdématiés qui cèdent le plus souvent.

Que le périnée soit souple ou résistant, que les contractions soient faibles ou énergiques, le seigle doit être *absolument rejeté*, et le forceps sera le moyen de choix, car il permettra de régler les efforts expulsifs et d'obtenir traction ou contention suivant les circonstances.

Dans le cas assez fréquent de résistance du périnée avec atonie utérine consécutive, quand le périnée arrête la tête du fœtus et retarde la terminaison de l'accouchement, il ne faut pas être trop lent à intervenir. Car, la tête séjournant trop longtemps dans l'excavation, après avoir franchi le col utérin, il y a danger pour la mère et pour l'enfant ; pour la mère, danger d'épuisement et de lésions traumatiques graves des parties molles intra-pelviennes,—pour l'enfant, danger d'asphyxie. Règle générale : il y a nécessité d'intervenir par le forceps, *quand*, — les membranes étant rompues, — *la tête se présente à la vulve depuis plus d'une heure sans pouvoir la franchir* ; *quand*, — les membranes étant rompues toujours,— *la tête, bien que ne se présentant pas encore à la vulve, est tout entière dans l'excavation depuis plus de quatre ou cinq heures.* Mais, l'instrument en place, on ne perd pas de vue le danger d'une rupture pour le périnée; on surveille très attentivement le degré de distension de cette cloison importante, *pendant qu'on tire sur la tête avec une excessive lenteur et en prenant bien garde de faire porter le bord des cuillers du forceps sur le segment postérieur de l'anneau vulvaire* ; en même temps que l'on soutient soi-même ou que l'on fait soutenir le périnée par un aide expérimenté, on surveille avec soin cette cloison, et dès qu'elle devient tendue et luisante, qu'elle menace de se rompre, on n'hésite pas à pratiquer à l'aide de bons ciseaux, soit les incisions postero-latérales de Eichelberg, recommandées par Paul Dubois, soit l'incision medio-latéralisée du professeur Tarnier.

Ces incisions, dont il faudra du reste être très sobre, car elles ouvrent des portes à la septicémie, seront toujours peu étendues, huit à dix millimètres au plus, et permettront bientôt à la tête de franchir la vulve.

Si l'utérus se contracte franchement, on se contentera de soutenir avec soin le périnée de la main droite, en le surveillant attentivement, tandis que l'on retardera la sortie de la tête fœtale, en la retenant et la repoussant avec les doigts de la main gauche, de façon à donner le temps à la région de s'assouplir et de se dilater progressivement. Dans le cas où le périnée menacerait néanmoins de se rompre on aurait recours aux incisions précédemment indiquées.

Déchirure du périnée.

Nous avons dit les précautions à prendre dans le but de prévenir la rupture du périnée, vers la fin du travail; mais, — soit que la femme accouche seule en cédant trop au besoin de *pousser*, — soit que la sage-femme qui l'assiste lui donne intempestivement du seigle ergoté, — soit, enfin, que le périnée ait une rigidité exceptionnelle, — cette rupture est encore très fréquente.

Elle peut, d'ailleurs, se produire à trois degrés différents : 1° n'atteindre que la fourchette ; 2° entamer le périnée, plus ou moins, sans aller pourtant jusqu'à l'anus ; 3° s'étendre jusqu'à cet orifice et faire, par conséquent, de la vulve et de l'anus une seule ouverture.

Dans le premier cas, qui est très commun, surtout chez les primipares, et, du reste, insignifiant, — on n'a rien de particulier à prescrire ; avec quelques précautions antiseptiques la petite plaie guérira parfaitement et en peu de jours.

Dans le deuxième degré, beaucoup d'auteurs conseillent la réunion immédiate de la solution de continuité à l'aide de sutures avec la soie, le catgutt ou les fils d'argent, d'autres préconisent les serres fines ; d'après Charpentier et c'est aussi notre avis, ces procédés sont à peu près inutiles. Dans la grande majorité des cas, grâce à l'antisepsie et à des soins convenables, la réunion immédiate se fait soit en totalité, soit tout au moins dans toute la partie postérieure de la plaie, et alors elle ne tarde pas à se compléter en avant.

Dans les cas où la fourchette ne s'est pas absolument réunie, les traces laissées par la déchirure sont à peu près insignifiantes.

Voici comment le Dr Charpentier recommande de procéder dans la circonstance : La plaie ayant été bien nettoyée, bien débarrassée des caillots par des lavages antiseptiques, on en fait affleurer avec soin les bords, et on applique dessus une compresse imprégnée d'une solution antiseptique (solution de bichlorure ou de biiodure de mercure à 1/2000 ; solution phéniquée à 2/100, etc.) ; puis on maintient les cuisses rapprochées à l'aide d'une serviette très serrée, *l'immobilisation des jambes est la condition essentielle*, éviter les efforts de déféca-

tion et assurer si cela est nécessaire le repos intestinal par 5 à 10 centigr. d'extrait d'opium (t. II,
p. 228).

On soulèvera la femme pour la faire uriner ou
la sonder; — quatre fois par jour, la femme étant
soulevée, on procédera à des lavages antiseptiques,
on enlèvera la compresse et on la remplacera avec
soin, sans faire saigner.

Au bout de quarante-huit heures on pourra examiner la plaie, et pour cela on placera la femme
dans le décubitus latéral, on détachera la serviette,
on fera fléchir avec précaution la cuisse antérieure,
l'autre restant dans l'extension. — Le quatrième
jour on pourra retirer la serviette que l'on remplacera par un simple galon de fil ou de coton qui
suffit à avertir la malade et lui éviter les mouvements brusques. Le matin du cinquième jour on
administrera de l'huile de ricin.

Quand la déchirure est complète, c'est-à-dire
quand elle s'étend jusqu'à l'anus, l'intervention
chirurgicale est nécessaire, la réunion spontanée
dans ces cas étant tout à fait exceptionnelle. Mais
faut-il intervenir immédiatement? faut-il attendre?
Nous ne pouvons entrer ici dans la discussion des
différentes théories qui ont été émises à ce sujet et
nous nous contenterons de citer l'opinion de Til-
laux que nous partageons du reste absolument :
c'est *tout de suite après l'accouchement*, ou *beaucoup
plus tard*, cinq ou six mois après qu'il faut tenter la
restauration du périnée. On tentera la réunion
immédiate, par des points de suture profonds et
superficiels (suture avec fils d'argent de préférence),
dans le cas où la déchirure est régulière, où les
tissus ne sont pas trop meurtris, et ne paraissent

pas exposés à la mortification. On rapprochera les jambes comme précédemment, et les règles de la plus rigoureuse antisepsie seront appliquées avant, pendant et après l'opération.

L'opium assurera le repos de l'intestin, et le cathétérisme l'évacuation de la vessie. Les points de suture ne seront point enlevés avant le huitième jour. Si les bords de la plaie étaient contus, mâchonnés, noirâtres, voués à une mortification presque certaine, on s'abstiendrait pour intervenir cinq ou six mois plus tard par une opération régulière ; il en serait de même si l'intervention immédiate n'avait pas réussi. Nous renvoyons aux traités spéciaux, pour le choix et la technique du procédé opératoire (1).

Il y a encore un genre tout particulier de rupture du périnée dont nous n'avons rien dit jusqu'à présent, et qui, pourtant, est bien intéressant : c'est la déchirure *centrale*. — Sur une femme à sacrum très oblique et avec cela presque sans courbure, le vertex, une fois arrivé au bas de l'excavation, porte principalement sur la partie moyenne du périnée, et alors, pour peu que la vulve soit rigide et l'utérus énergique dans ses contractions, la cloison se déchire *centralement*, s'ouvre sous forme d'une grande boutonnière et livre passage au fœtus, sans pourtant que la fourchette ni la marge de l'anus soient endommagées. La plaie est bien vaste, et cependant elle n'offre que peu de gravité.

Pour en obtenir la cicatrisation prompte et solide,

(1) Voy. pour le mode opératoire, dans le cas de rupture complète du périnée, le nº des *Annales de gynécologie* d'août 1879 (Trélat).

il suffira de recourir à des lavages et à des pansements antiseptiques, réunir les jambes, maintenir la constipation pendant les premiers jours et évacuer la vessie par le cathétérisme.

La guérison, disent les auteurs, se fait rarement attendre, en pareil cas, plus d'un mois; on l'a vue même être complète en trois semaines, et cela n'a rien d'étonnant au bout du compte; car cette plaie, si grande au moment de l'accouchement, s'est réduite, immédiatement après, à de très petites dimensions et n'a eu aucune tendance à l'écartement ni au frottement de ses bords.

Le docteur Charpentier dit en avoir observé un cas, en 1875, alors qu'il était chef de la Clinique d'accouchements, et comme il a donné lieu à une conduite sagace de la part de cet habile praticien, nous allons le relater dans son entier; il servira d'enseignement :

Une femme jeune, 21 ans, primipare, entre en travail, et malgré une position *occipito-postérieure* de son enfant, arrive, en quatre heures, à sentir une forte pression sur le périnée. M. Charpentier soutient vigoureusement cette cloison et cherche à retenir la tête, à la reporter surtout en avant; mais, quoique fort et épais, le périnée cède et se fend, sous sa main, au centre même, entre la fourchette et l'anus. La plaie, d'abord limitée, semble bientôt vouloir s'étendre vers l'anus de préférence, sous l'influence de nouvelles douleurs, toujours très fortes; alors l'accoucheur n'hésite pas : il s'arme d'un bistouri et réunit la déchirure à la vulve. Aussitôt, la tête s'échappe et le sphincter anal reste intact. Sur cette vaste déchirure, le docteur Charpentier ne place aucun point de suture; il se contente d'appliquer dessus des gâteaux de charpie imbibée de vin aromatique et de tenir les genoux exactement rapprochés. Le quatrième jour, la plaie était réunie partout, sauf un petit point au niveau de la fourchette, et le treizième jour la cicatrice était complète, linéaire et solide, au-dessous d'une vulve de dimensions ordinaires.

Utérus. Faiblesse des contractions utérines.

Le fœtus n'est pas trop gros, sa position est bonne, les organes de la mère sont régulièrement conformés, et, cependant, au bout d'un certain temps, le travail cesse de marcher. Les douleurs, fortes au début, et qui semblaient annoncer une prompte délivrance, sont devenues peu à peu de plus en plus faibles, courtes et éloignées. Que se passe-t-il donc? Il y a que les contractions de l'utérus, d'abord énergiques, sont à présent insuffisantes, — que l'agent principal de la parturition est, en un mot, frappé d'inertie.

Les causes de cet arrêt des contractions utérines sont assez nombreuses : quelquefois il est dû à une faiblesse spéciale de la matrice, que rien ne pouvait faire soupçonner; parfois, à un état de pléthore générale, à une excessive irritabilité nerveuse, à une trop grande distension de l'utérus, à des crampes, à une rétention des urines, etc., etc. Mais, quelle que soit la cause, le résultat est le même : *lenteur excessive du travail*, d'où danger pour la mère et pour l'enfant.

Au point de vue du *pronostic*, il est de la plus haute importance pour le praticien de bien distinguer à quelle période du travail survient l'inaction utérine ; si c'est pendant la période de dilatation du col ; si c'est, au contraire, pendant la période d'expulsion. Puis, il n'est pas indifférent, non plus, de tenir compte de l'état d'intégrité ou de rupture des membranes. En effet, la *période de dilatation* peut se prolonger jusqu'à quarante-huit heures et plus sans grand danger pour le fœtus, pourvu toutefois que la poche des eaux reste intacte, et sans grand préjudice même pour la mère, qui, pourtant, se fatigue et s'inquiète, ce qui peut la disposer à quelque accident consécutif. La *période d'expulsion*, au contraire, ne peut guère se prolonger au delà de six ou huit heures, sans faire courir d'assez grands risques à la mère et à l'enfant : à la mère, en l'exposant à l'inflammation ou même à la gangrène de quelque point du conduit vaginal ; à l'enfant, en l'exposant à mourir asphyxié, par suite de compression du cordon ou de trouble dans la circulation utéro-placentaire. Mais, pour cela, il faut évidemment que les membranes se soient rompues dès le début de l'expulsion ; car si elles sont intactes, il n'y a danger que pour la mère. Tant que le fœtus nage librement dans le liquide amniotique, il n'est, effectivement, exposé à rien de grave.

Voici, du reste, ce que l'expérience démontre :

La période d'expulsion durant plus de six ou huit heures, la poche des eaux étant rompue, il y a une chance sur quatre pour que l'enfant naisse mort. La même période durant plus de douze heures, avec rupture des membranes toujours, il y a neuf chances sur dix pour que l'enfant succombe avant de naître, et trois chances sur cinq pour que la mère succombe aussi, soit presque immédiatement par suite d'épuisement nerveux, soit, un peu plus tard, d'accidents consécutifs.

Quels sont les moyens à employer pour rendre à la matrice la force qui lui manque? Ils varient nécessairement suivant la cause de l'inertie. S'il y a faiblesse générale, on alimentera légèrement la patiente, on lui prescrira des boissons légèrement stimulantes, thé, grog, café, vin d'Espagne. On surveillera avec soin la vessie et le rectum.

Dans les cas où la femme souffre, mais où les douleurs sont inefficaces, il sera très favorable de lui procurer quelques heures de repos, en lui administrant un lavement avec trois ou quatre grammes de chloral, la matrice pendant ce temps fera provision de forces nouvelles.

Des douches vaginales tièdes avec un liquide antiseptique pourront aussi donner de bons résultats.

Dans des cas semblables, l'accoucheur doit surtout s'armer de patience, savoir attendre et gagner du temps en calmant et en encourageant les malades.

Quand les douleurs persistent, mais irrégulières et faibles, on se trouvera souvent bien de rompre prématurément les membranes, mais il ne faut pas oublier que pour être autorisé à pratiquer la rupture artificielle des membranes, il faut :

1° Que le col ait déjà acquis un certain degré de dilatation ;

2° Que la présentation soit un sommet ;

3° Que le bassin soit bien conformé ;

4° Qu'il n'y ait pas de procidence du cordon ou d'un membre.

Dans tous les cas, il y a avantage à ne pas intervenir trop tôt.

Le seigle, préconisé par quelques accoucheurs, est absolument rejeté par d'autres, par le professeur Pajot entr'autres. Nous adoptons absolument la manière de voir de ce maître éminent qui proscrit formellement le seigle tant que l'utérus contient encore quelque chose, fœtus, placenta ou caillots.

Le seigle, peut il est vrai réveiller, les contractions utérines, mais ses avantages sont loin de compenser ses inconvénients; il peut aller contre le but que l'on se propose d'atteindre, en provoquant la tétanisation de l'utérus, la rétraction du col, et compromettre ainsi la mère; il est également dangereux pour l'enfant dont il peut troubler profondément la circulation. (Charpentier.)

Pendant la période d'expulsion, l'extraction du fœtus par le forceps ou la main, suivant qu'il se présente par la tête ou le siège, nous paraît préférable à tous les moyens préconisés pour ranimer les contractions utérines; on se gardera bien seulement d'intervenir *trop tôt*, et ce n'est que lorsque la mère ou l'enfant se trouveront menacés par la prolongation du travail qu'il faudra agir, si ce n'est cependant dans les cas où la tête complètement descendue dans l'excavation, et immobilisée par la faiblesse ou l'absence des contractions, ne saurait y séjourner pendant plus d'une à deux heures au maximum, sans exposer les parties molles maternelles à des compressions dangereuses pour leur vitalité.

Excès d'énergie de l'utérus.

Les accidents qui peuvent résulter d'un accouchement trop prompt, par excès d'action de l'utérus, sont plus rares, mais presque aussi graves que ceux qui résultent d'un accouchement trop lent. Pour la mère, il y a à craindre, soit des déchirures du col, du vagin ou du périnée, soit une rupture du corps de la matrice; soit, enfin, une syncope ou un ébranlement nerveux mortels. Pour l'enfant, dès que les eaux se sont échappées, on a à redouter une asphyxie par compression du cordon, ou par interruption dans la circulation inter-utéro-placentaire.

Dans le cas où l'excès d'énergie de l'utérus serait dû à un état de pléthore manifeste, la saignée du bras pourrait rendre des services, mais c'est surtout aux lavements avec trois à quatre grammes de chloral, ou quinze à vingt gouttes de laudanum, qu'il faudra recourir.

Dès les premières douleurs, on fait garder à la parturiente la position horizontale sur son lit, — on l'engage à ne pas céder au besoin de *pousser*, si c'est possible, — et on retarde autant qu'on le peut la rupture des membranes. Si elle ne pouvait s'empêcher de *pousser*, on pourra la soumettre aux inhalations anesthésiques jusqu'à résolution des muscles volontaires. Mais cela n'empêchera pas de bien veiller sur le périnée, qui, en pareille circonstance, est si manifestement menacé, de retarder le plus possible l'expulsion de la tête, et de pratiquer le débridement de la vulve, comme nous l'avons indiqué plus haut, si cela devient nécessaire.

Contractions irrégulières.

Dans certains cas, les contractions de l'utérus sont *irrégulières*, en ce sens qu'elles ne sont pas séparées par un calme bien franc, et que, dans les paroxysmes, elles sont d'une violence extrême. D'autres fois, elles ne sont que *partielles*, c'est-à-dire qu'un seul point de l'organe entre en action, quand tout le reste demeure inerte ; et, cependant, elles ne sont pas moins douloureuses et agaçantes que si elles étaient générales. La femme est mise par elles dans une agitation extrême : elle pleure, se désespère, est prise de délire et de convulsions ; et, pendant ce temps, le travail ne marche pas.

Les meilleurs moyens à opposer à un pareil état sont les suivants : s'il y a pléthore manifeste, saignée du bras ; dans les autres cas, petit lavement avec laudanum ou chloral, bains de siège et de préférence, si cela est possible, grand bain prolongé. Sous l'influence de ces moyens le calme se fait, parfois même survient une période de sommeil, et la femme se repose ; puis surviennent des douleurs franches, régulières, générales, et l'accouchement reprend sa marche, pour se terminer heureusement. Les inhalations chloroformiques pourront aussi être utilisées avec avantage.

Rigidité du col.

Chez quelques jeunes femmes vigoureuses et, plus particulièrement encore, chez les primipares âgées, le col de l'utérus, quoique sain, peut offrir une trop grande résistance à se laisser dilater. Si on le touche, on trouve son rebord *épais*, *dur*, *sans chaleur* et *insensible*, et l'on ne tarde pas à s'apercevoir que, malgré de violentes contractions du corps de l'organe, la dilatation s'arrête avant d'être complète et ne fait plus de progrès ; c'est ce que le professeur Pajot a appelé la *rigidité anatomique* du col, par opposition à la *rigidité pathologique* ou *spasmodique*, et il compare la consistance du col à celle que fournirait au doigt un anneau de cuir enduit de graisse. Cet état survenant pendant la première période du travail n'a que peu d'influence sur le fœtus, mais il produit chez la mère de la fatigue, de l'excitation et de la fièvre ; l'utérus surmené finit par ne plus se contracter, ou bien s'il a réussi à vaincre la résistance du col, il présente de l'inertie consécutive, et des hémorragies secondaires en sont la conséquence.

Le traitement consistera en bains, douches vaginales chaudes, mais surtout en lavements de chloral ou de laudanum qui procureront du repos à la femme. Dans le cas où surviendraient des accidents menaçant la vie de la mère ou de l'enfant, il faudra recourir aux débridements du col, et pour cela, s'armer d'un bistouri boutonné, long et étroit, le conduire jusque sur l'orifice rigide, et, avec lui, débrider cet orifice sur les côtés, à *gauche* et à *droite*, *jamais en avant ni en arrière*. On ne donne guère à chaque incision qu'une étendue de 4 à 5 millimètres, et cependant, cela suffit largement pour compléter presque à l'instant même la dilatation. Dans bien des cas, l'accouchement se terminera ensuite spontanément ; mais, assez souvent aussi, les forces de la femme étant épuisées quand on en vient au débridement, il faut terminer l'accouchement par le forceps. (P. Dubois, Depaul, Pajot.)

Rigidité cicatricielle. — Il arrive souvent aussi, principalement chez des primipares âgées qui portent depuis longtemps un col long et épais, accompagnant un prolapsus très sensible, que cette rigidité du col tient à de vieilles cicatrices qui ont succédé à des ulcérations d'une nature quelconque. Il se peut même qu'on trouve, alors, le col plus ou moins oblitéré par agglutination de ses bords.

Contracture du col.

Il se peut que le col, après être entré dans une voie de dilatation régulière, soit pris tout à coup d'un resserrement spasmodique qui ralentit le travail d'une manière fâcheuse. On distingue cette contracture de la rigidité simple, à ce que les bords de l'orifice, au lieu d'être épais, sans chaleur et insensibles au toucher, sont au contraire *minces, tranchants,* donnant la sensation d'un fil métallique, ils sont, *chauds* et *très sensibles* à la pression du doigt. Ce dernier caractère, l'*excessive sensibilité,* suffirait même seul, disent quelques auteurs, à faire distinguer sûrement la contracture spasmodique du col utérin de sa simple inextensibilité, si l'on ne savait encore (Nægelé) qu'elle s'observe de préférence chez les femmes fortes et pléthoriques, ou très nerveuses et très irritables bien que lymphatiques ; et qu'elle s'accompagne généralement de *douleurs lombaires continues et violentes* qui n'existent pas dans le cas de rigidité simple.

Qu'opposer à cet accident?

Dans la première période, si aucun accident grave ne menace la vie de la mère ou l'enfant, il faut attendre; la contracture du col étant dans ce cas d'origine spasmodique, disparaît souvent d'elle-même au bout de quelques heures; mais si elle se prolonge, il faudra intervenir par les bains de siège, les grands bains, les injections tièdes, les lavements de laudanum ou de chloral. La saignée générale pourra rendre des services si la femme est forte et pléthorique, il en sera de même de l'extrait de belladone directement porté sur le col comme le recommandent Chaussier, P. Dubois, Cazeaux, Pajot, etc. On pourra se servir de l'extrait sec ou de l'extrait aqueux, ce dernier nous paraît d'un maniement plus facile.

Si l'extrait est consistant, on en fait une petite boulette, de la grosseur d'un pois, qu'on fixe sous l'ongle de l'index et dont on va graisser le pourtour du col; l'humidité et la chaleur du vagin suffisent à liquéfier la boulette médicamenteuse. (P. Dubois.) — Si, au contraire, l'extrait est fluide, on en enduit fortement l'indicateur droit et on va badigeonner toute la circonférence du col à l'extérieur et à l'intérieur (Charpentier); nous donnons volontiers la préférence à ce dernier procédé.

Mais il peut arriver que ces moyens échouent; alors, si l'on a lieu de craindre pour la vie de l'enfant ou pour la santé de la mère, il faut débrider l'orifice contracturé, comme on l'a fait dans le cas de rigidité, et terminer bien vite l'accouchement par le forceps, si toutefois c'est la tête qui se présente.

Ce moyen n'est applicable que lorsque la contracture porte sur l'orifice externe; dans les cas de spasme de l'orifice interne, le débridement est absolument interdit et mieux vaudrait alors recourir, comme dernière ressource, à la dilatation progressive et forcée.

Il peut arriver que la tête ou le tronc de l'enfant, (suivant que celui-ci naît par la tête ou par le siège), franchisse le col de l'utérus et que ce col se rétracte ensuite, juste pour saisir étroitement le cou du fœtus et arrêter son expulsion. C'est encore au débridement du col qu'il faut rapidement recourir dans ces cas, et achever promptement ensuite l'extraction du fœtus.

Le chloroforme n'ayant pas d'action sur la contractilité de la matrice, à moins d'être administré à dose dangereuse, rendra peu de services dans la contracture spasmodique du col.

Oblitération du col.

Plusieurs observations démontrent la possibilité de l'*imperforation du col* de la matrice, chez une femme arrivée au terme de sa grossesse; mais, alors, évidemment, ce vice de conformation n'a pu survenir que depuis l'époque de la conception, et cela, très probablement, par suite d'inflammation ulcéreuse.

Il ne s'agit parfois que d'une simple agglutination des lèvres du col par des mucosités épaisses et gélatineuses, et les contractions utérines ne tardent pas à avoir raison de l'obstacle ; d'autres fois, l'orifice est réellement fermé par du tissu cicatriciel, mais il est d'origine récente, son épaisseur est peu considérable, et le doigt triomphe assez facilement de sa résistance. Dans les cas d'oblitération complète avec résistance infranchissable au doigt, il faudra recourir à l'hystérotomie vaginale; toutefois, avant de pratiquer cette opération, on procédera à une exploration complète de l'excavation, la femme étant soumise à l'anesthésie chloroformique, et la main introduite toute entière dans le vagin, afin de s'assurer que le col n'est pas dissimulé soit tout à fait en haut et en arrière, soit au contraire tout à fait en avant comme cela est arrivé au professeur Depaul.

On fera porter l'incision sur le siège même de l'oblitération, s'il est possible de le reconnaître ; dans le cas contraire, sur le point le plus aminci et le moins résistant du segment inférieur. Le champ de l'opération sera mis à nu à l'aide d'un spéculum à valves séparées, de préférence, l'incision transversale de deux à trois centimètres sera faite à petits coups, puis la paroi utérine divisée, le doigt sera introduit dans l'ouverture et guidera le bistouri boutonné dont on se servira pour l'agrandir en pratiquant des débridements multiples ; le travail sera ensuite livré à la nature.

Si le col résistait encore, on pourrait pratiquer de nouveaux débridements.

Quelquefois le col n'est pas complètement oblitéré ; il est un peu entr'ouvert, mais ses bords sont indurés par du tissu cicatriciel et résistent aux efforts qui tendent à le dilater. Dans ce cas, il n'y a qu'à pratiquer quelques petites incisions, de quelques millimètres chacune, à gauche et à droite, mais jamais en avant ni en arrière, pour livrer passage au fœtus ou permettre de l'extraire avec le forceps. C'est à l'aide d'un bistouri boutonné, conduit avec soin sur le doigt indicateur, qu'on fait ce débridement multiple.

Déviations du col.

Elles sont la conséquence des déviations du corps de l'utérus et sont beaucoup plus fréquentes en arrière qu'en avant.

Dans certains cas d'affaiblissement extrême de la paroi abdominale, ou de vice de conformation du bassin (étroitesse avec renversement en arrière), l'utérus devient, à la fin de la grossesse, tellement oblique en avant et en même temps à droite, qu'il est impossible de le redresser assez pour pouvoir atteindre le col du doigt. La tête du fœtus ne s'en engage pas moins, toutefois, dans l'excavation, dès le début du travail ; mais, au lieu de porter sur l'orifice interne du col, elle refoule devant elle la portion de la matrice antérieure à cet orifice et l'amène quelquefois jusqu'à la vulve.

Que faire alors? Avec la main gauche, portée à plat sur l'hypogastre, redresser de son mieux le fond de la matrice, pendant qu'avec la pulpe de l'index droit, agissant sur le segment inférieur du même organe, on cherche à attirer l'orifice utérin le plus possible vers le centre de l'excavation ; dès qu'on peut atteindre l'orifice on tend à le ramener dans l'axe du bassin en exerçant, pendant les contractions, des tractions sur la lèvre antérieure, jusqu'à ce que la dilatation soit assez avancée.

Si le col est porté en avant, c'est le segment postérieur qui se trouve engagé, et la manœuvre est inverse. Dans quelques cas exceptionnels, le col peut être refoulé au-dessus des pubis et faire croire à une oblitération (cas de Depaul).

Tuméfaction et allongement de la lèvre antérieure du col.

Chez les primipares surtout, lorsqu'il y a engagement profond de la tête avant dilatation complète du col, la lèvre antérieure se trouve comprimée entre la tête et la symphyse pubienne. Pour peu que le travail se prolonge, que la tête soit volumineuse ou le bassin un peu au-dessous de la normale, il se produit une tuméfaction de cette lèvre, parfois même un véritable thrombus qui vient opposer à la terminaison de l'accouchement un obstacle sérieux. On tentera de réduire la lèvre antérieure ainsi tuméfiée, en la soutenant, la repoussant même pendant la contraction, au-dessus de la partie fœtale; si l'on ne peut y réussir, on terminera l'accouchement par le forceps.

Abcès, tumeurs, dégénérescence cancéreuse du col.

Les abcès du col, les tumeurs fongueuses, signalées par Cazeaux comme causes de dystocie sont tout à fait exceptionnels.

Les végétations du col, plus fréquentes, ne sauraient apporter un obstacle sérieux à l'accouchement.

Si l'on reconnaissait, au moment du travail, que le col de la matrice porte une *tumeur squirrheuse* ou *fibreuse*, gênant sa dilatation, il faudrait laisser faire la nature tant que l'état de la femme ne péricliterait pas : car on a vu, dans certains cas de ce genre, l'orifice utérin se dilater seul au moment où l'on s'y attendait le moins; mais, si l'accouchement ne marchait pas, on pratiquerait deux ou trois

21.

incisions sur la partie saine de l'orifice, incisions qui permettraient d'aller chercher l'enfant par la version ou le forceps. Dans une circonstance où un corps fibreux, développé dans la lèvre postérieure du col, mettait obstacle à l'accouchement, même par le forceps, Danyau a pu, après une incision longitudinale sur la face antérieure de la tumeur, énucléer celle-ci, qui ne pesait pas moins de 650 grammes, et terminer ensuite l'accouchement. — Un autre accoucheur, dans un cas à peu près pareil, a pu réussir à repousser et à maintenir ensuite la tumeur au-dessus du détroit supérieur, pendant que la tête du fœtus s'engageait dans l'excavation. — Ce sont là différentes règles de conduite à suivre à l'occasion.

Si la tumeur est pédiculée et qu'elle apporte un obstacle sérieux à l'accouchement, on n'hésitera pas à en pratiquer l'ablation; ce n'est dans tous les cas qu'après avoir acquis la certitude que l'accouchement ne peut pas être spontané qu'on aura recours aux incisions multiples, au forceps, au céphalotribe, à l'embryotomie.

Mais si l'on croyait reconnaître dans la tumeur du col un kyste ou un abcès, il est évident que ce serait à une ponction ou à une incision de celui-ci qu'on devrait recourir tout d'abord, quitte à en venir aux moyens indiqués plus haut, si l'on s'était trompé, c'est-à-dire si la tumeur était solide.

Pour les *déplacements du corps de l'utérus*, nous renvoyons le lecteur à ce que nous avons dit précédemment (Voy. *Pathologie de la grossesse*, p. 56) si ce n'est cependant pour l'*inversion utérine* dont nous n'avons pas encore parlé.

Dans un accouchement trop rapide, si le cordon

est court et le placenta fortement adhérent au fond de la matrice, il peut très bien se faire une introversion de ce dernier organe, au moment où l'enfant s'échappe au dehors, mais c'est particulièrement sur des femmes ayant eu déjà beaucoup d'enfants, et accouchant debout par surprise qu'on a eu à observer ce genre d'accident. L'inversion utérine peut encore être le résultat de tractions intempestives et immodérées sur le cordon, le placenta n'étant pas encore décollé, et l'utérus non rétracté.

Le *diagnostic* est des plus faciles, car il suffit de jeter un coup d'œil vers la vulve pour y constater la présence de la matrice renversée et souvent encore recouverte du placenta adhérent.

Le *pronostic* est grave; il dépend de l'hémorragie, du choc traumatique éprouvé par la femme, mais surtout de la rapidité de l'intervention.

Quant au *traitement*, il n'y a qu'une seule indication, *réduire l'organe introversé le plus tôt possible.* Mais faut-il décoller le placenta avant de réduire l'utérus, ou après l'avoir réduit ?

A notre avis la réponse ne saurait être douteuse, il faut décoller d'abord le placenta, puis réduire. En procédant ainsi, on s'expose peut être davantage au danger d'une hémorragie immédiate qui du reste est souvent moins abondante qu'on ne le craint, mais on facilite considérablement la réduction de l'organe inversé.

Pour réduire l'utérus on se servira de la main seule, les divers instruments inventés à cet effet sont considérés comme plus dangereux qu'utiles par presque tous les auteurs.

Vices de conformation de l'utérus.

La conception ne saurait se produire dans certains vices de conformation de l'utérus, mais il en est quelques-uns qui sont non seulement compatibles avec la grossesse, mais qui peuvent même permettre la marche régulière du travail.

Dans le cas d'*utérus unicorne*, l'accouchement ne présenterait, très probablement, rien de particulier; et, de même, dans le cas d'*utérus double*, une seule moitié étant gravide. Mais il en serait tout autrement si les deux moitiés d'un utérus *double* contenaient chacune un fœtus (1) (fig. 90). Au moment de l'accouchement, il serait possible qu'une moitié de l'organe expulsât son fœtus, et que l'autre moitié retînt tranquillement le sien, pour un temps plus ou moins long, de quelques semaines à deux ou trois mois. Cela s'est vu. Et même, lorsque l'accouchement se ferait en même temps, il ne faudrait pas s'étonner de voir les deux moitiés ne pas se contracter ensemble, et, au contraire, alterner dans leurs contractions et leurs repos. Toutefois, l'accouchement ne s'en ferait pas moins bien; mais, après, au moment de la délivrance (il y a des faits à l'appui), on aurait à redouter des hémorragies, précisément parce que, les deux utérus ne se rétractant pas ensemble, le point d'insertion d'un pla-

______

(1) Voy. Tarnier, *Des cas dans lesquels l'extraction du fœtus*, etc., p. 171. Observ. du docteur Geiss, *Utérus bicorne avec un fœtus dans chaque loge*. Le travail fut lent, et la version dut être pratiquée pour l'extraction de l'un et de l'autre enfant, qui se présentaient tous deux par l'épaule.

centa resterait lâche, avec ses sinus béants, quand
le point d'insertion de l'autre placenta serait contracté, et alternativement.

Parise, professeur de clinique externe à l'École de
Lille (1), a communiqué à l'Académie de médecine
l'observation d'une femme pour laquelle Depaul fut

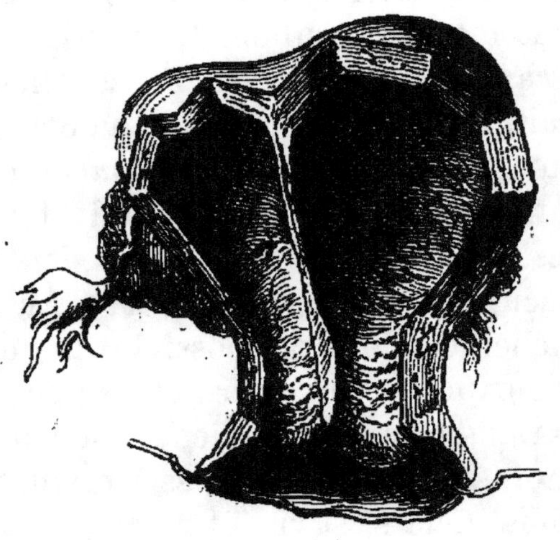

Fig. 90. Utérus puerpéral double (Obs. de Cruveilhier).
Le côté gauche plus volumineux était le siège de l'œuf. Le droit ne
contenait rien.

appelé en consultation, et qui, accouchant pour la
deuxième fois, a présenté, comme cause encore
inédite de dystocie, l'existence d'une cloison divi-
sant inférieurement l'utérus en deux cavités. La
tête de l'enfant était d'un côté, les pieds de l'autre,
le tronc à cheval sur le bord supérieur de la cloison.
— Selon Parise, il ne faudrait voir, dans ce cas singulier, qu'un exemple de grossesse utéro-intersti-

(1) Parise, *Sur une nouvelle cause de dystocie, la grossesse intersticielle*. Rapport de M. Devilliers (*Bulletin de
l'Acad. de médecine*, Paris, 1861-63, t. XXX, p. 1220).

tielle, dans laquelle le produit de la conception a
pu, sans inconvénient pour lui, se développer à la
fois dans la cavité même de l'utérus et dans l'é-
paisseur de ses parois.

Si l'on rencontrait un nouveau fait de ce genre,
l'anomalie bien reconnue par le toucher, il faudrait imiter la conduite du professeur Depaul :
accrocher et abaisser avec le doigt, le bord supérieur de la cloison, puis l'inciser avec un long bistouri boutonné.

Tumeurs fibreuses du corps de l'utérus.

Ces tumeurs, même volumineuses, peuvent être
sans influence sur la grossesse et l'accouchement,
lorsqu'elles sont franchement abdominales et qu'elles
siègent vers le fond de l'organe; mais il n'en est pas
de même lorsqu'elles occupent soit la paroi antérieure, soit la paroi postérieure du segment inférieur, surtout dans le voisinage du col.

Pendant la grossesse, elles prédisposent à l'avortement ou à l'accouchement prématuré; siégeant
dans la paroi postérieure elles peuvent être cause
de rétroversion dans les premiers mois de la gestation.

Pendant l'accouchement, les tumeurs fibreuses in-
terstitielles occupant le segment inférieur de l'utérus, occasionnent parfois des difficultés énormes;
cependant, dans certains cas où l'accouchement
paraît tout d'abord impossible, l'excavation se trouvant plus ou moins remplie par la tumeur, on voit
le travail se terminer spontanément par suite d'un
mécanisme spécial bien étudié par Depaul, Guéniot
et plus récemment par Lefour, agrégé à la Faculté

de Bordeaux (1). La tumeur s'assouplit, se ramollit, puis sous l'influence des contractions utérines, de la dilatation du col et de l'écoulement du liquide amniotique, elle s'élève et remonte au-dessus de la présentation.

Les tumeurs fibreuses de l'utérus prédisposent aux présentations vicieuses, et aux hémorragies de la délivrance par inertie consécutive.

Le *pronostic* est particulièrement grave lorsque le placenta s'insère directement sur la tumeur.

Traitement. — Pendant la grossesse, si la tumeur est accessible par les voies naturelles, si elle fait saillie dans le vagin, on pourra en pratiquer l'ablation soit par le bistouri, l'écraseur, ou la ligature avec excision (Lefour). — L'avortement ne sera pas fatalement la conséquence de ces manœuvres opératoires. — *Pendant le travail* voici la ligne de conduite indiquée par Lefour. « Attendre d'abord en faisant à la nature la part aussi large que possible, mais limitée par l'intérêt de la mère et de l'enfant; agir ensuite sur la tumeur, de manière à diminuer ou à faire disparaître l'obstacle, puis, si ces tentatives sont restées infructueuses, agir sur le fœtus, ou terminer l'accouchement par une opération sur la mère. » Ces préceptes nous paraissent résumer complètement les indications à remplir dans le cas de tumeurs fibreuses de l'utérus. Donc dans le cas où l'accouchement spontané est impossible, il faut recourir au forceps, à la version, à la céphalotripsie ou à l'embryotomie; si ces moyens sont insuffisants, et comme dernière ressource, à l'opération césarienne.

(1) Lefour, *Des fibromes utérins au point de vue de la grossesse et de l'accouchement*, thèse d'agrégation, 1880.

Ruptures de l'utérus.

Au moment de ses plus fortes contractions, l'utérus peut se rupturer. Quelquefois, dit-on, la déchirure s'est produite assez favorablement pour que le fœtus allât se loger dans le dédoublement de l'un des ligaments larges, et, par conséquent, en dehors du péritoine. Mais, ordinairement, le fœtus passe d'emblée dans la cavité péritonéale. La déchirure peut porter sur le col, le fond ou les parties latérales de l'organe, mais le plus souvent c'est sur la paroi postérieure de l'utérus que se produit la déchirure, en un point correspondant au promontoire.

Cet accident, qui est d'une gravité extrême, ne s'observe guère que chez des multipares à utérus affaibli par un grand nombre de grossesses. Nous n'en avons vu qu'un seul cas (Pénard) et c'était chez une créole ayant eu déjà huit enfants coup sur coup. Évidemment, c'est la contraction utérine qui est cause *déterminante;* mais, pour que cette contraction produise un tel effet, il est nécessaire qu'elle trouve préexistante une disposition organique toute particulière ou qu'elle ait à vaincre une résistance exagérée. Il est bon, toutefois, que les jeunes praticiens aient bien présent à l'esprit que les mauvaises manœuvres, dans la version podalique, figurent au premier rang parmi les causes *traumatiques*, et que, conséquemment, ils ne sauraient apporter trop de prudence dans la pratique de cette opération.

Par quelque cause que se soit produit l'accident, voici à quels signes on le reconnaît : la femme éprouve, au moment même d'une contraction, une douleur atroce qui lui arrache un cri perçant ; elle a la conscience d'un déchirement profond, et sent très bien que son enfant vient de changer de place. Puis, à cette douleur *angoissante* succède une sensation d'engourdissement, avec syncope.

Si la déchirure est assez vaste pour avoir laissé passer le fœtus en entier dans le péritoine, toute contraction utérine cesse. — De son côté, le médecin reconnaît au *palper* que l'utérus a perdu sa forme ordinaire, sa rénitence et ses contractions, et que le fœtus n'est plus où il était ; il sent celui-ci immédiatement sous la paroi abdominale. Au *toucher*, il s'aperçoit que la poche des eaux, qui bombait, a disparu, sans que pourtant il se soit écoulé de liquide par le vagin ; que la partie du fœtus qui se présentait a disparu également, et que le col, dont la dilatation était assez avancée, s'est fermé de nouveau. Enfin, s'il peut porter la main entière dans la matrice, il la trouve vide, ou seulement remplie d'une masse élastique, l'intestin grêle, qui a pris la place du fœtus.

Nous supposons là évidemment une rupture assez étendue pour avoir livré passage à l'œuf. Mais il peut arriver que la crevasse soit assez petite pour que l'enfant ne sorte pas de l'utérus, ou au moins n'en sorte qu'en partie ; les eaux seules se sont échappées et se sont répandues dans le ventre : alors le diagnostic reste obscur, on ne peut que soupçonner l'accident.

La femme survit rarement à une pareille lésion ; elle meurt de suite de syncope, ou un peu plus tard, d'hémorragie interne, de péritonite ou d'étranglement intestinal.

Le pronostic de la rupture utérine est excessivement grave pour la mère et pour l'enfant.

Sur *237 cas*, mortalité des enfants 217. (Ramsbotham.)

Sur *580 cas*, mortalité des mères 480. (Joly.)

La conduite de l'accoucheur, dans le cas de rupture de la matrice, variera suivant les circonstances, mais il faut qu'il soit bien convaincu que l'expectation donne des résultats déplorables ; sur 144 cas où l'accouchement a été abandonné aux seuls efforts de la nature, il y eut 142 morts (Charpentier), il n'y a guère que dans le cas où la dilatation du col serait à peine commencée, les accidents peu pressants, le fœtus tout entier dans la matrice, les contractions continuant, que l'on pourrait peut-être attendre que la dilatation soit suffisante pour pouvoir introduire le forceps ou la main, encore faudrait-il aider à la dilatation par des débridements.

Si le fœtus est sorti de l'utérus en partie ou en totalité, et si le col n'est pas suffisamment dilaté pour livrer passage à la main ou au forceps, il n'y a pas à hésiter, il faut proposer de suite la *gastrotomie*, comme étant l'unique moyen de sauver l'enfant, et aussi la seule chance de salut offerte à la mère.

Mais il y a mieux à faire lorsque la dilatation du col est complète ou presque complète. On doit alors introduire immédiatement la main dans l'utérus, et chercher à saisir les pieds de l'enfant pour l'entraîner au dehors par les voies naturelles. Si, par hasard il se trouvait étranglé dans la déchirure de la matrice revenue sur elle-même, il ne faudrait pas songer à un débridement par le bistouri, quoi qu'en dise Cazeaux ; et mieux vaudrait recourir à la gastrotomie. Enfin si le fœtus était tout entier passé dans le péritoine, si la plaie était large, non rétractée, on devrait encore essayer d'aller jusque-là le saisir par les pieds pour le ramener dans l'utérus et l'extraire ensuite par les voies ordinaires (opération pratiquée avec succès par P. Dubois); et ce ne serait que dans le cas où cette manœuvre resterait sans résultat, qu'on proposerait la gastrotomie. Si l'on tente la version, il faut agir rapidement; car le fond de la matrice revient vite sur lui-même, une fois le fœtus dans le péritoine, et dès lors tout délai serait une faute.

Le forceps ne trouverait son application que dans le cas où la tête de l'enfant serait restée, malgré la rupture, engagée dans le haut de l'excavation. Il est bien entendu que, pendant le placement des branches de l'instrument, on aurait grand soin de faire fixer le fœtus par les mains d'un aide, pour l'empêcher de fuir.

Quoi qu'il en soit, l'enfant extrait par n'importe quelle voie, on devrait aller chercher le délivre par la voie naturelle, et bien s'assurer, avant de retirer la main de la cavité utérine, qu'il n'y a pas d'anse intestinale pincée dans la déchirure.

Kiwisch cite un cas intéressant de pincement de ce genre. Le fœtus avait été extrait par les voies naturelles, mais l'intestin grêle s'était introduit dans la déchirure utérine et s'y était étranglé. Il était survenu des symptômes d'iléus et un anus contre nature s'en était suivi, se déversant dans l'utérus même. Pendant dix jours, les matières intestinales avaient passé par là. Mais, après, la fistule s'était fermée et le cours normal des matières fécales s'était rétabli. Ce serait folie que de compter sur un aussi heureux résultat, le cas échéant ; aussi, après l'extraction du fœtus, au moindre signe d'iléus (douleur vive, nausées, défaillance, etc.), serait-il sage de réintroduire la main avec douceur dans la matrice, pour chercher l'anse intestinale dont on soupçonne l'étranglement et la repousser dans le ventre.

Inutile d'ajouter que pendant toutes ces manœuvres et pendant les suites, on procédera suivant les règles de la plus rigoureuse antisepsie.

Les *tumeurs de l'ovaire* peuvent être solides ou liquides, elles prédisposent à l'avortement et constituent parfois un obstacle sérieux à l'accouchement.

Pendant la grossesse, s'il ne survient pas de complications, on se bornera à l'expectation pure, mais s'il survient des accidents on pourra recourir à la ponction du kiste et dans des cas exceptionnels à l'avortement provoqué ou à l'accouchement prématuré. Pendant le travail, l'expectation pure et simple est encore la règle, à moins que la tumeur ne risque d'entraver l'expulsion du fœtus et dans ces cas surtout, quand la tumeur est solide, il faut tenter de la repousser au-dessus du détroit supérieur, dans l'une ou l'autre des fosses iliaques ; si l'on ne peut y réussir et que la tumeur soit liquide, on aura recours à la ponction par la voie vaginale, dans le cas contraire on attendra la dilatation du col et l'on interviendra par la version, le forceps, la céphalotripsie ou l'embryotomie. Ici encore l'opération césarienne sera l'ultime ressource.

Bassins viciés par excès d'amplitude.

Dans certains cas, le bassin est plus ample qu'il ne devrait l'être. Et quoique au premier abord cela paraisse singulier, c'est là un défaut et non une qualité. Un bassin trop large expose, effectivement, la femme à des accidents fâcheux au moment même de l'accouchement ; par exemple : à une déchirure du col de la matrice, du vagin ou du périnée, parce que le fœtus descend trop vite ; — à un décollement prématuré du placenta et à une hémorragie primitive grave, par la même raison ; — à une chute complète de l'utérus contenant encore le produit, d'où des tiraillements qui disposeront beaucoup à une péritonite ou à des abcès consécutifs ; — à une hémorragie consécutive, parce que l'utérus, débarrassé trop rapidement, ne revient pas assez vite sur lui-même, une fois le produit dehors, etc., etc.

Si, donc, on s'apercevait, en touchant la femme en travail, qu'elle porte un bassin d'une largeur excessive, il faudrait la tenir couchée horizontalement sur le dos ou sur le côté, dès le début du travail ; l'empêcher en outre de faire aucun effort volontaire ; et lorsque la tête arrivera sur le plancher périnéal, il faudra en modérer l'expulsion de façon à donner à la vulve et au périnée le temps de s'assouplir et de se dilater.

Vices de conformation du bassin avec rétrécissement.

Le bassin peut être rétréci dans tous ses diamètres à la fois (étroitesse absolue), ou dans un ou deux de ses diamètres seulement (étroitesse relative).

Étroitesse absolue. — C'est un véritable arrêt de développement ; la femme a un bassin régulier dans sa forme, mais un bassin aussi petit que celui d'une jeune fille de dix à douze ans.

Ce vice est rare ; cependant, dans la seule collection de Nægelé, on compte quatre bassins de ce genre, où tous les diamètres sont au-dessous de la normale de deux centimètres et demi, et qui ont tous nécessité ou l'opération césarienne ou au moins la céphalotripsie (fig. 91).

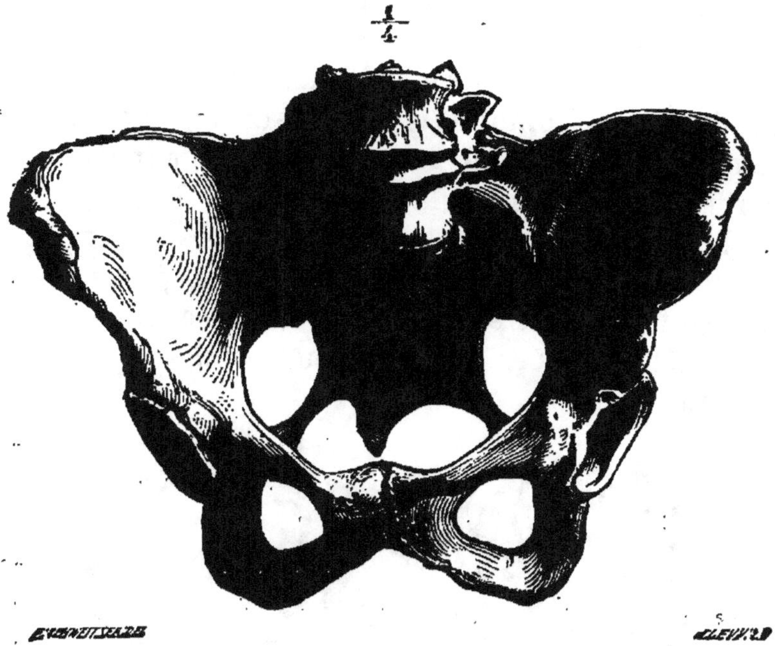

Fig. 91. — Bassin généralement trop petit *(justo minor)* ayant nécessité la céphalotripsie.

Le pronostic de ce genre de rétrécissement est donc très grave.

Quant aux indications chirurgicales, elles sont les mêmes que pour l'étroitesse relative portée au même degré; nous les examinerons tout à l'heure.

Le *diagnostic* de cette espèce d'étroitesse ne peut être solidement établi que par la mensuration. A première vue, on peut à peine la soupçonner, attendu qu'on ne la rencontre pas seulement chez les naines, mais bien aussi, et plus souvent même, chez des femmes de taille élevée ou pour le moins ordinaire. Ainsi, des quatre bassins que possédait Nægelé (1), un seul provient d'une naine; les trois autres ont appartenu à des femmes de haute taille.

Pour reconnaître, *à la mensuration*, un pareil bassin, il faut se rappeler les diamètres normaux des détroits supérieur et intérieur, et savoir que, sur un bassin bien conformé, l'épaisseur du sacrum, au niveau du promontoire, est de six centimètres et demi; — l'épaisseur de la symphyse pubienne, d'un centimètre et demi; — la distance entre le sommet de la première apophyse épineuse du sacrum et la face antérieure de la symphyse des pubis, de dix-neuf centimètres; — et la distance entre les deux crêtes iliaques, à leur milieu, de vingt-sept centimètres.

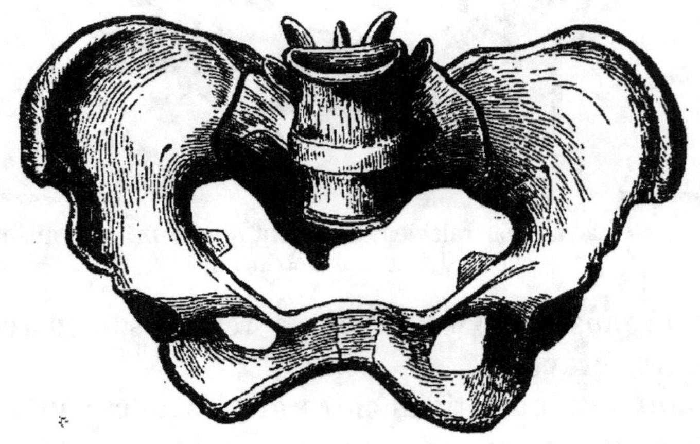

Fig. 92. — Bassin aplati. Les diamètres transversaux et obliques sont normaux, mais le sacro-pubien est rétréci par le promontoire qui est trop saillant.

(1) Nægelé, *Des principaux vices de conformation du bassin, et spécialement du rétrécissement oblique*, trad. par A. Danyau. Paris, 1840.

Bientôt, nous verrons comment doit se faire la mensuration d'un bassin.

Étroitesse relative. — Il y a dans ce genre quatre

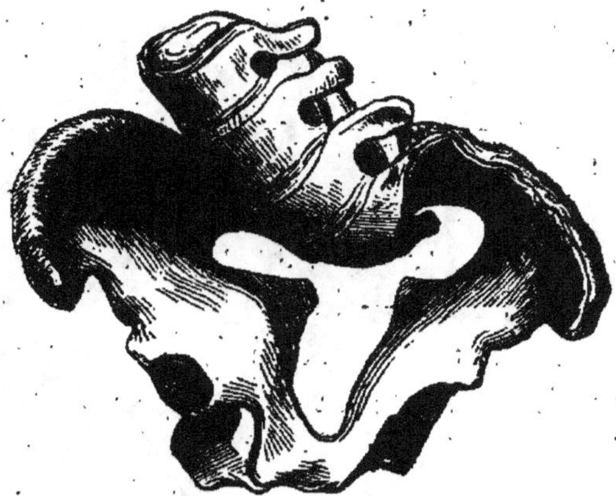

Fig. 93. — Bassin ostéo-malacique au plus haut degré. La femme
a succombé au progrès de la maladie (Stoltz).

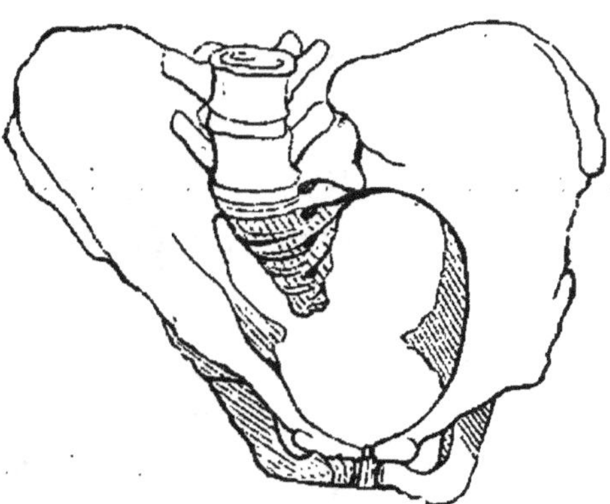

Fig. 94. — Bassin oblique ovalaire. Atrophie de l'aïe droite
du sacrum.

types principaux, qui sont : le rétrécissement antéro-postérieur ; le rétrécissement oblique ; le rétrécissement transversal ; et le rétrécissement dans plusieurs sens à la fois.

Pour les variétés, voy. le tableau de M. Pajot (1).
Le type le plus commun de ce genre de rétrécis-

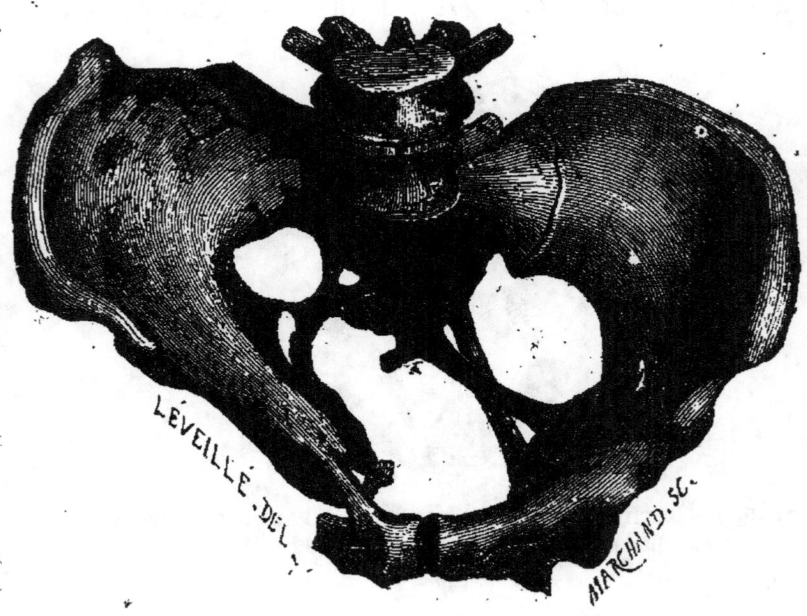

Fig. 95. — Bassin oblique ovalaire vicié par cal difforme
(Papavoine).

sement est, sans contredit, l'aplatissement d'avant
en arrière au niveau du détroit supérieur, autrement
dit, le retrécissement
avec saillie de l'angle
sacro vertébral; l'ex-
cavation et le détroit
inférieur sont nor-
maux et même plus
grands qu'ils devraient
être (fig. 92).

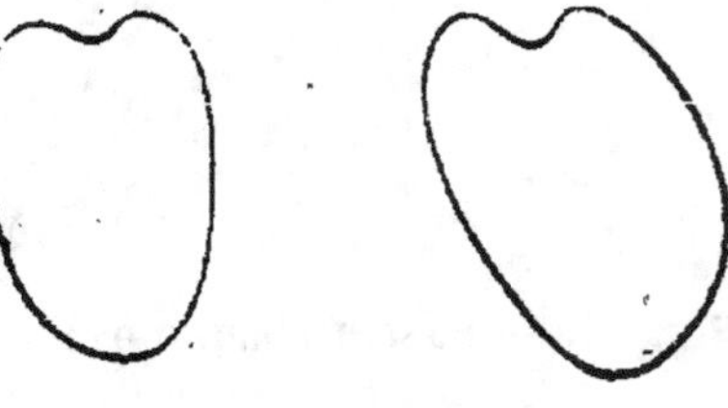

Fig. 96. — Aplatissement transversal
formes les plus ordinaires.

(1) Pajot, *Classification des vices de conformation du*
bassin, chez la femme.

Les rétrécissements du détroit supérieur sont beaucoup plus fréquents que ceux du détroit inférieur, et le diamètre le plus fréquemment atteint est le diamètre antéro-postérieur.

L'espèce qui vient après, pour la fréquence, est celle où le bassin est aplati obliquement (fig. 93, 94, 95, 97).

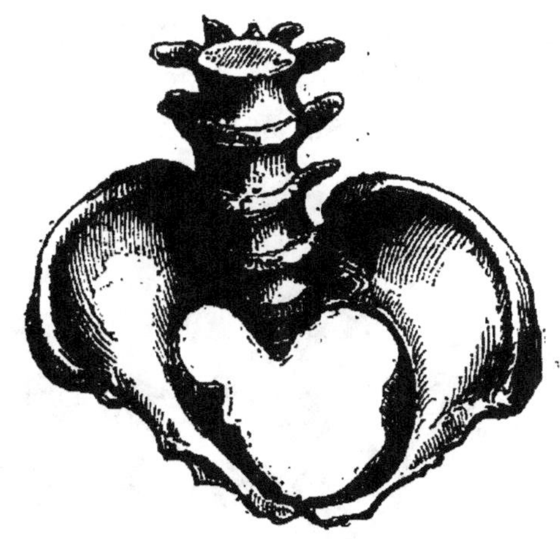

Fig. 97. — Bassin rétréci obliquement (Litzmann).

Le rétrécissement transversal est plus rare (fig. 98-99).

Quand on parle d'un bassin étroit, sans désigner l'espèce, c'est donc presque toujours, il est bon de le savoir, d'un bassin à diamètre sacro-pubien raccourci qu'on entend parler.

La cause la plus fréquente des rétrécissements du bassin est le *rachitisme*, maladie de la première enfance, débutant le plus souvent vers dix-huit à vingt mois, au moment où les enfants commencent à marcher, et caractérisée par l'arrêt de développement, la fragilité et la flexibilité des os atteints. Les os rachitiques, incomplètement développés, la maladie une fois guérie, ne regagnent jamais le développement qu'ils auraient acquis sans cela.

La maladie a une marche ascendante, et chez les personnes atteintes de rachitisme dans leur enfance, il existe presque constamment des déformations des os des membres inférieurs, il peut se faire cependant que si la maladie a débuté avant que l'enfant ait commencé à marcher, les membres inférieurs n'offrent pas trace de rachitisme et que malgré cela, le bassin soit plus ou moins vicié.

$\frac{1}{4}$

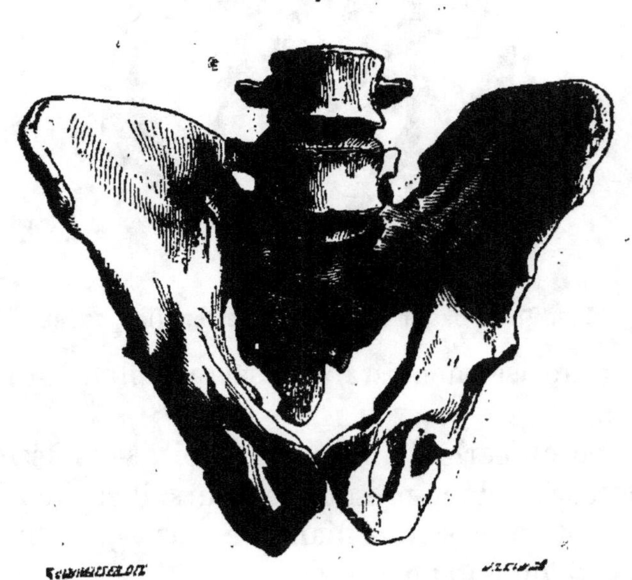

Fig. 98. — Bassin transversalement rétréci (P. Dubois). — Bassin aplati transversalement et obliquement tout à la fois, avec ankylose des deux symphyses sacro-iliaques.

Les déformations du bassin, d'origine rachitique, portent plus spécialement sur le sacrum et la symphyse, et le diamètre le plus rétréci est d'ordinaire le *sacro-pubien* (fig. 100), mais les diamètres transverses et obliques peuvent être également plus ou moins déformés, parfois même à un degré extème. Comme cela a lieu dans l'ostéomalacie, les os emblent pour ainsi dire fléchis et repliés sur eux-mêmes, ce qui a fait donner au bassin ainsi déformé, le nom de *bassin pseudo-ostéomalacique* ou de *bassin replié sur lui-même* (Litzmann) (fig 101 et 102).

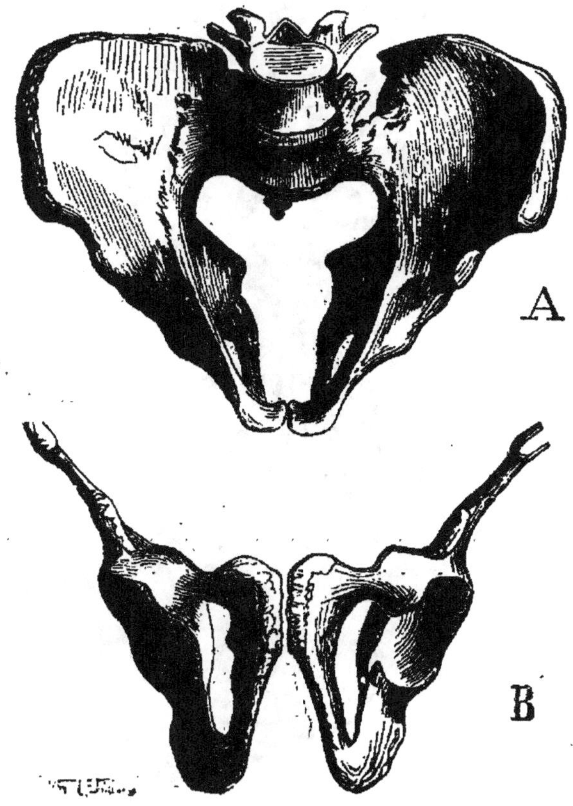

Fig. 99. — A, bassin double oblique ovalaire avec ankyloe des deux symphyses sacro-iliaques vu par sa base. (Musée Dupytren, n° 496). — B, le même bassin vu par sa face antérieure.

Si le *rachitisme* est la cause la plus fréquent des vices de conformation du bassin, elle est loin d'être la seule et il faut y joindre l'*ostéomalacie*, le *dé-*

viations de la colonne vertébrale d'origine rachitique ou non, les *lésions des membres inférieurs,* etc.

$\frac{1}{3}$

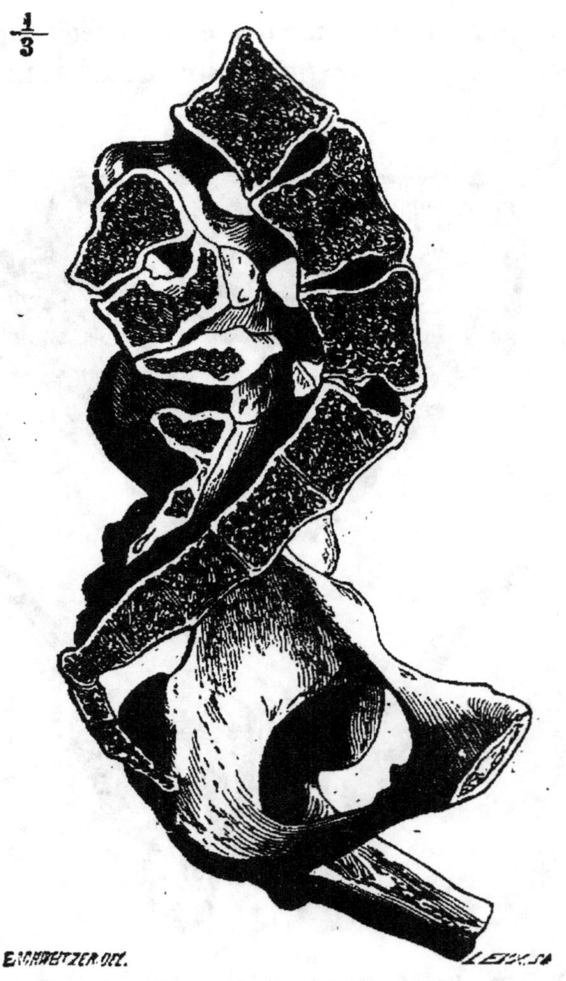

Fig. 100. — Bassin rachitique avec convexité antérieure du sacrum et rétrécissement antéro-postérieur de l'excavation, ayant nécessité l'opération césarienne (Stoltz).

L'ostéomalacie est une maladie de l'adulte, plus fréquente chez la femme que chez l'homme ; elle frappe surtout les femmes pauvres et affaiblies,

22.

habitant des logements malsains, et ayant eu des grossesses répétées. D'après les recherches de Virchow, Rokitansky et Ranvier, l'ostéomalacie doit être considérée comme une *ostéo-myélite* et une *ostéite progressive*, sous l'influence de laquelle l'os est dépouillé de ses sels calcaires, en même temps que la prolifération des éléments de la moelle comprime tous les autres tissus ramollis de l'os.

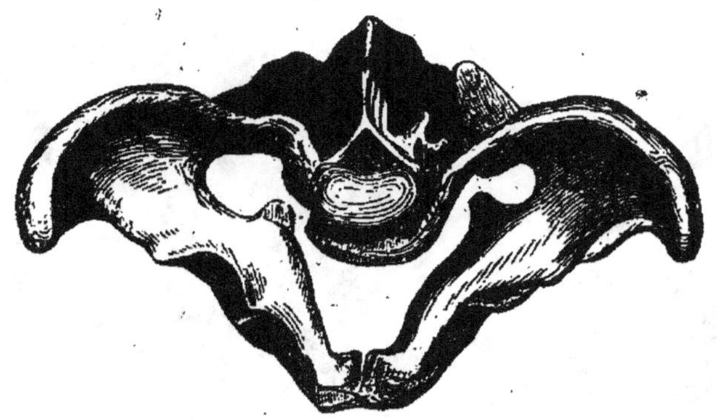

Fig. 101. — Bassin rachitique replié sur lui-même (Litzmann), ou bassin pseudo-ostéomalacique de Michaelis.

Ramollis par la maladie, les os cèdent aux pressions qu'ils supportent, le bassin se déforme à un degré extrême et affecte les formes les plus bizarres. — On a comparé à un tricorne la forme du bassin ostéo-malacique (fig. 103).

Le *bassin oblique ovalaire*, bien décrit pour la première fois par Nægelé en 1829, est un bassin rétréci dans l'un de ses diamètres obliques par suite de l'ankylose d'une des symphyses sacro-iliaques et du développement imparfait de la moitié correspondante du sacrum et de l'os iliaque du même côté (fig. 95 et 97).

. Le diamètre oblique rétréci, est celui qui va de la

symphyse sacro-iliaque saine, a l'éminence iléo-
pectinée du côté malade.

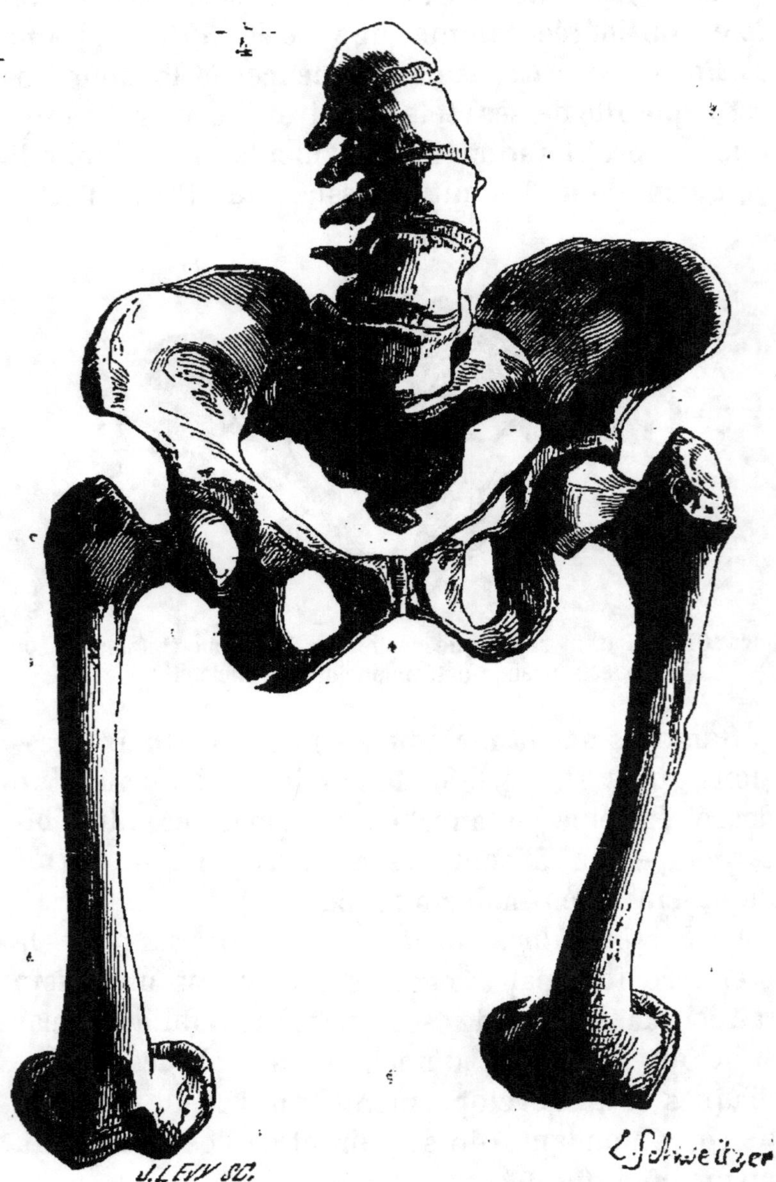

Fig. 102. — Bassin rachitique, à forme ostéomalacique, ayant nécessité l'opération césarienne (Stoltz).

Le *bassin rétréci transversalement,* par suite de la soudure des deux symphyses sacro-iliaques et de l'atrophie des ailes du sacrum, peut être rapproché du précédent (Nægelé-Grenser), les lésions sont ici bilatérales, c'est une sorte de bassin oblique ovalaire double, c'est une forme de déformation rare (fig. 99, p. 388).

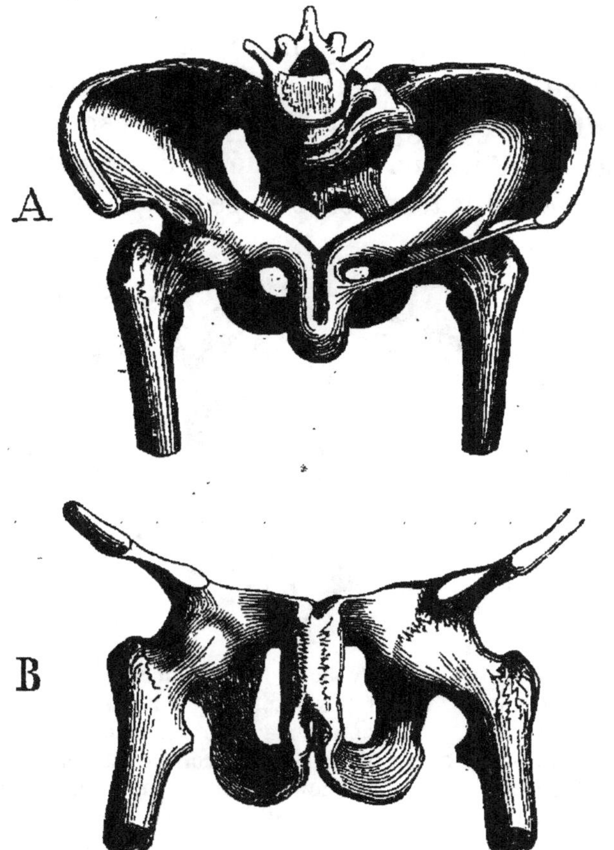

Fig. 103. — A, bassin vicié par ostéomalacie, vu par sa base (Musée Dupuytren, n° 498). B, même bassin, vu par sa face antérieure.

Les déviations de la colonne vertébrale sont à peu près sans influence sur le bassin quand elles siègent à la région cervicale ou dorsale, mais il n'en est pas de même lorsqu'elles affectent la région lombo-sacrée.

La *lordose lombo-sacrée* augmente l'inclinaison du bassin, en le faisant basculer sur la tête des fémurs. Une saillie plus ou moins considérable du promontoire peut être la conséquence de cette déformation (fig. 100).

Dans la *scoliose*, la *scoliose rachitique* surtout, le côté du bassin correspondant à la déviation est rétréci au détroit supérieur, le côté opposé peut au contraire être élargi ; les déformations sont inverses au détroit inférieur. Les variétés de bassins *scoliorachitiques* sont très nombreuses (fig. 102).

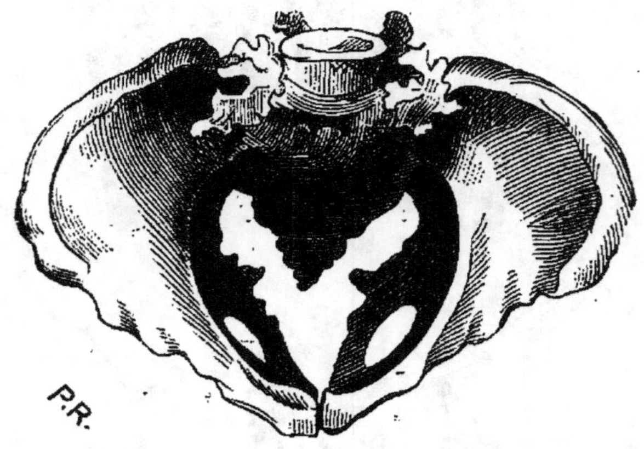

Fig. 104. — Bassin avec cyphose lombo-sacrée très prononcée, presque angulaire, décrit par Hœning. Il n'y a pour ainsi dire pas de promontoire, la face antérieure du sacrum ayant la forme d'une S ; de sorte qu'au niveau du détroit supérieur les diamètres antéro-postérieur et obliques sont augmentés ; tandis que le diamètre transverse est un peu diminué ; et qu'au niveau du détroit inférieur, par contre, tous les diamètres sont rétrécis.

Dans la *cyphose lombo-sacrée*, et il est rare que cette déformation existe seule, la forme du bassin peut être très altérée ; le sacrum présente parfois une véritable atrophie. Il peut arriver que les dimen-

sions des diamètres du détroit supérieur soient res-
pectées, sinon augmentées, moins toutefois celles du
diamètre transverse qui sont en général diminuées,

$\frac{1}{4}$

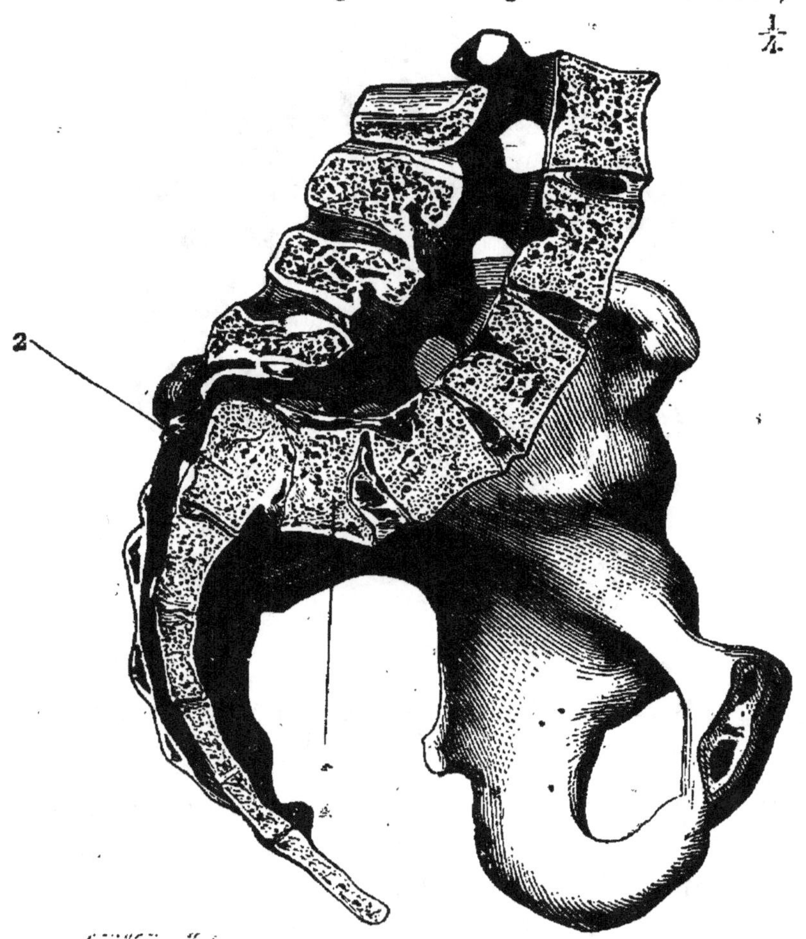

Fig. 105. — Spondylolysthesis. Bassin dit de Paderborn. — 1. Cinquième vertèbre lombaire. — 2. Première vertèbre sacrée.

au détroit inférieur au contraire, tous les diamètres
se trouvent considérablement rétrécis (fig. 104).

Spondylolysthesis. — On désigne ainsi la luxation
de la dernière vertèbre lombaire, et son glissement
en avant du sacrum. Cette altération a été décrite

pour la première fois par Kilian en 1854 (fig. 105).
Il existe alors dans l'aire du détroit supérieur

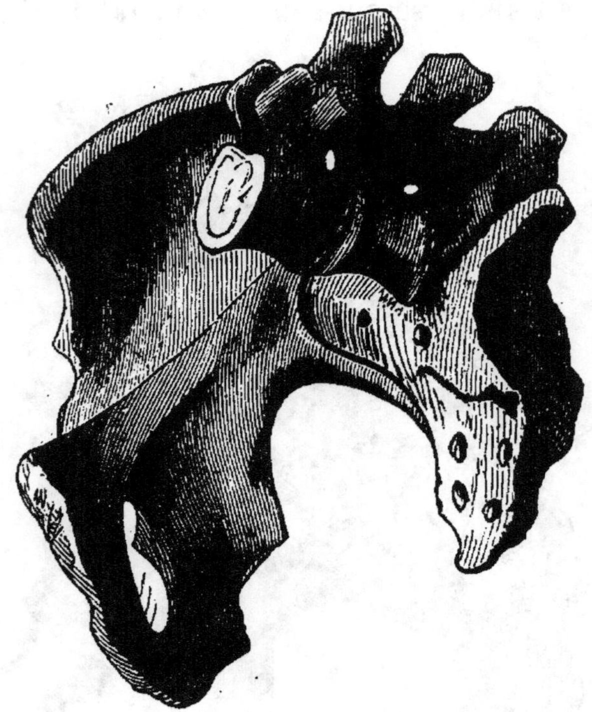

Fig. 106. — Bassin spondylizématique (Herrgott). C'est le vrai *pelvis obtecta* de Kilian.

une saillie qui rétrécit d'une manière tellement notable l'espace nécessaire au passage du fœtus, que sur sept exemples bien connus, il a fallu trois fois recourir à l'opération césarienne.

Dans les quatre autres cas, la mort de la femme s'en est suivie : deux fois sans que l'accouchement ait pu être fait, deux fois après l'application du céphalotribe.

Enfin, une ou plusieurs vertèbres lombaires ou sacrées peuvent avoir été minées autrefois dans leurs corps, par la maladie de Pott, et il en est résulté que la colonne lombaire, tombant en avant, est venue recouvrir le détroit supérieur et l'obturer au point de ne pas permettre à un fœtus tant soit peu développé de s'y engager. C'est la lésion que le professeur Herrgott, de Nancy, a le premier si

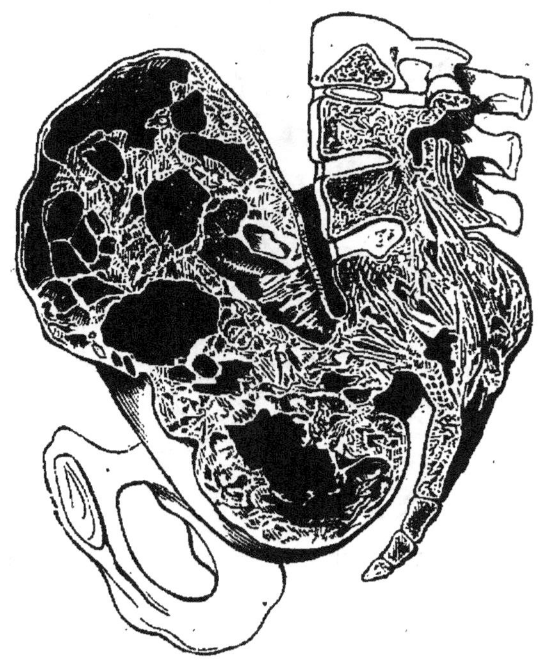

Fig. 107. — Cas longuement rapporté dans la thèse de Élie de Habert, et, en raccourci dans le *Traité d'accouchement* de Chailly.

bien étudiée en 1876, et à laquelle il a donné le nom des *spondylizème* (de σπονδυλος, vertèbre et ίσημα, affaissement) (fig. 106).

Le *raccourcissement des membres inférieurs* peut avoir sur la conformation du bassin, une influence considérable.

Le professeur Trélat rattache à deux types principaux les raccourcissements des membres inférieurs :

1° Ceux dans lesquels la tête des fémurs a perdu

ses rapports normaux avcc la cavité cotyloïde (luxations coxo-fémorales, congénitales surtout) ; 2° Ceux dans lesquels la tète des fémurs conserve ses rapports normaux avec la cavité cotyloïde.

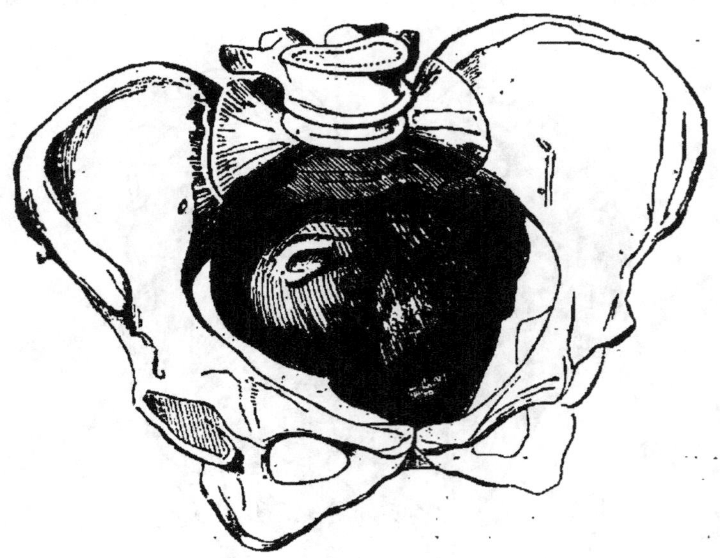

Fig. 108. — Observation rapportée dans la thèse de Thierry (1).

Dans le premier cas, le bassin est vicié du côté de la luxation, des deux côtés si elle est double ; dans le second, les déformations du bassin sont beaucoup moins fréquentes et, quand elles existent, elles siègent du côté du membre sain, qui est celui qui supporte les plus fortes pressions.

Bassins viciés par obstruction.

Des tumeurs de diverses natures, développées dans le périoste ou le tissu osseux lui-même, peu-

(1) Thierry, *Dissertatio de partu difficili a mala conformatione pelvis*, Argentorati, 1764.

PÉNARD ET ABELIN. — Accouch.   23

vent obstruer le détroit supérieur, l'excavation, et s'opposer au passage du fœtus. Nægelé cite deux cas d'exostoses si volumineuses qu'elles rendirent nécessaires l'opération césarienne (fig. 107 et 108), Mayer (Valentin), rapporte une observation d'ostéosarcome ayant nécessité également la gastro-hystérotomie (1). Enfin, Lenoir a signalé quelques cas d'ostéostéatome et Burns, Lever, Barlow, Moreau, etc., des exemples de cals difformes, après fracture des os iliaques, ayant entravé l'accouchement.

Diagnostic des vices de conformation du bassin

L'interrogatoire de la femme, son aspect extérieur, sa taille, sa démarche fourniront des indices précieux, sortes de signes de probabilité d'un vice de conformation du bassin. La pelvimétrie ou mensuration du bassin confirmera le diagnostic en fournissant les signes de certitude.

On questionnera d'abord les parents, si cela est possible, sur les prédispositions de la famille au point de vue du rachitisme ou de l'ostéomalacie, puis on interrogera la femme elle-même sur les maladies de sa première enfance, on s'informera de l'âge auquel elle a commencé à marcher ; si ayant commencé à marcher, elle n'a pas été brusquement arrêtée et obligée de garder le lit pendant une période plus ou moins longue. On examinera sa taille,

(1) L'opération faite par M. Stoltz, de Strasbourg, eut un succès complet pour la mère et l'enfant.

sa démarche, la rectitude de sa colonne vertébrale, la forme de ses membres inférieurs et la conformation extérieure de son bassin.

Nous avons déjà dit que ce serait une erreur de croire que toutes les *bossues* doivent avoir le bassin rétréci ; il n'y a guère que les femmes devenues bossues par suite de rachitisme qui soient dans ce cas. Mais, alors, on leur trouve des membres inférieurs courts, noueux et arqués. Rien qu'à la seule inspection de ses jambes, on

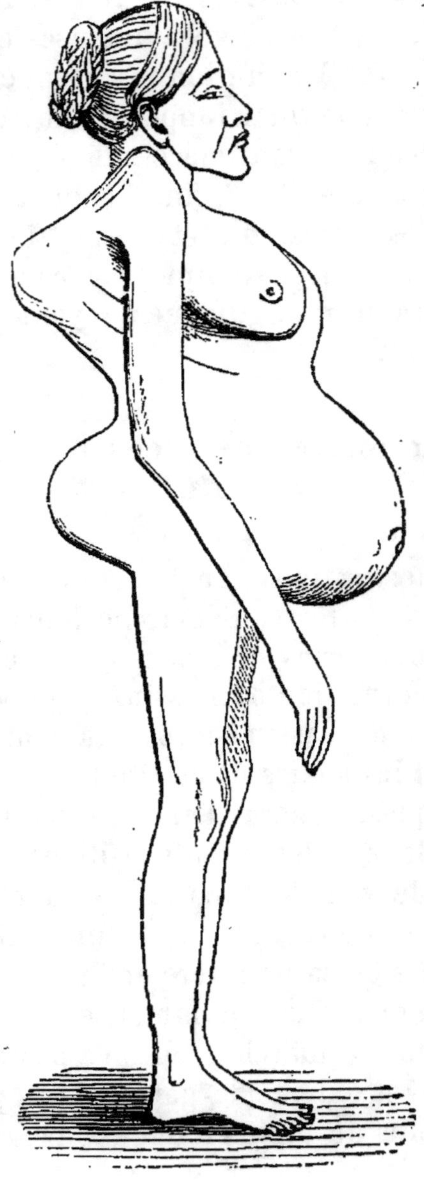

Fig. 109. — Jeune fille que nous avons vue à la clinique de M. P. Dubois, en 1858, et qui, comme l'avait annoncé ce célèbre praticien — rien qu'en se basant sur la forme des membres inférieurs, — accoucha presque seule d'un enfant à terme, de moyenne grosseur et vivant. (Pénard.)

peut donc dire presque à coup sûr qu'une bossue a ou n'a pas le bassin rétréci. Ainsi, si les jambes sont droites, longues et sans articulations noueuses, on peut presque affirmer que la femme, quoique très bossue, n'a pas de difformité notable du bassin et qu'elle pourra accoucher seule ou aidée tout au plus du forceps (fig. 109). Nous ferons cependant des réserves pour le cas où les déformations de la colonne vertébrale siègeraient au niveau de la région lombaire ou sacrée, la femme ne présentant pas ailleurs aucun symptôme de rachitisme.

Au contraire, si une femme à peine bossue a les fémurs arqués, les genoux gros et les jambes torses, il y a beaucoup de chances pour qu'elle ne soit pas conformée favorablement pour un facile accouchement (P. Dubois). L'observation, en effet, donne presque force de loi à cette proposition : « qu'il « n'est pour ainsi dire pas de femmes présentant « une déformation rachitique tant soit peu évidente « des membres inférieurs, qui n'ait en même temps « le bassin plus ou moins rétréci ».

Chez les multipares, les premiers accouchements fournissent ordinairement des renseignements utiles, pas toujours cependant, car dans beaucoup de cas de bassins retrécis, les premiers accouchements se passent souvent sans incidents par suite du moindre volume du fœtus.

Si on a affaire à une femme d'une petitesse remarquable, à hanches étroites, à membres incurvés, à courbure exagérée des clavicules, à nodosités osseuses au niveau de l'insertion des cartilages costaux aux côtes, (ce que l'on appelle le *chapelet rachitique*), à ventre en besace, surtout chez une primipare, et à ensellure prononcée de la région lombaire, il est vraisemblable que le bassin est vicié et qu'il existe tout au moins une forte projection du promontoire en avant.

Il en sera de même si , voyant la femme seulement au moment de l'accouchement, on constate que la vulve est très en arrière, l'arcade pubienne très fermée, la poche des eaux crevée prématurément, le cordon procident, la présentation anormale, nullement engagée malgré des douleurs énergiques et une dilatation complète. La lenteur excessive de la dilatation, malgré une présentation régulière du sommet, et la grande mobilité de l'utérus qui se laisse facilement porter d'un côté à l'autre, seront encore des signes de probabilité d'un vice de conformation du bassin.

Mais tout cela n'éclairera qu'imparfaitement sur le genre de rétrécissement. Pour être fixé sur ce point, il faudra procéder à l'examen minutieux du bassin, à sa mensuration externe et interne.

Mensuration du bassin.

On peut mesurer le bassin par dehors et par dedans *(pelvimétrie externe, pelvimétrie interne)*.

On a imaginé une foule d'instruments pour la mensuration du bassin ; les uns s'appliquent à l'extérieur, on les désigne sous le nom de pelvimètres externes ; les autres à l'intérieur, pelvimètres internes..

Le seul pelvimètre externe qui soit resté dans la pratique est le *compas de Baudelocque* (fig. 110), c'est un véritable compas d'épaisseur assez analogue à celui employé dans l'industrie. On se sert souvent aussi de cet instrument pour mesurer les diamètres de la tête du fœtus, c'était du reste sa destination primitive.

Pour se servir du compas de Baudelocque, on fait coucher la femme sur le côté ; puis on cherche avec les doigts l'apophyse épineuse de la première vertèbre sacrée, et l'on fait tenir en place sur elle un des boutons du compas. On cherche ensuite le sommet de la symphyse pubienne ; on applique sur lui l'autre bouton de l'instrument, en serrant un peu, et l'on n'a plus qu'à jeter les yeux sur la règle graduée, pour connaître, en centimètres, le degré d'écartement d'un bouton à l'autre. Sur un bassin régulièrement conformé, on trouverait, nous l'avons dit, dix-neuf centimètres ; si donc on ne trouve que seize centimètres et demi, par exemple, c'est qu'on a affaire à un bassin rétréci d'avant en arrière, au niveau de son détroit supérieur, de deux centimètres et demi.

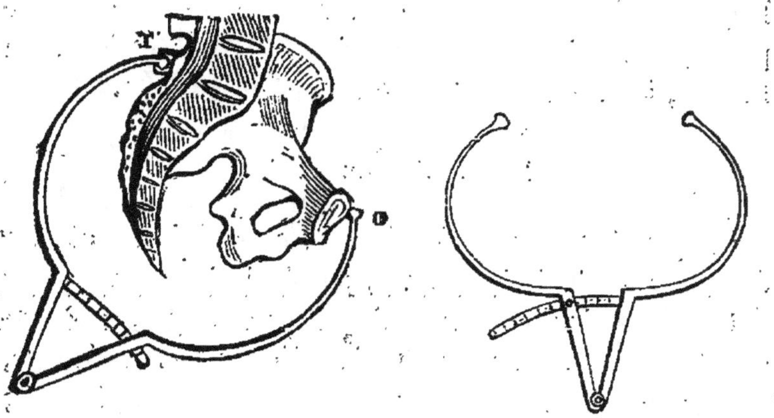

Fig. 110. — Application du compas de Baudelocque à la mensuration du diamètre sacro-pubien.

S'il s'agissait de mesurer l'écartement des deux crêtes iliaques ou celui des deux trochanters, on ferait coucher la femme sur le dos, à plat, et l'on appliquerait les boutons du compas sur les points opposés dont on veut connaître la distance ; on comparerait ensuite les chiffres obtenus et les chiffres normaux.

Les résultats obtenus par ces mensurations externes ne seront jamais qu'approximatifs, car outre

que l'on ne tient pas compte de l'épaisseur des
parties molles, les points de repère sont parfois si
difficiles à déterminer que P. Dubois, dont l'habileté
n'était pourtant pas discutable en pareille matière, a
souvent dû y renoncer. Pour déterminer le point
de la première apophyse épineuse sacrée, lorsque
sa saillie n'est pas suffisamment appréciable, Nægelé recommande de tracer deux lignes parallèles
rejoignant les deux crêtes iliaques et les deux épines
iliaques postéro-supérieures; le point d'intersection
des deux diagonales de ce rectangle correspondant
au tubercule épineux de la 5e lombaire.

Pour la mensuration des diamètres obliques, on
appliquera l'un des boutons de l'instrument sur le
grand trochanter d'un côté, l'autre bouton sur
l'épine iliaque postéro-supérieure du côté opposé,
cette distance sur les bassins normaux est d'environ 25 centimètres.

Les mensurations croisées, par exemple, de l'é-
pine iliaque antérieure et supérieure d'un côté à
l'épine iliaque postéro-supérieure du côté opposé,
de la tubérosité sciatique d'un côté à l'épine iliaque
postéro-supérieure du côté opposé, et réciproquement, du milieu du bord inférieur de la symphyse
du pubis à l'épine iliaque, postéro-supérieure de
l'un et de l'autre côté, distances égales dans le bassin normal, permettront de reconnaître un bassin
oblique ovalaire, mais nous le répétons, l'épaisseur
plus ou moins grande des parties molles, la difficulté de déterminer rigoureusement les repères, la
longueur et l'inclinaison plus ou moins grande du
col du fémur, enlèveront beaucoup de précision à
ces mensurations.

Les *pelvimètres internes* sont très nombreux, on

en compte plus de vingt-cinq, et l'étendue de cet
ouvrage ne saurait en comporter la description
détaillée : je me contenterai de citer les pelvimètres

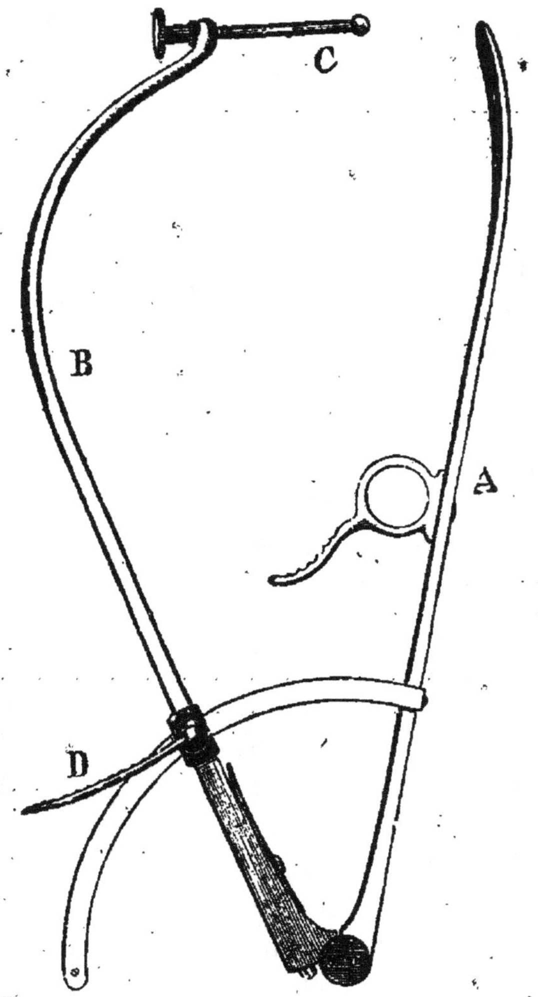

Fig. 111. — Compas de Van Huevel.

de Stein, de Coutouly, d'Amand, de Van Huevel, de
Depaul, de Hubert (de Louvain), de Kustner et de
Crouzat. Pour que ces instruments puissent donner
des renseignements certains, il faut que le diamè-

tre sacro-sous-pubien soit assez rétréci pour que le promontoire puisse être atteint par le doigt; dans ce cas on pourra être assuré de la bonne application de la branche interne du pelvimètre. Dans le cas contraire, la sensation de résistance indiquera bien que la branche interne du pelvimètre est arrivée sur un plan osseux, mais rien ne prouvera qu'elle est bien appliquée sur le promontoire.

Le pelvimètre de Van Huevel est un des plus perfectionnés (fig. 111 et 112), c'est encore un compas d'épaisseur composé d'une branche interne fixe terminée en forme de spatule, et d'une branche externe mobile qui peut s'allonger ou se raccourcir à volonté (1). Pour mesurer le diamètre antéro-postérieur avec cet instrument, on porte la spatule sur le promontoire, et l'on met le bouton de la branche externe en contact avec la partie supérieure de la

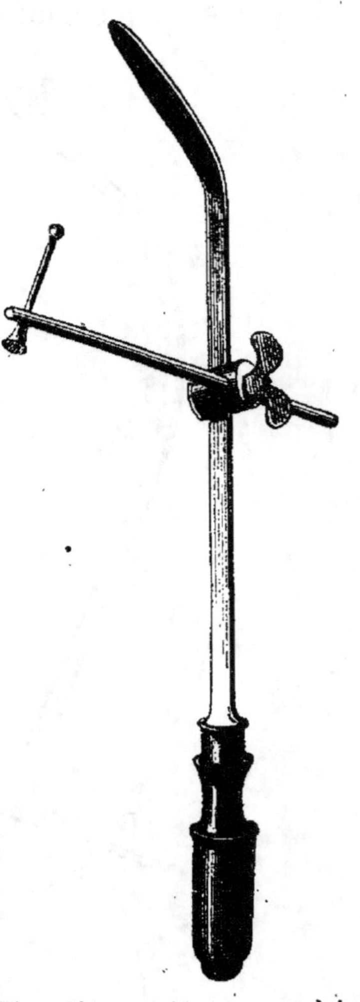

Fig. 112. — Nouveau pelvimètre de Van Huevel, plus simple que l'ancien.

(1) Voir pour la description des différents pelvimètres, Charpentier, *Traité pratique des accouchements*, 1883, t. II, pp. 126 et suiv.

symphyse pubienne. On note la distance ainsi obtenue, puis reportant la branche interne en contact
avec la paroi postérieure du pubis, et le bouton de
la branche externe en contact avec la peau de la
face antérieure, on obtient l'épaisseur de la symphyse pubienne ; il suffit de retrancher ce second

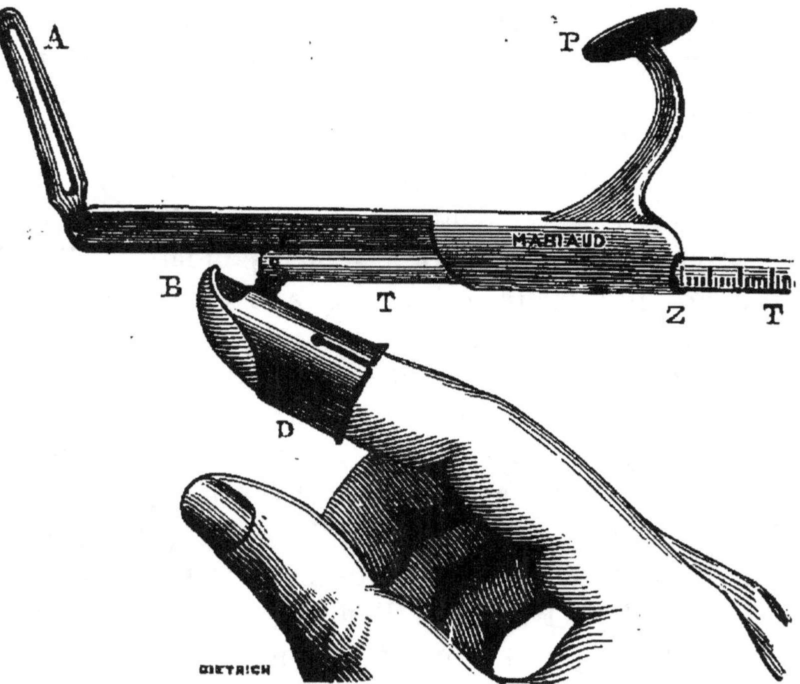

Fig. 113. — Mensuration du bassin à l'aide du pelvimètre
de Crouzat.

chiffre du premier pour avoir la longueur du diamètre sacro-pubien.

Pour mesurer le diamètre transverse on portera
la spatule de la branche vaginale sur le rebord *droit*
du détroit, on fera arriver le bouton de la vis de
l'autre branche à toucher le grand trochanter du
côté opposé, c'est-à-dire le trochanter *gauche* ; et

l'on prendra note de la mesure ainsi obtenue. On portera ensuite la spatule sur le rebord *gauche* du détroit, laissant le bouton de la vis sur le trochanter du même côté, et l'on prendra encore note de la mesure. Or, il ne restera plus qu'à soustraire cette dernière mesure de la première, pour connaître le diamètre transverse du détroit supérieur.

Pour mesurer les diamètres obliques, on aurait recours, évidemment, à la même opération; seulement, ce serait sur l'éminence ilio-pectinée qu'on appuierait le bouton de la vis, et, successivement, sur le point correspondant à la partie antérieure de la symphyse sacro-iliaque du côté opposé, puis sur le point du détroit supérieur correspondant à l'éminence ilio-pectinée sur laquelle pèse la vis, qu'on porterait la spatule.

Le pelvimètre de *Crouzat* se compose d'une tige directrice et d'un curseur (fig. 113).

La tige directrice est munie à son extrémité d'un doigtier, dans lequel s'engage l'index de l'une ou l'autre main suivant la commodité de l'explorateur; l'extrémité du doigtier est munie d'une sorte d'anneau dans lequel s'engage l'ongle de sorte que la pulpe du doigt est libre dans une assez grande étendue. L'extrémité du doigt correspond au zéro de la tige directrice qui est graduée en millimètres.

Le curseur est muni à ses deux extrémités d'un arc de cercle de même courbure, mais de hauteur différente que l'on emploiera suivant que le point *post-pubien* (1), sera plus ou moins élevé, car cet

(1) Il résulte des recherches du professeur Pinard que ce n'est pas la partie supérieure de la symphyse qui est la plus rapprochée du promontoire, mais bien un point situé à 5 ou

arc est destiné, après avoir été introduit dans le vagin, l'instrument étant tenu verticalement, à être appliqué sur ce point post-pubien, ce que l'on obtiendra en abaissant l'instrument et lui donnant une direction horizontale (la femme, bien entendu, se trouve en position obstétricale), l'index de la main gauche introduit dans le vagin guide l'instrument. L'indicateur étant ensuite engaîné dans le doigtier ira à la recherche du promontoire pendant que la main libre maintiendra fixe l'instrument par l'arc extérieur; une fois le promontoire atteint, et l'arc intérieur fortement appliqué à la face postérieure du pubis, il suffira de lire sur la tige directrice l'écartement du doigtier et de l'arc intérieur pour avoir le diamètre utile.

A défaut de l'instrument de Crouzat ou de Van Huevel, on pourrait très bien se servir, pour arriver à ces mesures, d'une sonde de femme dont on conduirait l'extrémité mousse sur l'angle sacrovertébral ou sur le coccyx, et sur laquelle on porterait l'ongle du pouce, en guise de curseur, pour marquer le point correspondant au sommet de l'arcade des pubis. On n'aurait plus ensuite qu'à reporter la sonde sur un mètre, pour savoir à quoi s'en tenir sur les dimensions antéro-postérieures des deux détroits du bassin. Il est bien entendu que du [chiffre indiquant la distance du promontoire à la partie inférieure de la symphyse pubienne, on soustrairait toujours un centimètre au moins pour corriger l'erreur par obliquité.

Quels que soient les avantages partiels de ces

6 millimètres au-dessous. C'est ce point que l'on désigne sous le nom de *post-pubien*.

divers appareils, il n'en est pas un qui puisse lutter avec un moyen d'exploration beaucoup plus simple, la *pelvimétrie digitale*.

Le doigt, instrument sensible, est assurément le meilleur et le plus sûr de tous les in-tro-pelvimètres.

Ce doigt est sans doute un peu court et n'atteint pas tou-jours, à beaucoup près, l'angle sa-cro - vertébral, même chez les femmes ayant réel-

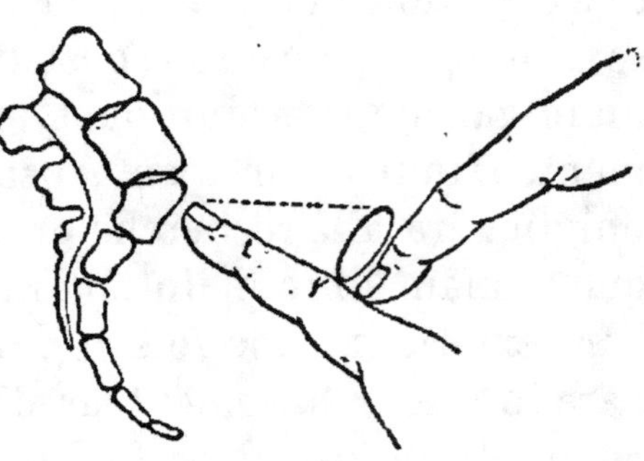

Fig. 114. — Application du doigt à la mensuration du diamètre sacro-pubien.

lement un peu d'aplatissement du bassin d'avant en arrière ; mais qu'importe après tout, dès l'instant qu'il est bien reconnu que *si l'on ne peut pas atteindre le haut du sacrum avec la pulpe de l'index* (ce doigt étant, bien entendu, de longueur ordinaire), *c'est que le rétrécissement n'est pas au-dessous de 9 centimètres* et qu'alors l'accouchement peut se terminer d'une manière heureuse pour la mère et pour l'enfant, soit

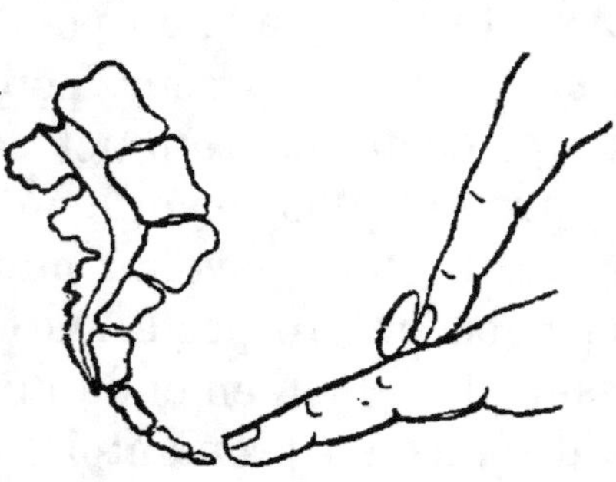

Fig. 115. — Application du doigt à la mensuration du diamètre coccy-pubien.

qu'on livre le travail à la nature, soit qu'on intervienne avec le forceps.

Voici la manière de se servir du doigt comme intro-pelvimètre (fig. 114 et 115).

Si l'on veut mesurer le diamètre sacro-pubien, l'indicateur droit est porté dans le vagin et dirigé en haut et en arrière vers le promontoire, que l'on reconnaît assez facilement à la saillie qu'il forme et à la dépression transversale que présente au-dessus de lui l'articulation sacro-lombaire. Lorsque l'extrémité de l'index est bien appliquée sur la partie antérieure de la base du sacrum, on relève le poignet jusqu'à ce que le bord radial du doigt soit arrêté par la partie inférieure de la symphyse pubienne. L'indicateur de l'autre main vient alors, en prenant la précaution de bien écarter en haut les grandes et les petites lèvres, marquer avec l'ongle le point du doigt introduit qui correspond à la symphyse, et l'on n'a plus qu'à retirer ce dernier doigt et à le placer sur un mètre, pour apprécier très bien la distance qui sépare le promontoire du sommet de l'arcade pubienne. Mais cette ligne oblique est évidemment plus longue que le diamètre sacro-pubien, qui, on le sait, doit aboutir *en haut* et non pas en bas de la symphyse ; et, dès lors, il faut en retrancher ce que donne en trop l'obliquité de la mesure prise, c'est-à-dire de 1 cent. à 1 cent. 1/2. Cela dépend, du reste, de la direction de la symphyse qui, très inclinée dans certains cas, peut avoir dans d'autres une hauteur anormale *(barrure).*

Pour mesurer le diamètre coccy-pubien, on applique la pulpe de l'index sur la pointe du coccyx, on relève le poignet jusqu'à ce que le bord radial de ce doigt soit arrêté par la partie inférieure de la symphyse des pubis ; on marque ce point avec l'autre index ; on retire le doigt qui avait été introduit, on le porte sur un mètre et l'on connaît ainsi exactement le diamètre antéro-postérieur du détroit inférieur. Il n'y a plus ici d'erreur par obliquité ; par conséquent, on n'a rien à déduire du chiffre obtenu.

Les résultats ainsi obtenus sont loin d'être mathématiques, qu'il suffise de savoir que, lorsque le doigt ne peut atteindre le promontoire, ce fait constitue de grandes probabilités pour que l'accouchement puisse se faire à terme.

Il faut cependant faire une exception pour le bassin oblique ovalaire dans lequel le promontoire ne saurait être atteint, le bassin étant pourtant loin d'être bien conformé.

Pour arriver à le distinguer des autres, il ne faut pas se contenter d'une inspection superficielle par la vue et le palper ; il faut encore, avec le compas de Baudelocque, prendre la mesure des diamètres obliques droit et gauche du bassin *(mensurations croisées)*, puis appliquer comme contre épreuve, le moyen ingénieux signalé par Danyau et qui consiste :

1° A placer la femme debout et le dos appuyé bien à plat le long d'une cloison ; 2° à faire tenir en place, par un aide, deux fils à plomb, partant, l'un de la première apophyse épineuse du sacrum, l'autre du bord inférieur de la symphyse pubienne ; 3° à se mettre soi-même juste en face de la femme, mais un peu éloigné d'elle, pour bien voir si les deux fils à plomb se trouvent ou non sur le même plan antéro-postérieur. Or, s'ils sont loin d'être sur le même plan, on peut être sûr d'avoir affaire à un bassin *oblique-ovalaire.* Au degré de déjettement par côté du fil antérieur (et ce fil s'en va toujours du côté opposé à la symphyse sacro-iliaque ankylosée), on peut même juger assez nettement de l'étendue du vice de conformation. Dans les cas extrêmes, dit Nægelé, il arrive que le fil à plomb antérieur se trouve sur le même plan vertical que la symphyse sacro-iliaque non ankylosée.

En terminant, je citerai pour mémoire des instruments désignés sous le nom de *cliséomètres*, aujourd'hui tombés dans l'oubli, et qui étaient destinés à déterminer les inclinaisons vicieuses du bassin.

Pronostic. — Un rétrécissement notable du bassin est toujours une circonstance très fâcheuse; qui expose la mère et l'enfant tout ensemble à un très grand danger au moment de l'accouchement, si celui-ci se fait à terme, et si, — ce qu'on ne saurait reconnaître au juste d'avance, — le crâne du fœtus est gros et solide. Le pronostic variera, du reste, suivant le siège et le degré du rétrécissement. *Au détroit supérieur*, le rétrécissement le plus grave est celui qui porte sur le diamètre sacro-pubien, déjà naturellement le plus petit. Les aplatissements oblique et transverse sont moins fâcheux, du moins quand ils sont *simples*; car, quand ils sont *combinés*, ils prennent une extrême gravité.

Au détroit inférieur, un rétrécissement, quel qu'il soit, n'a pas à beaucoup près la même importance que lorsqu'il siège au détroit supérieur, attendu qu'il ne s'oppose pas à l'engagement de la partie fœtale qui se présente la première, et que, si une opération est indispensable pour terminer l'accouchement, on la fait bien plus facilement et bien plus sûrement que lorsque la partie fœtale est arrêtée au détroit supérieur, où l'opérateur se trouve évidemment très gêné et par la longueur et par la courbure du canal que doit parcourir l'instrument.

Quant au degré du rétrécissement, nul doute que plus le canal pelvien sera rétréci, plus les difficultés pour l'expulsion spontanée ou pour l'extraction du produit seront grandes, et plus, par conséquent, il y aura de danger pour ce produit et pour la mère elle-même.

Indications. — Elles varient suivant le *degré* du rétrécissement.

1° Si le bassin n'a pas moins de 9 centimètres et demi dans son diamètre le plus étroit, l'accouchement spontané peut très bien se faire, surtout quand le fœtus se présente par le sommet. Par les pieds, l'accouchement spontané est possible encore, néanmoins, l'enfant court alors de bien plus grands risques, à cause de la compression du cordon et de la déflexion probable de la tête.

La tête étant arrêtée au détroit supérieur, l'accoucheur, malgré la dilatation très complète du col, attendra donc un certain temps, *cinq ou six heures*, par exemple, avant d'appliquer le forceps : il attendra, pour mieux dire, *tant que les contractions utérines seront soutenues et que l'état de la mère ou de l'enfant ne périclitera pas.* Dans le cas contraire, il n'attendra pas une minute et aura recours au forceps, dès qu'il jugera la dilatation du col suffisante.

Quand c'est le détroit inférieur, rétréci à 9 centimètres et demi, qui arrête la tête, il ne faut pas se livrer à une aussi longue expectation ; le col étant suffisamment dilaté, on attend *une heure* ou guère plus, et, après cela, si la tête ne se dégage pas, on l'entraîne au moyen du forceps. Un plus long séjour de la tête dans l'excavation exposerait la lèvre antérieure du col de la matrice, ou même le bas-fond de la vessie, à une gangrène par compression ;

2° Si le bassin n'a que 8 centimètres dans son diamètre rétréci, il ne peut guère permettre l'accouchement spontané, à moins 'que la tête du fœtus ne soit très petite et l'énergie de l'utérus très soutenue. Après *deux ou trois heures* d'expectation, si la tête est au détroit supérieur, et *moins d'une heure*, si la tête est déjà au bas de l'excavation, on devra donc, — si toutefois la dilatation du col est suffisante, — ne pas reculer devant l'application du forceps. Habituellement, comme nous le dirons plus loin, cet instrument n'est qu'un instrument de traction ; mais, ici, il devient un peu agent de réduction, parce qu'il faut déployer une certaine vigueur, pour faire passer la tête d'un fœtus à terme dans un bassin rétréci à 8 centimètres, et que le détroit supérieur rétréci agit ici sur les cuillers du forceps, à la façon du coulant sur le porte-crayon des dessinateurs. Malgré cela, si la tête est arrêtée au détroit supérieur, on échoue souvent dans une première application du forceps, et il faut en venir à une seconde et même à une troisième, à moins que l'état de la femme ne le permette pas, en laissant à la parturiente, après chaque application, au moins deux ou trois heures de repos ; mais si la troisième application restait sans succès, on n'hésiterait plus à perforer le crâne et à recourir au céphalotribe, l'instrument réducteur par excellence.

Si le fœtus avait succombé, on ne ferait qu'une seule application de forceps, puis si les tractions restaient sans résultats, on perforerait le crâne entre les cuillers même du forceps et on tenterait de nouveau l'extraction. En cas d'insuccès on retirerait l'instrument pour recourir deux heures après au céphalotribe, immédiatement même si l'état de la mère l'exigeait. Dans le cas où le vice de conformation aurait été reconnu soit avant, soit pendant la grossesse, on provoquerait l'accouchement prématuré à huit mois ou huit mois et demi suivant le degré du rétrécissement.

On a beaucoup discuté pour savoir si la présentation du siège était plus favorable que celle du sommet dans un bassin ainsi rétréci.

Le Dr W. Goodell, professeur à l'Université de Pennsylvanie, à la fin de son mémoire sur le mécanisme de l'accouchement naturel et artificiel dans le cas d'étroitesse du bassin, s'exprime à peu près ainsi :

Dans un bassin plat (diamètre *conjugué* seul rétréci), la nature présente la tête du fœtus au détroit supérieur en extension, et le forceps en flexion. La nature engage cette tête par son diamètre le plus petit et le plus compressible ; le forceps, par son diamètre le plus grand et le moins compressible ; or, la version imite la nature, donc elle vaut mieux que le forceps.

Et il en conclut :

Que dans un bassin *plat*, la tête, venant *dernière* après la version, suit exactement la même loi d'engagement que la tête venant *première* sans l'intervention de l'art ;

Que le forceps, dans un bassin *plat*, contrarie la nature, au lieu de l'aider comme le fait la version ;

Et que s'il s'agit d'un bassin uniformément rétréci, transversalement aussi bien que d'avant en arrière, c'est, au contraire, le forceps qui vient en aide à la nature, et non pas la version qui violerait la loi d'engagement de la tête.

En France, la majorité des accoucheurs se basant

sur les expériences de Milne, de Budin, de Champetier de Ribes, admet que la présentation du siège est plus avantageuse, pour la mère et pour l'enfant si la femme n'est pas à terme, et qu'il y aura lieu par conséquent de recourir de préférence à la version; au contraire, si la femme est à terme, on donnera la préférence au forceps.

3° Si le diamètre rétréci du bassin a moins de 8 centimètres, mais plus de 6 centimètres et demi, il n'y a guère à hésiter, *c'est à la perforation du crâne et à l'application du céphalotribe qu'il faudra recourir*, dès qu'on aura acquis la certitude d'un tel rétrécissement; car, avec une pareille étroitesse, on ne peut guère espérer un accouchement par les seules forces de l'utérus, ni même par l'application du forceps. Cependant, comme MM. Depaul, P. Dubois et autres ont eu à observer des cas où le rétrécissement était au-dessous de 8 centimètres, et où, malgré cela, l'accouchement s'est effectué spontanément ou à l'aide d'une simple application de forceps, il serait convenable, avant d'en venir au sacrifice du fœtus, d'attendre tout ce qu'on peut espérer de l'énergie de l'utérus, sans compromettre néanmoins la vie de la mère, et de tenter une application de forceps en évitant toutefois d'employer une force extrême *(tractions à deux)* comme le faisait Depaul.

Prévenu à temps, on provoquera l'accouchement prématuré à sept ou huit mois suivant le degré du rétrécissement.

Dans le cas de présentation de l'épaule dans un bassin ainsi rétréci, c'est à l'embryotomie qu'il faudra recourir, de préférence à l'opération césarienne préconisée par quelques auteurs, bien que les chances mauvaises de cette dernière opération aient beaucoup diminué depuis la mise en pratique de la méthode antiseptique. Si l'enfant avait succombé, l'hésitation ne serait pas même permise, e c'est l'embryotomie qu'il faudrait pratiquer.

4° Si le bassin a dans son diamètre rétréci moins de 6 cent. 1/2, il faut tenter l'embryotomie dans le cas de présentation du tronc, et la céphalotripsie dans le cas de présentation de la tête, sommet ou face. Si cette dernière, pratiquée de la façon ordinaire, ne réussit pas, il faudra recourir à la méthode inaugurée par Pajot, *céphalotripsie répétée sans tractions*, que nous décrirons plus loin, et qui a valu à son auteur de très beaux résultats (1); l'opération césarienne sera la dernière ressource à moins d'une volonté contraire formellement exprimée par la femme. Il pourrait arriver, en effet, que celle-ci se refusât formellement à laisser sacrifier son enfant, préférant courir pour elle-même les chances de la gastro-hystérotomie, et, évidemment, on n'aurait pas le droit d'aller contre sa volonté.

Si l'épaule se présente dans le détroit rétréci, ce qui est assez commun (quatre fois plus souvent que dans le bassin normal d'après Schrœder), on tentera de transformer la présentation vicieuse en présen-

(1) Voir l'excellent ouvrage de M. Pajot, *Travaux d'obstétrique et de gynécologie*, dans lequel (pages 201-211) il décrit la manière de pratiquer ce genre particulier de céphalotripsie, ét cite plusieurs observations prouvant qu'on peu réussir, par cette opération, à sauver des femmes dont le bassin serait rétréci au-dessous de 6 centim. et même au-dessous de 5 ; pour lui, du reste, il n'y a de limite qu'au point où l'instrument ne peut plus passer, c'est-à-dire lorsque le rétrécissement est descendu jusqu'à 27 millimètres.

tation du sommet, soit par manœuvres externes, soit par manœuvres mixtes, pour agir ensuite comme il est dit plus haut. Si l'on ne peut y réussir, on pratiquera l'embryotomie, puis le broiement de la tête restée dans l'utérus.

Dans le cas où le vice de conformation aurait été diagnostiqué à temps, il faudrait provoquer l'avortement à l'époque convenable, après avoir pris préalablement l'avis de plusieurs confrères.

Dans les bassins modérément rétrécis, *la forme* du rétrécissement devient quelquefois la source d'une indication précieuse. Ainsi, quand le bassin est ce qu'on appelle *oblique-ovalaire*, il faudrait, avant de se décider à pratiquer la crâniotomie, rechercher avec soin de quel côté du bassin regarde l'occiput, autrement dit, la grosse extrémité du crâne. Car, si l'occiput se trouvait en rapport avec le côté large du bassin, le travail pourrait peut-être aboutir spontanément; tandis que si l'occiput se trouvait tourné vers le côté rétréci du bassin, on devrait, avant tout, tenter la version podalique, qui, amenant la partie la plus grosse de la tête à s'engager dans la moitié la plus large du détroit supérieur et de l'excavation, permettrait parfois de terminer l'accouchement sans préjudice pour l'enfant.

La marche du travail est très variable suivant le siège du rétrécissement. Si le rétrécissement est modéré, et qu'il siège au détroit supérieur, le commencement du travail est très long et la fin très rapide; et quand c'est le détroit inférieur seul qui est rétréci, le commencement du travail est très rapide et la fin très longue (leçon de P. Dubois).

Mais il n'y a pas que des rétrécissements du bassin par rachitisme ou ostéomalacie ; il y a encore des tumeurs développées dans le périoste ou dans le tissu osseux lui-même, qui peuvent siéger à la face interne de l'excavation et s'opposer au passage du fœtus. Quelle sera la conduite à tenir dans des cas de ce genre? S'il s'agit d'une tumeur osseuse, on doit intervenir absolument comme dans le cas de rétrécissement par vice de conformation ; on détermine avec soin le siège précis de la tumeur, puis le degré de rétrécissement qu'elle entraîne, et on se décide, d'après cela, pour tel ou tel mode d'intervention. Mais, si la tumeur n'est pas dure, si elle paraît inégalement résistante sous le doigt et qu'on puisse supposer qu'elle renferme un liquide quelconque en collection, il est bon, avant d'en venir à une opération sérieuse, de commencer par faire une simple ponction qui, dans certains cas, peut fort bien amoindrir le volume de la tumeur au point de permettre le passage du fœtus. Et ce n'est qu'après avoir constaté l'insuffisance de cette ponction, et aussi l'insuffisance du forceps, appliqué à deux ou trois reprises, qu'on se poserait la question de savoir à laquelle des deux opérations ultimes, *céphalotripsie* ou *opération césarienne*, il faut définitivement recourir. Il peut y avoir hésitation dans le choix, si l'obstacle à l'accouchement est un ostéophyte ou un sarcome fibreux ou un ostéostéatome ; mais si la tumeur est un cancer considérable et déjà le siège de douleurs caractéristiques presque incessantes, et si, d'un autre côté, l'auscultation démontre, à n'en pas douter, que le fœtus est plein de vie, la balance semble devoir pencher pour l'opération césarienne ; car enfin on se trouve en présence d'une femme condamnée à une mort fatalement prochaine et d'un enfant que l'on a beaucoup de chances de sauver.

Si l'on est en présence d'un bassin *spondylolisthésique*, on se conformera aux règles établies pour les rétrécissements antéro-postérieurs ordinaires ; c'est le degré de saillie de la colonne lombaire en avant du promontoire qui fera adopter telle ou telle intervention.

Si l'on a affaire à un bassin *spondylizématique*, à un *pelvis obtecta*, ici la déformation étant bien marquée, il n'y a plus à songer ni à la version, ni au forceps, aidé même de la perforation du crâne, ni à l'écrasement de la tête par le céphalotribe, ni même à l'embryotomie ; l'avortement provoqué à temps, ou l'opération césarienne à terme, reste l'unique ressource.

Si c'est une cyphose lombo-sacrée (fig. 104) qui met obstacle à l'accouchement, on se comportera comme dans le cas de spondylolisthésis.

Enfin, la *nature* de l'altération du bassin peut devenir également la source d'une indication particulière. C'est ainsi que quand le bassin est rétréci par cause d'ostéomalacie, les os étant souples et malléables, on voit parfois survenir l'heureuse délivrance de la femme, par les contractions de la matrice seules ou aidées tout au plus d'une simple application de forceps. Sprengel, Hässlocher et Humberger affirment avoir vu des bassins, réduits à 5 centimètres par ostéomalacie, permettre cependant l'accouchement spontané.

Les néoplasmes du rectum, de la vessie, du tissu cellulaire pelvien, qui pourraient obstruer l'excavation, sont susceptibles des mêmes considérations que les tumeurs d'origine osseuse, et comportent

les mêmes indications; cependant, si l'on était en
présence d'un calcul volumineux, il y aurait autre
chose à faire. On devrait d'abord essayer, s'il en
était encore temps, de refouler le corps étranger
au-dessus du détroit supérieur; — puis, si cela
n'était plus possible, parce que la partie fœtale qui
descend la première est déjà trop engagée dans
l'excavation, on chercherait à attirer sous l'arcade
pubienne le bas-fond de la vessie, avec le calcul
qu'il contient, — et enfin, si, même à cette place,
ce calcul arrêtait l'évolution fœtale, on l'extrairait
par une incision directe du bas-fond de la vessie
comme le fit une fois M. Monod *avec un succès
complet*. La pierre extraite de cette façon par cet
habile chirurgien pesait 86 grammes.

Pour les états pathologiques pouvant compromettre la santé de la mère ou de l'enfant, et nécessitant l'intervention de l'accoucheur, vomissements
incoercibles, hémorragies, éclampsie, affections
organiques des poumons, du cœur, etc., etc., nous
renvoyons à ce que nous en avons dit à la *pathologie de la grossesse*.

Causes de dystocie dépendant du fœtus.

L'excès de *volume physiologique* du fœtus peut être
une cause de dystocie; cet excès de volume peut
être partiel, ne porter par exemple que sur la tête,
ce fait est bien rare, et il s'agit le plus souvent
d'une ossification avancée des os de la voûte qui en
empêche le chevauchement. Dans un bassin bien
conformé le forceps aura facilement raison de
cette anomalie.

L'excès de volume total du fœtus est plus fréquent, les observations d'enfant pesant plus de 5 kilos ne sont pas très rares (Cazeaux et Reimbault citent le cas d'un enfant de 9 kilos). Cette anomalie est plus fréquente chez les multipares, et c'est surtout le volume exagéré des épaules qui constitue la difficulté.

Dans le cas où la tête serait retenue dans l'excavation, on emploierait le forceps ; si la tête est sortie, on exercera des tractions soit directement sur la tête, soit de préférence à l'aide des doigts introduits en crochets sous les aisselles, en tirant d'abord en bas, de façon à engager l'épaule antérieure sous l'arcade du pubis, tirant ensuite par en haut pour dégager l'épaule postérieure. Si ces moyens ne réussissent pas, on dégagera successivement les deux bras, avec beaucoup de douceur et de précaution, de façon à éviter la fracture de l'humérus, et l'on exercera des tractions sur les bras ainsi défléchis.

Excès de volume par développement pathologique.

Hydrocéphalie. — Le col est dilaté, les membranes sont rompues, l'utérus se contracte franchement, la femme a le bassin bien conformé, elle est forte et pousse bien, et néanmoins la tête, que l'on sent sous le doigt, ne franchit pas le détroit supérieur. Qui la retient donc ? On pratique le toucher avec plus d'attention, on promène le doigt sur toute la surface ronde qui se présente, et l'on reconnaît que ce n'est pas une tête ordinaire ; car, outre qu'elle n'est pas acuminée et qu'elle est, au contraire, presque plate, elle offre des espaces membraneux très larges, sutures et fontanelles, qui se tendent pendant les douleurs pour se relâcher après et qui laissent même percevoir quelquefois une sorte de fluctuation. En raison de ces derniers caractères, on pourrait croire, au premier abord, à la persistance de la poche des eaux, qui se comporte absolument de la même façon pendant et après les douleurs; mais on sait qu'elle est rompue, et, du reste, ce que l'on touche est plus solide qu'elle; à côté des espaces membraneux, on sent très bien les surfaces osseuses qui y aboutissent; et, ne les sentirait-on pas, qu'il y aurait encore un moyen de s'assurer que c'est bien le cuir chevelu à nu que l'on a sous le doigt, et non une poche des eaux *plate*, il suffirait de racler légèrement avec l'ongle la surface que l'on touche; si les membranes étaient intactes, l'ongle glisserait et ne soulèverait rien; si elles étaient rompues, au contraire, l'ongle soulèverait quelque chose comme de petits cheveux (Depaul); — et, d'ailleurs, s'il restait encore quelque doute, qui empêcherait d'appliquer le spéculum et de regarder ?... Mais, enfin, le diagnostic une fois établi, l'hydrocéphalie bien constatée, quelle conduite devra tenir l'accoucheur? Attendre, d'abord, aussi longtemps que l'état de la femme le permet, pour être bien sûr de l'impuissance des contractions utérines à engager la tête dans l'excavation; mais, sitôt que cette impuissance paraît bien démontrée, ne pas hésiter à ponctionner le crâne au niveau de l'espace membraneux le plus facile à atteindre; l'eau évacuée, si la tête est déjà très engagée dans le bassin, essayer de l'amener au moyen du forceps, et si, comme c'est plus que probable, cet instrument ne tient pas et glisse, appliquer le céphalotribe. Quand la tête est encore libre au détroit supérieur, certains auteurs conseillent de recourir de préférence à la version ; nous croyons que cette opération n'est guère moins nuisible que la céphalotripsie, dans tous les cas, elle ne saurait être tentée qu'après la perforation du crâne. On a également cité des cas d'hydrocéphalie légère dans lesquels le fœtus aurait pu être extrait vivant, après ponction du crâne à l'aide d'un trocart fin.

Mais que devrait-on faire, si le fœtus hydrocéphale, au lieu de se présenter par la tête, se présentait par les pieds ? — Quand le tronc serait tout entier hors de la vulve, après avoir reconnu la nature de l'accident qui arrête là l'extraction, il faudrait perforer le crâne, soit par la voute palatine, soit par les fontanelles postéro-latérales, ou bien, ce qui vaut mieux encore, ouvrir le canal vertébral au niveau des premières vertèbres dorsales, — enlever un segment de sa paroi postérieure, — introduire par cette ouverture jusque dans le crâne une sonde de gomme élastique munie de son mandrin, et provoquer par elle l'écoulement de la plus grande quantité de liquide possible, puis la tête réduite d'autant tenter de l'entraîner par des tractions convenablement dirigées sur le tronc et le maxilaire inférieur, comme dans l'extraction par le siège dans les bassins rétrécis ; dans le cas où cette manœuvre ne serait pas suivie de succès, forceps ou céphalotribe. *L'encéphalocèle*, hernie du cerveau à travers les parois du crâne, ne constitue pas en général une tumeur d'un volume suffisant pour apporter un obstacle sérieux à l'accouchement, aussi ne nous y arrêterons-nous pas, il en est de même de l'*hydro-thorax*.

Ascite. — C'est certainement là une affection très rare chez le fœtus. Les auteurs en citent pourtant quelques exemples. Si on la rencontrait comme obstacle à l'accouchement, il n'y aurait évidemment, pour toute indication, qu'à ponctionner l'abdomen, dès qu'il serait possible de l'atteindre, après quoi l'expulsion ou l'extraction de l'enfant deviendraient faciles.

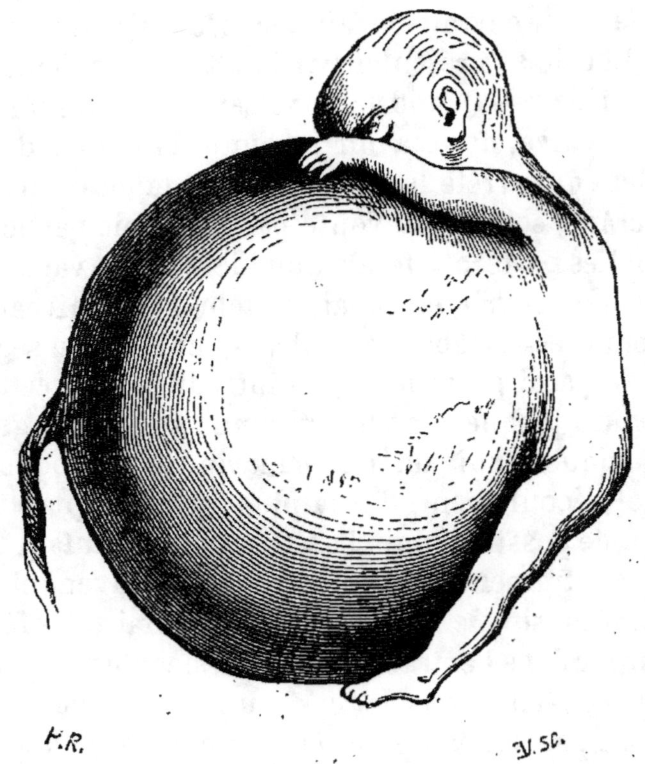

Fig. 116. — Distension énorme de la vessie du fœtus (Portal).

Rétention d'urine. — Depaul en a publié trois observations des plus intéressantes, et il y en a bien d'autres dans les auteurs (V. fig. 116) (1). Il n'y aurait encore, évidemment, en présence d'un fait de ce genre, qu'à ponctionner le bas-ventre du fœtus

(1) Depaul, *Gazette hebdomadaire*, 1860.

24.

et à extraire ensuite celui-ci par des tractions bien entendues.

Le développement anormal des reins est encore une cause rare de dystocie fœtale. Dans les cas cités, on a eu recours à l'embryotomie, ce sera la ligne de conduite à suivre dans ces cas exceptionnels.

La tumeur constituée par le *spina bifida* ou *hydro-rachis*, est rarement assez volumineuse pour opposer à l'accouchement un obstacle sérieux. MM. Vinchon et Guibout (1) rapportent chacun un cas d'obstacle à l'accouchement spontané par *spina bifida*. Dans l'observation de Vinchon, il est dit que le fœtus se présentait par la tête; et dans celle de Guibout, par les pieds. Vinchon ponctionna la tumeur de son fœtus dès qu'il la reconnut sous le doigt, et l'accouchement se termina heureusement pour la mère du moins, car l'enfant ne vécut que quinze heures. Quant à Guibout, il exerça de fortes tractions sur les pieds de son fœtus, et, dès qu'il put reconnaître la nature de la tumeur qui arrêtait le tronc dans l'excavation, il eut l'idée, aidé de Michon, de passer un lacs par-dessus le pédicule, et, par des efforts combinés, en tirant tout à la fois sur les deux jambes et sur les deux extrémités du lacs, nos deux habiles opérateurs réussirent à terminer l'accouchement. L'enfant vint mort ; mais la femme se rétablit.

Le fœtus peut en outre présenter des tumeurs de diverses natures, *tumeurs à myeloplaxes*, *tumeurs fibreuses*, *lipômes*, *kystes*, etc. (fig. 117). Les difficultés de l'accouchement, et le mode d'intervention varieront suivant leur siège, leur consistance et leur volume.

(1) Voy. Tarnier, *loc. cit.*

La figure 117 représente une tumeur enkystée, qui ne gêna point l'expulsion du fœtus et qui fut, un peu plus tard, ponctionnée et extirpée avec succès. (Stolz, Sédillot et Rigaud.)

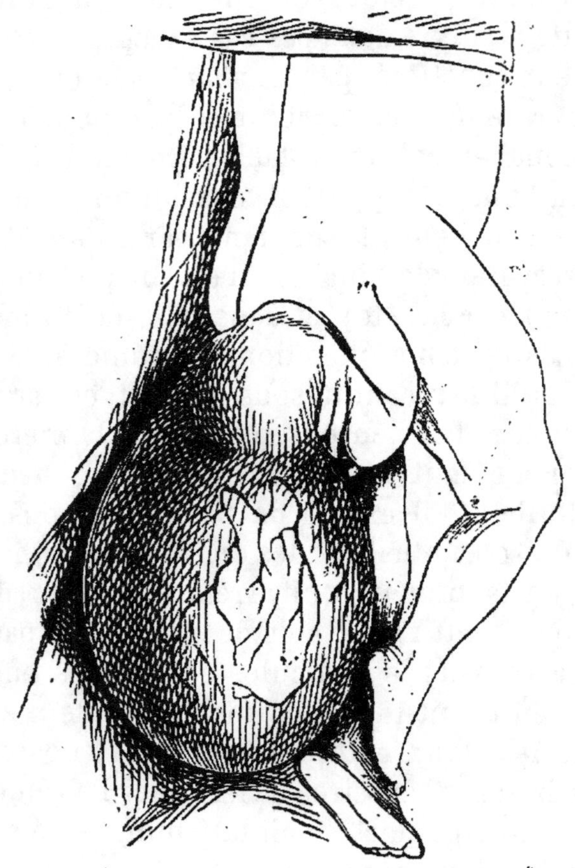

Fig. 117 — Tumeur enkystée qui ne gêna en rien l'expulsion du fœtus (Stoltz).

L'emphysème du fœtus est la conséquence de sa putréfaction, il devient une cause de dystocie par suite de l'augmentation parfois considérable de volume qu'il occasionne.

Depaul a communiqué une observation intéressante d'un fœtus de ce genre à la Société médicale

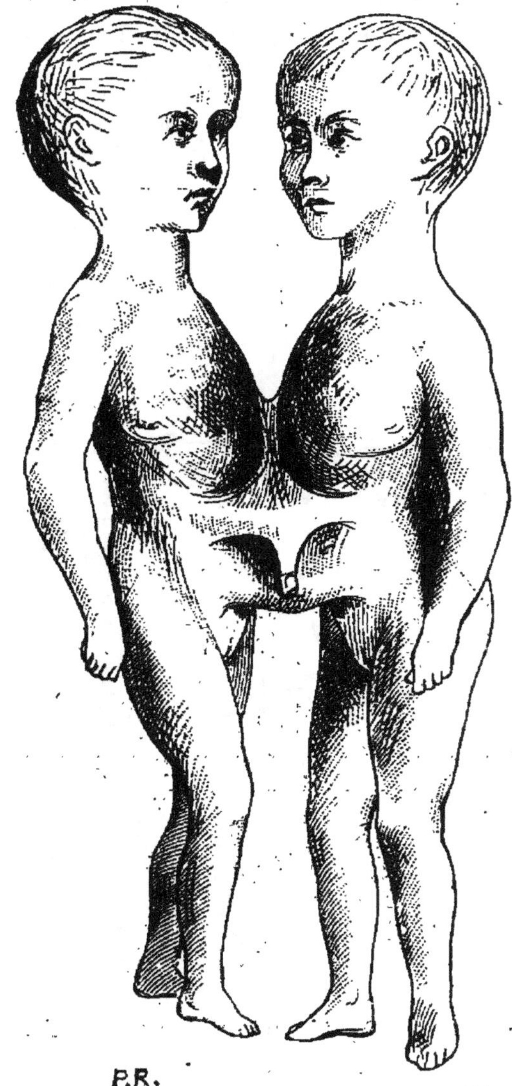

Fig. 118. — Monstruosité double (Krieger); les deux fœtus adhèrent lâchement ensemble par la peau du ventre.

d'émulation, le 2 août 1845. Il avait reconnu l'altération à l'odeur fétide qui s'exhalait des parties génitales et à la sonorité de l'hypogastre, et réduit le

.volume de l'enfant en le déchirant sur plusieurs
points et en l'écrasant au moyen du céphalotribe. —
.Si l'on tombait en présence d'un fait semblable, il
faudrait inciser largement la partie fœtale qui se

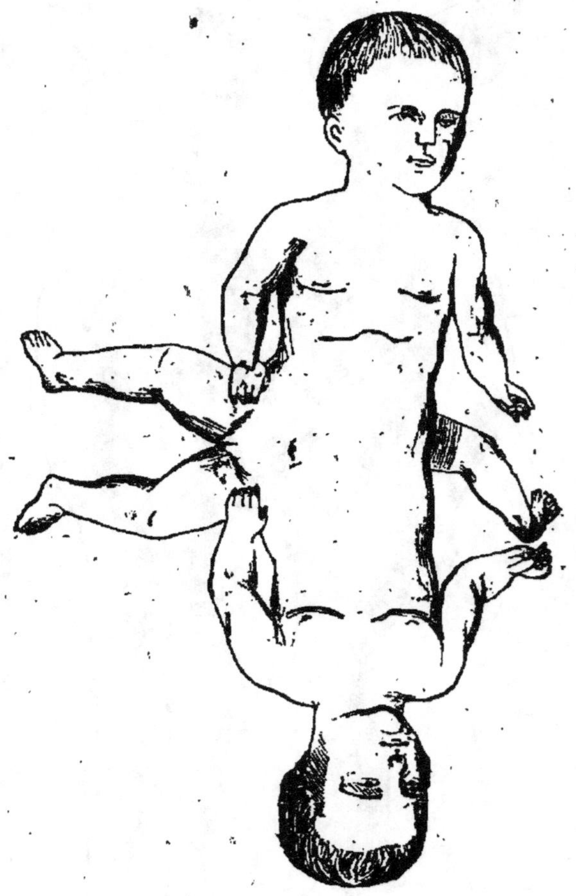

Fig. 119. — Monstre de la Châtre expulsé spontanément.

présenterait, quelle qu'elle fût, et faire ensuite
l'application du céphalotribe; dans un cas semblable, il ne peut y avoir qu'une seule indication à
remplir, *réduire le volume de l'enfant pour pouvoir
l'extraire*.

Monstruosités fœtales. — Les monstruosités simples, *acéphalie*, *anencéphalie*, tout en pouvant être la cause de difficultés, soit par suite de l'engagement simultané de plusieurs parties du fœtus, soit par suite de l'excès de volume du tronc, permettent cependant presque toujours l'accouchement spontané, mais il n'en est pas de même des monstruosités doubles, qui réclameront souvent l'intervention de l'accoucheur (fig. 118-119).

Il résulte des faits observés que l'accouchement des monstres doubles, sera d'autant plus facile, que le point d'union sera situé plus bas, celui des *pygopages* (réunis par la région fessière) plus facile que celui des *céphalo* ou *thoracopages* (réunis par la tête ou le thorax).

La présentation du siège parait plus favorable que celle du tronc, parce que l'une des têtes se loge d'ordinaire dans la dépression formée par le cou de l'autre.

La ligne de conduite dans le cas de monstruosité fœtale est assez difficile à préciser, elle variera suivant le genre de malformation et suivant les circonstances. L'accoucheur s'inspirera du moment, en voyant quelles sont les parties fœtales qui s'engagent. Seulement, il ne perdra pas de vue ce grand principe formulé par P. Dubois : « que, dans tous « les cas de monstruosités qui rendent l'accouche- « ment naturel impossible, l'homme de l'art, que « l'enfant soit vivant ou mort, doit diriger toutes « ses manœuvres vers le salut de la mère ». Il n'hésitera donc pas à pratiquer la crâniotomie, la céphalotripsie ou l'embryotomie, dès qu'elles lui paraîtront nécessaires pour le salut de la femme.

En résumé, dans le cas de fœtus adhérents, il faut

attendre le plus longtemps possible, car la nature a d'immenses ressources (sur 150 cas, d'après Hohl et Playfair, 85 fois l'accouchement s'est fait seul, une tête se cachant dans le creux formé par le cou de l'autre) ; — puis essayer de simples manœuvres et du forceps, — et si l'on ne réussit pas, recourir à la céphalotripsie, ou à l'embryotomie suivant les cas.

Mauvaises présentations et positions du fœtus.

Les *présentations inclinées du sommet*, se rectifient presque toujours d'elles-mêmes sous l'influence du travail, et l'on devra attendre tant que l'état de la mère ou de l'enfant ne réclameront pas une intervention active; dans le cas où l'inclinaison ne se réduirait pas spontanément, il faudrait recourir au forceps. S'il s'agit d'une présentation inclinée de la face, et que la tête soit mobile au détroit supérieur, la version sera préférable. Dans le cas de présentation inclinée du siège on pratiquera l'extraction méthodique du fœtus.

Position occipito-postérieure du sommet dans l'excavation. — Le temps de descente de la tête effectué, la rotation intérieure ne s'est pas faite, ou s'est faite en sens inverse, et l'occiput, dès lors, au lieu de s'engager sous l'arcade pubienne, s'est placé dans la concavité du sacrum. C'est une position défectueuse. Sans doute, le plus souvent, l'accouchement ne s'en achèvera pas moins spontanément, l'occiput finissant par se dégager le premier en avant du périnée ; mais ce ne sera jamais que très lentement, en faisant courir, par conséquent, de très grands risques à l'enfant, en exposant la femme elle-même à un épuisement nerveux, ou menaçant le périnée, s'il est tant soit peu rigide, d'une déchirure étendue. Il est donc sage d'intervenir en pareille occurrence. Mais de quelle façon? C'est une question que les maîtres de l'art se sont posée et à laquelle ils ont répondu diversement.

Baudelocque, Gardien, Capuron, Velpeau, Deneux, Chailly, Hatin, ont dit qu'il fallait toujours dégager la tête en position occipito-postérieure, et ne jamais tenter de ramener l'occiput sous la symphyse pubienne; Mme Lachapelle, Rambuteau, P. Dubois, Danyau, Cazeaux, Pajot, Verrier, Hygernaux, Villeneuve, qu'il fallait dégager, *en règle générale*, l'occiput sur la fourchette, et, *exceptionnellement*, réduire la tête en position occipitopubienne (1); enfin, Smellie, Depaul, Hecquemier, Tarnier, Joulin, qu'il fallait tenter toujours la rotation artificielle de la tête, et ne dégager l'occiput en arrière, sur la fourchette, que dans les cas où cette rotation semblerait exiger des efforts trop énergiques.

Dans un très bon mémoire lu à la Société de chirurgie (2), M. E. Bailly, professeur agrégé à la faculté de médecine de Paris, s'est rangé à cette dernière opinion ; voici les conclusions de son travail :

1º L'absence du mouvement de rotation interne de la tête gêne ou même suspend la progression de celle-ci, et le dégagement naturel ou artificiel

(1) C'est aussi l'avis que le Dr Lucien Pénard a émis dans les six premières éditions de son *Manuel*. Pour nous, chez les primipares surtout, nous préférons tenter la rotation.
(2) *Bulletin de la Société de chirurgie*, 1865.

en position occipito-postérieure expose le périnée à des solutions de continuité étendues ;

2° La rotation artificielle du crâne, opérée au moyen du forceps, est une manœuvre généralement possible et même facile ; et l'on doit y recourir toutes les fois que, dans une position occipito-postérieure non réduite, la prolongation exagérée du travail rend la terminaison artificielle nécessaire ;

3° La rotation artificielle de la tête doit être précédée de l'abaissement direct et aussi complet que possible de celle-ci, jusqu'à toucher le plancher périnéal. Ce n'est qu'à cette condition que la manœuvre réussira et sera inoffensive pour la mère ;

4° La rotation complète du crâne et son dégagement peuvent être opérés par *une seule et même application du forceps*. Une double application de l'instrument fatigue inutilement la mère, et on doit autant que possible s'en abstenir ;

5° La crainte de léser grièvement les centres nerveux et le rachis de l'enfant, en transformant une position occipito-postérieure en occipito-pubienne, n'est fondée ni en théorie ni en fait. La mobilité extrême de l'articulation atloïdo-axoïdienne et la flexibilité du reste de la colonne cervicale, chez le fœtus, permettent facilement à la tête de celui-ci, comme nous l'avons déjà dit en terminant nos prolégomènes, une rotation de presque une demi-circonférence, sans qu'il y ait déchirure d'aucun ligament, ni même compression sensible de la moelle cervicale.

Ces conclusions ont été confirmées par les recherches expérimentales de Tarnier et de Ribemont sur des fœtus congelés.

Néanmoins, nous estimons que chez les primipares surtout, il y aura avantage parfois à ne pas terminer l'accouchement par une seule application, avec la concavité des cuillers du forceps regardant la concavité du sacrum, c'est-à-dire la courbure de l'instrument disposée en sens inverse de la courbure du canal pelvi-génital; soit que les contractions utérines et abdominales suffisent à elles seules à expulser la tête réduite en occipito-pubienne, soit qu'il faille, pour terminer l'accouchement, faire une seconde application qui, directe cette fois, sera d'autant plus facile que la tête aura été plus fortement abaissée, et la femme soumise dès le début de l'opération à l'anesthésie chloroformique, ce que nous faisons toujours.

Position occipito-transversale du sommet [au détroit inférieur. — La tête, se présentant en deuxième position, n'a effectué qu'à moitié, une fois sur le plancher du bassin, son mouvement de rotation *intérieure* et est restée en travers au détroit inférieur. C'est encore une mauvaise position. Pour la corriger et amener l'occiput en avant, la femme étant placée comme pour la version, on peut essayer de faire tourner la tête, en glissant l'index et le médius d'une main sur la joue qui regarde en haut, les deux mêmes doigts de l'autre main derrière l'oreille du côté opposé, et faisant ensuite, de part et d'autre, un effort en sens contraire. Mais il vaut encore mieux agir à la façon de M. Pajot, c'est-à-dire glisser la main entière, dont la paume s'adapte le mieux à l'occiput, sous la joue inférieure, introduire l'index et le médius réunis dans la bouche et, par un vigoureux mouvement de pronation de l'avant-bras, faire que l'occiput arrive sous l'arcade pubienne. Ces manœuvres manuelles ne réussissent guère que lorsque la rotation est facile, et que souvent avec un peu de patience elle se fût faite spontanément, et d'accord en cela avec Simpson, Cazeaux, Joulin, Depaul, Charpentier, nous leur préférons une application de forceps.

Dans les occipito-pubiennes ou occipito-sacrées au détroit supérieur, positions tout à fait exceptionnelles, il y aura lieu de préférer la version au forceps si la tête n'est pas engagée, et le bassin bien conformé.

Position mento-postérieure de la face, restant telle au détroit inférieur. — La position *mento-postérieure*, quand la face est encore au détroit supérieur ou même dans l'excavation, est toute naturelle ; c'est même la position de la face la plus fréquente de toutes. Elle ne nécessite donc aucune intervention. Il n'y a qu'à laisser faire la nature : la tête descendra peu à peu sur le plancher périnéal, et là, si rien ne s'y oppose, exécutera un mouvement de rotation qui amènera le menton à s'engager sous l'arcade pubienne. Alors, l'accouchement se terminera spontanément et de la manière la plus heureuse. — Mais, que la rotation *intérieure* vienne par hasard à manquer, que le menton, au lieu de venir en avant, reste en arrière, tout est changé ; il n'y a plus à espérer que l'accouchement se termine seul. Il faut donc nécessairement intervenir par le forceps dans le but d'amener le menton en avant où il aurait dû venir de lui-même.

Nous préférons encore ici deux applications à une seule à moins que l'on ait à sa disposition un forceps droit ou presque droit. La rotation artificielle dans les mento-postérieures devra donc toujours être tentée; malheureusement elle ne réussit pas toujours, et l'on est alors obligé de recourir à la céphalotripsie.

Dans les cas où la face pourrait être facilement repoussée au-dessus du détroit supérieur, c'est à la version qu'il faudrait recourir de préférence.

Positions irrégulières du siège. — Pour que l'engagement et la descente se fassent sans difficultés, il faut que le siège ne regarde ni en avant ni en arrière, mais bien l'une ou l'autre des cavités cotyloïdes. Même dans une position normale, le siège peut ne pas s'engager franchement au détroit supérieur. Or, ce non engagement tiendrait, d'après Emile Bailly (1), à deux causes principales :

1° A une inertie de la matrice, toute spéciale au mode de présentation, inertie sur laquelle Depaul a appelé l'attention, et qui serait due peut-être uniquement à ce que la partie fœtale, par sa forme un peu irrégulière et son peu de consistance, ne presse pas assez sur le col pour que les contractions sympathiques du corps en soient réveillées et excitées suffisamment ;

2° A la transmission peu franche sur le siège de l'effort utérin par la colonne vertébrale, le siège s'inclinant souvent une fesse très haute, l'autre très basse.

Sans doute ces présentations vicieuses se redressent souvent d'elles-mêmes, si le siège réussit à s'engager; et celui-ci arrive sur le plancher péri-

(1) Emile Bailly, *De quelques difficultés inhérentes à la présentation du siège et de l'emploi du crochet mousse,* 1876.

néal en position normale ; il en est de même des positions rares, *sacro-pubienne* et *sacro-sacrées* directes.

Mais quelquefois aussi, la position défectueuse persiste malgré l'engagement, et force est alors à l'accoucheur d'intervenir.

Si le siège est arrivé jusque sur le plancher périnéal, la main suffit le plus souvent pour mettre les hanches du fœtus dans une bonne direction et amener le dos vers l'une des cavités cotyloïdes.

Mais, quand le siège est encore au détroit supérieur et ne peut s'y engager, et même quand, ayant réussi à s'y engager il remplit assez étroitement le haut de l'excavation pour que la main ne puisse plus aller saisir un pied, la manœuvre opératoire n'est plus du tout aussi simple :

1° Si le siège est arrêté au détroit supérieur, il faut aller avec la main chercher un pied, puis amener le reste comme nous le dirons à propos de la version podalique ;

2° Si le siège est engagé dans le bassin au point de ne plus pouvoir être refoulé au-dessus du détroit supérieur, les pieds n'étant plus abordables, c'est avec le crochet mousse, et non avec les doigts, qui manquent de la force nécessaire pour cela, qu'il faut aller tirer sur l'aine antérieure, sur celle qui est en rapport avec le pubis de la mère.

Le crochet sera introduit entre la paroi antérieure du bassin et la hanche correspondante du fœtus. (Voy. p. 547 manœuvre du crochet mousse.)

Présentation du tronc. — Si cette présentation vicieuse est reconnue à temps, on pratiquera la version par manœuvres externes, et l'on maintiendra le résultat obtenu, soit à l'aide de la *ceinture eutocique* de Pinard, soit à l'aide d'un bandage de corps muni de deux coussins disposés de façon à comprimer les parties latérales de l'abdomen et à maintenir le grand axe de l'utérus dirigé verticalement. Si le travail est déclaré, les manœuvres externes seront le plus souvent inefficaces, et il faudra recourir en temps opportun à la version podalique par manœuvres internes. (Voy. *Version*, p. 462.)

Présentation du sommet ou de la face avec procidence d'un bras. — La tête, sommet ou face, se présente en bonne position au détroit supérieur ; on l'y croit seule ; mais la poche des eaux se rompt, et, à côté du sommet ou de la face, on sent une main en procidence. Qu'opposer à ce vice de présentation ? Quoique la main ou même le bras, en procidence à côté de la tête, n'apportent souvent aucune gêne à l'expulsion du fœtus, il est prudent de faire quelques tentatives pour les refouler au-dessus du détroit supérieur ; car, si l'on y parvient, le cas devient des plus simples. Mais, dès qu'on voit la manœuvre inefficace, soit qu'on ne puisse refouler la partie procidente, soit que, l'ayant refoulée, on la sente retomber toujours à la même place, on prend le parti de livrer le travail à la nature qui, nous le répétons, achève souvent seule l'accouchement. Seulement, on surveille attentivement les progrès de l'expulsion spontanée et l'on se tient prêt à user du forceps au moindre arrêt. En appliquant cet instrument, du reste, on n'aurait à s'inquiéter de la main ou du bras que pour ne pas les saisir sous l'une des cuillers.

Peut-être, néanmoins, y aurait-il avantage à recourir de suite à la version, si la tête était reconnue encore mobile, quand on s'aperçoit de l'inutilité des manœuvres ayant pour but la réduction du membre procident.

Mais, quand la tête a eu le temps de s'engager sensiblement dans l'excavation à côté du bras, et quand, la poche des eaux étant rompue depuis longtemps, l'utérus est fortement revenu sur lui-même, il n'est plus possible de songer à la version, car elle est devenue impraticable; et il n'y a plus qu'à recourir au forceps ou même au céphalotribe, si exceptionnellement l'extraction est reconnue impossible, sans amoindrissement de la partie fœtale.

Depaul insistait dans ses leçons cliniques sur les dangers de la procidence d'un bras dans les présentations du sommet et de la face et faisait remarquer :

1° Que la présence d'une main à la vulve ne doit jamais dispenser du toucher ; le toucher seul pouvant faire reconnaître si, au lieu d'une présentation de l'épaule, que l'on avait tout lieu de supposer, on n'a pas sous les yeux une présentation exceptionnelle de la tête avec procidence d'un bras ;

2° Que la procidence du bras dans une présentaion de la tête constitue une complication grave, parce qu'elle retarde le travail et rend presque toujours l'accouchement artificiel nécessaire, alors même qu'il n'y a pas le moindre degré de rétrécissement pelvien ;

3° Que cette complication, s'il n'y a pas de rétrécissement, ne s'oppose pas à l'extraction, par le forceps, d'un enfant vivant (les succès connus sont nombreux) ; mais que, toutes les fois que le bassin n'a pas exactement les dimensions normales, cette complication entraîne inévitablement la mort du fœtus, qu'on ne peut avoir qu'en lui broyant la tête.

Présentation du sommet ou de la face avec procidence des deux bras à la fois. — Ici, nul doute qu'il ne faille donner la préférence à la version, si elle est encore possible, et si l'on ne réussit pas à tenir refoulés les membres procidents : car, appliquer le forceps sur une tête engagée au détroit supérieur et flanquée, en outre, des deux bras procidents, doit être assurément une opération fort délicate et au moins aussi dangereuse que la version. Si le forceps est impuissant, il faudra recourir à la céphalotripsie.

Présentation du sommet, ou de la face avec procidence d'un pied. — La procidence d'un pied à côté de la tête est une complication plus grave que celle d'un bras ; on devra donc, sitôt qu'elle aura été reconnue, chercher à réduire le pied, à le refouler ou-dessus du détroit supérieur, et, si l'on ne peut y réussir, tenter immédiatement la version pelvienne, en refoulant la tête. Quand la tête et le pied sont engagés dans l'excavation, au point de ne plus permettre la version, on tente une application de forceps, qui peut très bien avoir le même succès que dans le cas de procidence d'un bras à côté du sommet ; mais, si elle échoue, il n'y a plus de ressource que dans le *céphalotribe*. C'est l'instrument auquel a eu recours de suite Cazeaux, dans un cas de présentation de la face avec procidence du pied gauche ; il est vrai qu'il y avait, avec cela, un rétrécissement du bassin à 8 centimètres.

Evidemment, on aurait à se conduire de la même façon, si, à côté de la tête, se trouvaient procidents les deux pieds à la fois, ou un pied et un bras. On tenterait immédiatement la version, en ayant soin de retenir le pied le plus procident par un lacs, et, si les parties étaient trop engagées dans l'excavation, après avoir essayé d'une application de forceps, on pratiquerait la *crâniotomie* et, au besoin, la *céphalotripsie*.

Irrégularités de présentation de fœtus multiples et isolés.

Voici ce qu'on a observé dans ce genre :

1° Deux têtes de fœtus, nécessairement peu volumineuses, engagées ensemble au détroit supérieur, (Allan et Smellie) ;

2° Les membres pelviens de l'un des fœtus, engagés à côté de la tête de l'autre fœtus (Lachapelle, Hœdrich, Carrière) ;

3° Un fœtus venu par les pieds et dégagé jusqu'au cou, mais arrêté là par la tête du second fœtus, qui est descendue trop tôt dans l'excavation, et s'est placée au-dessous de la tête du premier (Calise, Carrière, Hœdrich) (fig. 120) ;

4° Une tête arrivée facilement dans l'excavation, mais arrêtée, alors, par le cou d'un second fœtus venant embrasser en travers le cou du premier (Jacquemier) (fig. 121 et 122).

5° Plusieurs membres inférieurs, appartenant à des fœtus différents, engagés en paquet dans l'orifice utérin (Pleesman).

Dans le premier cas, il faudrait essayer d'amener la tête la plus engagée par le forceps, et n'en venir à la crâniotomie que si les tractions restaient infructueuses. Il n'y aurait pas à songer à la version.

Dans le deuxième et le troisième cas (le troisième n'est que le deuxième exagéré), on devrait s'attacher, dès que la double présentation est reconnue, à maintenir réduits le membre ou les membres qui s'engagent, pour favoriser la descente de l'enfant qui vient par la tête ; mais si les pieds tendaient

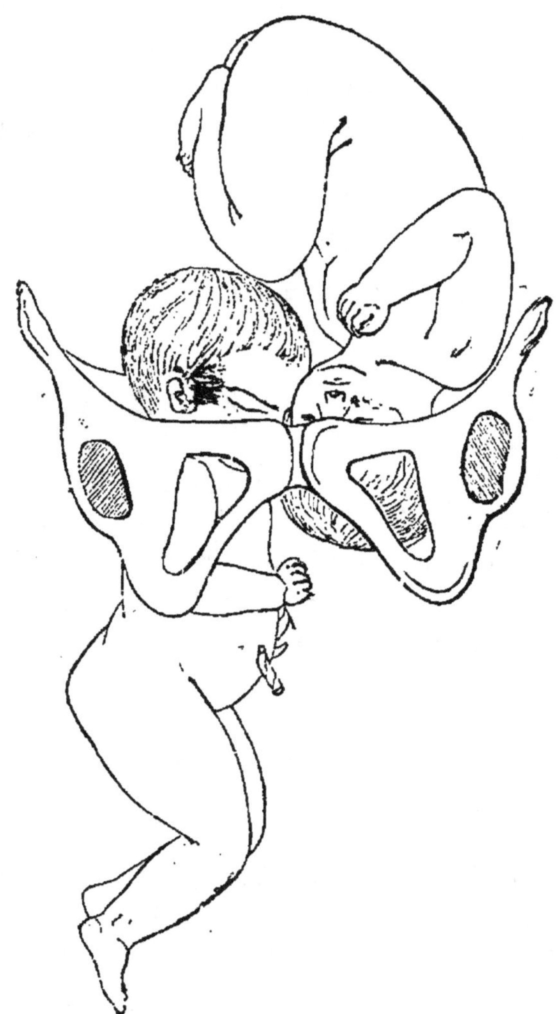

Fig. 120. — Cas observé par Carrière, médecin à Saint-Dié.

toujours à faire procidence, dès que la dilatation du col le permettrait, on appliquerait bien vite le forceps sur la tête qui se présente à côté d'eux. *Ce serait sacrifier sûrement* (l'expérience est là pour le prouver) *l'enfant dont les pieds sont procidents, que de le laisser venir jusqu'à dégagement du tronc,* avant d'appliquer le forceps sur la tête du second. Du reste, l'application de cet instrument serait alors rendue bien plus difficile; car quelque soin qu'on prît de faire relever fortement le tronc du premier

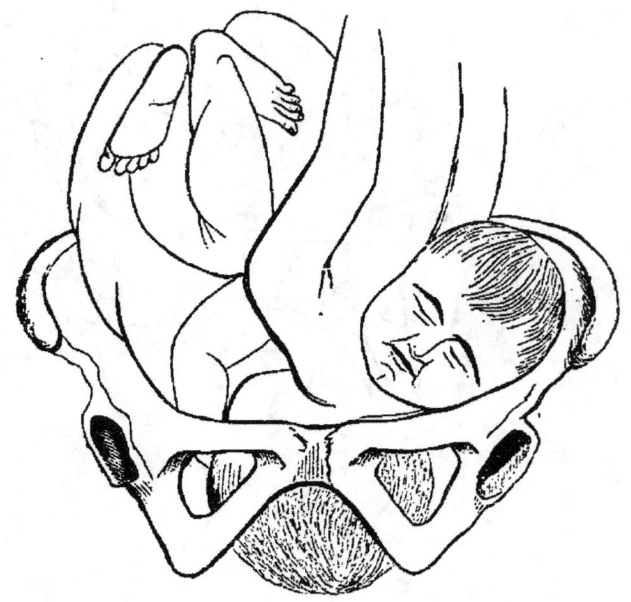

Fig. 121. — Cas observé par Jacquemier.

enfant sur le ventre de la mère, on n'arriverait jamais qu'avec beaucoup de peine à conduire et placer les cuillers où il convient. — Si l'on ne pouvait, enfin, y réussir, ou si, la tête saisie, on ne pouvait la faire descendre parce qu'elle est trop grosse, il ne resterait plus qu'à tirer le premier enfant jusqu'à rendre son cou accessible au toucher, à pratiquer sa décollation au moyen de forts ciseaux courbes sur le plat, à refouler la tête ainsi détachée, et à extraire rapidement l'autre par le forceps. L'ex-

traction de l'enfant terminée, on irait à la recherche
de la tête restée seule dans l'utérus.

Des deux fœtus engagés, c'est, on le voit, celui
qui vient par les pieds qu'on sacrifie, et avec raison, puisque c'est celui sur la vie duquel on peut le
moins compter.

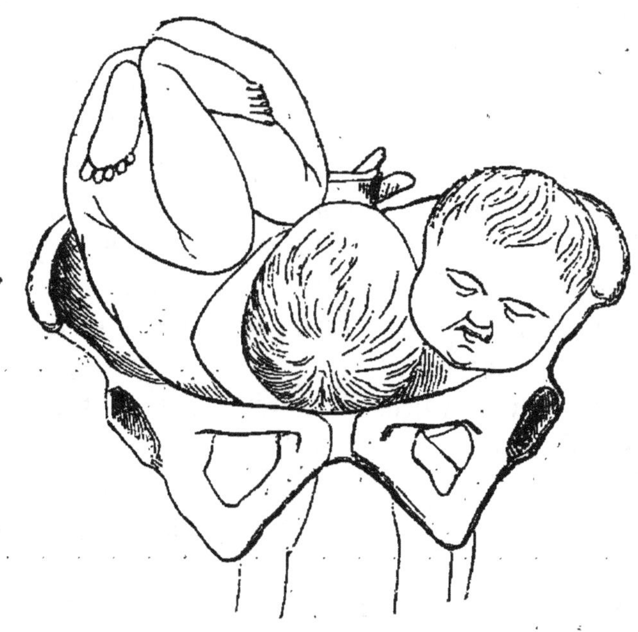

Fig. 122. — Cas possible, analogue au précédent.

Dans le quatrième cas (Jacquemier) il faudrait
tenter d'amener la tête qui est dans l'excavation au
moyen du forceps, en faisant, au besoin, de très
fortes tractions, et si le second fœtus, qui est en
travers, ne s'effaçait pas et mettait un obstacle in-
vincible à l'extraction du premier, on n'aurait plus
qu'à écraser la tête de celui-ci par une application
répétée du céphalotribe, pour dégager le passage et
permettre à la main d'aller chercher les pieds de
l'autre.

Dans le cas que nous avons représenté (fig. 122) comme possible, si de fortes tractions sur l'enfant dont le tronc est dehors restaient infructueuses, il n'y aurait qu'à pratiquer sur lui la décollation, et à pénétrer ensuite dans la matrice pour aller chercher l'autre par la version, — sans s'inquiéter de la tête du premier qu'on extrairait plus tard; par le forceps ou le céphalotribe.

Enfin, dans le cinquième cas (plusieurs pieds appartenant à des fœtus différents), il faudrait tâcher de réduire les diverses parties qui se présentent, de manière à ne laisser engager qu'un seul enfant ; mais lorsqu'on a réduit à deux les pieds engagés, est-il toujours facile de déterminer s'ils appartiennent à un même fœtus ? Non: on a beau, — dans le cas où on les reconnaît pied droit et pied gauche, — les juger d'un volume exactement semblable, on peut fort bien se tromper en définitive ; et, dès lors, ce qu'il y a de plus sage, c'est de n'exercer de tractions que sur un seul membre, le plus engagé. Tant mieux si ce premier fœtus ne trouve pas d'obstacle à son extraction ; l'accouchement, à moins qu'il ne reste encore deux enfants dans l'utérus, devient on ne peut plus simple.

« Pleesman, dans un cas, trouve l'orifice utérin bouché par des parties engagées qui lui semblent, au premier examen, des mains et des pieds *en quantité*. Un toucher plus exact lui fait distinguer quatre extrémités inférieures, sorties jusqu'au jarret et un bras. Il est alors dans une grande perplexité : 1° parce qu'il ne trouve aucune possibilité d'introduire sa main dans la matrice, pour aller chercher et distinguer les deux pieds de chaque enfant; 2° parce que tous ses efforts sont inutiles pour faire rentrer même une des extrémités ; 3° parce qu'en tirant sur deux seulement, il peut très bien confondre et amener deux pieds appartenant chacun à un fœtus différent ; parce qu'enfin, même en saisissant deux pieds appartenant au même fœtus, il peut fort bien, en tirant sur eux, entraîner les autres parties, et augmenter les difficultés. Fort embarrassé et pressé d'agir, il lui vient dans l'idée de se servir d'un moyen appliqué à la réduction des hernies et à celle des rétroversions utérines. Il fait suspendre la femme par les jarrets, la tête et les épaules restant seules appuyées sur le lit, et il essaye alors de repousser, avec les doigts, dans la matrice, une ou plusieurs des extrémités sorties ; mais déjà deux étaient rentrées par le fait seul de la position donnée à la mère, et les trois autres, sous l'action de la main qui les pousse, ne tardent pas à rentrer aussi. Aussitôt, il peut introduire la main dans l'utérus, et en retirer successivement trois enfants par la version podalique. » (Cazeaux.)

Mais, malheureusement, on est souvent appelé trop tard, et, quand on arrive, on trouve les deux fœtus déjà profondément engagés. Or, s'ils le sont seulement jusqu'aux fesses, il n'y a plus lieu, évidemment, d'espérer la réduction, même de l'un d'eux ; et, d'un autre côté, leur expulsion spontanée est tout à fait impossible. Cependant, les deux enfants et la mère elle-même courent de grands dangers. Il faut donc intervenir promptement ; mais de quelle façon ? — On relève fortement le tronc du fœtus antérieur sur le ventre de la mère, et, avec la main, on cherche à entraîner la tête du fœtus postérieur ; et si, après quelques tentatives, on n'a obtenu aucun résultat avantageux, comme il n'y a plus à compter sur les contractions utérines, on a, de toute nécessité, recours au forceps. On fait maintenir le fœtus antérieur relevé, et on essaye de saisir avec l'instrument la tête de l'autre fœtus que, dans la majorité des cas, on peut extraire ainsi sans trop de difficulté. Mais il peut se faire, néanmoins, que le forceps lui-même reste sans résultat ; et alors, il n'y a plus qu'un moyen extrême à employer, la décollation du fœtus *antérieur* et, après cela, le broiement de sa tête, si c'est nécessaire. Nous supposons le fœtus postérieur plein de vie ; s'il était mort, quand l'antérieur est vivant, il va sans dire que ce serait le postérieur qu'on soumettrait à la décollation et à la crâniotomie. Mais rarement, il faut bien le dire, on sera obligé d'en venir à cette mutilation d'un des enfants (1).

Causes de dystocie dépendant des annexes du fœtus.

Nous ne rappellerons que pour mémoire, la *rupture prématurée* ou *retardée* des membranes qui peut être le point de départ de difficultés pendant l'accouchement et dont il a été déjà question (soins à donner à la mère et à l'enfant pendant le travail). Il en sera de même de l'excès de volume du placenta, de ses adhérences anormales, (complications et difficultés de la délivrance), du décollement prématuré, et des insertions vicieuses placentaires, questions précédemment traitées. (*Pathologie de la grossesse.*)

Brièveté du cordon. — Cette brièveté peut être normale ou accidentelle, le cordon présentant des

(1) Tarnier, *Des cas dans lesquels l'extraction du fœtus est nécessaire.* Paris, 1860.

nœuds, ou, ce qui est plus fréquent, faisant des circulaires autour du cou, des membres ou du tronc
du fœtus. Dans les deux cas, du reste, la conduite
de l'accoucheur sera la même.

L'accouchement marche bien d'abord, le col se
dilate complètement, la poche des eaux se rompt
et la tête du fœtus descend dans l'excavation ; mais
là, elle s'arrête : au moment des douleurs, surtout
si la femme *pousse*, elle vient se montrer à la vulve
qu'elle commence à entr'ouvrir, mais, la contraction passée, elle remonte où elle était. Or, si ce
phénomène se répète à plusieurs reprises, sans que
la tête fasse de progrès, et si l'on voit clairement
que l'obstacle n'est pas dans la résistance du périnée, ni dans une rétraction spasmodique du col, il
est très probable que l'on se trouve en présence
d'une brièveté du cordon. Le diagnostic sera confirmé si la femme accuse une douleur au fond de
l'utérus pendant les contractions, et surtout si le
fond de l'utérus se déprime en forme de cupule. Il
n'y a pas à s'inquiéter de savoir si le cordon est
naturellement trop court, ou s'il ne l'est que parce
qu'il fait plusieurs tours autour du cou ou du tronc
de l'enfant ; il faut seulement se dire que l'enfant et
la mère courent du danger, — le premier, danger
d'asphyxie, la seconde, danger d'hémorragie ou
d'épuisement, — et se hâter d'appliquer le forceps.
Avec cet instrument, on amène la tête hors de la
vulve, et, si le cordon est entortillé autour du cou,
on le dégage ou on le coupe ; tandis que, s'il s'agit
d'une brièveté naturelle, on attire le fœtus jusqu'à
ce qu'on puisse toucher le cordon à son attache
à l'ombilic et le trancher là d'un coup de ciseaux
après avoir saisi le bout fœtal entre les doigts.

Si l'enfant se présente par le siège, dès que le cordon est accessible, il faut chercher à l'atteindre et à attirer une anse au dehors ; si l'on ne pouvait y réussir soit parce que le cordon est naturellement trop court, ou bien parce qu'il fait plusieurs tours autour du cou ou du tronc du fœtus, on couperait ce cordon d'un coup de ciseaux le plus loin possible de l'ombilic, on ferait pincer entre deux doigts le bout ombilical, pour prévenir toute hémorragie, et l'on tâcherait de terminer rapidement l'accouchement, pour ne pas laisser périr l'enfant d'asphyxie.

Les *nœuds* du cordon ne deviennent guère cause de dystocie qu'en produisant, comme les circulaires, la brièveté accidentelle ; il est absolument exceptionnel que ces nœuds soient assez serrés pour amener l'interruption de la circulation fœto-placentaire.

Procidence ou chute du cordon.

La procidence du cordon n'est pas commune, elle ne s'observe guère qu'avec une présentation de la face ou une présentation du tronc, et encore pas toujours à beaucoup près. Dans la présentation du siège, elle n'est point un accident. — Une grande longueur du cordon, avec une énorme quantité d'eau dans l'amnios, un bassin large avec un fœtus petit, ou, au contraire, un bassin étroit qui ne permet pas l'engagement facile de la tête d'un fœtus ordinaire et une insertion du placenta près de l'orifice interne de la matrice, doivent être placés, évidemment, en tête des prédispositions.

Quand, bien que le col soit dilaté, les membranes sont encore intactes, il n'est pas facile de reconnaître une présentation du cordon. Cependant, si la poche des eaux est, comme on dit, *en boudin*, et si le toucher y fait constater la présence d'*un corps mou, mobile et à pulsations plus fréquentes que celles de la mère*, on est bien sûr que le cordon se présente sous la partie fœtale quelle qu'elle soit, et qu'il va tomber dans le vagin au moment de l'échappement des eaux.

Mais si les membranes sont rompues, quand on fait sa première exploration, le diagnostic de la procidence du cordon n'offre plus la moindre difficulté, puisqu'on tient l'organe à nu sous le doigt et qu'il est impossible, rien qu'au toucher, de le confondre avec aucune autre partie du fœtus.

Le *pronostic* est grave, mais seulement pour l'enfant; celui-ci, en effet, peut en quelques instants mourir asphyxié, s'il y a compression du cordon. L'expérience est là pour prouver que les deux tiers des enfants, qui se présentent précédés d'une anse de cordon, succombent par asphyxie. Du reste, le danger dépend beaucoup de la place qu'occupe cette anse dans l'excavation; si, dans le cas de première position du sommet ou même de la face, le cordon procident se trouve être couché sur la symphyse sacro-iliaque *gauche*, il est évident qu'il y courra bien moins risque d'être comprimé que s'il se trouvait en rapport avec tout autre point de l'excavation. Or, la fréquence de la première position, pour le sommet et pour la face, est telle, que, comme le dit fort bien Nægelé, *quand on verra l'anse du cordon placée en arrière et à gauche du bassin, on sera en droit de porter, a priori, un pronostic favorable, et vice versâ.*

Les *indications* à remplir, en pareille occurrence, sont assez simples.

Si le fœtus se présente par l'épaule, c'est nécessairement à la version qu'on aura recours, dès qu'elle sera praticable. Mais, remarquons bien que ce n'est pas la chute du cordon, mais bien le mode de présentation du fœtus, qui fait ici de la version une nécessité.

Si le fœtus se présente par le sommet (fig. 126), ou par la face, on s'occupera d'abord de constater par l'examen des artères du cordon et par l'auscultation hypogastrique, si l'enfant vit ou non ; car s'il était mort, on n'aurait, après en avoir prévenu les parents, qu'à laisser faire la nature, sans avoir égard au cordon ; tandis que s'il était vivant, on devrait intervenir immédiatement, — soit en essayant de réduire le cordon, c'est-à-dire de le porter et maintenir au-dessus du détroit supérieur, jusqu'à l'engagement de la tête, — soit en terminant le plus rapidement possible l'accouchement, par la version ou le forceps.

Quand la tête est mobile au détroit supérieur, il faut profiter de l'absence d'une contraction pour porter le cordon dans l'utérus au-dessus de la tête, et l'y maintenir jusqu'à ce qu'il se produise une contraction nouvelle, qui engageant la tête, empêchera le cordon de redescendre. Cette manœuvre pourra être tentée avec les doigts, avec l'omphalososter de Schæller (fig. 125), ou bien par le procédé de Dudan, à l'aide d'une sonde en gomme, munie e son mandrin (fig. 123, 124).

On engage le milieu d'un ruban dans l'œil de la sonde, et on pousse le mandrin jusqu'au bout à travers l'anse ainsi formée. Le cordon est ensuite fixé à la sonde par les deux chefs du ruban, puis, guidant l'instrument sur deux doigts, on le pousse

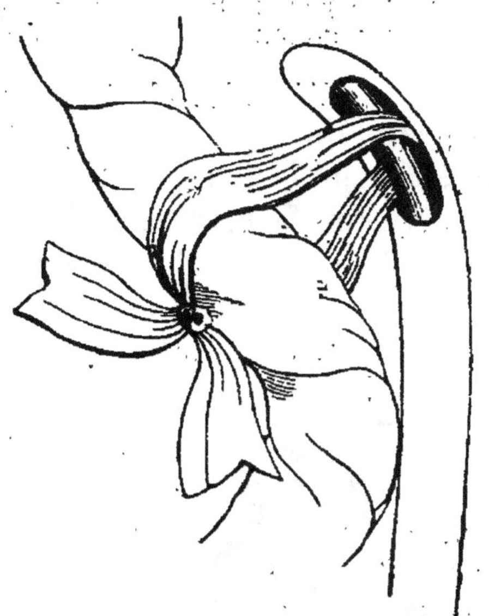

Fig. 123. — Manière de saisir le cordon pour l'entraîner avec la sonde dans l'utérus. Procédé Dudan pour la réduction du cordon ombilical.

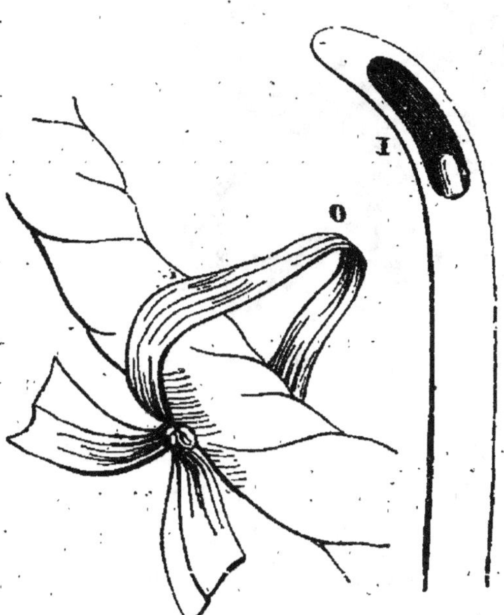

Fig. 124. — Retrait du mandrin de la sonde, pour abandonner l'anse du cordon une fois réduite.

Fig. 125. — Porte-cordon de Schœller, modifié.

Cet instrument est composé de deux tiges tout en baleine ; l'une est fixée à un manche en ébène et se termine en forme de crochet mousse comprenant les deux tiers d'un anneau ; l'autre, dont la tige est droite, glisse le long de la première et se pousse par un coulant à patte, pour venir fermer le crochet et former ainsi un anneau complet.

aussi loin que possible dans l'utérus pendant l'absence d'une contraction. Quand la tête est engagée
au détroit supérieur, en retirant le mandrin, l'anse
de ruban devient libre et on l'abandonne dans
l'utérus ainsi que le cordon, on retire ensuite la
sonde.

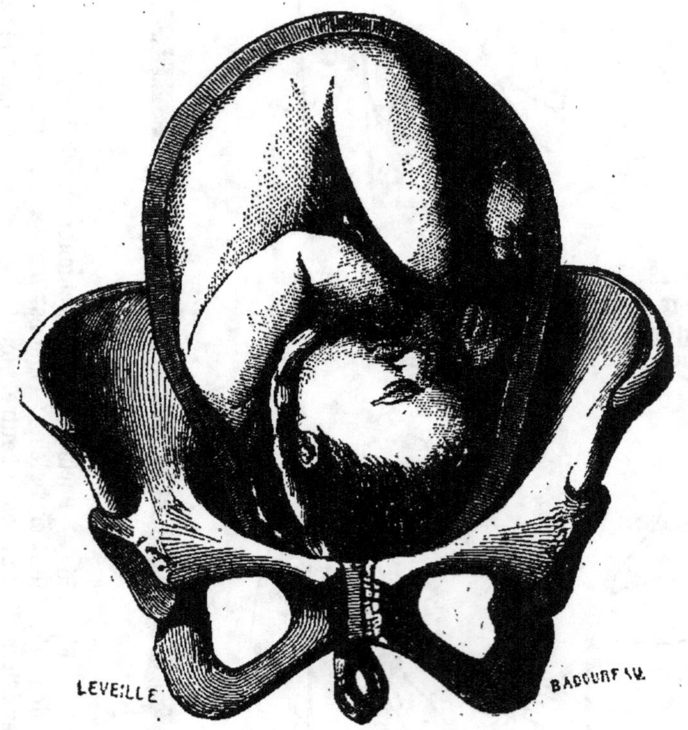

Fig. 126. — Prolapsus du cordon ombilical.

Le Dr Charpentier a modifié ce procédé de la
façon suivante : à une bougie flexible à bout olivaire, il attache sans compression le cordon par
un fil de soie mouillé, porte le tout dans l'utérus
et l'y laisse. Ce procédé, outre l'avantage de sa simplicité, possède encore celui d'exciter les contractions de la matrice et de provoquer la terminaison

rapide de l'accouchement. On ne se servira bien entendu que de matières *aseptiques*.

Si ces manœuvres ne réussissaient pas, ce qu'il y aurait de mieux à faire, c'est pendant que la tête est encore mobile, d'aller chercher les pieds du fœtus et de terminer l'accouchement par la version.

Quand la tête a, au contraire, perdu déjà toute mobilité, au moment où l'on constate la procidence du cordon, il faut ne pas perdre cet organe de vue un seul instant, le toucher sans cesse pour juger de la force et de la régularité de ses pulsations ; laisser le travail marcher seul tant que ces pulsations sont normales ; mais, *appliquer immédiatement le forceps dès que les artères ombilicales ne battent plus que faiblement et inégalement*, et, à plus forte raison, si ces artères cessent de battre.

Lorsque c'est la face qui se présente, il est sage aussi de ne pas trop se livrer à l'expectation, et de recourir de suite à la version, si la tête est encore au détroit supérieur et libre, ou au forceps, si la face est déjà engagée dans le petit bassin.

Dans le cas où, quoique l'enfant soit vivant, on croirait pouvoir abandonner le travail à lui-même, il n'en faudrait pas moins s'occuper du cordon, pour le tenir constamment pelotonné dans le vagin, de peur qu'il ne se refroidisse.

QUATRIÈME PARTIE

OPÉRATIONS OBSTÉTRICALES

Avant d'entrer en matière sur ce sujet si important, donnons de suite aux jeunes praticiens le sage conseil de ne jamais se départir du principe que voici, — principe qui doit dominer toute l'obstétrique :

« Tant que les phénomènes d'un accouchement (contractions, dilatation, mouvements mécaniques du fœtus, etc.), se succèdent régulièrement *quelle que soit leur lenteur*, et qu'il n'y a d'accidents reconnaissables ni du côté de la mère, ni du côté de l'enfant, le devoir de l'accoucheur, *c'est la patience*.

« *On ne doit jamais intervenir sans une indication formelle.*

« *Mais dès que cette indication se présente, il faut la remplir sans temporisation*, n'oubliant pas que dans les accouchements, tel mode d'intervention, pouvant sauver deux êtres, est facile actuellement, et deviendra, dans quelques heures, inefficace, dangereux ou impossible. » (Pajot, *Travaux d'obstétrique*, p. 28.)

Version

La version est une opération par laquelle on se propose de ramener au détroit supérieur l'une ou l'autre des extrémités du fœtus ; de là, deux sortes de versions, la *version céphalique* et la *version podalique ou pelvienne*. Ce résultat peut être obtenu, soit par des *manœuvres externes*, soit par des *manœuvres internes*.

Version céphalique par manœuvres externes. — Depuis Hippocrate jusqu'au XVIIe siècle, il n'est pas question de ce genre de version, et l'on ne saurait pas s'en étonner, puisque le palper abdominal qui seul peut fournir des renseignements exacts sur la situation des extrémités de l'ovoïde fœtal, n'était alors pratiqué que pour apprécier le volume, la forme, la consistance et la direction de l'organe gestateur.

Il nous faut arriver au XIXe siècle, à Wigand d'abord (1812), puis à Mattéi (1856) et enfin à Tarnier et à ses élèves : Chantreuil, Budin et Pinard surtout (de 1868 à 1878) pour voir la palpation du ventre intelligemment employée au diagnostic de l'attitude du fœtus et par suite la version par manœuvres externes prendre définitivement rang dans la pratique obstétricale.

L'*indication* principale de la version par manœuvres externes est la présentation du tronc dans les derniers mois de la grossesse ; beaucoup d'accoucheurs la pratiquent également dans la présentation du siège.

On y aura donc recours, toutes les fois qu'après le huitième mois la tête occupera l'une ou l'autre

des fosses iliaques (Pinard) ; on pourra la tenter
encore au début du travail, avant la rupture des
membranes, mais les chances de réussite seront
dans ce cas beaucoup moins considérables.

Pour que les manœuvres réussissent, il faut que
l'utérus soit peu irritable et ne réagisse pas trop
contre la main qui opère, et que le fœtus soit assez
mobile pour être déplacé, ce qui se présente d'ordinaire à la fin du huitième mois ou au début du
neuvième ; mais il est à remarquer que la mobilité
du fœtus diminue en général à mesure que l'on
approche du terme de la grossesse.

Manuel opératoire. — Le rectum et la vessie doivent être préalablement vidés, puis on fait mettre la
femme dans la position du palper, c'est-à-dire dans
le décubitus dorsal, sur le bord droit du lit, couchée aussi horizontalement que possible, la tête
reposant sur un seul oreiller, les bras le long du
tronc, et les jambes étendues sans efforts, seulement un peu écartées l'une de l'autre. La flexion
des cuisses sur le bassin est plus nuisible qu'utile.

S'il s'agit d'une *présentation du tronc*, l'opérateur
placera ses mains comme l'indique la fig. 127,
l'une sur l'extrémité céphalique et l'autre sur
l'extrémité pelvienne, puis par une pression lente
et soutenue exercée en sens inverse sur l'une et
l'autre extrémité, il ramènera les deux pôles fœtaux
sur la ligne médiane, le pelvis en haut et la tête
en regard du détroit supérieur.

S'il s'agit d'une présentation du *siège*, les mains
seront placées comme l'indique la fig. 128, et par
une manœuvre semblable, c'est-à-dire en exerçant
des pressions en sens inverse, l'opérateur cherchera
à ramener la tête en bas en même temps qu'il

repoussera le siège en haut vers le fond de l'utérus.

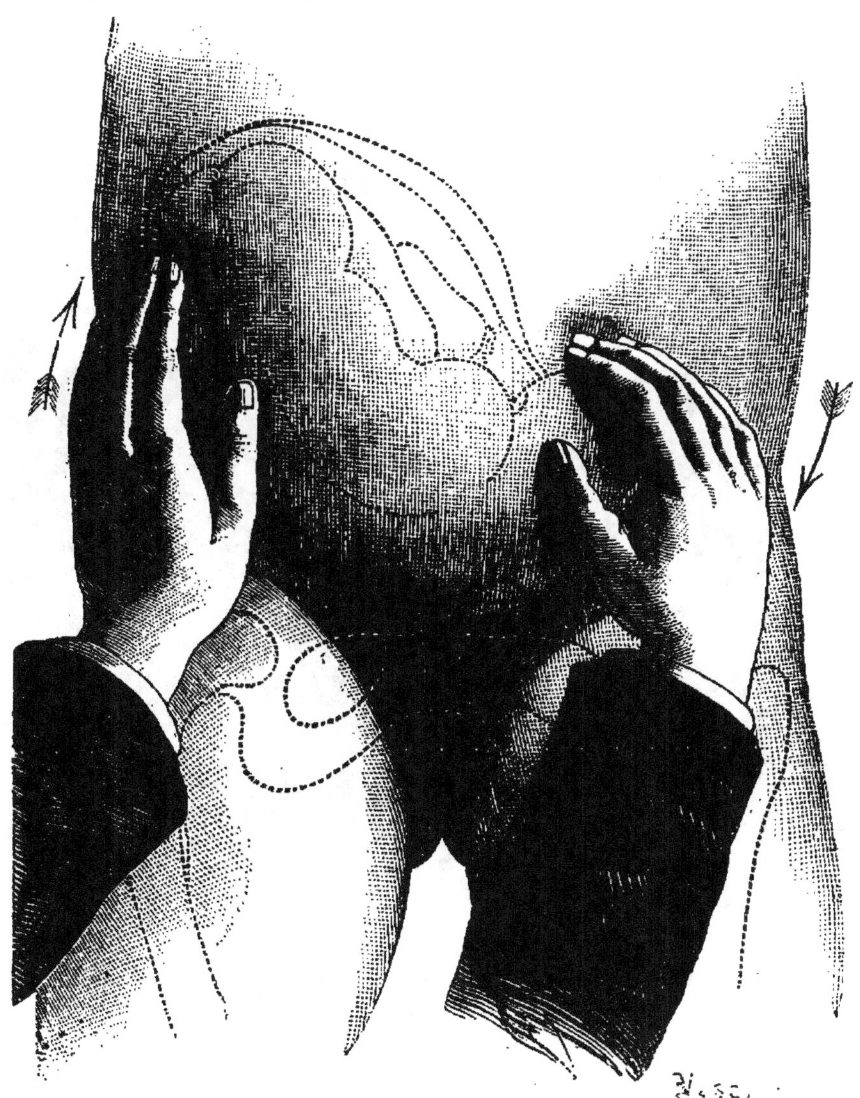

Fig. 127. — Position des mains et direction des pressions, pour ramener la tête sur le détroit supérieur, à la place de l'épaule droite (Pinard).

Dans la présentation du siège, il sera parfois nécessaire de mobiliser le fœtus en déplaçant soit la tête engagée sous les côtes, soit le siège, en le soule-

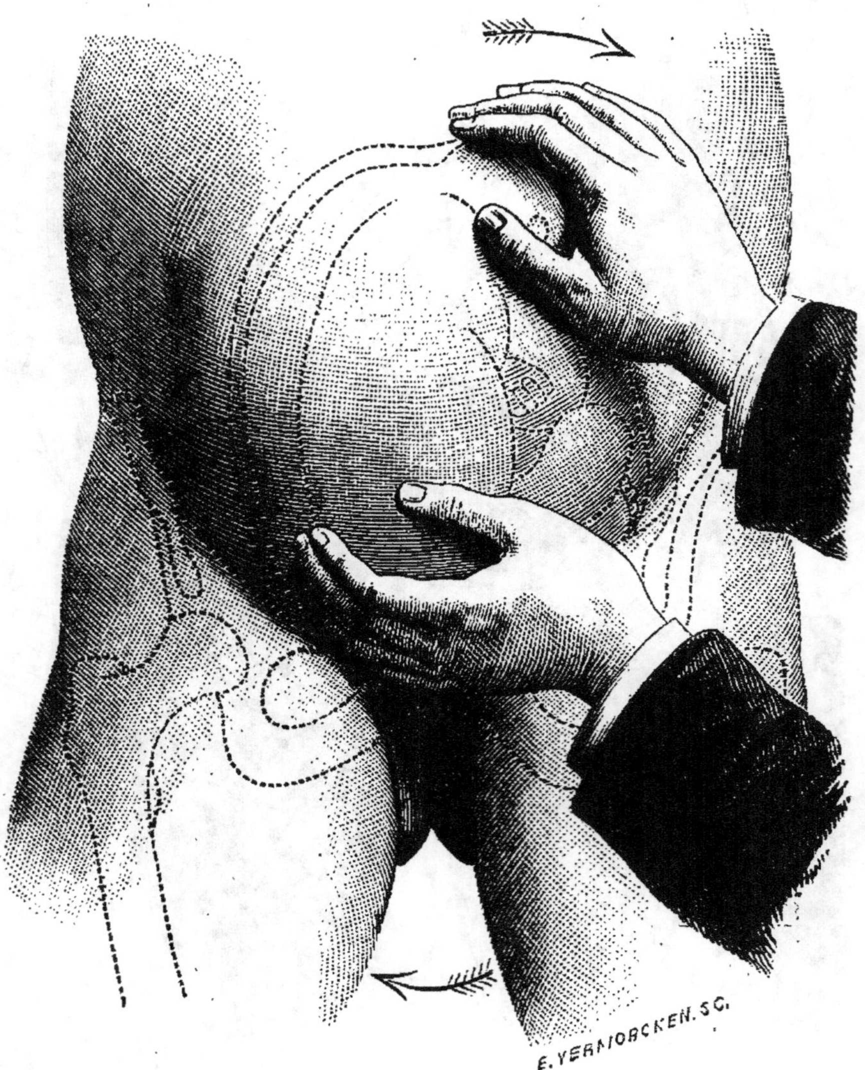

Fig. 128. — Position des mains et direction des pressions pour ramener la tête en bas à la place du siège (Pinard).

vant à l'aide d'un doigt introduit dans le vagin, pendant que l'on exerce des pressions sur la tête avec l'autre main.

Lorsque la tête aura été ramenée au détroit supérieur, il faudra l'y fixer et ce n'est pas la moindre difficulté de la version par manœuvres externes.

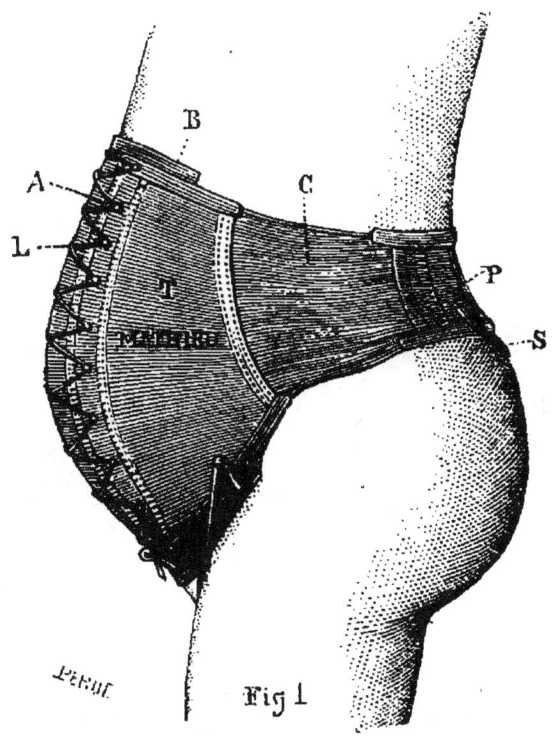

Fig. 129. — Ceinture *eutocique* de M. Pinard mise en place.
P, Pièce postérieure qui porte les boucles des courroies. — S, Point de départ du sous-cuisse gauche en arrière. — A, Crochets. — L, Lacets. — S′, Point d'attache antérieure du sous-cuisse gauche. — T, Pièce en coutil. — C, Pièce en tissu élastique. — B, Coussinet en flanelle, antérieur. — R, Tube à robinet du coussinet à air gauche.

Pour maintenir la réduction de la tête, le meilleur moyen, sans contredit, est l'application de la ceinture spéciale imaginée par le professeur Pinard (fig. 129-130); malheureusement cette ceinture n'est pas toujours bien supportée et dans certains cas, on devra se contenter de l'application d'un bandage

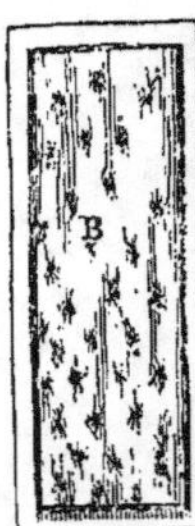
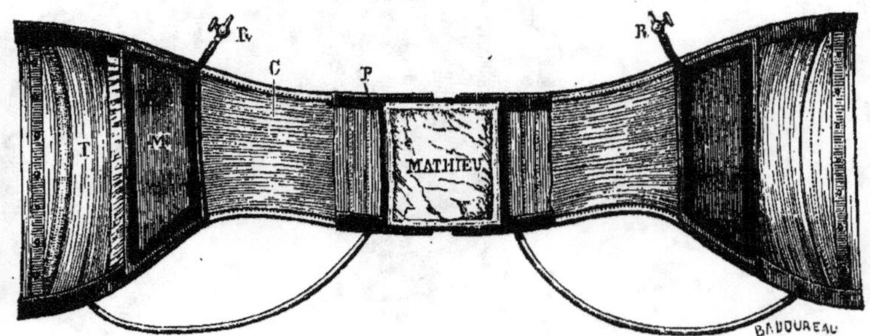

Fig. 130. — Ceinture *eutocique* de M. Pinard, étalée et montrant sa face interne.

P. Pièces postérieures. — T, Pièces antérieures, toutes quatre en coutil et renforcées par de légères baleines. — C, Côtés en tissu élastique, réunis aux pièces en coutil. — B, Coussinets en flanelle pour protéger la peau contre l'action des boucles en arrière et des lacets en avant. — M, Coussinets à air pour soutenir mieux les parois latérales du ventre, au besoin. — R, Tubes à robinets pour les insuffler. — S, Sous-cuisses.

26.

muni de coussins latéraux destinés à s'appliquer
sur les parties latérales de l'abdomen, et à maintenir vertical l'axe de l'ovoïde fœtal.

Dans tous les cas, il y aura lieu d'examiner fréquemment la femme jusqu'à son accouchement et
de constater le maintien de la réduction.

Dans le cas où la version céphalique tentée au
début du travail aurait réussi, il faudrait s'empresser de rompre les membranes pour permettre l'engagement de la tête et en assurer la fixité.

Version par manœuvres internes. — La version
céphalique par manœuvres internes a surtout été
pratiquée par les anciens accoucheurs qui n'en
connaissaient pas d'autres, elle est aujourd'hui
abandonnée. Elle consistait à aller chercher la tête
à l'aide de la main introduite dans l'utérus et à
l'attirer jusqu'au détroit supérieur. La manœuvre
en était difficile et elle devait échouer souvent.

Version podalique ou pelvienne. — Ce n'est guère
que depuis Mauriceau en 1668 que la version pelvienne remplaça la version céphalique. Cette opération consiste à aller chercher les pieds de l'enfant
avec la main introduite toute entière dans la matrice et à ramener au détroit supérieur l'extrémité
pelvienne du fœtus.

Indications. — La présentation du tronc est l'indication la plus fréquente de la version, mais elle
est également indiquée toutes les fois qu'un accident grave (hémorragie, éclampsie, etc.) menace la
vie de la mère ou de l'enfant, et qu'on est fondé à
croire que le danger peut disparaître par la prompte
terminaison de l'accouchement. Si la tête se présentait bien au détroit supérieur, on pourrait peut-
être hésiter entre la version pelvienne et le forceps;

mais lorsqu'on sait qu'une application de forceps
au détroit supérieur ne demande pas moins d'un
quart d'heure, tandis que la version, faite par une
main habile, peut ne prendre que cinq minutes, —
s'il y a une hémorragie ou des accès d'éclampsie
menaçant sérieusement la mère ou l'enfant, — on
n'hésite plus et l'on fait choix de la version. S'il n'y
avait pas d'accident pressant, ce serait, au contraire,
au forceps qu'on devrait donner la préférence, parce
qu'il *prend mieux, en général, les intérêts de l'enfant,
sans nuire davantage à la mère.* En effet, la version, qui serait une opération facile et peu dangereuse si on la faisait alors que les membranes
viennent de se rompre, la dilatation du col étant
achevée, et alors que la matrice contient encore
beaucoup d'eau, — est, au contraire, une opération
très difficile et très dangereuse, quand elle est faite
alors que les membranes sont rompues depuis plusieurs heures, et que l'utérus est vide d'eau, ou à
peu près, et fortement rétracté sur le fœtus. Or,
c'est là le cas le plus ordinaire. Excepté la présentation de l'épaule, qui peut être reconnue dès que le
travail est tant soit peu avancé, les présentations
vicieuses de l'enfant peuvent rester assez longtemps
mal déterminées, même après la rupture de la poche ; et alors on attend, avant d'intervenir, pour
voir si les contractions utérines ne suffiront pas à
corriger le vice de présentation. Or, en attendant,
on laisse nécessairement l'utérus se vider du liquide
amniotique et revenir fortement sur lui-même ; et
s'il faut en venir enfin à la version, on la fait, conséquemment, dans de mauvaises conditions ; il
mourra, alors, une femme sur dix, et pas moins de
un enfant sur deux.

Dans la version difficile, l'enfant meurt habituellement d'asphyxie, par suite de la compression du cordon, ou du décollement prématuré du placenta, ou encore d'un arrêt dans la circulation inter-utéro-placentaire; et la femme, par suite d'ébranlement nerveux, de fatigue et de douleurs extrêmes, — ou par suite de péritonite consécutive.

Conditions nécessaires. — Il est quatre conditions sans lesquelles la version podalique ne peut être entreprise, du moins avec espoir de succès.

1. Il ne faut pas qu'il y ait de disproportion sensible entre le volume du fœtus et les diamètres du bassin, soit que cette disproportion vienne du fœtus seul, comme dans le cas d'hydrocéphalie, soit qu'elle vienne de la mère seule, comme dans le cas d'étroitesse du bassin. — Mais, rappelons-nous bien que le rétrécissement du bassin dit *oblique-ovalaire* fait quelquefois exception à la règle, puisque, — si toutefois la tête du fœtus se présente au détroit supérieur, l'occiput tourné vers le côté étroit du bassin de la mère, — ce rétrécissement commande la version, au lieu de la contre-indiquer.

Si un certain degré de disproportion entre le volume du fœtus et les dimensions du petit bassin rend la version pelvienne si dangereuse pour l'enfant et même pour la mère, c'est qu'il est presque impossible que les moindres tractions que l'on exercera sur l'enfant ne fassent pas *défléchir* la tête au détroit supérieur, d'où, le plus souvent, la nécessité de recourir à la céphalotripsie. — Dans le cas de présentation du sommet, le même degré de disproportion entre les dimensions de la tête du fœtus et celles du bassin n'a pas du tout les mêmes conséquences; la tête, arrivant fortement fléchie, finit presque toujours par franchir le point rétréci de l'excavation, pourvu toutefois que l'utérus se maintienne énergique dans ses contractions.

2. Il faut que l'orifice de la matrice soit dilaté ou pour le moins dilatable.

Si le col n'est pas suffisamment dilaté, on aura à redouter plusieurs accidents ; d'abord, au moment de l'introduction de la main, le froissement, la contusion et peut-être même la déchirure des bords de l'orifice utérin ; — puis, le tronc du fœtus une fois engagé, le redressement presque infaillible des bras le long de la tête ; — et, ce qui est plus grave, la rétraction du col de l'utérus sur le cou de l'enfant. Or, s'il est facile, en général, dit Charpentier, de triompher du redressement des bras, il est loin d'en être ainsi de la rétraction de l'orifice utérin sur le cou de l'enfant ; celui-ci, en effet, dont le tronc est dégagé, fait souvent déjà des efforts inspiratoires qui attirent dans ses bronches du liquide amniotique plus ou moins impur, d'où son asphyxie rapide et la plupart du temps irrémédiable.

On reconnaît, dit très bien le professeur Pinard, que le col utérin est doué de *dilatabilité*, quand on en sent les lèvres épaisses, mais molles et extrêmement souples, et quand en pressant sur leur circonférence, avec la pulpe du doigt, on les dilate avec une grande facilité, comme on le ferait pour un ruban de caoutchouc. Or, cette dilatabilité se rencontre surtout, ajoute M. Pinard, quand l'orifice a été préalablement dilaté par la poche des eaux ; — celle-ci rompue, si la partie fœtale ne descend pas pour maintenir l'orifice ouvert, il se resserre, mais en restant *très dilatable*.

3. Il ne faut pas que la tête soit encore engagée dans l'excavation. Si elle n'était que peu engagée dans le haut du petit bassin, sans avoir franchi, bien entendu, l'orifice utérin, on pourrait peut-être réussir à la repousser au-dessus du détroit supérieur, bien qu'il y ait à cela, généralement, de grandes difficultés. En résumé, pour pouvoir pratiquer la version, il ne faut pas que la présentation soit trop engagée dans l'excavation, car alors c'est au forceps ou à l'embrytomie qu'il faudrait recourir.

4. La rétraction de la matrice par suite de l'écoulement total, et produit depuis longtemps, du liquide amniotique, ou bien par suite de l'administration intempestive de seigle ergoté, est encore une contre-indication de la version. On sent dans ce cas qu'il serait impossible d'introduire la main dans la matrice ou de faire évoluer le fœtus sans violence. Une rupture utérine pouvant être la conséquence de manœuvres semblables, il faudra s'en abstenir avec soin et recourir à l'embrytomie.

Du reste, il ne faut pas perdre de vue que plus il y aura d'eau dans la matrice, au moment où l'on entreprendra la version, plus on aura de facilité à aller à la rencontre des pieds du fœtus et à faire faire à celui-ci sa culbute. Et, à ce propos, il est bon qu'on sache que Schrœder, dans le cas de présentation du tronc reconnue de bonne heure, *avant la rupture des membranes*, pense qu'on pourrait demander au colpeurynter de Braun (voy. fig. 198) ou à tout autre ballon de caoutchouc du même genre, rempli d'eau ou d'air, un service particulier assez important, qui serait de soutenir la poche des eaux par une contre-pression, de façon à l'empêcher de se rompre trop tôt, — effet presque sûr, ajoute Schrœder, qui a usé de ce moyen plusieurs fois avec succès.

Soins préliminaires.

L'opération étant décidée, on prévient la femme que son enfant ne se présente pas tout à fait comme on le désirerait et qu'on a besoin de modifier sa position. On ne lui dit donc pas, à elle, tout ce qu'on va faire, mais on ne cache rien aux parents ou amis qu'on a su attirer à part, un instant, pour cette communication. De peur qu'ils ne vous accusent plus tard de maladresse, s'il survient des accidents, on leur dit nettement que c'est une opération véritable qu'on va entreprendre et une opération qui a ses dangers, non seulement pour l'enfant, mais encore pour la mère, — tout en ayant bien soin, d'un autre côté, de là déclarer indispensable.

Si par hasard, ce qui se rencontre parfois, la femme, découragée par tout ce qu'elle a déjà souffert, paraissait ne pas vouloir se soumettre à ce qu'on lui propose, objectant qu'elle aime mieux mourir que d'avoir à supporter des douleurs plus atroces encore que les précédentes, — il faudrait lui parler de son enfant, du danger que court ce pauvre petit être, qui est encore plein de vie, mais qui va sûrement périr, si l'on ne termine bien vite l'accouchement, et surtout lui affirmer qu'elle ne sentira rien, résultat que l'on obtiendra facilement grâce à l'anesthésie chloroformique.

Le consentement obtenu, on s'occupe de *vider*, — si c'est nécessaire, bien entendu, — *le rectum et la vessie*, le premier par un lavement, la seconde par la sonde.

Puis, on prépare ce qu'il faut : 1° pour ranimer l'enfant s'il naît asphyxié (eau chaude, eau froide, eau-de-vie, plume avec ses barbes et tube laryngien); 2° pour couper, lier et panser le cordon (ciseaux, fils cirés, petit linge imprégné de vaseline boriquée ou phéniquée, compresse et bandage de corps ;) 3° pour l'opération elle-même (vaseline antiseptique, lacs, plusieurs serviettes de linge fin et à demi usé); et l'on tient enfin près de soi en cas de besoin son forceps préalablement rendu aseptique par les précautions que nous indiquerons plus loin (Voy. appendice).

Cela fait, on place la femme en position obstétricale, c'est-à-dire en travers sur son lit, la tête légèrement soulevée par un oreiller, pendant que le siège qui doit *déborder* le bord du lit est lui-même relevé par un coussin résistant, ou tout simplement par un drap replié plusieurs fois sur lui-même. On glissera en outre entre les deux matelas, une rallonge de table, une planche, ou tout simplement un gros registre de façon à former un plan résistant. *Il faut*, en effet, pour que l'opérateur ait toute liberté de manœuvre, *que la vulve soit complètement en dehors du lit et que le sacrum soit tenu un peu relevé.* Les membres inférieurs, — recouverts, du reste chacun d'un drap, pour ménager autant que possible la pudeur de la femme, et surtout éviter son refroidissement, sont modérément fléchis, les pieds appuyés sur les genoux de deux aides assis en dehors vis-à-vis l'un de l'autre.

De la main qui regarde la tête de la femme, ils tiennent la cuisse en abduction, et, de l'autre, le pied solidement appuyé sur leur genou. Le drap qui recouvre chaque membre et qui pend jusqu'à

terre, par-devant les jambes de ces deux aides, préserve ceux-ci suffisamment de toute souillure. En
outre, pour que les liquides qui vont s'échapper de
la vulve n'éclaboussent pas l'accoucheur, on a soin,
comme le prescrivait sagement Chailly (1), de
glisser sous le siège de la femme l'extrémité d'une
alèze dont l'autre extrémité va former sur le sol une
masse de plis irréguliers.

La femme sera alors soumise à l'anesthésie chloroformique sous la surveillance d'un confrère, et
maintenue dans le sommeil pendant toute la durée
de l'opération. Dans le cas assez fréquent où l'on se
trouverait dans l'impossibilité de recourir à l'assistance d'un confrère, l'accoucheur administrerait le
chloroforme lui-même, jusqu'à production de
l'anesthésie chirurgicale, puis en suspendrait l'administration, pour procéder à l'opération tout en
surveillant attentivement la femme.

La parturiente, il est vrai, reviendra bientôt peu
à peu à la sensibilité, mais souvent l'opération aura
pu être achevée sans qu'elle s'en doute, ou tout au
moins les sensations douloureuses seront beaucoup moins vives.

La femme et les aides étant ainsi disposés, il conviendra de pratiquer avant d'opérer une injection
vaginale antiseptique tiède, puis mettant habit bas
et retroussant ses manches de chemise jusque au-
dessus du coude, l'opérateur *procédera à une antisepsie rigoureuse de ses mains et de ses avant-bras.* —
Il se fait ensuite attacher un grand tablier, à défaut
une nappe tombant jusqu'à terre et place près de lui

(1) Chailly, Honoré, *Traité pratique de l'art des accouchements*, 6ᵉ édition, Paris, 1878.

les serviettes demi-usées dont il aura bientôt besoin soit pour s'essuyer les mains, soit pour envelopper l'enfant au fur et à mesure qu'il sortira ; et, après avoir pratiqué le toucher de nouveau, pour être bien sûr que la position du fœtus n'a pas changé, il se graisse *le dos de la main qui va opérer*, et même tout le poignet, de vaseline ou d'huile rendue antiseptique par l'addition d'acide borique ou d'acide phénique.

Choix de la main. — Mais de quelle main va-t-on se servir? pour quelle raison choisira-t-on la gauche plutôt que la droite, et *vice versa* ? — Si l'enfant se présente par la tête (vertex ou face), et si l'on a pu reconnaître au juste de quel côté du bassin se trouve tourné l'occiput, il n'y a pas d'hésitation possible ; la règle est celle-ci : *occiput à gauche, main gauche ; occiput à droite, main droite.* — Il y a en effet tout avantage, *dans les cas de présentation du sommet ou de la face, à introduire dans l'utérus,* pour faire la version, *la main dont la paume regarde naturellement le plan antérieur du fœtus.* — Mais s'il s'agit d'une présentation de l'épaule, on peut, au contraire, hésiter. Car, bien que la règle générale ait été ainsi formulée : *Epaule droite, main droite ; épaule gauche, main gauche,* il sera souvent avantageux de se servir de la main droite dans certaine position de l'épaule gauche, et *vice versa.*

Nous dirons plus, il faudra se servir de préférence de la main *gauche* dans la position acromio-iliaque droite de l'épaule droite, et de la main droite dans la position acromio-iliaque gauche de l'épaule gauche, et cela pour éviter les mouvements de pronation ou de supination exagérés de la main qui va saisir les pieds. En résumé : dans les présentations de l'épaule, *choisir la main dont la face palmaire regarde les pieds du fœtus.*

Dans le cas où la position serait inconnue, on se servirait de la main la *plus forte et la plus exercée,* on agirait de même, du reste, dans le cas où l'une des mains serait beaucoup plus faible ou beaucoup plus mal habile que l'autre.

Règles de la version.

Il y a trois temps distincts dans la version : l'introduction de la main dans l'utérus, l'évolution du fœtus et l'extraction de ce même fœtus. Or, il y a des règles à suivre dans chacun de ces temps; examinons-les.

Premier temps. Introduction de la main — La main que l'on doit introduire dans les parties génitales et qui a été graissée, comme nous l'avons dit, est disposée en cône avant d'être présentée à la vulve, et engagée dans celle-ci par pression combinée à de petits mouvements de rotation. Si la femme est primipare, la main peut trouver, à franchir l'orifice vaginal, une certaine difficulté, tenant à une réaction spasmodique du constricteur de la vulve ; dans ce cas, il faut savoir attendre quelques secondes et bientôt on sentira que la résistance est vaincue et que l'on peut continuer de faire cheminer la main vers l'orifice utérin, ce que l'on aura soin de faire en faisant suivre à la main la courbure de l'excavation. Mais dès qu'on *sent cet orifice sous ses doigts, on s'empresse,* avant d'aller plus avant, *de porter l'autre main sur le fond de l'utérus* pour bien soutenir cet organe, l'empêcher de fuir et rapprocher un peu, en même temps, les pieds du fœtus de la main qui va à leur recherche. Ce placement d'une main sur le fond de la matrice, pendant la durée, non seulement du premier temps de l'opération, mais encore du second, est, remarquons-le bien, un précepte de la plus haute importance et qu'il ne faut jamais oublier de mettre en pratique, sous peine d'exposer le vagin à une déchirure grave.

Arrivée sur l'orifice utérin, la main cherche à bien reconnaître cet orifice, et ce n'est que lorsqu'elle est bien sûre d'être où il faut, que, les doigts étant plus que jamais disposés en cône, elle entre dans la cavité même de la matrice (fig. 131).

On choisit, du reste, pour l'introduction de cette main, successivement dans la vulve, dans le vagin et dans le col de l'utérus, un repos de ce dernier organe, autrement dit, un intervalle de deux douleurs, et non, comme le voulait A. Dubois, et naguère encore Nægelé, le moment même d'une douleur. A. Dubois croyait que de cette façon l'introduction de la main passerait inaperçue, parce que la femme rejetterait le tout sur la douleur naturelle; mais il était, en cela, à côté de la vérité : le passage de la main à travers les parties sexuelles ajoute réellement aux douleurs qui sont inhérentes à la contraction de l'utérus.

Quoi qu'il en soit, on doit, suivant P. Dubois, entrer dans l'orifice utérin *avec douceur*, sans doute, mais aussi *sans hésitation,, sans tâtonnements ;* et, quand on l'a franchi, aller également sans hésitation jusqu'au fond de l'utérus. Pendant cette manœuvre, s'il survient une contraction, il est nécessaire de s'arrêter, de garder sa main immobile, à plat, — pour reprendre ensuite ses recherches, une fois la douleur passée. Si l'utérus reste calme, au contraire, on ne s'arrête pas, et l'on procède de suite à la recherche des pieds ou des genoux.

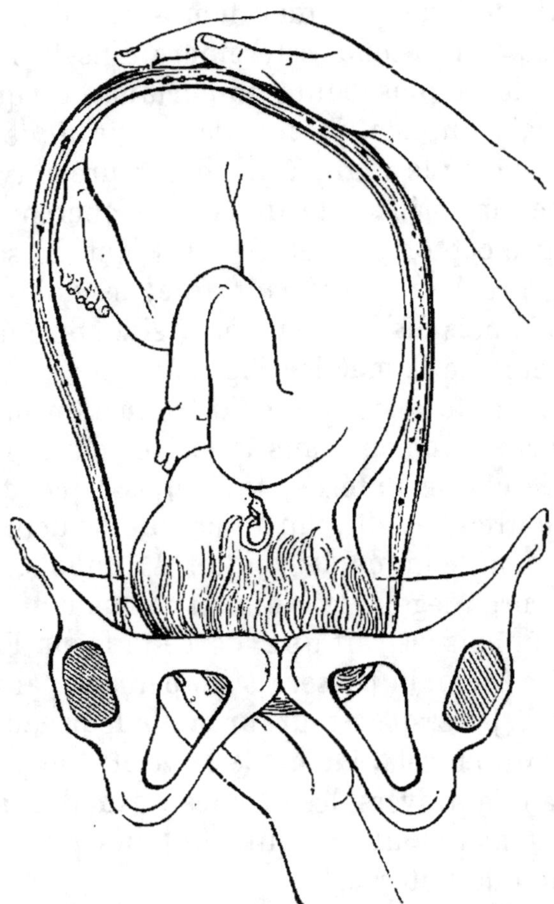

Fig. 131. — Premier temps de la version pelvienne. Introduction de la main.

« On devrait, dit Cazeaux, au moment où l'on pousse la main dans le col, saisir avec cette main la partie fœtale qui se présente pour la refouler d'abord un peu au-dessus du détroit supérieur, puis, pour la pousser vers l'une des fosses iliaques, où elle serait ensuite maintenue par la face antérieure de l'avant-bras. » — Mais dans combien de cas ce refoulement de la partie fœtale sera-t-il facile à exécuter ? Il est on ne peut plus rare que le fœtus soit encore mobile au moment où l'on entreprend la version ; et c'est ce qu'il faudrait, cependant, pour pouvoir opérer le refoulement prescrit par Cazeaux.

Enfin, lorsque la main est rendue au fond de la matrice (fig. 132, les doigts doivent se promener *doucement* et chercher les pieds ou les genoux : or, si l'on s'est bien *orienté* (expression heureuse de P. Dubois), ils ne peuvent guère manquer de rencontrer les uns ou les autres, ou au moins un pied ou un genou, ce qui suffit à la rigueur.

« Il n'y a pas, disait P. Dubois, à se préoccuper de passer par tous les temps indiqués dans les auteurs classiques ; il faut seulement, même quand un bras du fœtus est dans le vagin, engager sa main en rasant la face concave du sacrum, la glisser avec douceur, dans un moment de calme, dans le col et de là dans la cavité utérine, jusqu'au fond même de cette cavité, et, là, chercher *de suite* du bout des doigts une extrémité inférieure quelconque du fœtus, les deux à la fois, si c'est possible, pour les attirer au dehors ; car, il *est important de ne pas trop frotter de la main la face interne de la matrice*, de peur de pousser celle-ci à des contractions exagérées qui gêneraient énormément l'opérateur. »

On saisit donc ce que l'on peut, pour l'amener immédiatement au détroit supérieur : les mouvements de la main introduite et l'évolution du fœtus sont bien plus faciles quand on sait agir vite, comme nous venons de le dire, que si, par des recherches prolongées et inintelligentes, on avait

agacé le fond de l'utérus et suscité dans cet organe
des contractions violentes.

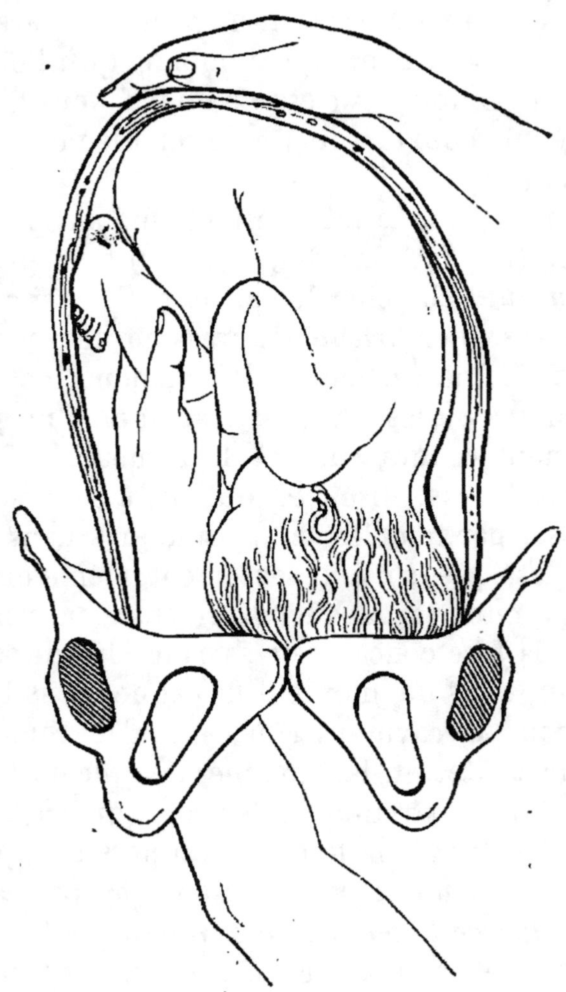

Fig. 132. — Main cherchant à saisir les pieds au fond de l'utérus.

On a dit que si les membranes étaient encore
intactes quand on se décide à faire la version pelvienne, il fallait glisser la main entre elles et l'utérus, pour ne les perforer que plus haut, au moment
où l'on sentirait les pieds sous ses doigts (Nægelé).

Sans doute, en agissant ainsi, on aurait l'avantage très grand de pouvoir garder sa main plus libre dans un utérus plein d'eau et non encore rétracté ; mais, outre que ce décollement des membranes n'est pas toujours facile et qu'il peut prendre un temps précieux, il peut aussi avoir ses inconvénients. Les doigts, en effet, peuvent, sans le vouloir, aller décoller le bord correspondant du placenta et donner lieu à une hémorragie dangereuse, sinon pour la mère, du moins pour l'enfant. Il vaut donc mieux *rompre tout bonnement la poche des eaux au centre même de l'orifice utérin*, mais avec l'intention de pousser *de suite* la main vers les pieds du fœtus, — non en se donnant la peine de suivre le plan latéral et postérieur de celui-ci, comme on l'enseigne encore dans certains traités d'accouchements, — mais bien *par le chemin le plus court*. L'avant-bras, qui est conique, vient, si l'on sait aller vite, remplir l'orifice utérin et s'opposer à l'échappement total des eaux.

En général, quand on ne rencontre pas les pieds ou les genoux dans le point où l'on pensait les trouver, d'après le diagnostic établi sur la présentation et la position, — c'est qu'on n'a pas pris soin de recourber suffisamment son avant-bras par-dessus les pubis et qu'on ne porte pas la main directement au fond même de l'utérus, plus oblique en avant qu'on ne le croyait. Dès que la main a commencé à pénétrer dans la cavité utérine, il faut donc ne pas oublier d'*arquer fortement l'avant-bras et le poignet dans le sens des axes réunis de la matrice et du petit bassin;* autrement, on n'ira pas où sont habituellement les pieds ; on en sera réduit à chercher longtemps peut-être, et, en cherchant, outre qu'on agacera sûrement l'utérus, il pourra se faire qu'on décolle prématurément le placenta, d'où mort pour l'enfant et danger même pour la mère.

Il est toutefois, il faut bien en convenir, des cas excessivement embarrassants, où les extrémités inférieures du fœtus sont si bizarrement disposées, qu'on ne les rencontre pas, bien que, cependant, on s'*oriente* convenablement. On peut, alors, suivant le précepte de Baudelocque, retirer un peu sa main vers l'orifice utérin, puis la repousser doucement, *mais en suivant*, cette fois, *le plan latéral et postérieur du fœtus;* — et, au-dessus de la fesse, on ne peut guère manquer de trouver un pied quelconque.

Si l'on rencontre les deux pieds réunis sous ses doigts, on tâchera de les amener ensemble, car c'est réellement avantageux. Mais, pour peu qu'on y éprouve de la difficulté, on doit se contenter d'un pied ou même d'un genou. Nous dirons même, en passant, que c'est bien plus souvent un genou qu'un pied que l'on rencontre sous sa main; mais qu'importe, puisque l'un vaut l'autre? — Quant à la manière dont il faut saisir les pieds, le pied ou le genou qu'on a rencontrés, il n'y a pas de règle à suivre, quoi qu'en puissent dire certains auteurs, la vraie règle, la seule réellement pratique, c'est de *saisir ce qu'on peut* et de *le saisir comme on peut* pourvu qu'on le saisisse *solidement* (Pajot).

Deuxième temps. Évolution ou culbute forcée du fœtus (fig. 133). — Toujours est-il que lorsqu'on a bien saisi les deux pieds, ou un seul pied, ou un seul genou, on doit déplier lentement les membres ou le membre, et, en les attirant vers l'orifice utérin, forcer l'enfant à se pelotonner sur son plan antérieur et à faire la culbute : pendant que son extré-

mité pelvienne descend, sa tête remonte vers le fond
de l'utérus; l'autre main, toujours appuyée sur
l'utérus, aide à l'évolution du fœtus.

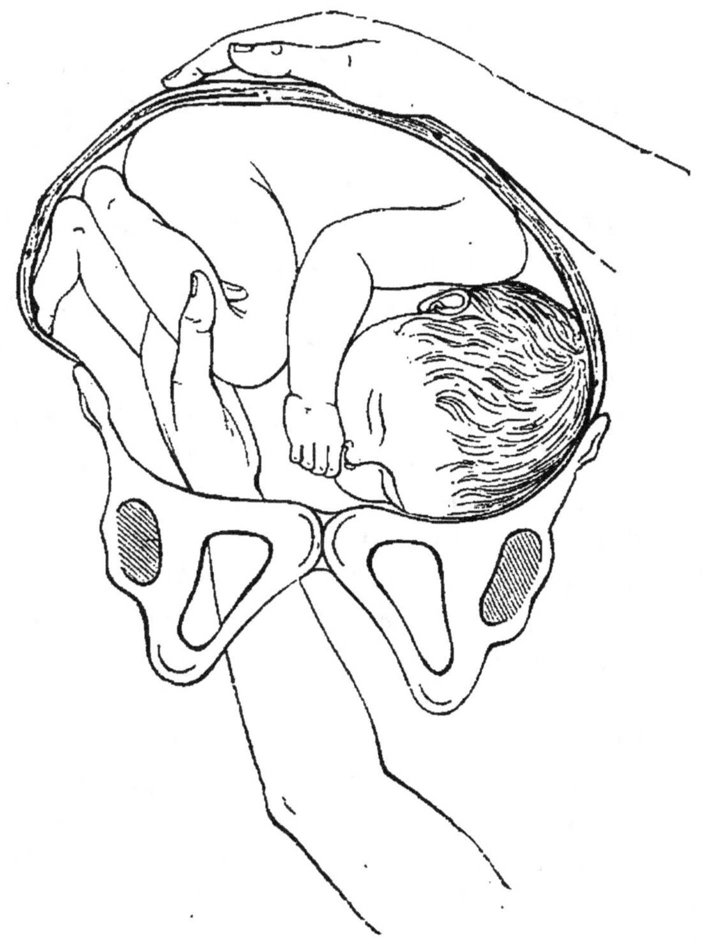

Fig. 133.— Deuxième temps de la version. Culbute forcée du fœtus.

C'est, du reste, comme pour le premier temps de
l'opération, toujours *pendant un repos de l'utérus*
qu'on fait faire au fœtus cette culbute ; à moins,
bien entendu, qu'il n'y ait quelques raisons particulières pour aller vite, auquel cas on fait évoluer

le fœtus malgré l'état de contraction de la matrice.

Quelques auteurs conseillent, dans le cas où l'on n'aurait pu amener dans le vagin qu'un seul des membres inférieurs, « de bien s'assurer si c'est l'antérieur, celui qui regarde les pubis; ou si ce n'est pas, au contraire, le postérieur, c'est-à-dire, celui qui regarde le sacrum; parce que la conduite à tenir ne serait pas la même dans les deux cas; attendu que si l'on tenait la jambe *antérieure*, on pourrait terminer la version sans s'inquiéter de l'autre; tandis que si c'était la jambe *postérieure* qu'on eût saisie, il faudrait, après avoir passé le nœud coulant d'un lacs au-dessus des malléoles pour retenir le pied dans le vagin, aller immédiatement à la recherche de l'autre membre, pour le faire descendre également, avant de continuer l'opération. » Mais telle n'est pas la manière de voir de Chailly, Pajot et P. Dubois. *Quel que soit le membre inférieur saisi et entraîné vers la vulve, on peut très bien*, disent-ils, *achever avec lui la version.* Seulement, si c'est le membre postérieur qu'on tient, *on aura soin de le saisir au ras de la vulve et de tirer sur lui en le portant le plus en arrière possible, vers le périnée* (Pajot) ; autrement, il pourrait arriver que la fesse qui est en avant vînt s'arc-bouter sur les pubis et entraver la manœuvre d'une façon embarrassante. Cependant, il est bien rare que ce soit là un obstacle sérieux, si, lors même qu'on ne tire pas assez *par en bas*, on songe à imprimer au bassin du fœtus un léger mouvement de rotation, comme pour ramener le dos en avant, — mouvement de rotation que l'on obtient, du reste, assez facilement en agissant, d'une main, sur la jambe qui est déjà dehors, et avec deux doigts de l'autre main introduite dans le vagin, sur la hanche antérieure de l'enfant.

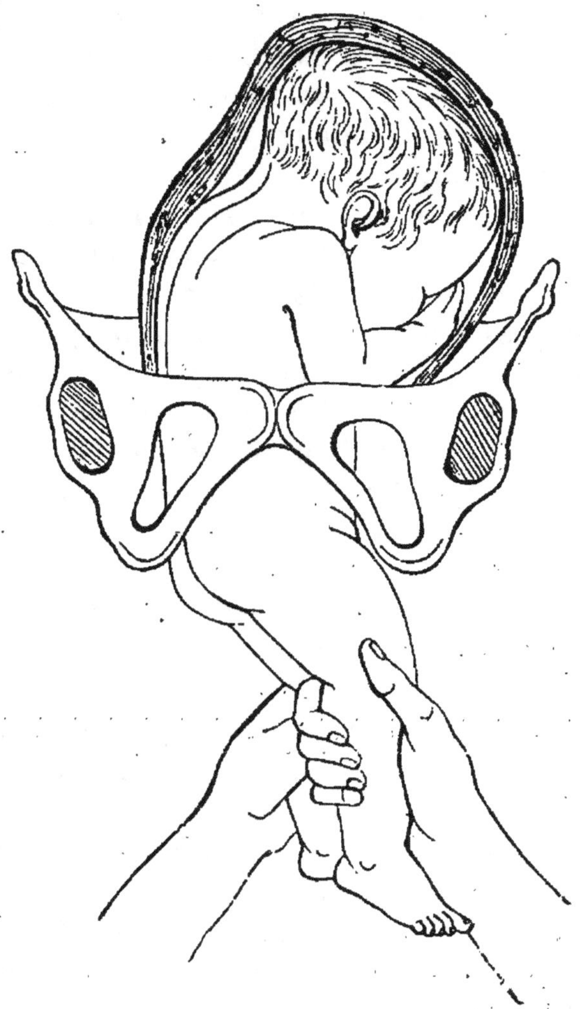

Fig. 134. — Troisième temps de la version. Extraction du fœtus.

Si l'on ne tient qu'un membre, on tirera donc sur lui jusqu'à ce que le siège soit à la vulve ; et, alors, on engagera l'index d'une main dans le pli de] l'aine de l'autre membre pour aider au dégagement des fesses et, en même temps, amener le dos à regarder un peu en avant. Mais *jamais on ne cherchera à étendre le membre qui est resté relevé sur le plan antérieur du fœtus ;* car, dans cette position, ce membre n'aura pas plus à souffrir qu'il ne souffrirait dans la manœuvre entreprise pour aller le chercher ; et, bien mieux, il rend deux services importants : celui, d'abord, de laisser l'extrémité pelvienne un peu plus grosse et partant plus propre à préparer l'orifice utérin au passage de la tête, et, ensuite, celui de préserver plus sûrement de toute compression le cordon ombilical, qui pourra se placer à côté même de la jambe relevée et échapper à l'action du col, au moment où le thorax et la tête s'engageront dans cet orifice.

Troisième temps. Extraction du fœtus (fig. 134). — Dès que les pieds ou le pied qu'on est allé chercher au fond de l'utérus sont hors de la vulve, on les enveloppe d'un linge souple et sec, serviette ou mouchoir, — on les saisit, ainsi enveloppés, *à pleine main* et non du bout des doigts, — et on tire sur eux *doucement et sans brusquerie,* en joignant au mouvement de traction de petits mouvements de latéralité et même de circumduction. Il va sans dire qu'on fait suivre au tronc du fœtus l'axe du détroit supérieur ; et qu'en conséquence on tire *très par en bas,* tant que le siège n'a pas dépassé la vulve. Dès que le pelvis est dehors, on l'enveloppe et on le saisit, comme on avait enveloppé et saisi successivement les jambes, les genoux et les cuisses, et l'on achève avec lui l'extraction. Ainsi, il est de règle de *saisir l'enfant, à mesure qu'il sort, de plus en plus haut, jusqu'à ce qu'on tienne le bassin par les hanches* (fig. 135). Car, *arrivées là, les mains ne doivent pas être portées plus loin ;* en pressant sur le ventre, elles

pourraient léser quelqu'un des viscères abdominaux, tout particulièrement le foie qui est si volumineux chez le nouveau-né.

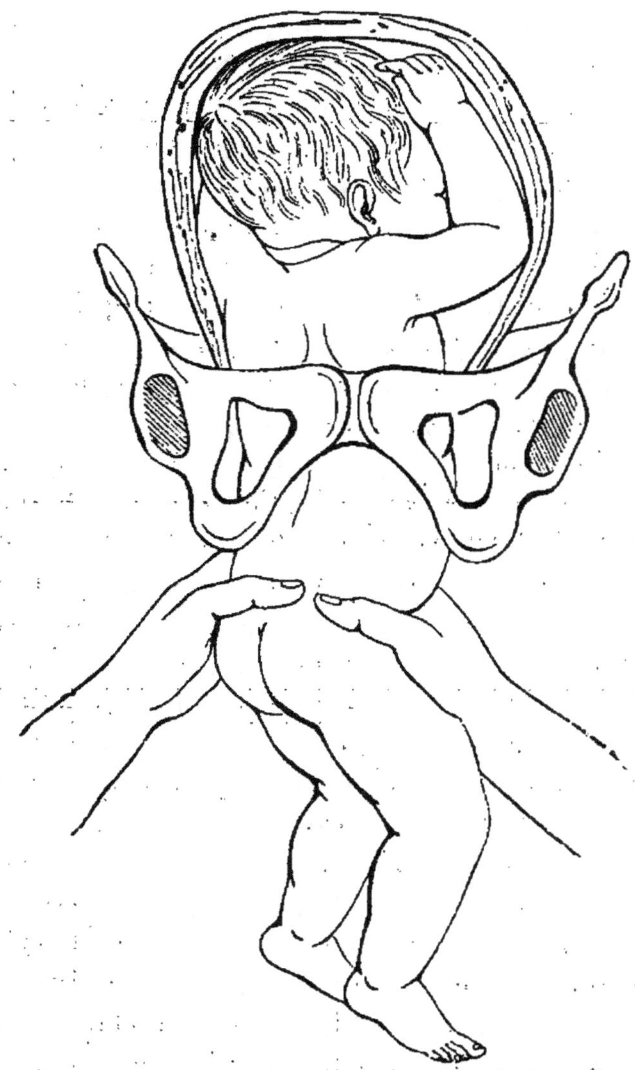

Fig. 135. — Application des mains sur les hanches.

Les auteurs prescrivent de *ne jamais faire*, à
moins d'accidents pressants, *de tractions continues
et empressées, et de livrer, au contraire, presque toute*

la besogne à la nature, du moment que les fesses de l'enfant ont dépassé la vulve, et ils ont raison; car, en tirant trop vite, on court le risque de défléchir la tête au détroit supérieur ou dans l'excavation, ou, tout au moins, de ne pas laisser le temps à la matrice de revenir sur elle-même au fur et à mesure qu'elle se vide, — deux choses également dangereuses qu'il faut tâcher d'éviter. Or, pour y arriver, rien de mieux à faire, — ainsi que nous l'avons dit en traitant *des soins à donner à la femme pendant le travail,* — que d'abandonner l'enfant, presque complètement du moins, aux efforts exclusifs de l'utérus et des muscles abdominaux, *tant que le tronc n'est pas sorti jusqu'à la poitrine.* Il n'y a qu'un grand danger d'asphyxie pour le fœtus, — danger que dénoteraient suffisamment l'échappement d'une quantité considérable du méconium et l'absence de pulsations dans le cordon procident, ou, à défaut, dans les artères crurales, — qui pourrait engager à des tractions *empressées.*

Du reste, s'il est utile d'aider ainsi la nature, — contrairement à ce qui se fait dans les deux premiers temps de l'opération, — on attendra, pour tirer sur l'enfant, que la matrice entre en contraction, parce que cette contraction aidera puissamment à la manœuvre et maintiendra la tête et les bras eux-mêmes fléchis sur le thorax. Ce serait donc une bonne précaution que de faire comprimer et agacer le fond de l'utérus par les mains d'un aide, tant que la tête n'est pas dans l'excavation.

Le fœtus, pour bien faire, doit, à mesure qu'il descend, se trouver le dos en rapport avec l'une ou l'autre des cavités cotyloïdes. Si donc il arrivait que le dos eût une disposition particulière à rester tourné en arrière, il faudrait l'amener à regarder obliquement en avant, par un mouvement de torsion exécuté avec douceur et, pour plus de prudence, commencé de bonne heure. Lorsqu'on tient une jambe de chaque main, il est on ne peut plus facile d'imprimer au tronc de l'enfant ce mouvement de torsion. En n'agissant que sur une seule jambe, c'est moins facile ; mais, avec un peu d'adresse, on y arrive encore, néanmoins.

Sitôt que le siège a dépassé la vulve, *il faut ne pas oublier de s'assurer de l'état du cordon ombilical*, en glissant l'index jusqu'à son insertion à l'abdomen. Si on le trouve tendu, on joindra le pouce à l'index pour le mieux saisir, on tirera sur son extrémité placentaire, et on en amènera au dehors une anse suffisante pour prévenir tout tiraillement ultérieur. Mais s'il résiste, s'il est fortement tendu et menace, soit de se rompre, soit d'enrayer la sortie du fœtus, il n'y a pas à hésiter, il faut le couper d'un coup de ciseaux, et, faisant pincer par un aide son bout ombilical, terminer l'accouchement le plus rapidement possible. Enfin, si le cordon est engagé par hasard entre les deux cuisses, on essaye nécessairement de le dégager, en ayant soin de le faire passer *par derrière le membre postérieur*, de façon à le placer en contact avec le périnée, — et, si l'on ne peut y parvenir, ce qui doit être rare, on le coupe, on fait pincer le bout ombilical et l'on se hâte d'entraîner le fœtus.

Assez souvent, lors même qu'on n'a pas exercé de tractions trop empressées, les bras du fœtus, au lieu de rester croisés et fléchis sur la poitrine, se sont défléchis à mesure que le tronc descendait et se sont relevés sur les côtés de la tête. Comme

ils gênent alors extrêmement l'engagement de cette
dernière dans l'excavation, il faut procéder à leur

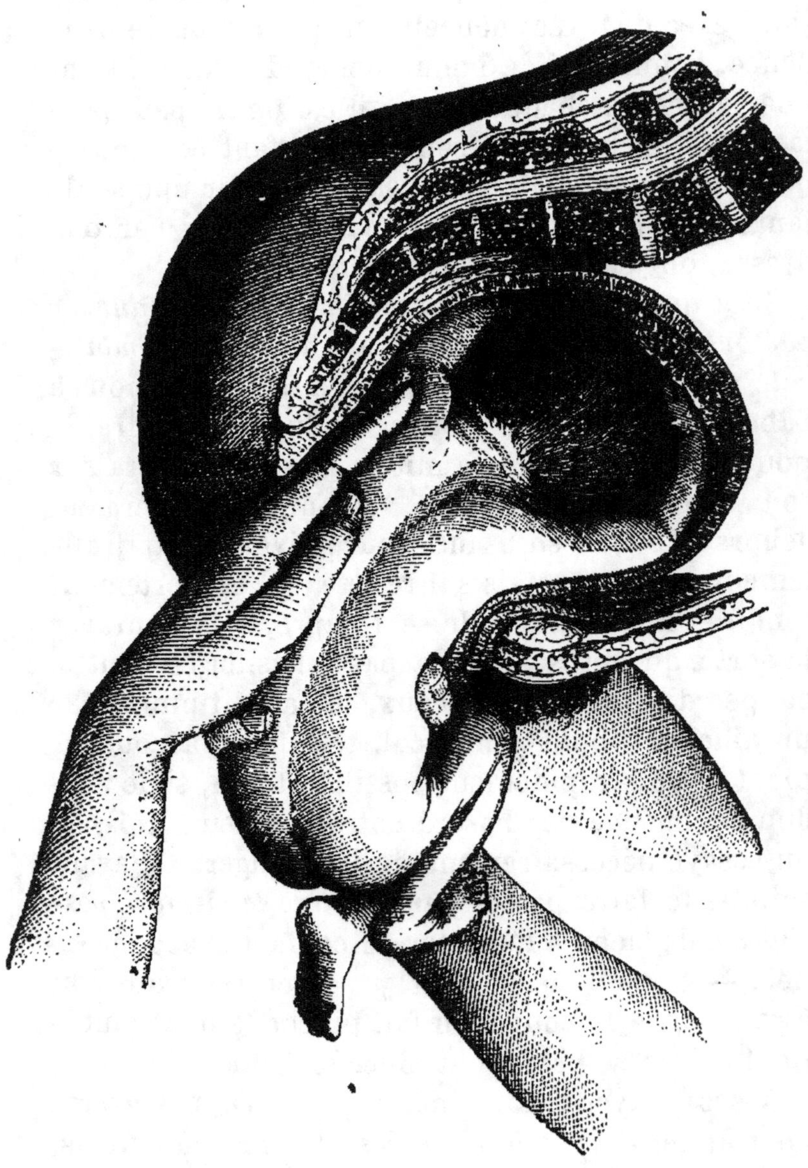

Fig. 136. — Dégagement du bras postérieur relevé sur le côté
de la tête.

réduction, c'est-à-dire, à leur abaissement. Or, voici comment se fait cette opération assez délicate : *commençant par le bras qui est en arrière* (fig. 136), parce qu'il est le plus facile à dégager, on porte l'index et le médius de la main dont la paume regarde le plus directement le dos de l'enfant, sur le plan postérieur et externe du bras, jusqu'au delà de l'articulation huméro-cubitale, et le pouce en dessous, sur la face interne. Ces trois doigts sont, du reste, tenus allongés, pour faire l'office d'attelles et moins exposer le bras à une fracture. Le tronc, enveloppé d'un linge, est relevé par l'autre main. Alors, l'index et le médius, agissant sur toute l'étendue du bras et une partie de l'avant-bras, fléchissent celui-ci en le ramenant d'abord sur le devant de la face, puis sur le devant du thorax, et enfin l'allongeant sur le côté du tronc. Cela fait, on procède de la même façon au dégagement du bras qui est *en avant* (fig. 137), en se servant de la main opposée à celle qui a dégagé le bras postérieur et ayant soin d'abaisser le tronc du fœtus vers le périnée. L'élévation du tronc pendant le dégagement du bras postérieur et son abaissement pendant le dégagement du bras antérieur, constituent deux mouvements très importants, en ce qu'ils facilitent énormément l'opération. En résumé : si le dos de l'enfant regarde à gauche, c'est de la main droite qu'on se sert pour dégager le bras postérieur, et de la main gauche pour dégager le bras antérieur; et si le dos regarde à droite, c'est la main gauche qu'on emploie au dégagement du bras postérieur et la main droite au dégagement du bras antérieur.

Avant de procéder à cette manœuvre, il faudra,

bien entendu, reconnaître dans quel sens s'est faite la déflexion, car au lieu de se faire en avant, ce qui a lieu d'ordinaire, elle pourrait s'être faite en

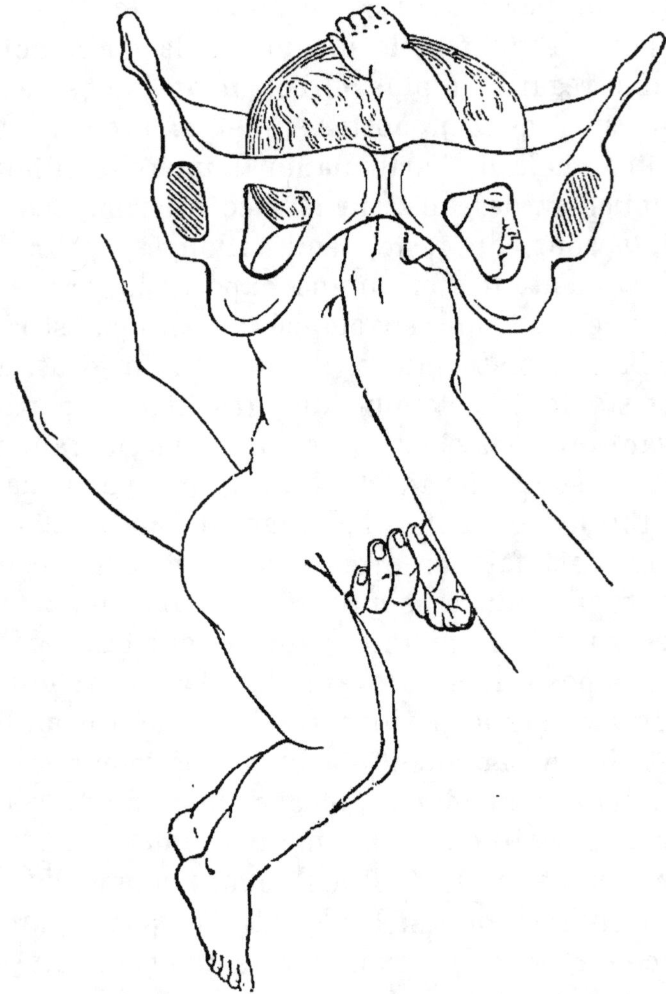

Fig. 137 — Dégagement du bras antérieur relevé sur le côté de la tête.

arrière, les bras se renversant sur la nuque, et pour les dégager, il faudrait leur faire parcourir, en sens inverse, le chemin qu'ils ont déjà parcouru.

Si le bras s'est défléchi d'arrière en avant (cas ordinaire), l'angle de l'omoplate sera très éloigné de la colonne vertébrale, il sera au contraire très rapproché dans le cas de déflexion d'avant en arrière (cas exceptionnel).

Lorsque le bras antérieur s'est redressé derrière la nuque, la manœuvre pour le dégagement est bien plus difficile parce qu'on ne peut pas faire descendre le bras entre le dos et le pubis, comme on l'a fait descendre entre le thorax et la concavité du sacrum; il se peut donc qu'on ne puisse en opérer la réduction. On pourra tenter alors, comme le faisait P. Dubois, une main en forte supination par-dessous le fœtus, d'imprimer à celui-ci un vigoureux mouvement de torsion, capable de placer les épaules dans le sens du plus grand diamètre du bassin, ce qui permettra peut-être ou le dégagement du bras ou l'extraction de la tête flanquée du bras redressé; — et, si cette nouvelle manœuvre reste sans résultat, on se décidera à terminer l'accouchement sans s'inquiéter du bras, ainsi que le conseille Mme Lachapelle. Il est très probable qu'en suivant ce dernier conseil, on cassera le bras, mais ne le casserait-on pas également en s'acharnant à son dégagement? La fracture de l'humérus chez le nouveau-né n'est pas, du reste, un accident très grave, car il suffit le plus souvent de maintenir la fracture réduite à l'aide d'un morceau de carton (une carte à jouer), du coton et un bandage bien fait, pour voir la consolidation s'opérer rapidement.

Toutefois, qu'on le remarque bien, ce n'est pas un accident auquel l'opérateur jaloux de sa réputation puisse rester indifférent. On lui pardonne facilement d'amener un enfant mort, mais on ne lui pardonnera pas aussi facilement d'amener un enfant avec une fracture ; on la lui imputera comme une maladresse. Aussi, quand l'accoucheur sera dans l'obligation de tirer quand même, devra-t-il prévenir les assistants du danger que court l'enfant, s'il n'est extrait de suite, et de la possibilité d'une fracture qui, après tout, n'est qu'une lésion sans grande gravité, à cet âge.

Enfin, quand il n'y a plus que la tête dans l'excavation et qu'elle est bien tournée, *l'occiput en avant*, on élève le tronc du fœtus vers le ventre de la mère pendant qu'on engage celle-ci à *pousser*, et le dégagement de la face, puis du front, puis du bregma, s'opère habituellement sans difficulté sur le bord antérieur du périnée.

Mais si ce dégagement n'a pas lieu, soit par suite de défaut d'énergie de l'utérus ou d'un certain degré de déflexion, que convient-il de faire ? Comme l'enfant est à ce moment fortement exposé, à cause de la compression du cordon, il faut tâcher d'extraire la tête par une manœuvre qui consiste (fig. 138) à aller porter dans la bouche l'index et le médius réunis de la main dont la paume embrasse le mieux la face ; à mettre le fœtus à cheval sur l'avant-bras ; et, pendant qu'avec deux doigts de l'autre main, disposés en fourche sur la nuque, on arrête celle-ci derrière les pubis, à prendre un point d'appui sur la mâchoire inférieure avec les deux doigts portés sur elle, pour forcer la tête à se fléchir davantage ; puis, on n'a plus qu'à renverser le dos du fœtus vers le ventre de la femme, pour achever l'extraction. On peut dire qu'il est très rare, si le bassin est normal, que ce double mouvement manque son effet.

Au lieu d'engager l'index et le médius dans la bouche du fœtus, Stoltz se contente de les fixer sur le maxillaire supérieur, un de chaque côté du nez

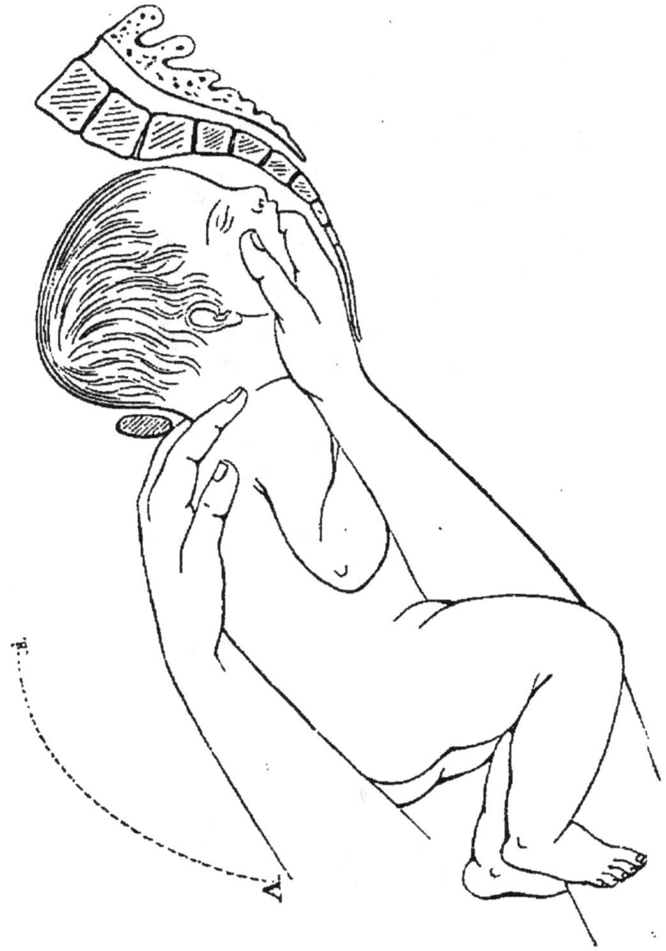

Fig. 138. — Dégagement de la tête par la manœuvre des deux loigts dans la bouche.

(fig. 139), et il manœuvre ensuite, pour le reste, comme nous venons de le dire.

Dans tous les cas, il est bon de soutenir les tractions ainsi faites sur le fœtus par des pressions extérieures sur la tête (1), au travers de la région

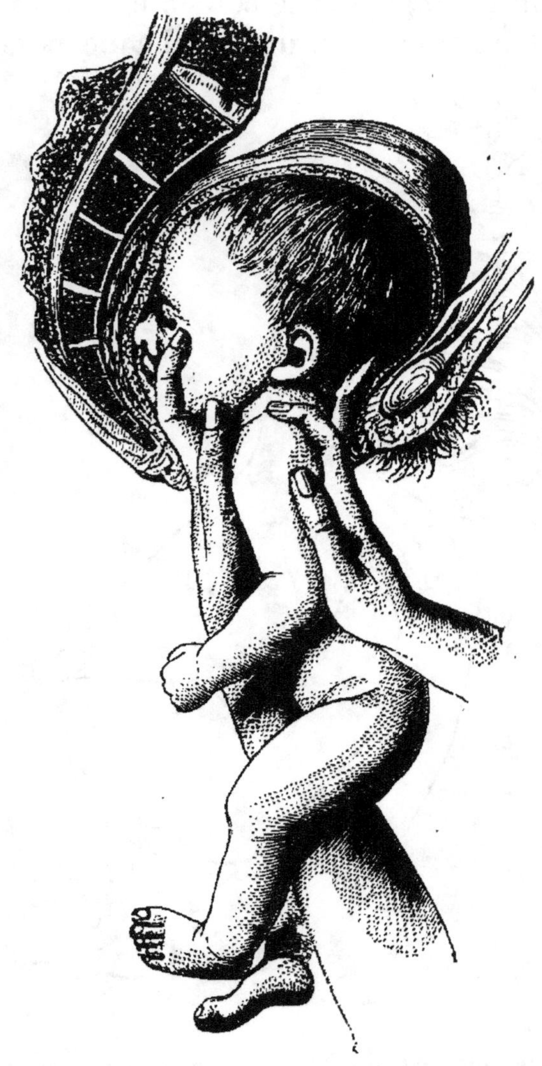

Fig. 139. — Dégagement de la tête par la manœuvre des deux doigts sur les côtés du nez.

hypogastrique de la mère, pressions qui, sans danger aucun, peuvent être exercées assez vigoureu-

(1) Portant particulièrement sur le front.

sement, et, tout en forçant la matrice à suivre la tête au fur et à mesure qu'elle descend, auront encore l'avantage de prévenir l'accumulation d'une trop grande quantité de sang dans le fond même de l'organe, si par hasard le placenta s'était décollé prématurément (Schrœder).

Dans le cas où la tête est encore élevée, et où la manœuvre précédente n'a pas réussi, on pourrait tenter la manœuvre dite *de Prague* (fig. 140-141) et qui consiste : 1° à porter le tronc en bas et en arrière vers le périnée, puis les doigts appliqués en crochets sur les épaules à exercer des tractions en bas et en arrière (fig. 140); 2° La tête étant descendue dans l'excavation, les doigts en crochets restant en place sur les épaules et continuant leurs tractions, on saisit avec l'autre main les jambes du fœtus et on relève rapidement le tronc (fig. 141).

Cette manœuvre réussit souvent, mais elle est un peu brutale et expose le fœtus.

Nous lui préférons le procédé de Champetier de Ribes, qui consiste : 1° à prendre un appui sur le maxillaire inférieur de façon à déterminer la flexion de la tête, 2° à faire des tractions dirigées en arrière, 3° à faire exercer en même temps à travers la paroi abdominale des pressions sur la région frontale du fœtus de façon à la repousser suivant l'axe du détroit supérieur. Si ces différentes manœuvres étaient infructueuses, il faudrait recourir au forceps, à la perforation, à la céphalotripsie.

Il se peut que le dos de l'enfant, quoiqu'on ait pu faire, soit resté tourné en arrière; le dégagement de la tête pourra encore se faire, le plus souvent sans trop de difficulté, mais par un mécanisme différent suivant que la tête sera *fléchie* ou *défléchie*. Si

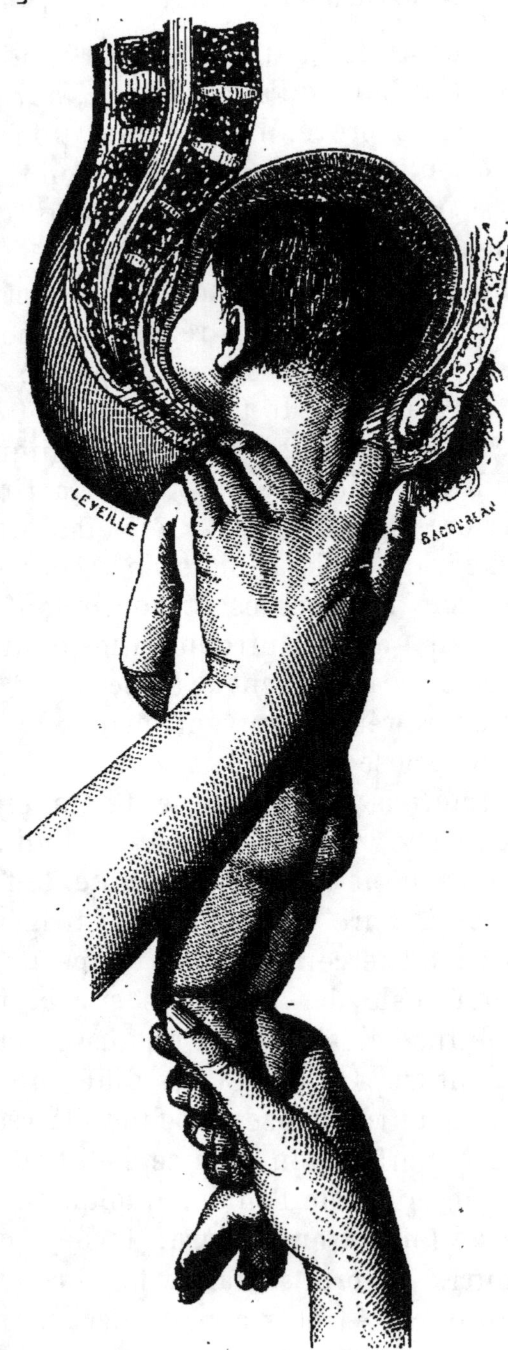

Fig. 140 — Manœuvre dite de Prague, 1ᵉʳ temps.

la tête est fléchie, il suffira, deux doigts étant introduits dans la bouche du fœtus pour maintenir la

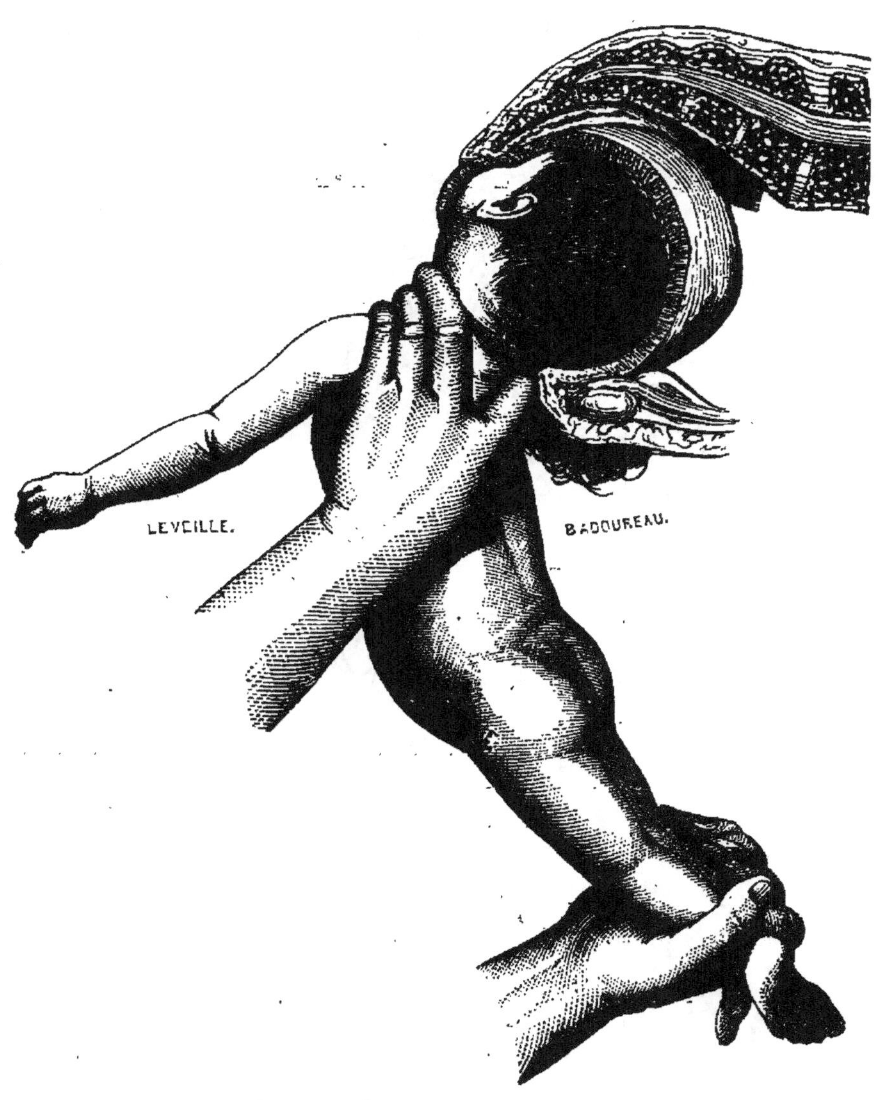

Fig. 141. — Manœuvre dite de Prague, 2ᵉ temps.

flexion, de porter en arrière le tronc du fœtus.
(*Mouvement de dos sur dos.* Pajot.)

Si au contraire la tête est défléchie, le menton
arc-bouté sur le pubis, c'est en portant le tronc du
fœtus en avant que l'on obtiendra le dégagement
de la tête. (*Mouvement de ventre sur ventre.* Pajot.)

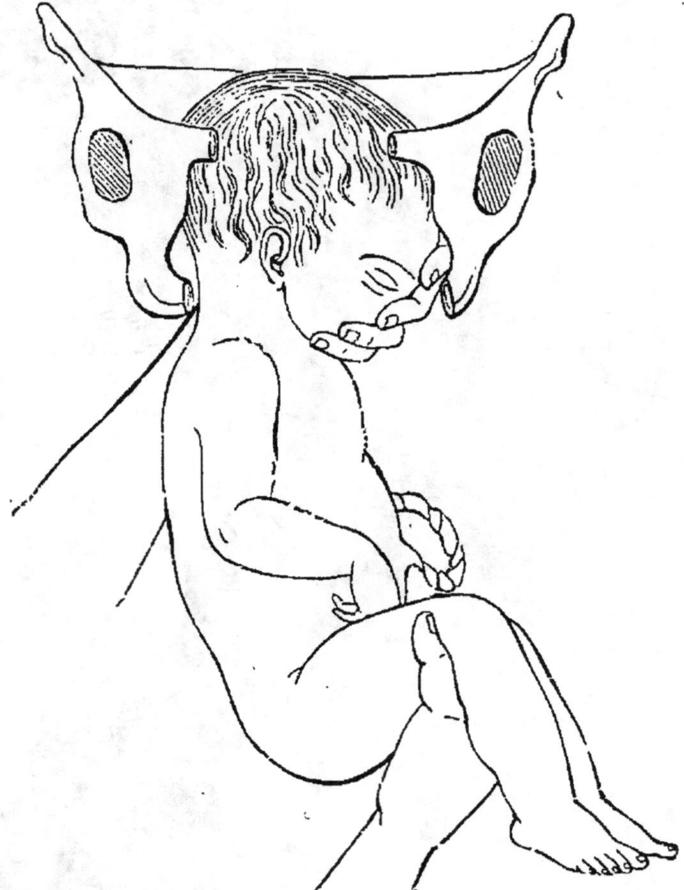

Fig. 142. — Manière de forcer la rotation de la tête restée
en travers. (Chailly.)

La manœuvre dans ce dernier cas est plus longue
et plus difficile que dans le premier. Si elle ne
réussissait pas, il faudrait, sans tarder, recourir au
forceps, malgré les difficultés de son application,
quand le haut du tronc remplit encore la vulve.

L'enfant est bien venu d'abord, le dos tourné vers l'une des cavités cotyloïdes; mais la tête n'a pas achevé sa rotation et elle est restée en travers dans l'excavation. Pour la faire évoluer, il n'y a qu'à glisser la main dont la paume embrasse le plus naturellement l'occiput, entre la joue inférieure et la concavité du sacrum, à appliquer l'extrémité de tous les doigts sur la joue qui regarde en haut, et, avec eux, par un vigoureux mouvement de pronation de l'avant-bras, à amener l'occiput derrière les pubis (fig. 142). Cette manœuvre, indiquée par Pajot et Chailly, vaut beaucoup mieux que celle qui consiste à placer deux doigts d'une main sur la joue qui regarde en haut, deux doigts de l'autre main derrière l'oreille qui regarde en bas, et, par un effort synergique, à faire venir l'occiput vers l'arcade pubienne.

Quand il y a issue d'une main dans le vagin, il n'y a pas à chercher à la repousser dans la cavité utérine, non seulement on n'y réussirait pas, mais encore cela n'offrirait aucun avantage; il y aura même intérêt dans certains cas; à défléchir le bras engagé, et à l'amener à la vulve de façon à éclairer le diagnostic de la position, et permettre de choisir la main qui ira le plus commodément à la recherche des pieds. On se contente donc de placer un lacs sur le poignet (fig. 143), lacs qui servira à retenir le bras dans une bonne position, à l'empêcher surtout de remonter sur le côté de la tête; et, cela fait, on entreprend immédiatement la version, car on ne gagnerait rien à attendre. Sitôt qu'on aura amené les pieds ou un pied dans le vagin, on verra le bras remonter de lui-même dans l'utérus. Or, à ce moment-là, l'opérateur n'oubliera pas dans quel but il a placé un lacs sur le poignet, et il veillera à ce que l'aide qui tient ce lacs ne cesse de le tendre, mais *modérément*, à mesure que l'épaule remonte vers le fond de la matrice ; par ce moyen, le bras reste sûrement accolé au tronc.

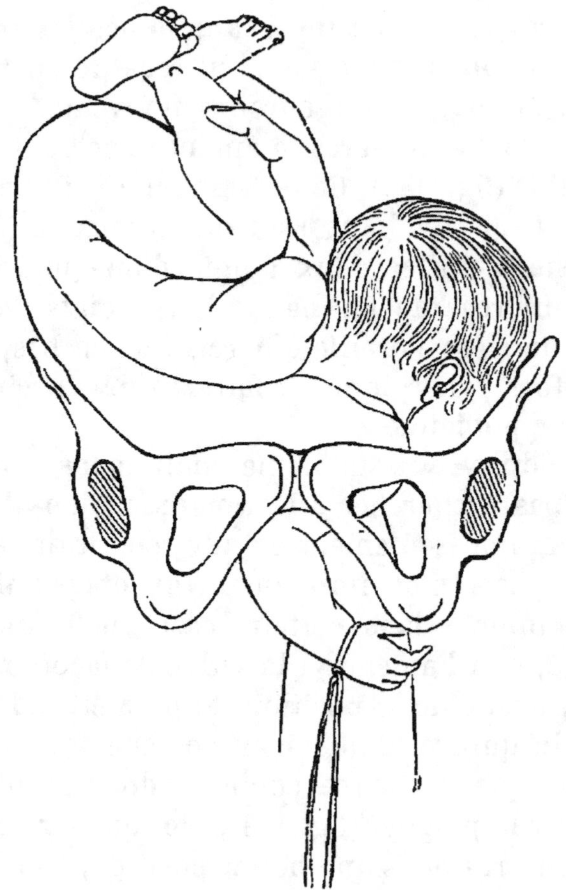

Fig. 143. — Lacs appliqué sur le bras procident.

L'issue de la main dans le vagin n'est donc qu'un épiphénomène insignifiant dans la présentation de l'épaule, mais il n'en est plus de même quand tout le bras pend au dehors de la vulve ; car il faut évidemment, pour qu'il y ait une telle procidence du bras, que l'épaule soit très fortement engagée dans l'excavation et que l'utérus, tout à fait vide d'eau, soit complétement rétracté. Or, dans de telles conditions, la version est une opération presque impossible. Il ne reste plus guère, alors, qu'à essayer de vaincre la rétraction de l'utérus, si l'enfant est vivant et la mère non menacée, soit par l'administration à l'intérieur de 8 à 10 centigrammes d'extrait thébaïque, mais mieux par l'administration d'un quart de lavement avec 4 grammes de chloral, ou l'injection hypodermique de 1 à 2 centigrammes de chlorhydrate de morphine. Si ces moyens restent inefficaces, ou si la mère court quelques dangers du fait de la prolongation du travail, il faut recourir à l'embryotomie. Vouloir effectuer la version dans de pareilles conditions, en y employant la violence, ce serait exposer la femme aux plus grands dangers.

Enfin quand on a lieu de soupçonner l'existence de deux jumeaux dans la matrice, et à plus forte raison, quand la main introduite dans cet organe pour aller chercher un fœtus qui se présente mal, reconnait positivement qu'il n'est pas seul, on doit se garder de chercher à saisir à la fois deux pieds ou deux genoux; car ils pourraient fort bien, — quoique jugés pied droit et pied gauche et, de plus, de même volume, — ne pas appartenir au même sujet, et, dans ce cas, on se créerait, en les amenant ensemble au dehors, des difficultés peut-être insurmontables. Il vaut donc bien mieux, alors même qu'il se présente deux pieds ou deux genoux sous la main, n'en saisir et n'en amener qu'un seul; avec lui on entraîne un enfant, et l'on retourne, après cela, chercher l'autre, s'il ne naît pas spontanément.

Forceps

Le *forceps* est une grande pince destinée spécialement à aller chercher la tête du fœtus dans le bassin. Il n'est, généralement, qu'un moyen de traction, très rarement un instrument de réduction (1).

Le cadre de cet ouvrage ne comportant ni l'historique, ni la description des nombreuses variétés de forceps, nous nous contenterons de signaler seulement, les plus fréquemment employés en France.

Le forceps français (fig. 144-145) que l'on pourrait encore appeler forceps classique, n'est autre que celui de Levret plus ou moins modifié. Sa longueur totale est de *45 centimètres* dont *24 centimètres* de l'articulation à l'extrémité des cuillers. La largeur des cuillers est de *5 centimètres*, elles sont largement fenêtrées *(3 centimètres)*, elles ont une double courbure, l'une suivant leurs faces, l'autre suivant leurs bords.

(1) C'est Stein le jeune qui, le premier, insista pour qu'on ne fît pas du forceps un instrument de compression, — non pas, disait-il, que la tête du fœtus ne pût être pressée, même assez fortement, sans grand danger ; mais bien parce que, si l'on ne comprime pas la tête, celle-ci peut très bien modifier avantageusement sa situation entre les cuillers, d'oblique qu'elle était, par exemple, devenir antéro-postérieure, ou à peu près. — Toutefois, s'il le faut, on peut exercer une certaine compression sur le crâne avec le forceps, et cela sans danger ; les expériences de Delor et Joulin ont démontré que le diamètre crânien saisi entre les cuillers peut, sans que l'enfant en souffre, subir une réduction de 1 centimètre et plus même.

Le point le plus élevé des cuillers, l'instrument

$$\frac{1}{4}$$

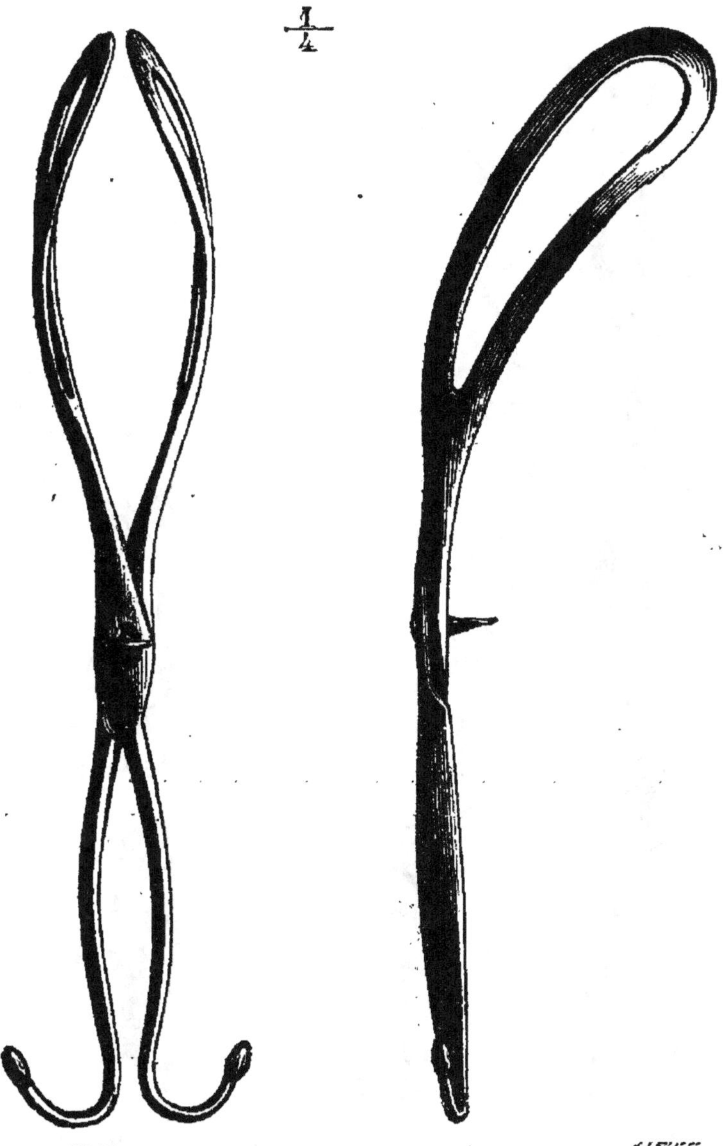

Fig. 144 — Forceps français vu par sa face antérieure.

Fig. 145. — Forceps français vu de côté.

reposant sur un plan horizontal, est à *8 centimètres*.

Le *sinus* des cuillers au point d'écartement maximum, est de 7 *centimètres*.

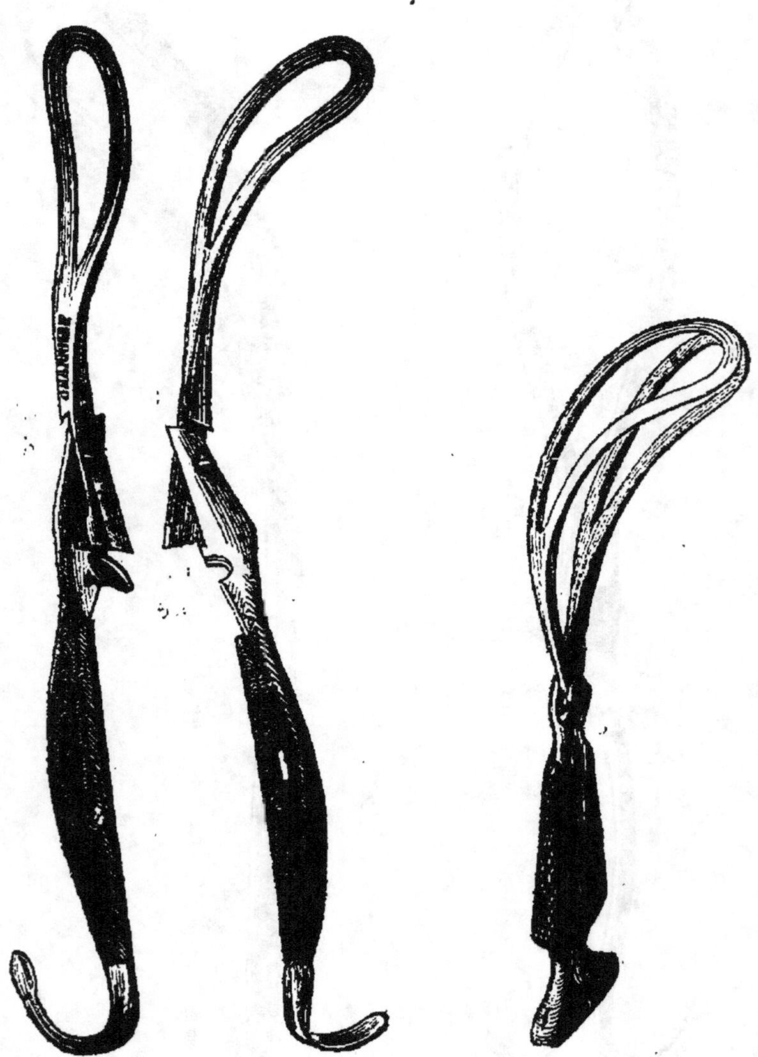

Fig. 146. — Forceps brisé
de Pajot.

Fig. 147. — Petit forceps
de Pajot.

Les *manches* sont recourbés à leur extrémité en orme de crochets mousses, l'un de ces crochets est muni d'une olive qui, en se dévissant, met à nu un crochet aigu.

L'autre crochet peut aussi se dévisser et découvrir une pointe aiguë qui, à la rigueur, peut servir de perforateur.

L'*articulation* se compose d'un pivot à vis fixé à demeure sur la branche mâle, et d'une mortaise à fraisure pratiquée sur la branche femelle dans laquelle pénètre et se fixe le pivot.

Le professeur Pajot a rendu les cuillers mobiles, en brisant les branches du forceps de Levret, (fig. 146) tout en les rendant un peu moins longues et un peu plus minces, sans rendre néanmoins l'instrument moins solide ; car le tenon autour duquel on fait tourner une moitié des branches sur l'autre, et les queues d'aronde qui, avec le petit ressort, relient finalement le manche à la cuiller, ne laissent rien à désirer au point de vue de la solidité. L'instrument ainsi modifié présente encore l'avantage de pouvoir recevoir sur les mêmes manches, des cuillers de différentes dimensions.

Le professeur Pajot en a en outre fait percer d'un trou l'extrémité de l'olive qui termine une des branches, de façon à faire passer au travers une ficelle de fouet terminée par une balle de plomb, transformant ainsi cette branche en une sorte de crochet embryotôme.

M. Pajot a fait aussi fabriquer un petit forceps (V. fig. 147) pour les cas où la tête fœtale, profondément engagée dans l'excavation, n'y est retenue que par un léger obstacle. Il n'a que 32 centimètres de longueur, et son articulation est à clou latéral.

Le forceps de *Stoltz* (fig. 148) est un peu plus court que le forceps ordinaire *(42 centimètres).* Ses cuillers sont plus larges, plus courbées sur le plat.

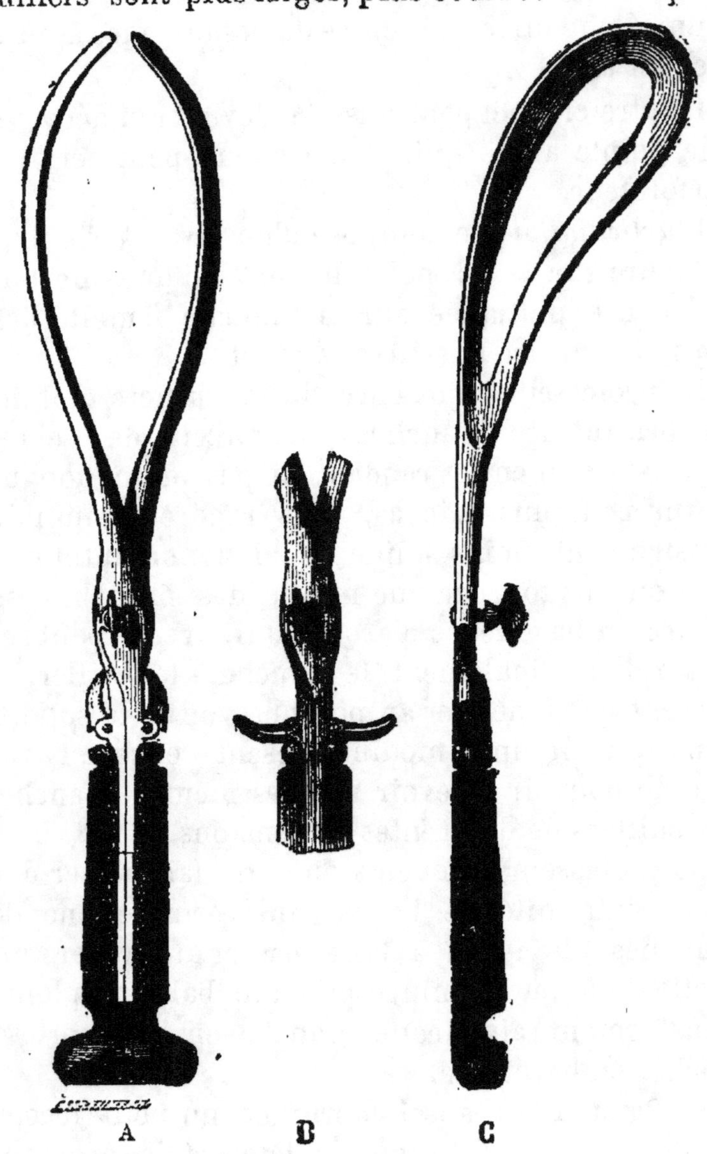

Fig. 148. — Forceps de Stoltz.
A. Forceps articulé. — B. Articulation de ce forceps, crochets
mobiles abaissés. — C. Branche mâle vue de profil.

L'articulation est à encochure et pivot mobile. Les

manches sont garnis de bois quadrillé et présentent

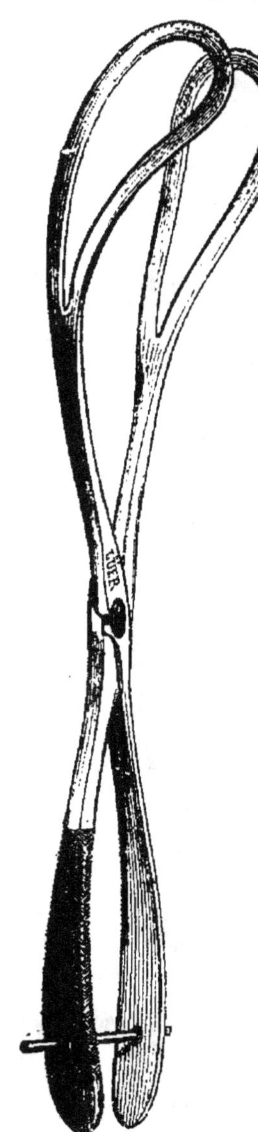

une profonde rainure à leur partie inférieure, tandis qu'ils sont garnis à la partie supérieure, d'ailettes en métal qui relevées ne gênent en rien pendant l'introduction des cuillers, et abaissées peuvent servir de points d'appui aux doigts indicateur et médius quant il faut tirer avec force.

Le *forceps de Trélat* (fig. 149) est moins lourd que le forceps ordinaire, ses branches présentent une grande élasticité , qui permet aux cuillers de se mouler en quelque sorte sur la forme de la tête; les manches, assez semblables à ceux d'un gros davier, n'ont pas de crochets, mais sont percés d'un trou dans lequel on peut introduire une tige d'acier pour servir de point d'appui aux mains pendant l'extraction (fig. 149).

Le *forceps de Thénance*, celui de *Valette* ou *forceps Lyonnais* (fig. 150), sont des forceps à branches parallèles, et l'articulation se fait à la

Fig. 149. — Forceps de
Trélat.

partie inférieure des branches à l'aide d'une charnière avec goupille. Au milieu des branches se trouve une ouverture destinée à recevoir un lacs.

Le *forceps de Tarnier* (fig. 151) et nous ne nous occuperons ici que du dernier modèle, mesure 42 cent. de longueur, il se compose de deux *branches de préhension* et de *deux branches de traction*. La forme et les courbures des *cuillers* sont les mêmes que dans le forceps classique, les fenêtres cependant sont un peu moins longues. L'articulation des branches de préhension se fait comme dans le forceps ordinaire, mais la saisie de la tête est en outre assurée par une *vis de pression* qui va de l'une à l'autre des branches. Les *manches* sont recouverts de plaques de corne.

Les *branches de traction* se composent de deux parties : les *tiges de traction* et la *poignée transversale*. Les *tiges de traction* sont fixées aux *branches de préhension* par une articulation mobile, elles font ressort latéralement, et viennent buter

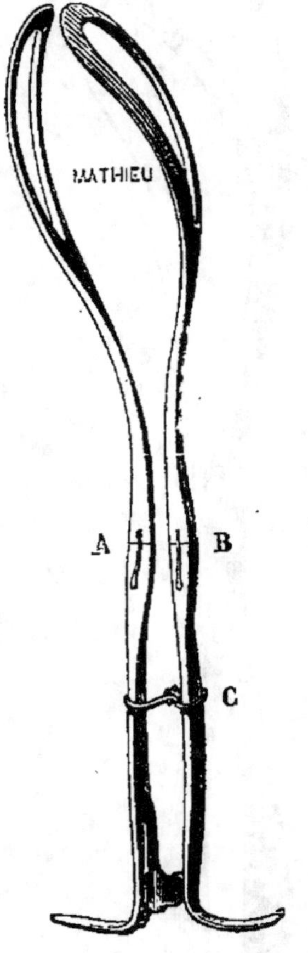

Fig. 150. — Forceps de Valette.

contre une petite goupille qui les maintient; elles font alors corps avec la branche de préhension correspondante, dont l'accoucheur peut les séparer à volonté. La *poignée transversale* s'articule aux tiges de traction au moyen d'un verrou.

Nous reviendrons plus loin, sur la manœuvre de

cet instrument qui présente de réels avantages dans l'excavation et au détroit inférieur, et dont l'usage tend à se répandre de plus en plus.

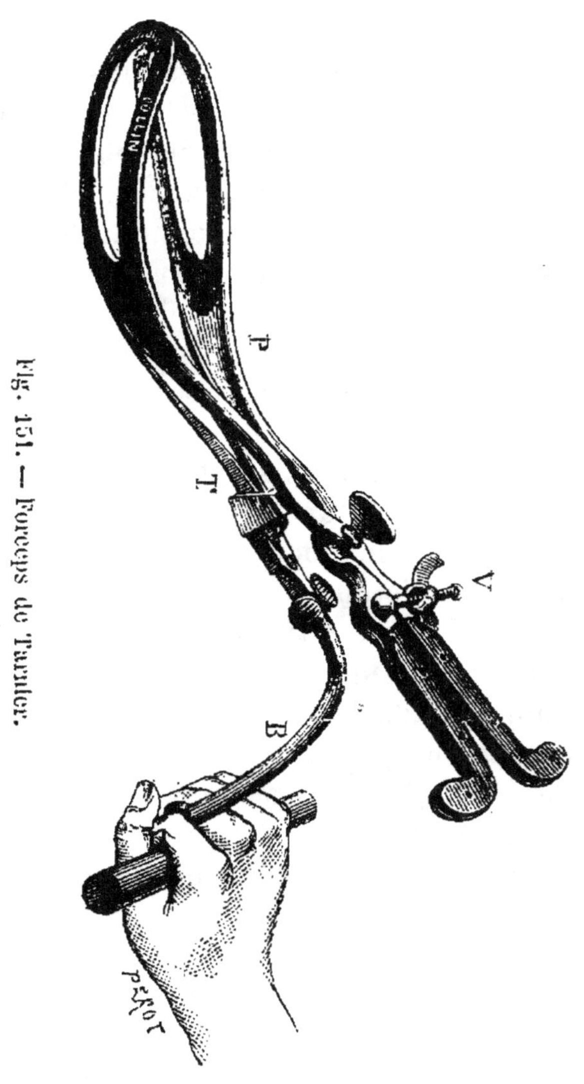

Fig. 151. — Forceps de Tarnier.

Nous laisserons volontairement de côté les divers appareils à tractions mécaniques de Chassagny, de

Joulin, de Pros de La Rochelle, de Poulet de Lyon
dont l'emploi est tout à fait exceptionnel.

Quel que soit l'instrument auquel on ait recours,
on n'oubliera pas que le forceps doit rester en général un instrument de traction, et ne devenir un
instrument de réduction que dans des cas très rares.
Sa construction du reste ne permettrait pas de produire une réduction bien considérable de la tête
fœtale, et quand dans les rétrécissements du bassin,
cette réduction s'obtient, c'est bien plus sous l'influence des tractions, le détroit supérieur rétréci
agissant sur les cuillers à la façon d'un anneau, que
par suite de la pression exercée sur les manches de
l'instrument par les mains de l'opérateur.

Indications. — Le forceps est indiqué, d'une manière générale, toutes les fois que, la tête étant engagée au détroit supérieur, il survient un accident
grave (convulsions, hémorragie, chute du cordon,
etc.) menaçant la vie ou seulement la santé de la
mère ou de l'enfant, et nécessitant la terminaison
prompte de l'accouchement ; et, à plus forte raison,
est-il indiqué quand la tête, arrivée dans l'excavation, y est retenue plus longtemps qu'il ne faut,
par la résistance des parties molles, l'insuffisance
des contractions utérines ou par une disproportion
sensible entre le volume du crâne et les diamètres
du détroit inférieur.

Mais il est encore indiqué, d'une manière particulière : 1° quand, bien que la tête ne soit pas engagée dans le détroit supérieur et conserve une certaine mobilité, on reconnaît que le bassin est un
peu étroit ou la tête du fœtus un peu trop grosse ;
2° quand, sans qu'il y ait disproportion entre la
grosseur de la tête et l'ampleur du bassin, on dia-

gnostique une présentation irrégulière du sommet ou de la face, avec un utérus vide d'eau et fortement rétracté, circonstances qui contre-indiquent la version.

Dans le cas où l'enfant s'est présenté par les pieds, il peut arriver que, le tronc sorti, la tête s'arrête *dans l'excavation*, ou parce qu'elle s'est défléchie malencontreusement, ou parce qu'elle est un peu trop grosse pour le détroit inférieur rétréci ; il y a là encore, évidemment, indication du forceps, dès que la manœuvre des deux doigts dans la bouche s'est montrée insuffisante.

Mais lorsque, dans le cas d'expulsion ou d'extraction du fœtus par les pieds, la tête est restée enclavée *au détroit supérieur*, l'application du forceps sera beaucoup plus difficile, la présence du tronc dans l'excavation mettant obstacle au placement des branches et l'on sera parfois obligé de pratiquer la décollation, ou mieux la section du haut du tronc en écharpe, pour aller ensuite saisir, avec le forceps ou le céphalotribe, la tête restée seule dans la matrice.

En résumé on peut grouper les indications du forceps sous les quatre chefs suivants, comme le fait le docteur Charpentier (1).

1° Insuffisance des forces expulsives ; 2° disproportion du volume du fœtus et du bassin ; 3° Accidents compromettant la vie de la mère ou de l'enfant (éclampsie, hémorragie, brièveté ou rupture du cordon, rupture utérine, etc. ; 4° arrêt de la tête dans certaines présentations pelviennes.

Mais ces indications ne se présentent pas toutes

---

(1) Charpentier, *Traité pratique des accouchements,* tome II, p. 611.

avec la même fréquence, il en est trois surtout qui priment toutes les autres; ce sont :

1° La résistance du périnée et l'inertie utérine; 2° l'absence du mouvement de rotation dans les positions postérieures; 3° l'arrêt de la tête au détroit supérieur par un rétrécissement.

Au moment d'intervenir, on peut hésiter parfois entre la version et le forceps.

Si la tête se présente au détroit supérieur et qu'un accident force à hâter l'accouchement, c'est à la version qu'il faut d'abord songer, parce que, bien faite, elle demande moins de temps qu'une application du forceps, — et ce n'est que lorsqu'elle est impraticable, qu'on en vient au forceps. Au contraire, c'est de prime abord au forceps qu'on aura recours, si la tête est déjà engagée et fixée dans le détroit supérieur, et, à plus forte raison, descendue dans l'excavation.

Ces deux opérations sont un peu en raison inverse sous le rapport de l'opportunité. Si c'est la mère qui est menacée, on aura recours de préférence à la version, si au contraire c'est pour parer à un danger du fœtus, le forceps sera préférable, car on pourrait établir assez bien le parallèle entre la version et le forceps, en disant que la première prend mieux, en général, les intérêts de la mère, et le second, mieux, en général, les intérêts de l'enfant.

Conditions nécessaires. — Il est trois conditions indispensables pour qu'on puisse songer au forceps. Il faut : 1° que l'orifice utérin soit dilaté ou dilatable; 2° que les membranes soient rompues; 3° que le bassin n'ait pas moins de 8 centimètres. Il est ensuite favorable, mais non indispensable, que la tête du fœtus (car ce n'est guère que sur elle qu'on applique le forceps) soit engagée et immobile au détroit supérieur.

Soins préliminaires.

L'opération résolue, on prévient la femme qu'on a *quelque chose* à lui faire pour faciliter l'accouchement, sans lui dire, cependant, ce que c'est au juste, à moins qu'on ne la sache courageuse, ou qu'elle ne demande à être délivrée n'importe comment ; dans tous les cas, on lui fait entrevoir qu'elle ne sentira rien, car on va l'endormir, ce qui sera d'autant plus facile qu'elle s'y prêtera avec plus de confiance. Mais si l'on a quelque raison pour ne pas prévenir complètement une jeune primipare timide de ce qu'on va lui faire, on a bien soin, pour mettre sa responsabilité à couvert, de prévenir les parents du danger que peut faire courir toute application de forceps. En général, c'est une opération bien simple et bien inoffensive : mais, après tout, c'est une opération, et, vu les prédispositions maladives particulières attachées à l'état puerpéral, on n'est jamais sûr des complications qui peuvent survenir.

On s'occupe ensuite, *ce qui est très important*, de faire vider le rectum et la vessie, si toutefois c'est nécessaire, et de préparer tout ce dont on peut avoir besoin, soit pour l'opération elle-même, soit pour ranimer l'enfant, forceps, ciseaux, huile ou vaseline phéniquée, fil, tube laryngien, eau chaude et froide, etc.

On pratiquera avec le plus grand soin, l'antisepsie *instrumentale, manuelle* et *vaginale.*

On fera débarrasser le sol des tapis qui pourraient le recouvrir, on l'arrosera au besoin, s'il était trop glissant.

La position à donner à la patiente est absolument la même que pour la version ; seulement, on ne doit pas tenir à ce que le lit soit aussi élevé ; à hauteur de ceinture, c'est bien ; plus haut, c'est gênant ; plus bas, c'est plus gênant encore.

Les aides sont aussi les mêmes, plus un que l'accoucheur charge de lui présenter les branches de l'instrument quand il les lui demandera ; et pour que cet aide, si ce n'est pas un médecin ou une sage-femme, ne présente pas une branche pour l'autre, on les lui désigne sous les noms de *branche à pivot* et de *branche à mortaise*, qu'il comprendra, et non sous ceux de *branche gauche* et *branche droite* qu'il ne comprendrait pas.

Pour le chloroforme, on se comportera comme nous l'avons dit pour la version, et dans le cas où l'on n'aurait pu se procurer l'assistance d'un confrère, on se contentera de soumettre soi-même la patiente à l'anesthésie chloroformique, et l'on suspendra ensuite complètement, les inhalations. En opérant rapidement, l'insensibilité ainsi obtenue sera souvent suffisante pour que la femme ne s'aperçoive pas du tout de l'opération.

Les branches du forceps auront été préalablement trempées un instant dans de l'eau chaude pour les *tiédir*, puis *graissées* de corps gras antiseptique sur la *convexité seule des cuillers*, — la concavité de celles-ci devant saisir une partie du fœtus qui n'est déjà que trop lubrifiée.

Enfin, au moment de commencer l'opération, on doit s'assurer que c'est bien la tête qui se présente, en reconnaître la position, et constater également la dilatation du col et la rupture des membranes. Pour être certain que la tête est bien à nu dans un col suffisamment dilaté, il faut engager l'extrémité du doigt entre cet orifice et la tête qui est en train de le franchir ; et, la chose reconnue, sans retirer la main, procéder de suite à l'introduction de la première branche.

Lorsque l'on introduit les cuillers du forceps parallèlement au bassin, c'est-à-dire de façon que chacune des cuillers soit placée aux extrémités du diamètre transverse, on dit que *l'application est directe*, et, dans ce cas, il peut arriver que la tête soit irrégulièrement prise. Au détroit supérieur, quelle que soit la position on ne peut guère faire que des applications directes, de même on appliquera directement les cuillers du forceps à la vulve ou dans l'excavation lorsque la tête aura accompli son mouvement de rotation.

Dans l'excavation ou à la vulve, lorsque la tête n'a pas accompli sa rotation, on doit chercher à la saisir par son diamètre bipariétal, l'application sera parallèle à la tête et oblique par rapport au bassin. On dit que *l'application est oblique gauche*, lorsqu'elle est faite parallèlement au diamètre oblique gauche, oblique droite dans le cas contraire. Dans les positions occipito ou mento postérieures, pour ne pas ramener la concavité de l'instrument en sens inverse de la direction générale de l'excavation, il y a lieu de faire deux applications successives de forceps, obliques toutes les deux mais en sens inverse, c'est ce que l'on désigne sous le nom d'*applications doubles*.

Règles de l'application du forceps.

Il y a trois temps distincts dans cette opération : l'introduction des branches de l'instrument ; l'articulation de ces branches ; et l'extraction de la partie fœtale saisie. Or, il y a des règles pour chaque temps.

Premier temps. Introduction des branches du forceps. — Sauf de rares exceptions, c'est la branche à pivot ou branche gauche qu'on applique la première, avec la main gauche et du côté gauche du bassin de la femme. La branche à mortaise ou branche droite ne se place qu'après, avec la main droite et du côté droit. *Branche gauche, tenue de la main gauche, appliquée à gauche, toujours la première, et branche droite, tenue de la main droite, appliquée à droite, toujours la seconde,* — sont deux formules établies par M. Pajot, et qu'il est essentiel de se loger dans l'esprit, pour ne pas éprouver d'embarras au moment d'entreprendre l'opération. Si l'on introduit la branche gauche la première, c'est pour n'avoir pas, après l'introduction de la droite, à opérer le décroisement. Cependant avec beaucoup d'accoucheurs actuels, nous estimons que dans les applications obliques droites, il y a avantage à placer la branche droite la première, le décroisement fait avec précaution étant absolument inoffensif pour les parties maternelles, et à la règle formulée par le professeur Pajot, nous préférons la suivante : 1° *La branche gauche tenue de la main gauche sera toujours appliquée à gauche du bassin. Règle inverse pour la branche droite ; 2° la branche postérieure doit être appliquée la première.*

Ce sera la branche gauche dans les applications

obliques gauches, la branche droite dans les applications obliques droites. Dans les applications directes, on commencera toujours par la branche gauche.

Ces règles, du reste, peuvent présenter des exceptions et il peut arriver qu'après avoir introduit la première branche, l'introduction de la seconde ne puisse se faire sans violence; on retirera dans ces cas la branche que l'on avait placée, pour commencer par la plus difficile.

La seconde branche doit toujours être introduite par-dessus la première, et l'introduction des branches ne doit être tentée que dans l'intervalle des contractions.

Nous avons déjà dit que l'on devait chercher autant que possible à saisir la tête du fœtus suivant son diamètre bipariétal, c'est-à-dire à embrasser une bosse pariétale avec chacune des cuillers. Rien, en effet, n'est plus avantageux. Mais, malheureusement, ce n'est pas toujours possible. Si, par exemple, la tête est encore *au détroit supérieur*, il est bien rare qu'elle y soit assez *directe* pour que les cuillers embrassent, même à peu près, les bosses pariétales. On ne peut, à cette profondeur, que placer une branche à gauche et l'autre à droite, dans le sens même, ou peu s'en faut, du diamètre transversal du bassin, et comme la tête est, en général, située de façon à avoir son diamètre occipito-frontal presque parallèle à l'un des diamètres obliques du détroit, il s'ensuit qu'une cuiller de l'instrument embrasse une bosse frontale et l'autre cuiller la bosse occipitale opposée. Ce n'est pas régulier; mais on doit compter que la tête, à mesure qu'elle descendra, se placera d'elle-même en meilleure position, l'occiput ou le-front presque directement en avant, — si toutefois on a bien soin de ne pas trop rapprocher les manches du forceps et de ne faire de celui-ci qu'un instrument de traction.

Mais il n'en est plus de même, si la tête est arrivée dans l'excavation. Là, quand rien ne s'oppose au diagnostic précis de la position, il est facile d'embrasser du premier coup les bosses pariétales avec les cuillers. La tête, d'abord, est devenue presque *directe*, de très oblique qu'elle était plus haut ; — et, ensuite, les branches du forceps n'ont plus à pénétrer à une si grande profondeur dans le canal pelvien, qu'on ne puisse très bien donner à l'instrument lui-même, à présent, une notable obliquité. — Toujours est-il qu'on devra tâcher de saisir la tête par son diamètre bipariétal, faire en sorte que le bord concave du forceps corresponde à la partie du crâne ou de la face, qui, dans la parturition *spontanée*, se dégage la première sous l'arcade pubienne ; par conséquent, vers l'occiput, s'il s'agit d'une présentation du sommet, en positions O.I.D.A. et O.I.G.A — et vers le menton, s'il se trouve tourné en avant et qu'il s'agisse d'une présentation de la face ; si le menton restait en arrière, nous dirons plus loin ce qu'on pourrait tenter de faire pour l'amener en avant, pourvu toutefois qu'on n'y mît *aucune violence* (Pajot).

Si quelque chose, une bosse sanguine considérable, par exemple, empêche de reconnaître la position du sommet, il ne faut nullement se laisser déconcerter par cet incident ; on dirige les cuillers, comme dans le cas de première position, — qui est de beaucoup la plus commune, — et l'on essaye d'amener la tête par quelques tractions ménagées, quitte à la reprendre mieux, si l'on s'aperçoit qu'on s'est trompé et que les efforts auxquels on se livre n'aboutissent à rien de bon.

Quelle que soit, du reste, la branche que l'on introduise la première, il faut la tenir, au niveau de son entablure, *comme une plume à écrire* (fig. 152), si le lit sur lequel est placée la femme est un peu élevé ; *à pleine main*, au contraire, soit par l'extrémité du manche (fig. 153), soit, ce qui est préférable, au niveau encore de l'entablure, si le lit est très bas.

L'autre main sert de conducteur et, à cet effet, est graissée sur ses deux faces de vaseline ou de cérat antiseptique. Si la tête est encore au détroit supérieur, on introduit dans les parties génitales toute cette main conductrice, *moins le pouce* qui reste étendu sur le pénil (fig. 153) ; mais, si la tête est déjà dans l'excavation et, à plus forte raison, à la vulve, on se contente d'introduire l'index et le médius accolés (fig. 152). Du reste, dans l'un et l'autre cas, *on doit bien veiller à engager l'extrémité des doigts entre la tête et le bord de l'orifice utérin*, avant de faire glisser le bec de la cuiller sur la face palmaire de ces doigts. On est sûr par là de bien faire pénétrer l'instrument dans l'utérus même, et non, en dehors, dans le cul-de-sac vaginal. Introduire les doigts conducteurs profondément et en bien engager l'extrémité *dans l'utérus, jusqu'à dépasser son orifice*, est une précaution de la plus haute importance et souvent, comme le fait judicieusement remarquer M. Tarnier (1), l'unique se-

(1) Tarnier, *in* Lenoir, *Atlas complémentaire de tous les Traités d'accouchements*, p. 257.

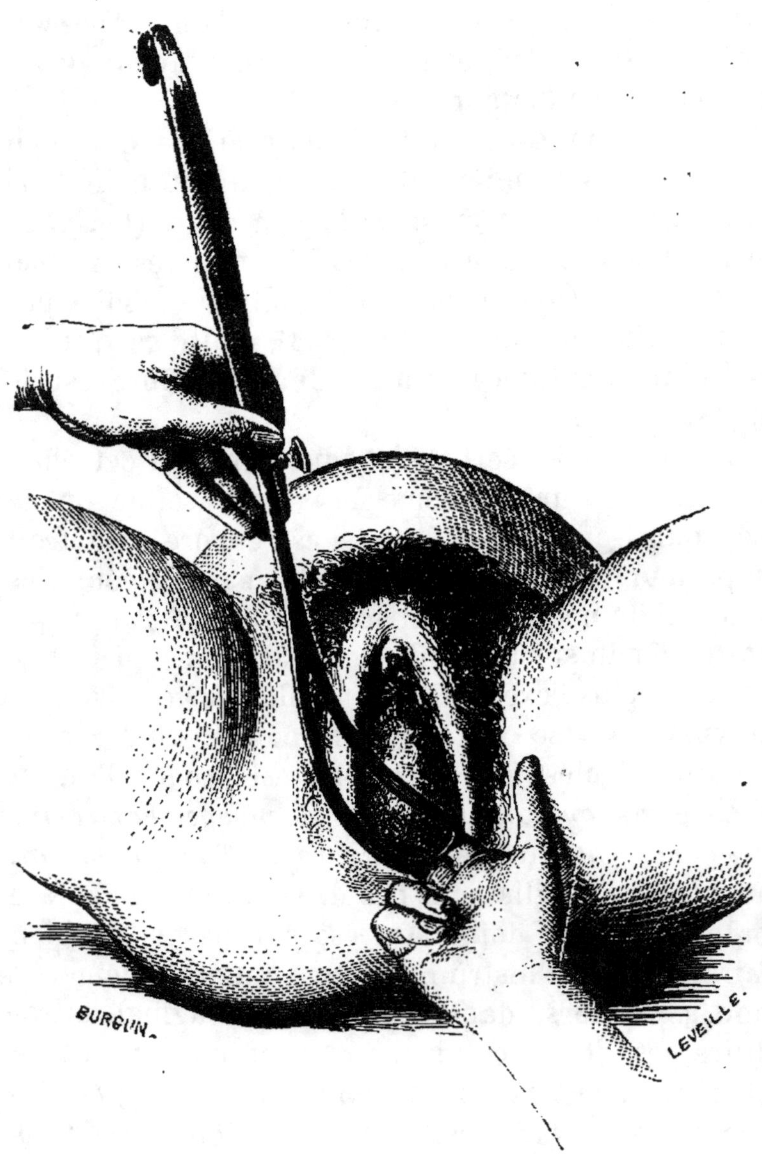

Fig. 152. — Application du forceps, la tête étant à la vulve. L'opérateur vient d'engager l'index et le médius de la main droite entre la tête et le conduit vulvo-utérin, et s'apprête à introduire la branche *gauche* de l'instrument.

Nous devons les figures 152 et 153 à l'obligeance de M. S. Tarnier, professeur à la Faculté de médecine de Paris.

cret qui fait réussir un opérateur là où un autre avait échoué.

Chaque branche, au moment où l'on va commencer à l'introduire, *doit être presque couchée sur l'aine opposée au côté du bassin où sera portée la cuiller*, le crochet tourné par en haut (fig. 152 et 153) ; de cette façon, le bec de l'instrument se présente à la vulve dans un sens convenable. Mais, à mesure que ce bec entre dans le vagin, en rasant la face palmaire des doigts conducteurs, on a soin d'abaisser peu à peu le manche entre les cuisses de la femme, jusqu'à ce qu'il soit en bas et presque sur la ligne médiane. La cuiller a suivi nécessairement, dans le petit bassin, un trajet inverse, celui de l'axe même de cette cavité, et est arrivée sur le côté correspondant de la tête du fœtus. Quand cette tête est au détroit supérieur, le crochet, si la branche est bien placée, doit être très bas, au-dessous des cuisses, et le pivot à toucher la vulve. Mais quand la tête est déjà dans l'excavation, le crochet n'a pas besoin d'être autant abaissé, ni le pivot d'être aussi rapproché des parties génitales.

M. Pajot fait une règle de la *nécessité de transférer la main* qui tenait la branche, *de l'entablure au crochet, au moment où la cuiller est à moitié engagée dans le conduit vulvo-utérin ;* et cela, pour pouvoir imprimer plus facilement à cette cuiller le mouvement de demi-spire dont il sera parlé plus loin. La main, en glissant ainsi jusqu'à l'extrémité du manche, par un mouvement lent de pronation, doit ne pas cesser un seul instant de soutenir l'instrument, et arriver au crochet, la face palmaire regardant en bas et non pas en haut.

Il ne faut jamais pousser les branches avec force,

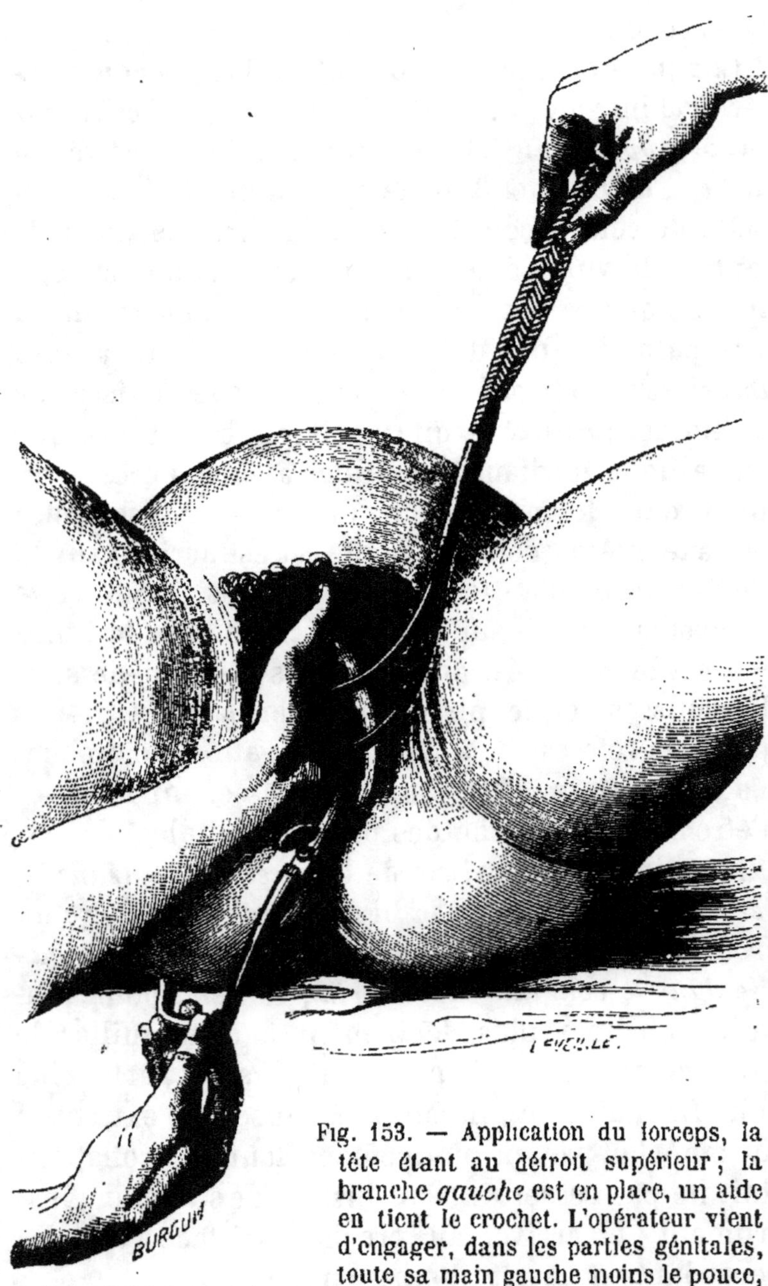

Fig. 153. — Application du forceps, la
tête étant au détroit supérieur ; la
branche *gauche* est en place, un aide
en tient le crochet. L'opérateur vient
d'engager, dans les parties génitales,
toute sa main gauche moins le pouce,
et s'apprête à introduire la branche *droite* de l'instrument.

elles doivent aller se placer, pour ainsi dire d'elles-mêmes, où il convient; aussi est-il établi en principe que, dès qu'on rencontre de la résistance, on doit s'arrêter, retirer un peu la branche et la repousser doucement, en lui donnant une meilleure direction. *Ce serait une grande faute que de vouloir forcer une résistance.*

On reconnaît, d'ailleurs, qu'une branche est bien placée, quand, en la poussant avec douceur, une fois qu'elle paraît introduite au degré voulu, on sent qu'elle pénétrerait plus profondément sans difficulté, et lorsqu'en la retirant directement vers soi, on la sent arrêtée par une surface qu'embrasse exactement la concavité de la cuiller.

Du reste, pendant l'introduction de celle-ci, la main sur laquelle elle glisse est avertie de la plus légère fausse route et des changements de direction qu'il faut dès lors lui imprimer. Si l'on abaisse trop tôt le manche, on sent que la cuiller échappe aux doigts conducteurs par devant; si on le relève trop, c'est par derrière; si on le porte trop peu vers la ligne médiane, elle s'arrête sur les plis articulaires des doigts; si, enfin, on le porte au delà de la ligne médiane, elle ride le cuir chevelu du fœtus et ne va pas plus loin. *Il faut* donc *être très attentif aux avertissements de la main conductrice,* pour rectifier rapidement les mauvaises directions communiquées à la cuiller par de fausses inclinaisons du crochet.

Baudelocque glissait *directement* chaque cuiller sur le point de la tête du fœtus où elle devait rester appliquée. Mais telle n'est pas la manière de faire des grands accoucheurs de notre époque. Imitant, en cela, Levret et Mme Lachapelle, ils portent d'a-

bord la cuiller vis-à-vis du grand ligament sacro-
sciatique correspondant, pour de là l'amener où il
faut par un *mouvement de demi-spire*. Si la tête est
encore au détroit supérieur, ce mouvement de
demi-spire est nécessaire des deux côtés au même
degré; mais si elle est déjà dans l'excavation et placée comme d'habitude, encore assez obliquement, le
mouvement de spire est très faible ou même nul
d'un côté, et au contraire, très étendu de l'autre.
Dans la première position, o. i. g. a., c'est la branche droite qui fait le grand mouvement, quand la
branche gauche reste à sa place, et *vice versâ* dans
la troisième position, o. i. d. a.

Dans les positions obliques du sommet, si la tête
est déjà fortement engagée dans le haut de l'excavation, on éprouve quelquefois, pour peu que le bassin soit étroit, de très grandes difficultés à placer la
branche antérieure, si l'autre est déjà placée; alors
il faut retirer celle-ci, et refaire l'opération en commençant cette fois par l'antérieure qui est la plus
difficile à placer.

Quelle que soit, du reste, la branche que l'on ait
placée la première, on en donne le crochet à tenir
solidement à un aide, pendant qu'on s'occupe d'introduire l'autre. (V. la fig. 153.)

Mais nous avons, à ce sujet, un conseil à donner,
c'est de bien veiller à ce que l'aide à qui l'on confie, pour le tenir immobile, le manche de la première branche placée, ne ramène pas trop ce manche vers la ligne médiane; car il agirait alors, avec
un véritable levier du premier genre, sur la tête,
pour l'appliquer étroitement à la paroi opposée du
bassin, et fermerait ainsi tout passage à la cuiller
de la seconde branche, qui ne pourrait pénétrer

qu'au moyen de grands efforts toujours dangereux.

Deuxième temps. Articulation des branches. — Les deux branches étant introduites à la même profondeur, si elles sont régulièrement appliquées, il suffira pour les articuler de les rapprocher doucement l'une de l'autre, d'engager le pivot dans la mortaise, et saisissant les deux branches d'une seule main, de serrer le pivot à l'aide de la main devenue libre ; mais il peut arriver que l'une des branches ne soit pas tout à fait régulièrement placée, que les deux cuillers ne se regardent pas exactement, et que les deux entablures soient un peu obliques l'une par rapport à l'autre, et dans ce cas le pivot ne pourra s'engager dans la mortaise. Il suffira souvent alors, de saisir un crochet de chaque main et de chercher à rétablir le parallélisme en tâtonnant un peu, mais sans y mettre de force, quoiqu'on en ait dit : si cette petite manœuvre ne réussit pas, il ne faut pas hésiter à retirer la seconde branche pour la placer d'une façon plus régulière.

Quand l'application est bien faite, l'enfoncement inégal des branches dans l'utérus, ne crée jamais une difficulté sérieuse pour leur articulation.

Nous avons dit qu'on était forcé, dans certaines circonstances, d'introduire la branche *droite* la première. Mais, alors, la mortaise est par-dessous le pivot, au lieu d'être par-dessus, et les branches ne peuvent s'articuler qu'après avoir *été décroisées*.

Or, pour faire ce *décroisement*, on n'a qu'à saisir un crochet de chaque main et à écarter les branches *doucement* et *de juste ce qu'il faut*, en les faisant glisser pour ainsi dire l'une sur l'autre, de façon à ce que la gauche passe en dessous de la droite.

Dans le cas où l'on prévoit une extraction laborieuse, surtout si l'écartement des crochets est un peu considérable, certains auteurs ont conseillé d'enrouler autour des manches un mouchoir ou une serviette qui en maintiendra le rapprochement et évitera beaucoup de fatigue aux mains de l'opérateur. Il est assez rare que l'on soit obligé de recourir à cette manœuvre.

Troisième temps. Extraction du fœtus. — Les branches du forceps étant articulées, on doit, avant de tirer, s'assurer, en portant le doigt dans le vagin entre les cuillers, que la tête de l'enfant est *bien saisie* et *seule saisie.* On n'a, d'ailleurs, qu'à tirer un peu, pour savoir de suite à quoi s'en tenir sur ce double sujet; car, si la tête n'est pas bien saisie, on sentira le forceps qui glisse sans rien entraîner; et, si quelque partie maternelle a été pincée avec la tête, on en sera averti par les cris de douleur de la femme, (dans le cas ou elle n'aurait pas été soumise à l'anesthésie chloroformique). Or, s'il en était ainsi, on s'empresserait de désarticuler l'instrument pour le réappliquer mieux.

La position des mains pendant l'extraction n'est pas indifférente avec le forceps classique; dans les cas ordinaires, quand la tête est engagée dans l'excavation, et que la résistance ne doit pas être très considérable, la *main gauche* saisira le forceps au niveau de l'articulation, les *ongles en dessus* et la main droite près des crochets, les *ongles en dessous.*

Lorsque la tête est encore au-dessus du détroit supérieur, surtout si le bassin est rétréci, il y aura souvent avantage à changer la position de la main gauche et à l'appliquer sur l'instrument, au niveau de l'articulation la face palmaire dirigée en bas (fig. 154).

On combinera les tractions à de légers mouvements de latéralité (fig. 154).

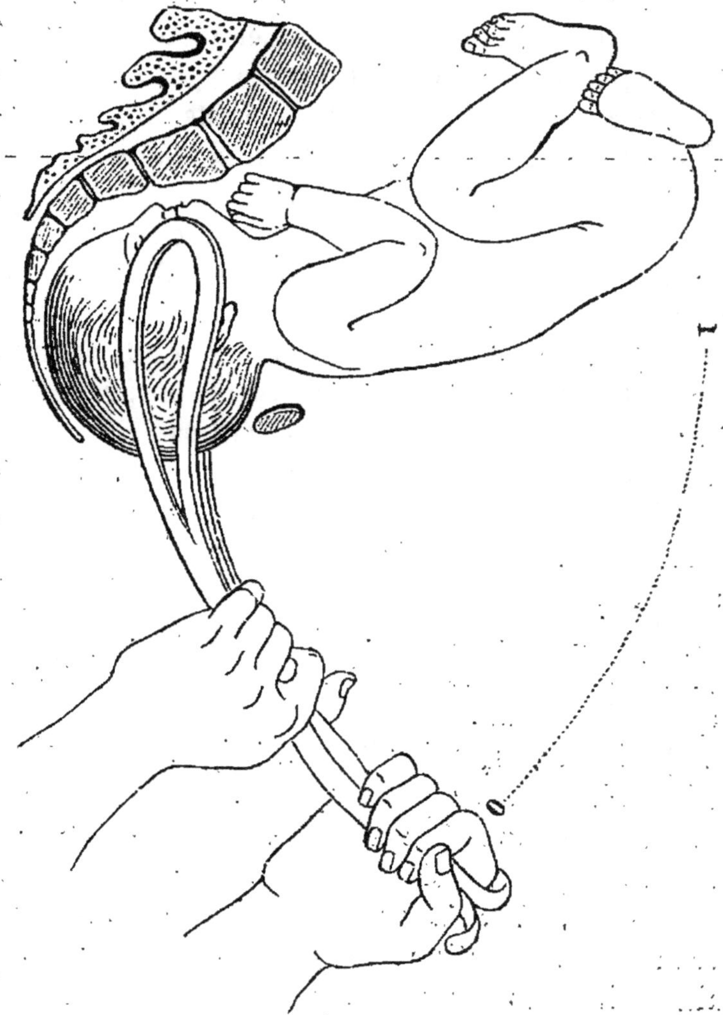

Fig. 154. — Manière de saisir les branches du forceps au moment
de tirer. (Chailly.)

S'il n'y a rien qui presse, on attendra, pour tirer,
que la matrice se contracte, — ces contractions aidant puissamment à l'extraction; — dans le cas

contraire, on tirera d'une manière continue et l'on engagera même la femme à *pousser*, jusqu'à ce que la tête se présente à la vulve ; lorsqu'elle sera arrivée là, il faudra au contraire, engager la femme, pour peu qu'elle ait la vulve étroite ou le périnée rigide, à ne pas *pousser*, et, surtout avec le forceps, on retiendra la tête, au lieu de la tirer : sans cela, il se produirait quelque déchirure regrettable. On aura soin, du reste, à ce même moment, de bien veiller sur le périnée, de le soutenir d'une main, pendant qne de l'autre, on relèvera peu à peu le manche de l'instrument vers le ventre de la femme. Dans le cas de menace de déchirure, on pratiquera une ou deux incisions postéro-latérales.

Lorsque la tête est à la vulve, il est donc d'une *importance capitale*, de modérer les tractions autant que possible, de se servir même parfois du forceps comme d'un instrument de contention, la grande lenteur du dégagement qui donne à la région vulvo-périnéale le temps de s'assouplir et de se dilater, étant avec l'engagement complet de l'occiput sous l'arcade pubienne, le meilleur moyen de sauvegarder l'intégrité du périnée (fig. 155).

Il faut en outre, se bien rappeler le mécanisme du dégagement spontané de la tête en position *oc-pito-pubienne* et en position *occipito-sacrée*, afin, dans le premier cas, de tirer *par en bas* jusqu'à dégagement de l'occiput sous les pubis, avant de relever le manche du forceps, — et, dans le second, de tirer *par en haut* jusqu'à dégagement de l'occiput sur le bord antérieur du périnée, avant d'abaisser ce manche (fig. 156). Ces deux modes de dégagement de la tête, dans le cas de présentation du sommet, sont les seuls, toutes les positions obliques devant être ramenées soit en *occipito-pubienne,* soit en *occipito-sacrée* (1).

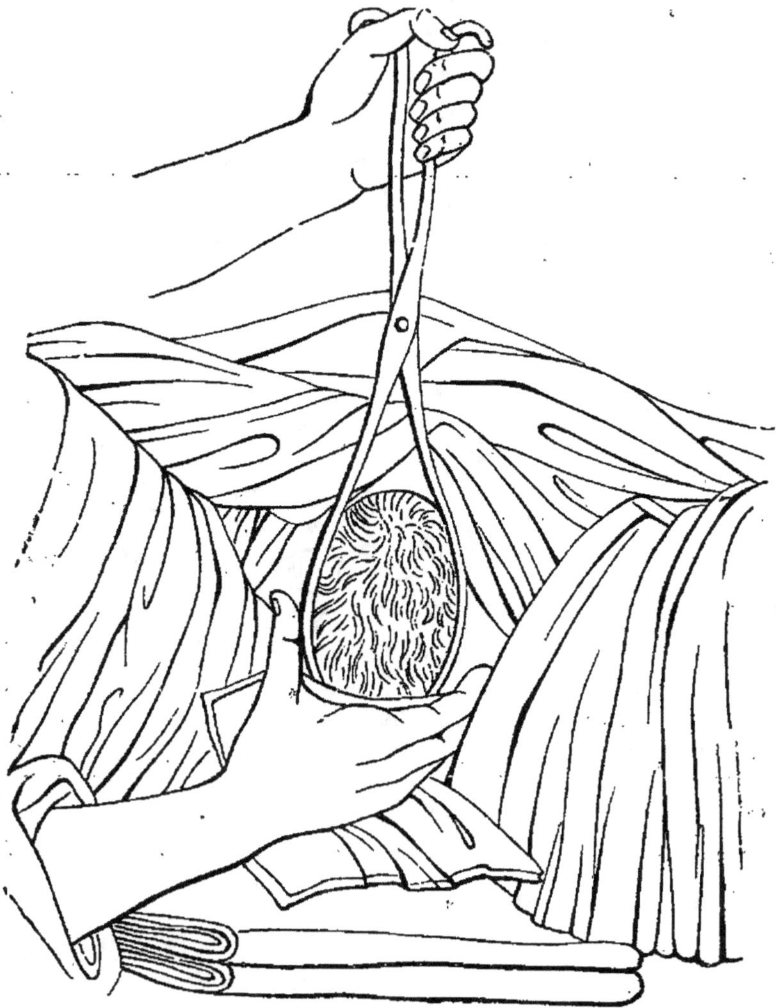

Fig. 155. — Application du forceps. Manière de tirer en dernier lieu pour ne pas trop exposer le périnée.

(1) On a proposé, dans la position *occipito-sacrée directe,* de chercher à ramener toujours l'occiput *en avant* par deux applications successives du forceps. On peut le tenter, dit Pajot, mais *sans violence,* bien entendu. Et si l'on n'y réussit

Il faut, dans tous les cas, dès qu'on commence à tirer sur la tête, faire suivre le plus exactement possible aux cuillers du forceps la direction connue des axes du bassin (fig. 157); et nous disons *le plus exactement possible*, parce que, la tête étant saisie au détroit supérieur, il est évident que les tractions ne pourront pas être faites suivant l'axe même de ce détroit, mais seulement à peu près dans la direction de cet axe. Pourtant, si la main gauche qui tient

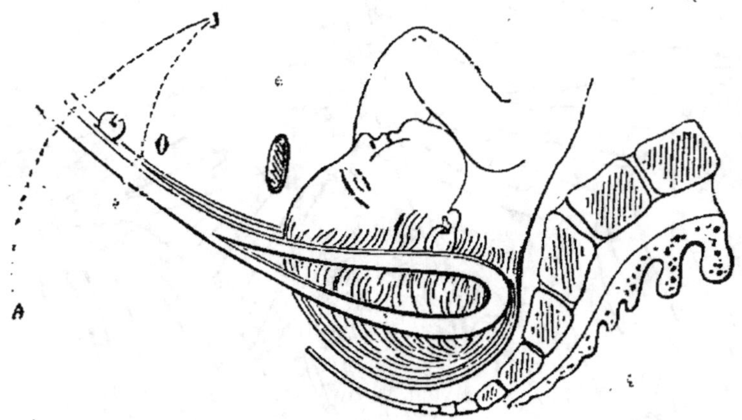

Fig. 156. — Manière de tirer dans le cas de position occipito-sacrée secondaire : commencer par élever le manche du forceps de O en I, tout en faisant des tractions directes, et, quand l'occiput a franchi le bord antérieur du périnée, abaisser l'instrument de I en A.

l'instrument au niveau de l'articulation des branches, au ras de la vulve, remplit bien son office, *tire bien par en bas, en même temps qu'un peu en arrière*, pendant que la main droite, placée à l'extrémité des manches, tire sur cette extrémité en la

pas, il ne reste qu'à dégager l'occiput par-dessus le bord antérieur du périnée, qui court alors de grands risques. Cette rotation devra toujours être tentée chez les primipares surtout.

portant d'abord en bas *et un peu en avant*, puis, à mesure que la tête descend, *de plus en plus haut*, — la main gauche seule tendant à abaisser les cuillers, — jusqu'au moment où les deux mains pourront se reporter près des manches et tirer alors en relevant peu à peu l'instrument jusqu'à placer les crochets en l'air, — il faudra bien convenir qu'on ne sera pas bien loin de tirer suivant l'axe du détroit supérieur (Pajot).

Quant à la possibilité de suivre assez exactement, dans les tractions avec le forceps, les axes de la partie moyenne de l'excavation, du détroit inférieur et de la vulve, elle ne fait l'objet d'aucun doute.

Il est des circonstances difficiles où l'accoucheur a besoin d'employer une force assez considérable pour faire descendre la tête. Néanmoins, il doit bien se garder de prendre un point d'appui sur le lit avec un pied et de se pendre en quelque sorte à l'instrument : *il faut qu'il tire des bras seulement*, les pieds restant toujours fixés solidement au sol.

Si, malgré des tractions énergiques et faites suivant une bonne direction la tête restait immobile, on devrait naturellement supposer ou un bassin rétréci ou une tête trop grosse, retirer le forceps, attendre quelques heures, réappliquer l'instrument, recommencer de fortes tractions mais toujours sans violence exagérée en tentant parfois d'imprimer à l'instrument un mouvement de rotation assez marqué à gauche ou à droite, et, si tout cela restait encore sans résultat, — l'état de la femme devenant alarmant, — se décider à pratiquer la perforation du crâne, et s'il le faut la céphalotripsie.

La tête dégagée, si l'extrémité des cuillers est encore dans la vulve, on doit désarticuler les

branches du forceps et les retirer l'une après l'autre, par un mouvement qui ramène chacune vers
l'aine du côté opposé, et non pas enlever l'instrument tout articulé ; on n'agit ainsi que lorsqu'on
voit clairement les becs des cuillers tout à fait en
dehors des parties génitales.

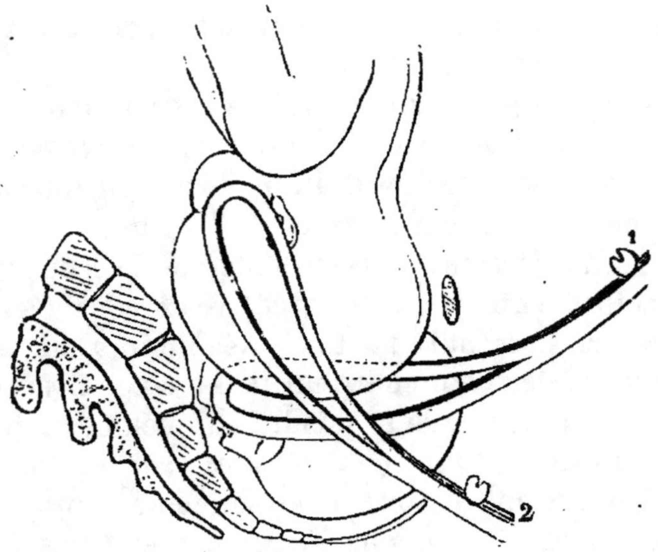

Fig. 157. — Sens dans lequel on doit tirer, suivant que la tête est
au haut ou au bas de l'excavation.

Enfin, quand la tête est dégagée et le forceps enlevé, si l'utérus n'a pas des contractions suffisantes,
et si l'on craint pour l'enfant qui a déjà trop souffert, on invite la femme à *pousser*, et saisissant la
tête entre les deux mains, l'une embrassant la
nuque, l'autre la face, on exerce des tractions lentes et progressives, par en bas, d'abord pour engager les épaules au détroit supérieur, et l'épaule
antérieure sous l'arcade du pubis, puis par en haut
pour dégager l'épaule postérieure. Le périnée court
presque autant de risques pendant ce temps de l'opé-

ration que pendant le dégagement de la tête, aussi devra-t-il être soutenu avec soin.

Si la rotation ou le dégagement étaient difficiles, on pourrait encore engager les indicateurs sous les aisselles en sens inverse, produire ainsi par un léger effort en sens contraire, la rotation qui fait défaut et terminer l'accouchement.

Telles sont les règles qui doivent présider à l'application du forceps, dans les cas les plus ordinaires. Il ne nous reste plus, maintenant, qu'à ajouter quelques mots sur la manière d'appliquer cet instrument dans certaines circonstances particulières.

1° *Présentation de la face.* — La tête étant encore au haut de l'excavation, si le menton est tourné en avant, on applique le forceps absolument comme dans le cas de présentation du sommet. Le menton ici remplace l'occiput ; c'est donc vers lui qu'on doit diriger le bord concave de l'instrument, et lui aussi qu'on doit amener à se dégager le premier sous les pubis. *On abaisse d'abord* le manche du forceps, jusqu'à dégagement du menton ; puis, *on relève ce même manche,* pour opérer le dégagement du reste de la tête en avant du périnée.

Lorsqu'au contraire le menton regarde en arrière, une seule application du forceps n'est généralement plus suffisante ; il en faut deux successives pour dégager la tête comme le fait habituellement la nature. Il en est de même dans les occipito-postérieures lorsque l'on veut ramener l'occiput en avant.

Si la face était déjà rendue au bas de l'excavation, sur le périnée même, on pourrait, au moyen d'un forceps *droit*, faire exécuter à la tête son grand mouvement de rotation *en un seul temps*, en agis-sant, toutefois, avec une certaine lenteur, pour ne pas brusquer la résistance de la colonne cervicale et laisser au tronc le temps de suivre un peu le mouvement imprimé à la tête.

Certains accoucheurs actuels pratiquent même cette manœuvre avec le forceps ordinaire, mais elle exige des mains particulièrement expérimentées, et nous estimons pour notre part, que ce n'est pas sans un certain danger pour les parties molles ma-ternelles, que la concavité des cuillers se trouvera dirigée vers la concavité du sacrum.

Quant au danger résultant de la torsion du cou de l'enfant, il a été beaucoup exagéré et les expériences de Tarnier, reprises par Ribemont sur des fœtus congelés, ont prouvé :

1° Que la torsion du cou se répartit sur toute l'étendue de la colonne cervicale, et les six à sept premières vertèbres dorsales ;

2° Loin de passer exclusivement ou principale-ment au niveau de l'articulation atloïdo-axoïdienne, la torsion n'est pas plus accusée pour les premières vertèbres cervicales que pour les dernières ;

3° En aucun point il n'y a de déformation ni d'aplatissement du canal rachidien ;

4° La moelle occupe le centre de ce canal, elle n'est donc exposée à aucune compression; mais elle subit une torsion sur son axe, parallèle à celle que subissent les vertèbres.

Le Dr F. Loviot (1) recommande dans les occi-

-----

(1) F. Loviot, *Des applications du forceps dans les va-riétés postérieures du sommet et de la face. (Annales de gynécologie*, octobre 1884.)

pito et mento-postérieures, un procédé qui devra toujours être tenté, et nous paraît bien supérieur à la rotation en un seul temps avec le forceps ordinaire.

La méthode que cet accoucheur préconise, consiste à transformer les variétés postérieures en variétés antérieures et se comporter ensuite d'après la règle classique.

Soit une o. i. d. p. dont la rotation ne peut se faire. La main gauche préalablement graissée sur ses deux faces sera introduite à l'exception du pouce dans les parties génitales, postérieurement, en suivant la courbure du sacrum, le coude de plus en plus abaissé à mesure que la main pénètre plus profondément dans le canal pelvien. On contourne ainsi la tête fœtale d'avant en arrière jusqu'à ce que la paume de la main embrasse dans sa concavité le pariétal postérieur, la main droite maintenant le fond de l'utérus comme dans le premier temps de la version (fig. 158). « La main ainsi placée, le bord radial de l'index se frayera un chemin entre la paroi postérieure de l'excavation et la tête, dont elle repoussera en avant de droite à gauche l'extrémité occipitale, jusqu'à ce qu'elle puisse prendre au niveau de la symphyse sacro-iliaque, la place abandonnée par l'occiput.

« L'accoucheur a pour ainsi dire creusé une loge que doit occuper la cuiller du forceps. »

Il est rare que l'occiput ne dépasse pas le diamètre transverse à la suite de cette manœuvre, l'o. i. d. p. se trouve transformée en o. i. d. a. et il n'y aura plus à faire qu'une application oblique droite de forceps, en introduisant, comme nous l'avons déjà dit, la branche droite la première en

regard de la symphyse sacro-iliaque droite et se
servant comme conducteur de la main gauche introduite déjà dans les parties génitales.

Le mécanisme sera le même pour la position
M. I. D. P. Dans les positions O. I. G. P. et M. I. G. P.
ce sera la main droite qui sera introduite dans
les parties génitales, et la branche gauche sera
appliquée la première, en regard de la symphyse
sacro-iliaque gauche.

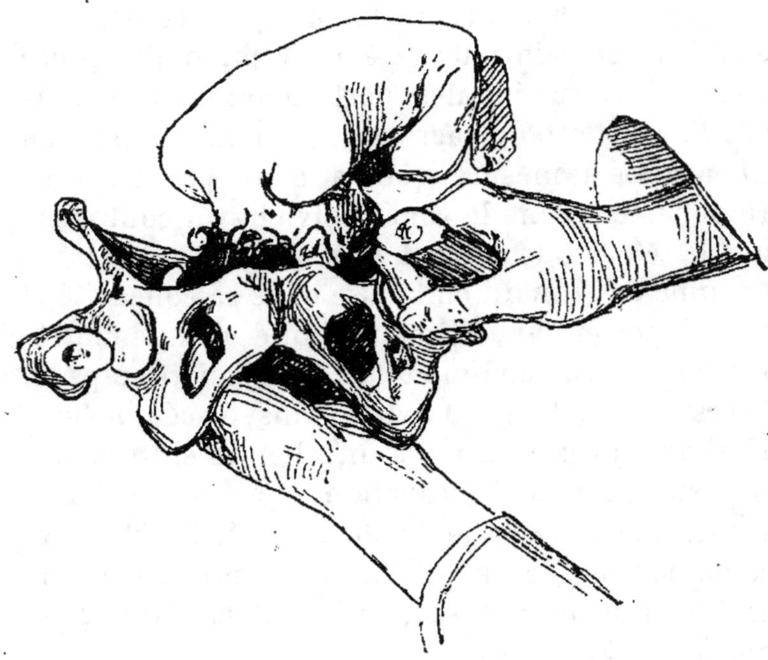

Fig. 158. — La main tout entière est dans le bassin, pour la clarté
de la figure, dans la plupart des cas, le pouce ne doit pas être
introduit (Loviot).

Par cette méthode comme le fait observer le Dʳ F.
Loviot, « la concavité des cuillers est toujours
tournée du côté que l'on veut ramener sous là
symphyse ; les tractions se font dans un sens qui
favorise le complément de flexion pour le sommet,

30.

de déflexion pour la face et par conséquent la rotation ; en outre, le chemin parcouru par les cuillers dans l'intérieur du bassin est beaucoup moindre, un huitième de circonférence par chaque cuiller au lieu de trois huitièmes ».

Ces différentes manœuvres, bien entendu, ne seront indiquées que lorsque l'on aura constaté l'impuissance des efforts naturels, ou que l'état de la mère ou de l'enfant réclameront l'intervention.

2° *Présentation de la base du crâne, l'enfant étant venu par les pieds et la tête étant restée enclavée quoi qu'on ait pu faire pour prévenir cet accident.* — Si la tête est arrêtée au détroit supérieur, l'application du forceps sera très difficile et il sera préférable de recourir à la méthode de Champetier de Ribes ; flexion par traction sur le maxillaire et pressions à travers la paroi abdominale sur la région frontale du fœtus, qui réussit le plus souvent. Malgré cela l'enfant succombe d'ordinaire, et c'est alors, si la manœuvre de Champetier n'a pas réussi, au céphalotribe qu'il faut recourir.

Mais l'opération ne présente plus à beaucoup près les mêmes difficultés, quand la tête est arrêtée dans l'excavation. On n'a alors qu'à faire relever ou abaisser fortement le tronc de l'enfant, suivant que l'occiput regarde en avant ou en arrière, et à procéder au placement des branches de l'instrument, d'après les règles établies plus haut (fig. 159).

Les cuillers seront introduites d'une façon générale sur le *plan sternal* de l'enfant, il n'y a d'exception que pour le cas où le menton se trouve en avant, la *tête étant défléchie*, dans lequel il y aura avantage à introduire les cuillers sur le plan dorsal (Grynfelt) (fig. 161). Fidèle à cette règle, si l'on

veut faire relever plus facilement le tronc du fœtus
sur les pubis de la mère, dans le cas où la face re-

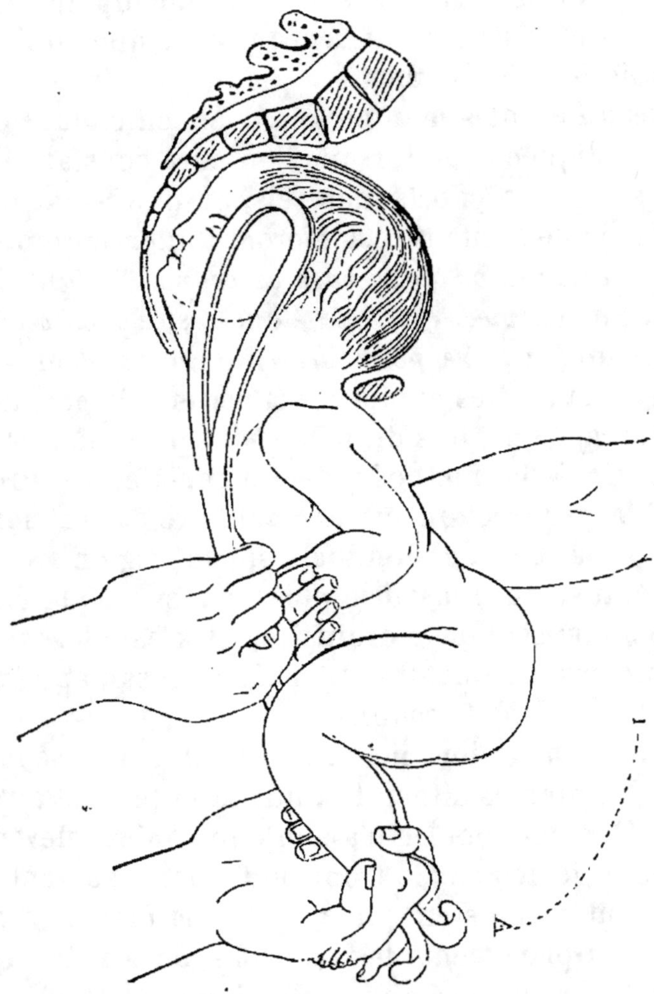

Fig. 159. — Manière de placer le forceps sur la tête se présentant
par la base, l'occiput en avant. Sens dans lequel il faut tirer, de
A en I.

garde en arrière, on a soin d'envelopper préalablement d'une serviette le tronc et les bras tout ensemble ; — quand au contraire, la face regarde en

avant, cette précaution est inutile : on n'a presque
qu'à abandonner le tronc à son propre poids pour

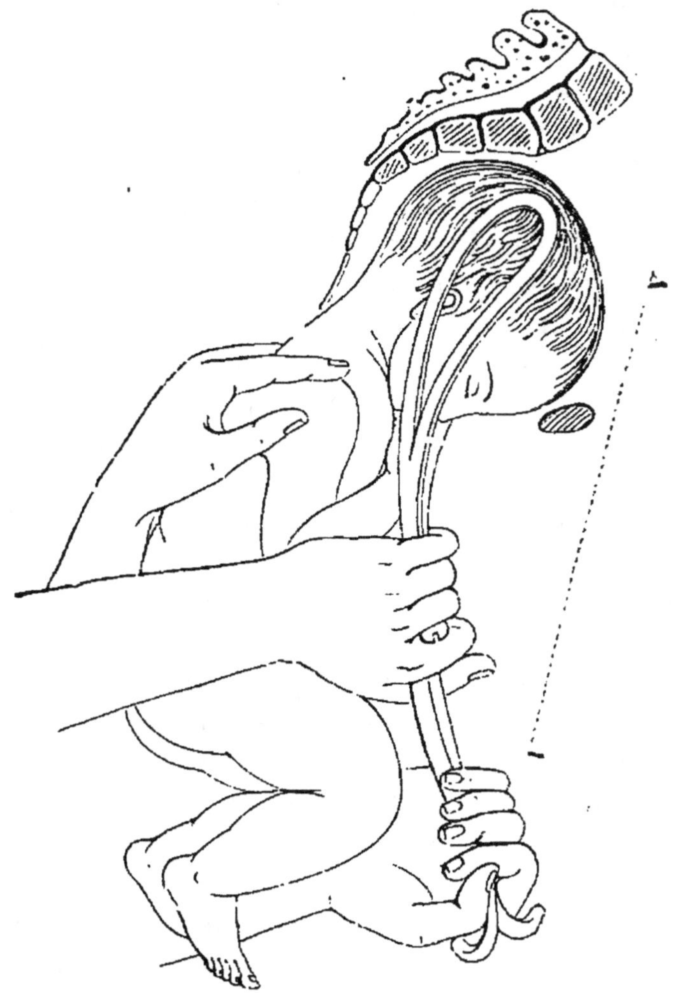

Fig. 160. — Manière de placer le forceps sur la tête se présentant
par la base, l'occiput en arrière. Sens dans lequel il faut tirer,
de A en I, c'est-à-dire vers soi et un peu de haut en bas.

qu'il s'abaisse suffisamment vers le périnée. — Une
fois la tête saisie (et nous la supposons restée à
l'état de flexion), si la face regarde le sacrum, on

tire *en avant, puis en haut* de la main gauche, qui
est au niveau des entablures, pendant qu'on relève peu à peu, de la main droite, le manche du
forceps, jusqu'à ce que les crochets soient en l'air
(fig. 159). Et, au contraire, si la face regarde les
pubis, on tire *par en bas* et *un peu en arrière* de
la main gauche, tout en abaissant le manche lui-
même, de la main droite (fig. 160) : car, dans ce
dernier cas, c'est le front et non l'occiput qui doit
être dégagé le premier. — Il n'en serait plus de
même, évidemment, si la tête se trouvait *défléchie*,
et si le menton était accroché par-dessus les pubis :
ce ne serait plus *par en bas* et *en arrière* qu'il faudrait tirer, comme tout à l'heure, mais *en avant*,
puis en haut, exactement comme lorsque la face re-
gardait en arrière, c'est-à-dire de A en I (fig. 159
et 161).

Dans ce dernier cas, s'il est nécessaire de recourir au forceps, ce ne sera pas, comme le fait
observer M. Grynfelt, sur le plan sternal du fœtus
qu'il faudra introduire les branches de l'instrument,
mais bien en passant sur le plan dorsal. Par cette
dernière voie, les cuillers arriveront à leur place
avec bien moins de difficultés qu'en suivant la première (1).

3° *Tête restée seule dans la matrice après détroncation.* — L'application, soit du forceps, soit
du céphalotribe, est ici assez difficile, à cause de
l'élévation de la tête, et surtout à cause de sa mobilité. Pour conduire sûrement les cuillers sur les

---

(1) Grynfelt, *De l'emploi du forceps pour extraire la
tête du fœtus, après la sortie du tronc.* (*Annales de gynécologie*, t. II et t. III.)

côtés de la tête, il faut, d'abord, faire fixer cette tête le mieux possible par les mains d'un aide intelligent, comprimant la région hypogastrique, ou

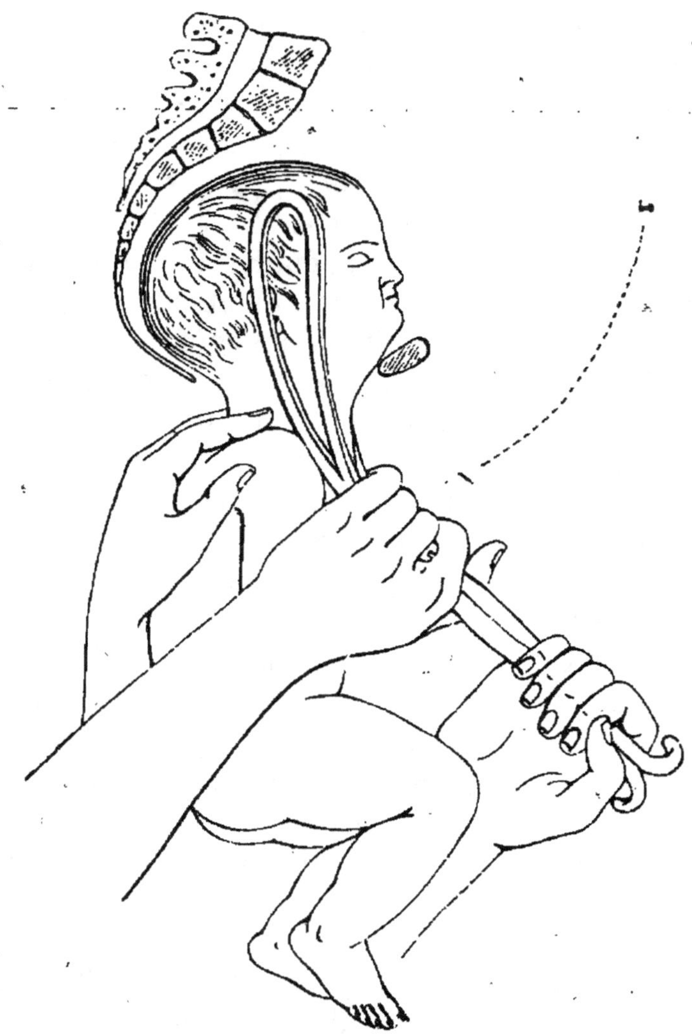

Fig. 161. — Sens dans lequel il faut tirer, de A en I, si le menton s'est arc-bouté sur les pubis.

bien employer le procédé du professeur Pajot qui consiste à introduire dans le trou occipital un petit bâtonnet sur le milieu duquel est fixée une corde de fouet.

En exerçant des tractions sur la ficelle, le bâtonnet se met en travers et la tête se trouve solidement maintenue. On introduit ensuite la main entière dans l'utérus pour servir de guide dans le placement des branches. Mais cette introduction des deux mains entières, l'une après l'autre, dans des parties fatiguées, gonflées, irritées par la longueur du travail et les tentatives d'extraction déjà faites, cause d'assez vives douleurs à la femme et l'expose évidemment à une inflammation consécutive. Or, c'est pour diminuer les souffrances et tout à la fois les chances d'inflammation, que Hatin se sert d'une seule main pour conduire, sans désemparer, les deux branches du forceps sur les côtés d'une tête arrêtée au-dessus du détroit supérieur. Le procédé de Hatin (fig. 162 et 163) consiste donc à introduire, par exemple, la main *gauche* entière dans la cavité utérine pour guider dans le placement des cuillers, et à ne se servir que de la main *droite* pour l'introduction des branches de l'instrument. Pendant l'introduction et le placement de la branche *gauche*, la main gauche, qui est dans la matrice, est tenue *en supination forcée*, et, au contraire, *en demi-pronation*, pendant l'introduction et le placement de la branche *droite*.

Or, pour opérer ce changement de position, cette main gauche n'a pas besoin de sortir de l'utérus; elle n'a besoin que d'être glissée *par derrière la tête*, pour passer d'un côté de cette tête à l'autre et, par suite, de la supination forcée à la demi-pronation. Si c'était la main *droite*, elle passerait de la demi-pronation à la supination forcée (fig. 162 et 163).

Quel que soit le procédé dont on se servira dans les diverses applications de forceps, quel que soit

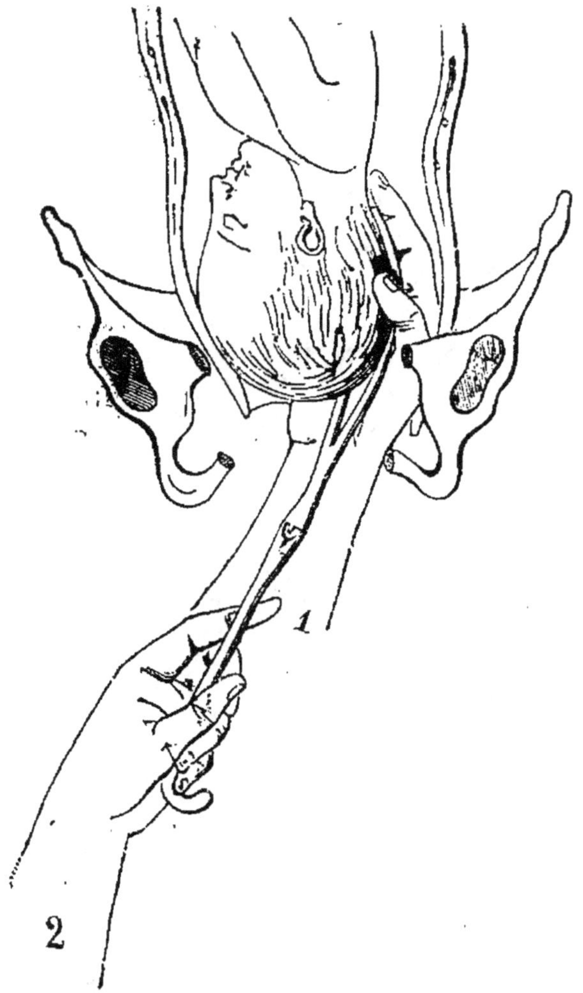

Fig. 162. — Procédé Hatin pour le placement des branches du forceps sur la tête encore mobile au-dessus du détroit supérieur (1).

l'instrument, et cela est aussi important pour le céphalotribe, nous croyons devoir répéter le con-

(1) Dans les figures 162 et 163, c'est la main *gauche* 2 qui tient les branches du forceps, et la main *droite* 1 qui les

seil sur lequel nous avons déjà insisté plus haut :
Il sera nécessaire de bien veiller à ce que l'aide

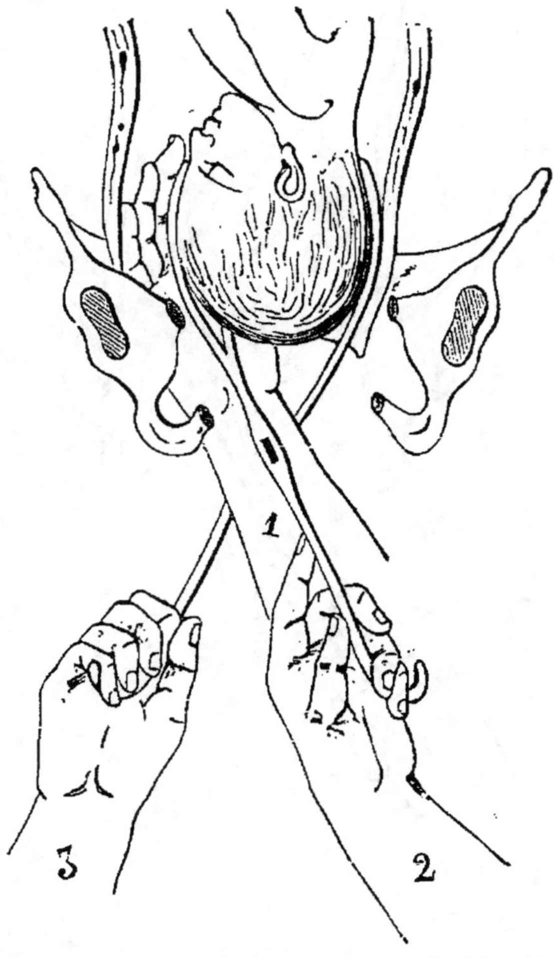

Fig. 163. — Procédé Hatin pour le placement des branches du forceps sur la tête encore mobile : 1, main droite faisant l'office de
conducteur ; 2, main gauche introduisant la branche droite ;
3, main d'un aide retenant en place la branche gauche déjà introduite.

conduit, sur les côtés d'une tête tenant encore au tronc. Malgré cela, ces figures n'en feront pas moins bien comprendre
le procédé.

chargé de tenir immobile le manche de la première
branche placée, n'en rapproche pas trop l'extrémité
de la ligne médiane, de peur d'un mouvement de
bascule qui porterait la tête du côté opposé et ren-
drait difficile sinon impossible, le placement de la
seconde branche.

Application du forceps du professeur Tarnier.

1° *Introduction des branches*. — La poignée transversale étant désarticulée et les tiges de traction
étant fixées aux branches de préhension par la
petite goupille sur laquelle elles font ressort, les
deux branches sont introduites suivant les mêmes
règles que celles du forceps ordinaire.

2° *Articulation*. — Elle se fait de la même façon
que dans le forceps ordinaire, seulement une fois
que les branches sont articulées, on assure la saisie de la tête à l'aide de la vis qui va d'une branche
à l'autre et que l'on serre modérément, puis dégageant avec le doigt les branches de traction en les
faisant passer par-dessus la goupille, on les engage
dans la poignée de l'instrument et on les fixe à
l'aide du verrou.

3° *Tractions*. — Les tractions s'exercent à l'aide
des deux mains fixées de chaque côté de la poignée
transversale. Les branches de préhension servent
alors d'aiguille indicatrice et il faut avoir soin, pendant toute la durée de l'extraction, de maintenir
les branches de traction a un centimètre des branches de préhension.

Une fois la tête arrivée à la vulve et l'*occiput bien
engagé sous l'arcade pubienne*, on saisit l'instrument à pleine main, près des cuillers en embras-

sant à la fois les branches de traction et de préhension, et on défléchit la tête lentement, en contrete-
nant si c'est nécessaire pour en empêcher la sortie
trop brusque (fig. 164).

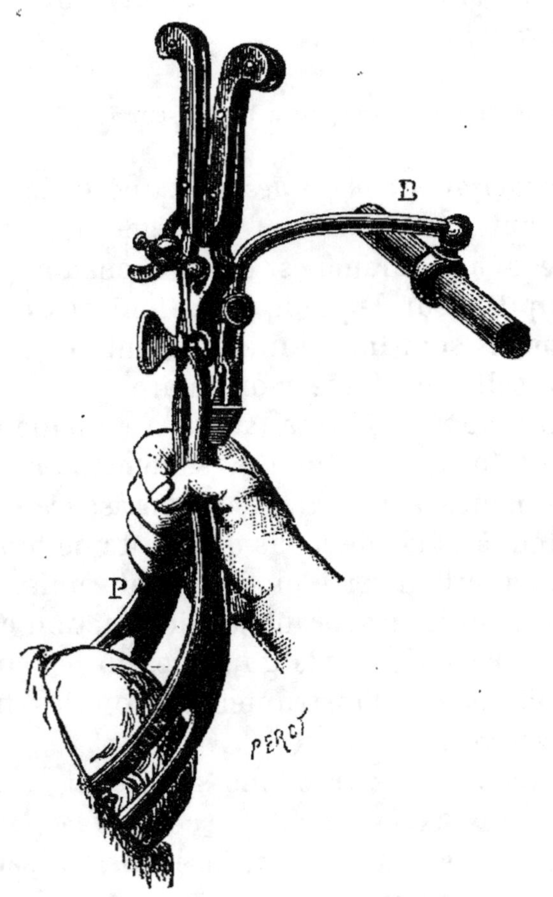

Fig 164. — Forceps saisi à pleine main par dessous et près
des cuillers.

La tête dégagée, si l'extrémité des cuillers est
encore dans la vulve, on désarticule l'instrument
en commençant par la poignée transversale, puis la
vis de pression et enfin le pivot.

On retire ensuite les branches dans l'ordre de leur introduction.

Les tractions avec le forceps de Tarnier seront aidées de petits mouvements de latéralité comme avec le forceps ordinaire.

Levier

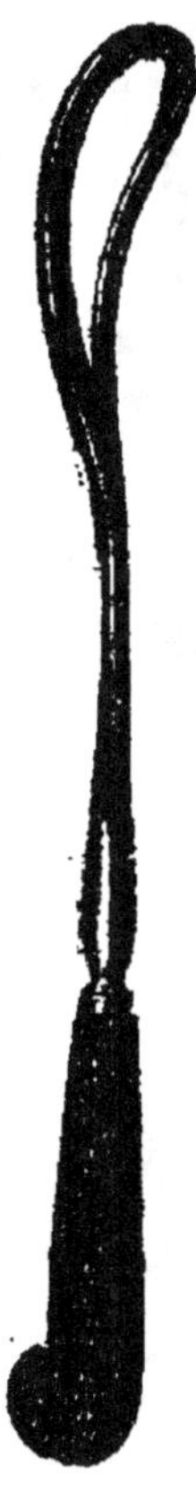

Fig. 165 — Levier de Baudelocque.

Le levier, inventé par Roonhuysen, a joué un grand rôle en obstétrique jusqu'à la fin du xviiie siècle; il est à peu près abandonné de nos jours. Il est cependant des circonstances où cet instrument peut rendre des services. Le levier actuel qui est encore le levier de Baudelocque, peut être assez exactement comparé à une branche de forceps droit (fig. 165).

On peut se servir du levier de deux façons différentes, soit comme levier du premier genre, soit comme levier du troisième genre. Dans le premier cas, le levier prend son point d'appui sur le pubis, dans le second la puissance est exercée au milieu soit par les mains de l'opérateur, soit par un lien sur lequel on tire. (Levier de Hubert de Louvain; fig. 166.)

Les principales indications du levier sont les suivantes :

1° Présentations inclinées du sommet (abaisser la région);

2° Flexion insuffisante de la tête (abaisser l'occiput);

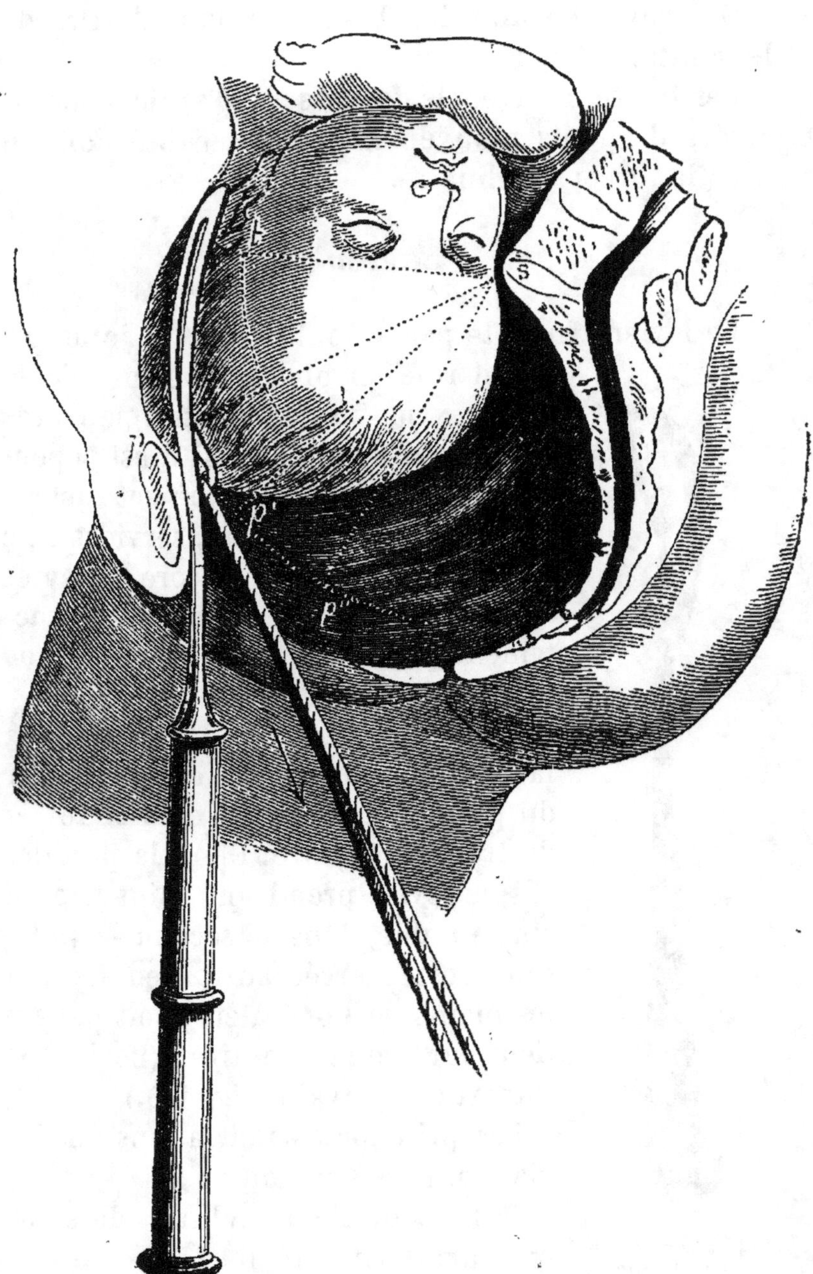

Fig. 166. — Levier de Hubert fils.

3° Présentation de l'extrémité céphalique, avec rétrécissement modéré du bassin (il comprime la tête dans le sens antéro-postérieur et réduit le diamètre bipariétal).

Règles d'application. 1° La femme doit être mise en position obstétricale, la vessie et le rectum vidés comme avant toute opération ;

2° Le manche de l'instrument sera garni de linge ou de caoutchouc pour éviter des pressions dangereuses ;

3° Le levier sera introduit comme une cuiller de forceps ;

4° Il sera toujours appliqué en avant entre le pubis et la tête ;

5° On pourra prendre le point d'appui sur l'arcade pubienne *(levier du premier genre)* ou bien le saisir près de la vulve en le repoussant en arrière pour éviter les contusions de l'urèthre *(levier du troisième genre);*

6° Outre son action de levier, cet instrument peut être encore utilisé comme agent de traction, malheureusement il glisse facilement.

En résumé, le levier ne peut être comparé au forceps comme instrument de traction, mais à en juger par les expériences de Boddaert, de Tarnier, de Fabri, il présenterait des avantages comme instrument de réduction ; ce qui a fait dire à Jacquemier que si le forceps n'a pas réussi, avant de recourir à la craniotomie, on doit essayer le levier ; mais, comme le fait judicieusement observer le Dr Charpentier, après des applications réitérées de forceps, alors que le fœtus est le plus souvent déjà fortement compromis, n'est-il pas imprudent de soumettre la mère au nouveau traumatisme du

levier, et ne vaut-il pas mieux sacrifier résolument
l'enfant ?

Crochet mousse

Le crochet mousse est un instrument destiné à
exercer des tractions sur le fœtus vivant ou mort,
sur le fœtus vivant *c'est un instrument dangereux* à
cause de la surface limitée sur laquelle porte son
action ; dans le cas de mort du fœtus, lorsqu'il
s'agira surtout de pratiquer l'embryotomie, le crochet mousse rendra les plus grands services en
rendant accessible la partie fœtale.

Sur le fœtus vivant, le crochet mousse se place
dans l'aisselle ou dans *l'aine* ; dans l'aisselle, pour
faciliter la sortie des épaules, son emploi devra être
très exceptionnel et les doigts devront toujours lui
être préférés.

On pourra appliquer le crochet dans l'aine, lorsque le siège sera trop engagé pour permettre d'aller
chercher les pieds, et que les doigts seront impuis-
sants à amener la descente du siège (fig. 167).

Sur le fœtus mort, le crochet pourra être appliqué suivant les circonstances en des points divers,
de façon à rapprocher la partie fœtale le plus près
possible de l'opérateur.

Voici les règles formulées par Emile Bailly pour
l'application du crochet mousse :

Le crochet doit toujours être appliqué sur le membre antérieur.

La parturiente sera placée en position obstétricale, le crochet étant tenu d'une main, l'autre sera
introduite dans les parties génitales pour servir de
guide à l'instrument. On fera ensuite pénétrer le

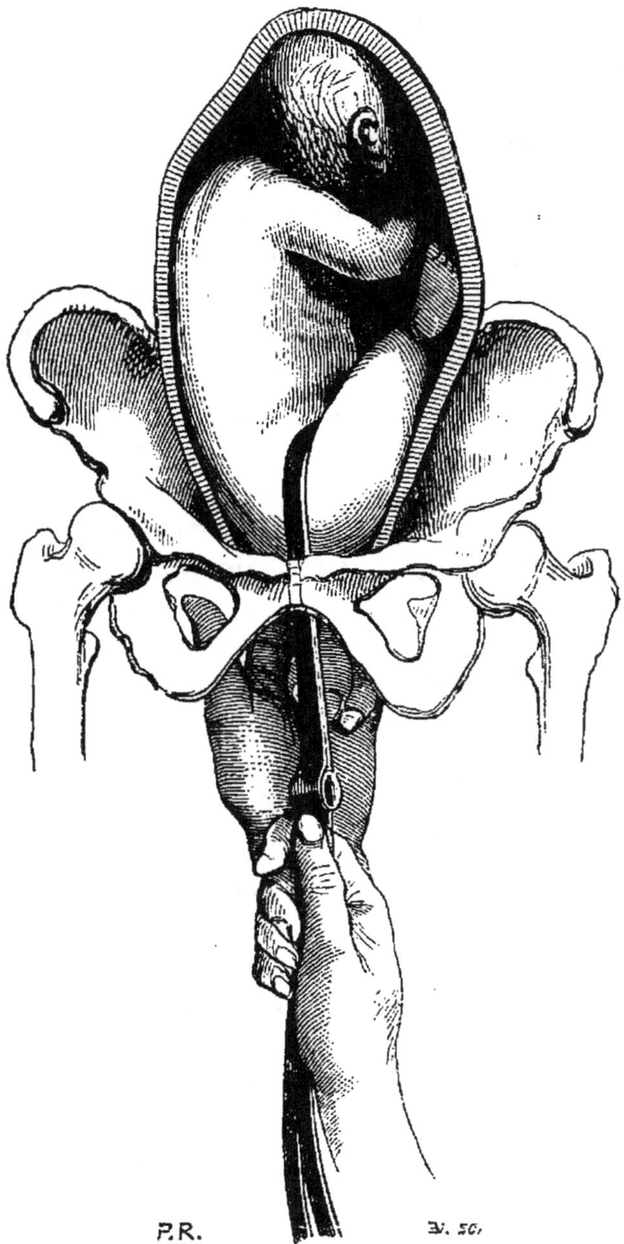

Fig. 167. —Emploi du crochet mousse pour forcer le siège à s'engager régulièrement (Émile Bailly).

crochet à plat entre la paroi antérieure du bassin et la hanche correspondante du fœtus ; lorsqu'il aura dépassé l'aine on lui imprimera un mouvement de rotation dé façon à placer l'anse perpendiculairement à la cuisse qui se trouvera saisie dès qu'on retirera un peu l'instrument.

A ce moment, il est de la plus haute importance de s'assurer au moyen du doigt conduit entre les membres inférieurs de l'enfant, que le bouton du crochet a dépassé le bord interne de la cuisse et ne porte pas sur le sillon inguinal. En tirant on pourrait enfoncer le triangle de Scarpa.

La cuisse bien saisie, on tire lentement, sans brusquerie, pour ne pas léser les parties molles ou le fémur lui-même. Les tractions doivent être dirigées suivant l'axe de l'excavation, et lorsque le siège est amené à la vulve on enlève le crochet pour lui substituer les doigts.

Craniotomie ou perforation du crâne

La *craniotomie* est une opération qui a pour résultat la perforation de la boite cranienne, afin de permettre l'écoulement de la matière cérébrale et de réduire par là les diamètres de la tête. Ce n'est point un moyen direct d'extraction ; c'est tout simplement un moyen de réduction, mais un moyen de réduction très efficace. Aussi, dans certains cas, avons-nous vu P. Dubois se contenter de pratiquer la craniotomie, laissant ensuite aux contractions utérines, si elles étaient assez énergiques, le soin d'amoindrir la tête, en faisant écouler la matière encéphalique.

La craniotomie s'exécute avec les ciseaux de

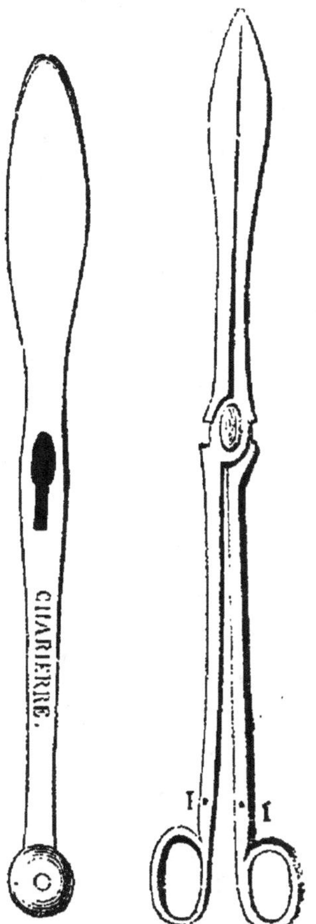

Fig. 168. — Ciseaux de Smellie à gaine protectrice.

Cet instrument est composé de deux lames dont les tranchants fonctionnent en sens inverse des ciseaux ordinaires et qui, réunies à leur extrémité en forme de pointes, servent de perforateur; une gaine en maillechort, échancrée au milieu A, se fixe sur l'articulation B des ciseaux, et se trouve maintenue dans deux petits trous I, I près des anneaux, et couvrant parfaitement les tranchants et la pointe, rend l'instrument complètement mousse; cette gaine se retire facilement quand l'instrument est placé.

Fig. 169. — Perce-crâne de M. Blot. — Cet instrument se compose de deux lames A superposées glissant l'une sur l'autre, dont le tranchant de chacune est protégé par le dos de chaque lame; les pointes sont en forme de poinçon; on tient l'instrument par le manche B en protégeant la pointe avec son doigt, et les lames sont écartées au moyen de la bascule D. On démonte l'instrument comme les ciseaux en les détachant du tenon B.

Fig. 169.

Smellie (fig. 168), ou le perce-crâne de H. Blot (fig. 169), ou les ciseaux de Nægelé (fig. 170), ou, au besoin , avec n'importe quel instrument tout à la fois solide, piquant et un peu tranchant vers la pointe. Le meilleur des perce-crâne est à notre avis celui de Blot, car il ne risque pas de léser les parties molles de la mère ou les doigts de l'opérateur.

Voici comment se pratique l'opération (fig. 171).

La femme étant placée comme s'il s'agissait d'une application de forceps, c'est-à-dire sur le bord de son lit et le périnée tout à fait en dehors, on engage la main gauche, moins le pouce, dans le vagin, les quatre doigts disposés en cône, et, dès qu'on sent à nu la tête de l'enfant, on relève s'il le faut, la moitié antérieure du col et on glisse la lame du perce-crâne, quel qu'il soit, dans le vide résultant de l'arrangement des doigts et à raser exactement la face palmaire de ceux-ci. S'il se trouve sous la pointe de l'instrument une fontanelle ou une suture, tant mieux, la ponction sera des plus faciles; un coup sec suffira pour entrer dans le crâne. Mais il n'y a pas à se laisser déconcerter, si c'est un os qu'on rencontre au centre de l'orifice utérin : on applique sur lui la pointe du perce-crâne *le plus perpendiculairement possible à sa surface, ayant soin, à cet effet, d'abaisser le manche de l'instrument jusqu'à déprimer le bord antérieur du périnée,* et, par une forte

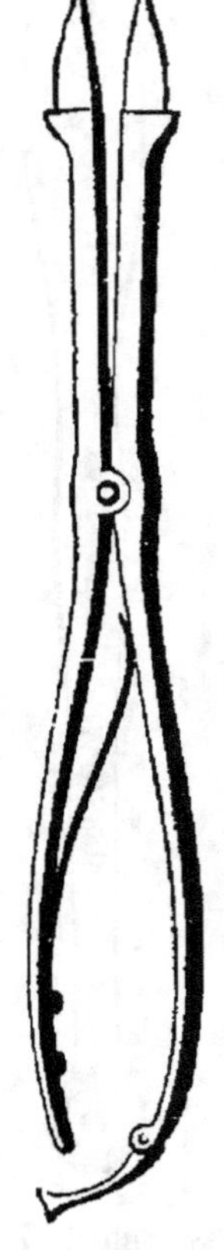

Fig. 170. — Ciseaux de Nægelé.

pression combinée de petits mouvements de rotation à droite et à gauche, on pénètre dans la cavité crânienne. La sensation d'une résistance vaincue et

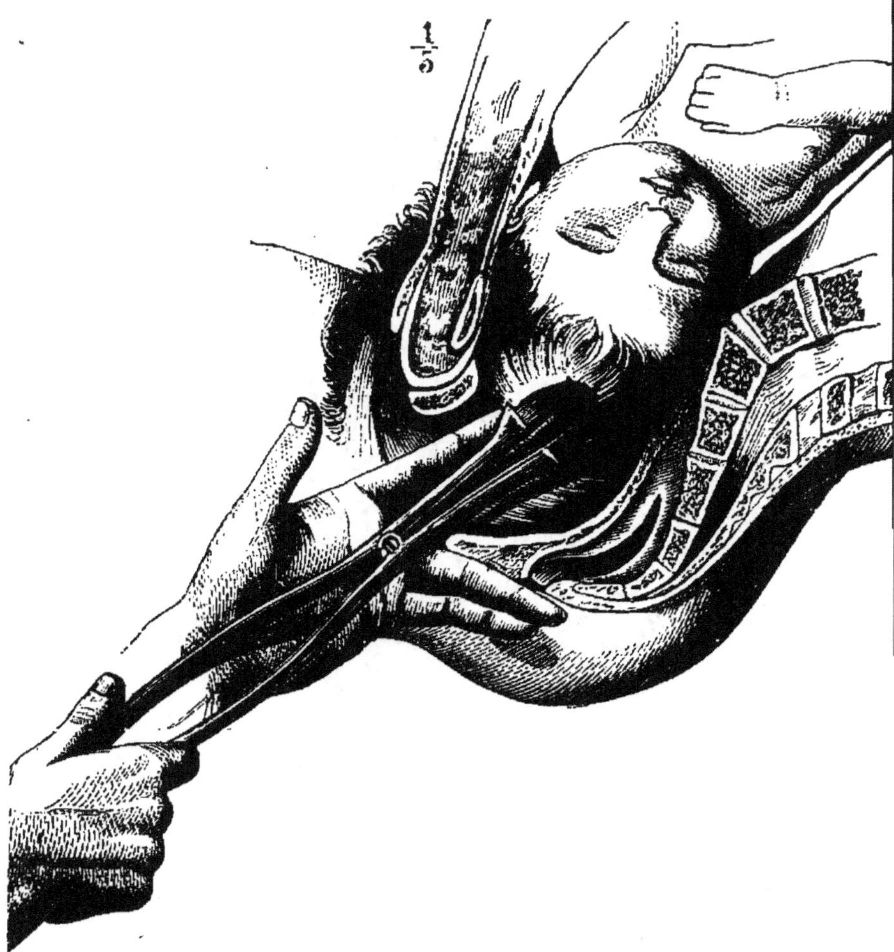

Fig. 171. — Perforation du crâne par le sommet.

la sortie d'un mélange de sang noir et de pulpe cérébrale avertissent l'opérateur qu'il a bien pénétré où il le fallait. Alors, il n'y a plus qu'à écarter les lames du céphalotome et à leur imprimer quelques mouvements de circumduction pour broyer le cer-

veau ; après quoi, on retire l'instrument, en protégeant toujours le vagin avec la main conductrice.
S'il paraissait nécessaire d'agrandir l'ouverture, on
retirerait le perce-crâne les lames ouvertes.

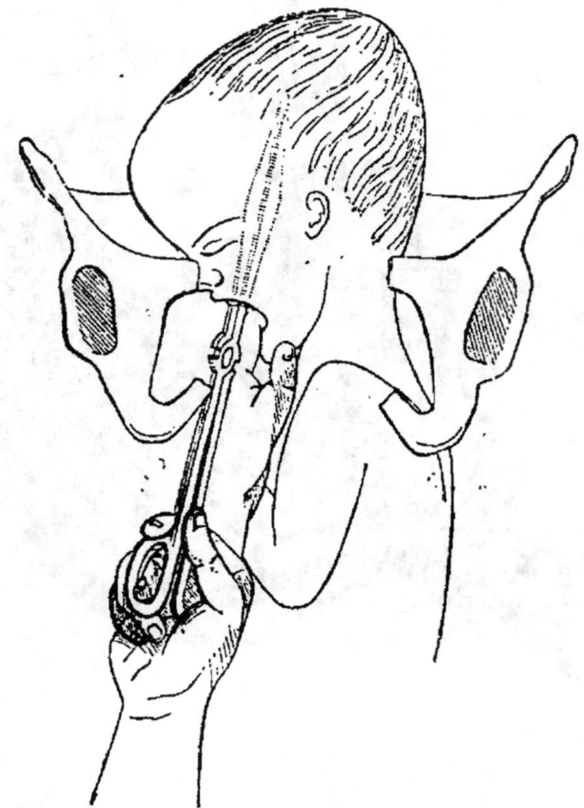

Fig. 172. — Perforation du crâne par la voûte palatine.

Cela fait, si le rétrécissement du bassin n'est pas
très considérable, si le diamètre sacro-pubien n'a
pas moins de 8 centimètres 1/2, on essaye d'abandonner le reste du travail à la nature, quitte à aider
celle-ci avec le forceps, si elle est impuissante.
Mais, si le diamètre rétréci du bassin a moins de
8 centimètres, on fait suivre de suite la perforation
du crâne de l'application du céphalotribe.

« La perforation du crâne, quand la tête se présente par le sommet, est une opération facile et qui n'expose nullement la femme. Mais il n'en est plus de même dans le cas où la tête, après l'extraction du tronc, se trouve arrêtée au détroit supérieur rétréci ; alors, la perforation est difficile et peut être dangereuse pour la mère, si l'on veut percer le crâne par l'occiput ou par le front. En effet, agissant sur ces parties, l'instrument n'est pas dirigé perpendiculairement à leur surface, et, comme ces parties résistent plus que ne le fait habituellement le sommet, la pointe du céphalotome peut glisser et aller blesser les organes maternels. Il vaut mieux, à l'aide de deux doigts introduits dans la bouche, abaisser fortement la mâchoire inférieure et faire alors pénétrer le perce-crâne dans la masse cérébrale, en perforant la voûte palatine (fig. 172). Par ce procédé, on peut agir perpendiculairement, et, dans tous les cas, on n'a pas de glissement à craindre. » (Chailly.)

Enfin, si la tête se présentait par la face, on choisirait nécessairement l'orbite le plus accessible, comme point d'introduction de l'instrument perforateur, et l'on arriverait par là dans le crâne presque aussi facilement qu'en passant au travers d'une fontanelle.

Céphalotripsie

Quand le bassin rétréci n'a pas moins de 8 centimètres, la perforation du crâne, suivie de l'application du forceps, peut parfois suffire au dégagement de la tête, réduite de beaucoup par l'évacuation de la matière cérébrale. Mais, lorsque le

plus petit diamètre du bassin a moins de 8 centimètres, il faut nécessairement ajouter à la craniotomie l'action du *céphalotribe*, espèce de forceps
dont les branches sont très fortes, les cuillers longues, étroites, fenêtrées ou non, et les manches munis à leur extrémité, pour le rapprochement des

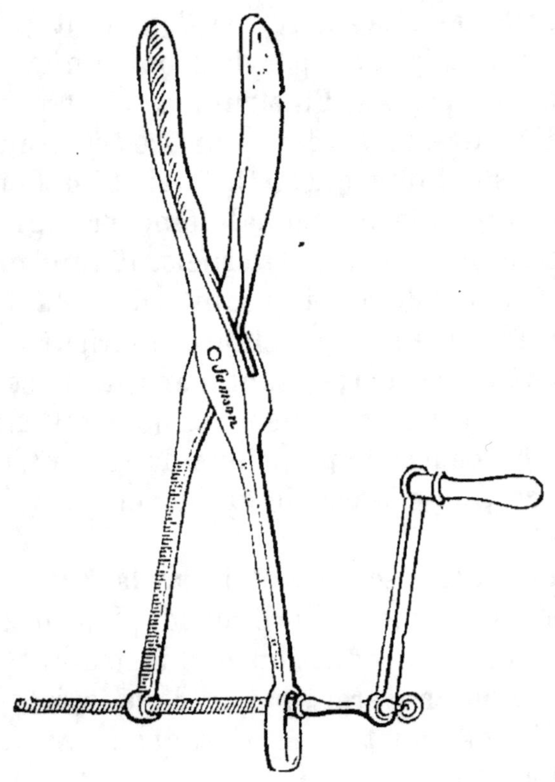

Fig. 173. — Céphalotribe à manivelle, de A. Baudelocque.

Instrument volumineux, difficile à appliquer, exigeant un trop grand
écartement des cuisses de la femme pour le jeu facile de son mécanisme, et aujourd'hui complètement abandonné.

cuillers, d'un mécanisme puissant, soit vis à manivelle (fig. 173) soit tige à pas de vis, munie d'un
écrou à ailettes (fig. 174) soit lanière de cuir qui

s'enroule (fig. 175); soit chaîne à crémaillère avec clef à pignon (fig. 177).

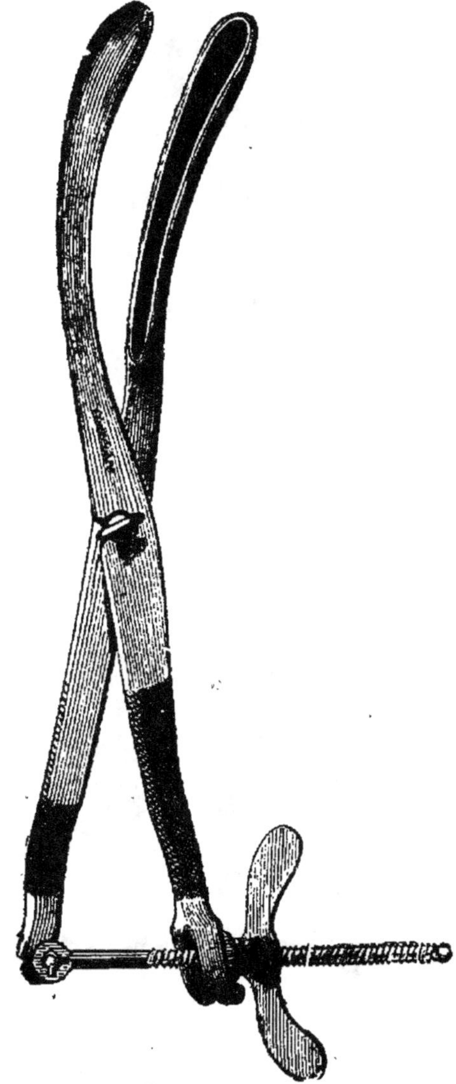

L'application du céphalotribe se fait suivant les mêmes règles que l'application *directe* du forceps. Seulement, il est bon de redoubler de précautions à cause de la longueur, du poids et de la force de l'instrument. Qu'on se figure les désordres que l'on produirait en pinçant maladroitement la paroi utérine en même temps que la tête du fœtus. Il faudra donc guider avec le plus grand soin chacune des branches du céphalotribe jusque dans l'utérus, *les doigts étant bien sûrement engagés entre le pour-*

Fig. 174. Céphalotribe de Blot. — La grande manivelle de Baudelocque a été remplacée par une vis à larges filets et indépendante, que l'on articule sur la branche gauche de l'instrument, en l'engageant, parallèlement à l'axe de cette branche, dans le clou en forme de T qui y est rivé solidement. Cette vis est placée ensuite à angle droit sous la branche droite, et un volant léger, proportionné à une force moyenne, roule sur cette même vis pour serrer à volonté les deux branches du céphalotribe.

tour du col et la tête fœtale. C'est là un précepte d'une importance capitale.

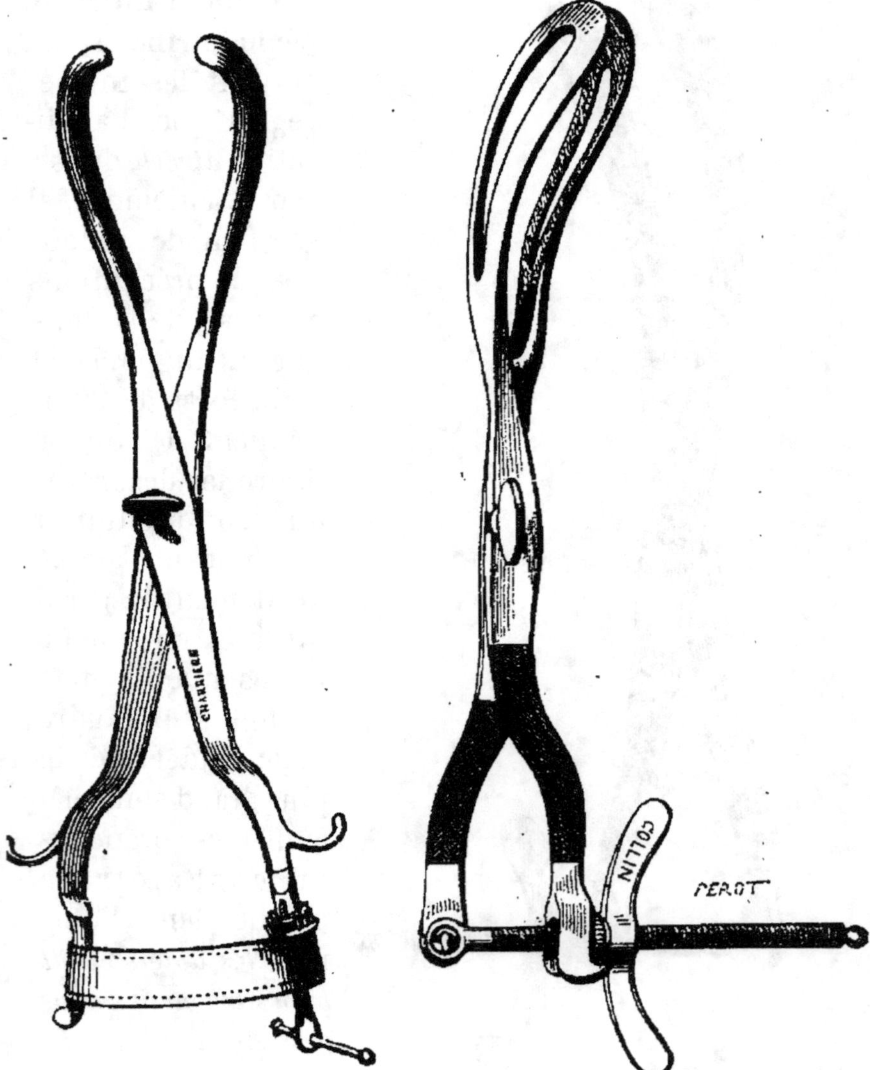

Fig. 175. — Céphalotribe de Chailly fonctionnant à l'aide d'une courroie en cuir qui s'enroule sur un treuil à crémaillère et à cliquet ; deux crochets pour faciliter la traction ont été ajoutés à l'extrémité des cuillers.

Fig. 176. — Céphalotribe de Bailly, à mors fenêtrés.

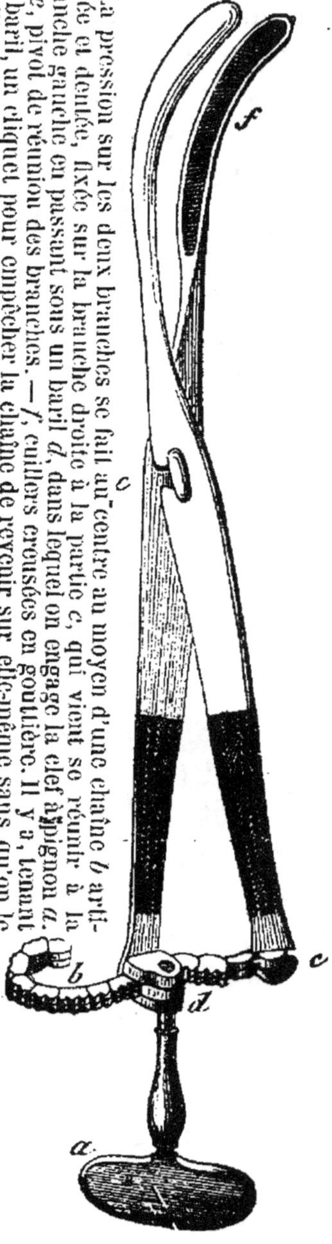

Soins préliminaires.
— La femme sera placée en position obstétricale, deux aides-maintiendront les jambes, un confrère si cela est possible, sera préposé au chloroforme, et un aide expérimenté aura pour mission de maintenir la tête solidement fixée au détroit supérieur par des pressions exercées à travers la paroi abdominale.

La vessie et le rectum auront été préalablement vidés.

Antisepsie rigoureuse des mains, des instruments et du conduit vulvo-vaginal.

Introduction et placement des branches. — Les deux branches seront directement placées, l'une à gauche, l'autre à droite du bassin.

On commencera par la branche gauche en obéissant aux mêmes règles que pour le for-

La pression sur les deux branches se fait au centre au moyen d'une chaîne *b* articulée et dentée, fixée sur la branche droite à la partie *c*, qui vient se réunir à la branche gauche en passant sous un baril *d*, dans lequel on engage la clef à pignon *a*. — *e*, pivot de réunion des branches. — *f*, cuillers creusées en gouttière. Il y a, tenant au baril, un cliquet pour empêcher la chaîne de revenir sur elle-même sans qu'on le veuille.

Fig. 177. — Céphalotribe de Depaul, modifié.

ceps, agissant avec plus de douceur encore si c'est possible et dans l'intervalle des contractions ; la main opposée à celle qui tient la branche sera introduite toute entière sauf le pouce, dans les parties génitales. L'aide, pendant ce temps, maintiendra solidement la tête avec ses deux mains, pour qu'elle n'abandonne pas le détroit supérieur après le placement de la première branche ; c'est là une précaution tout à fait indispensable. On n'oubliera pas non plus que les branches devront être profondément introduites de façon à saisir la tête *jusqu'à sa base*, et qu'en outre, il faudra porter fortement par en bas, vers le périnée, les manches de l'instrument si l'on veut saisir la tête aussi haut que possible, et ne pas s'exposer à la voir fuir en avant des mors de l'instrument dès qu'on commencera le broiement. Les manches du céphalotribe seront portés d'autant plus par en bas que le rétrécissement sera plus considérable.

2º *Articulation.* — La tête étant saisie suivant l'un de ses diamètres, n'importe lequel (et l'écartement des branches de l'instrument suffit seul à indiquer si les mors sont bien placés ou non), on procède à l'articulation comme dans le forceps, et l'on établit le mécanisme de compression, *crémaillère* ou *vis de Blot* suivant l'appareil dont on se sert.

3º *Broiement.* — Pendant ce temps de l'opération, l'aide qui maintient la tête l'empêchera de fuir au-devant de l'instrument. Les branches du céphalotribe seront rapprochées avec lenteur, en s'arrêtant de temps en temps, jusqu'à ce que les manches arrivent en contact.

Si l'on a suivi le précepte de P. Dubois, qui veut qu'on fasse toujours précéder l'application du céphalotribe de la perforation du crâne, on voit, après quelques tours de clef ou de volant, la pulpe cérébrale s'échapper de la vulve et annoncer que le broiement de la tête se fait bien.

4° *Extraction*. — Lorsque les branches sont aussi rapprochées que possible, on attend quelques minutes, puis on imprime à l'instrument, un mouvement de rotation à droite ou à gauche, pour placer le diamètre réduit de la tête dans le sens du diamètre rétréci du bassin, et l'on exerce alors d'assez fortes tractions, suivant l'axe général du canal vulvo-utérin.

Ces tractions doivent être lentes, soutenues, combinées avec de petits mouvements de latéralité; elles doivent être faites avec ménagement, car il serait possible que quelques pointes osseuses eussent transpercé les téguments du crâne et menaçassent les parties maternelles de dilacérations plus ou moins graves.

C'est pour éviter le danger de semblables dilacérations, soit du col de l'utérus, soit du vagin, par des esquilles craniennes, que M. Pajot a proposé une nouvelle méthode de céphalotripsie, sous le nom de *céphalotripsie répétée*. Il supprime d'abord la perforation du crâne, si le bassin a moins de 5 centimètres, parce que, selon lui, les avantages que cette perforation présente dans les rétrécissements moyens disparaissent dans les rétrécissements extrèmes. Dans ces derniers, les mors du céphalotribe n'atteignent facilement que le sommet du crâne engagé dans le haut de l'excavation ; ils y creusent leur empreinte de chaque côté, et, dans les applications suivantes, ces empreintes seront un obstacle au glissement des becs de l'instrument, si, ce qui arrive souvent, on n'a pas pu faire exécuter à la tête la rotation dont nous avons parlé plus haut; — puis, il supprime aussi le quatrième temps de l'opération *(l'extraction)* et répète, au contraire, le troisième temps *(le broiement)* jusqu'à quatre, cinq et six fois s'il le faut. *Plus d'extraction*, mais, par contre, *deux à trois séances de broiement*, à deux ou trois broiements par séance. Ainsi donc, M. Pajot broie la tête dans le sens où il l'a d'abord saisie, et, avant de desserrer l'instrument, il imprime à cette tête un mouvement de rotation assez marqué, à droite ou à gauche, suivant la position reconnue, pour offrir aux mors du céphalotribe un nouveau diamètre du crâne à réduire. Et cela fait, il desserre les branches de l'instrument, les désarticule et les retire ; mais c'est pour les réappliquer immédiatement. Grâce à la rotation imprimée tout à l'heure à la tête, il saisit celle-ci par un autre diamètre que la première fois, la broie de nouveau, et après avoir imprimé un second mouvement de rotation, retire encore l'instrument et suivant les cas procède de suite à un troisième broiement. La première séance est alors terminée et le professeur Pajot abandonne le travail à la nature pendant deux ou trois heures.

Au bout de ce temps, si l'accouchement n'est pas en train de se faire spontanément, il procède à une seconde séance de deux ou trois broiements et abandonne de nouveau le travail à lui-même pendant deux ou trois heures, après quoi, si cela est nécessaire, il procède à une nouvelle séance. Le nombre des séances variera évidemment suivant le degré du rétrécissement et aussi selon l'énergie des contractions utérines.

Deux séances ont suffi souvent à M. Pajot quand le rétrécissement n'était pas extrême, mais aussi, dans le cas contraire il a été obligé d'aller jusqu'à trois et même quatre séances à trois broiements chaque, et cela sans qu'il survînt aucun accident.

L'expérience ayant démontré : — 1° qu'il est sage, si rien ne s'y oppose, de livrer l'expulsion du produit, une fois la réduction de la tête opérée, aux seules forces de la nature ; 2° que le céphalotribe, à l'inverse du forceps, est un excellent instrument de réduction, mais un très mauvais agent d'extraction ; 3° que, dans le cas où il a pu saisir assez solidement la tête une fois broyée, le col de l'utérus et le vagin, pour peu que le rétrécissement soit considérable, sont exposés, pendant les tractions, à des dilacérations toujours fàcheuses ; la méthode que nous venons de décrire succinctement est appelée à rendre de grands services, et tout accoucheur habile retirera de ce nouveau mode opératoire les mêmes avantages que M. Pajot lui-même, qui l'a appliqué plusieurs fois, avec un succès complet (1), même dans des cas où l'opération césarienne paraissait devoir être l'unique ressource (rétrécissement porté à moins de 5 centimètres, l'enfant étant à terme). Mais s'ensuit-il qu'il faille rejeter entièrement la méthode ancienne ? Non, sans doute ; car, si cette dernière expose, dans quelques circonstances, les parties génitales à une plus vive inflammation, elle est aussi plus expéditive ; et il n'est certes pas indifférent pour la femme,

(1) Sur huit cas de céphalotripsie répétée sans tractons, le professeur Pajot a obtenu six succès, et des deux femmes qui ont succombé, l'une avait une rupture utérine avant l'arrivée de l'opérateur.

si elle a déjà beaucoup souffert, que l'accouchement, pour sa terminaison, exige encore huit ou dix heures au lieu d'une seule.

Si, une fois la tête dehors, le tronc résistait, ce qui arrive souvent dans les angusties pelviennes extrêmes, le céphalotribe serait réappliqué sur le thorax et même, s'il le fallait, sur le bassin.

Nous conseillerons, cependant, avant d'appliquer le céphalotribe sur le tronc, de recourir à la manœuvre du Dr Ribemont-Dessaignes, qui consiste à aller à la recherche du bras postérieur, à le défléchir, en fracturant l'humérus au besoin, et si l'extraction d'un seul bras ne suffit pas, agir de même pour le bras antérieur; il est bien rare qu'en exerçant des tractions en même temps sur la tête et les deux bras défléchis le tronc ne sorte pas ensuite facilement (1).

Nous reviendrons plus loin sur cette manœuvre beaucoup plus inoffensive qu'une nouvelle application de céphalotribe.

Quelques accoucheurs ont eu recours avec avantage à la version pelvienne, immédiatement après avoir écrasé la tête du fœtus, aussi bien que possible, par deux ou trois applications rapprochées du céphalotribe. M. le docteur Bertin a commenté les faits de ce genre qui ont été publiés, et il en a tiré cette conclusion, que c'est là une méthode opératoire destinée à rendre de grands services. Mais, évidemment, elle ne sera applicable que dans des cas de rétrécissement médiocre, permettant l'introduc

(1) Ribemont-Dessaignes, *Note sur une manœuvre destinée à favoriser l'extraction du tronc du fœtus dans la basiotripsie.* (*Annales de Gynécologie,* août 1886.)

tion de la main dans l'utérus. Pour notre part, nous lui préférons de beaucoup la manœuvre de Ribemont que nous venons d'indiquer sommairement.

Parfois, après la sortie du tronc (soit version, soit accouchement spontané par le siège), la tête est arrêtée au détroit supérieur par un rétrécissement. On essaye d'amener le fœtus par de fortes tractions, puis par le forceps; mais on n'y réussit pas, soit que le rétrécissement soit trop serré, soit que le tronc du fœtus remplissant l'excavation empêche l'application régulière de l'instrument, et dans ce dernier cas il sera encore plus difficile d'appliquer le céphalotribe.

On a conseillé, dans ces cas particuliers, de détronquer d'abord l'enfant pour débarrasser le conduit vulvo-utérin et d'appliquer le céphalotribe sur la tête restée seule dans l'utérus.

Mais le défaut de fixité de la tête, après la détroncation, rend difficile l'exacte application des mors du céphalotribe sur les extrémités d'un diamètre céphalique quelconque.

Fixer la tête restée seule au détroit supérieur d'un bassin très rétréci, de façon à pouvoir placer régulièrement les mors du céphalotribe, est, dit M. Pajot, l'une des grandes difficultés de la pratique obstétricale. On sait, en effet, que les mains de l'aide le plus intelligent, appliquées sur l'hypogastre, n'arrivent pas toujours à immobiliser le corps de l'utérus. Aussi, cet habile professeur a-t-il cherché un moyen d'atteindre plus sûrement ce but; et voici celui qu'il proposerait et dont il s'est servi déjà, du reste, avec succès.

Par le trou occipital s'il est accessible, ou, dans le cas contraire, perforer la base du crâne avec une tréphine et par cette ouverture, introduire à l'aide d'une longue pince jusque dans la cavité cranienne, un petit bâtonnet solide, de 5 à 6 centimètres de longueur, sur 5 à 6 millimètres d'épaisseur, et lié, par sa partie moyenne, à un lacs assez fin, mais solide cependant. Une fois l'introduction faite, tirer doucement sur le lacs, de façon à faire que le bâtonnet prenne une position transversale ou d'avant en arrière, peu importe ; puis, confier le lacs à un aide qui le maintienne roide. La tête, par cela seul, est fixée comme on le désirait.

Ce procédé, dit *du bâtonnet* (dont l'auteur nous avait donné la primeur, dès 1865), a l'avantage de maintenir la tête au détroit supérieur par un instrument ne pouvant gêner en aucune façon la manœuvre des branches du céphalotribe, comme le ferait un instrument rigide, tant mince fût-il ; et puis, autre avantage, si le lacs est solide, il peut servir à favoriser l'extraction de la tête une fois broyée.

Mais, est-il bien facile de perforer la base du crâne, si rien ne fixe déjà la tête ? Il doit souvent y avoir danger à tenter de perforer la tête, si elle n'est préalablement immobilisée. Aussi persistons-nous dans la pensée que nous émettions dans nos dernières éditions, à savoir : qu'au lieu de pratiquer la décollation de prime abord, il serait plus sage de commencer par la *simple ablation des deux bras, épaules comprises ;* — ablation qui suffirait certainement à dégager l'entrée du conduit vulvo-utérin, assez pour faciliter de beaucoup l'introduction des mors du céphalotribe, et qui, en même temps, aurait le grand avantage de laisser persister la charpente même du tronc. Ce tronc serait enveloppé d'un linge et confié à un aide intelligent, qui exercerait sur lui des tractions soutenues, pour fixer la tête au détroit supérieur, et permettre l'introduction des branches du céphalotribe (1).

Malgré les immenses services qu'elle rend chaque jour, la céphalotripsie n'est pas sans danger, et, malgré les écarts considérables que présentent les chiffres des diverses statistiques : Rigaud, 50 % ; Maygrier, 41 % ; Sickel, 22,75 %, etc., on peut admettre que la mortalité atteint en moyenne 30 à 35 %.

Le pronostic on le comprend, sera d'autant plus grave que le rétrécissement sera plus étroit.

Il est vrai de dire que la mort est ici bien plus souvent le résultat des circonstances dans lesquelles l'opération est pratiquée, que des manœuvres opératoires elles-mêmes. Ainsi, la terminaison n'est bien souvent fatale que parce qu'on opère trop tard, quand la femme est épuisée par la longue durée d'un accouchement laborieux. et par des tentatives prolongées d'extraction, avec meurtrissures profondes des parties molles.

Les cas les plus favorables sont donc ceux où les forces de la femme sont encore entières, où l'obstacle mécanique au passage de la tête du fœtus n'est pas trop considérable, et où la tête, soit qu'elle vienne la première, soit qu'elle vienne après le tronc, peut être solidement fixée au détroit supérieur, pour favoriser le placement rapide et régulier du céphalotribe.

Basiotripsie (2). — Frappé de la difficulté que

----

(1) Pénard, *Guide de l'accoucheur*, 6e édition.
(2) *Le Basiotribe Tarnier*, par le Dr A. Pinard, profes-

l'on a de maintenir la tête solidement fixée au détroit supérieur, et surtout de l'empêcher de fuir
pendant le rapprochement des branches du céphalotribe ordinaire, le professeur Tarnier a imaginé
un nouvel instrument, auquel il a donné le nom de
Basiotribe et qu'il a présenté à l'Académie de médecine dans la séance du 11 décembre 1883.

La basiotribe (fig. 178-179), se compose de trois
branches d'inégale longueur et d'une vis d'écrasement, sa longueur totale est de 41 centimètres. La
largeur des cuillers de 4 cent. 1/2 et l'épaisseur de
l'instrument serré au niveau de la partie la plus
saillante des cuillers de 4 centimètres; son poids
total est de 1,200 grammes.

La branche médiane, *perforateur alésoir*, est destinée à pénétrer dans le crâne par un mouvement
de rotation. Cette branche est munie d'un pivot,
c'est la plus courte des trois.

La branche gauche, plus longue que la précédente, mais plus courte que la branche droite, porte
un pivot et une mortaise, elle s'articule par la mortaise avec le perforateur, par son pivot avec la
branche droite; elle présente, en outre, à sa partie
inférieure un petit crochet destiné à la fixer à la
branche médiane après le premier broiement, et tout
à fait à l'extrémité un tenon pour la vis de pression.

La branche droite, la plus longue, présente une
mortaise latérale pour son articulation avec la branche gauche et se termine en fourche à son extrémité inférieure pour le passage de la vis de pression qui n'est autre que celle de Blot.

seur agrégé, accoucheur des hôpitaux. (*Annales de Gynécologie,* novembre 1884 et janvier 1885.)

Manuel opératoire. — Avec le Dr Pinard nous

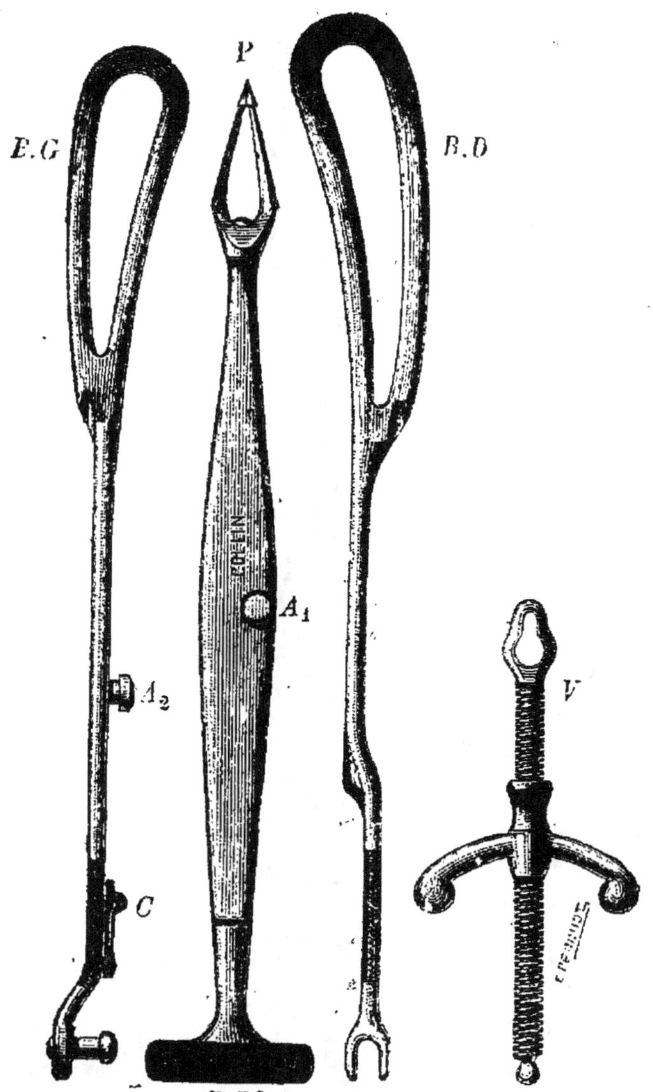

Fig. — 178. — Basiotribe de M. Tarnier. — BM, branche médiane;
BG, branche gauche ; BD, branche droite ; A, articulation; C, crochet; P, perforateur alésoir ; V. Vis de pression.

décrirons six temps dans l'application du Basiotribe. Précautions préliminaires et antisepsie rigoureuse comme avant la céphalotripsie.

Premier temps. Perforation. — La tête sera immobilisée au
détroit supé-
rieur par les
mains d'un aide;
le perforateur
tenu solidement
de la main droite
sera introduit
dans les parties
génitales, guidé
par deux doigts
de la main gau-
che , préalable-
ment introduits
dans le vagin,
jusque sur le
point où doit se
faire la perfora-
tion, puis exer-
çant une pres-
sion sur l'ins-
trument on lui
imprimera des
mouvements de
vrille qui le fe-
ront pénétrer
dans le crâne.

Dès qu'il a pé-
nétré on pousse
le perforateur
jusqu'à ce que
sa pointe soit

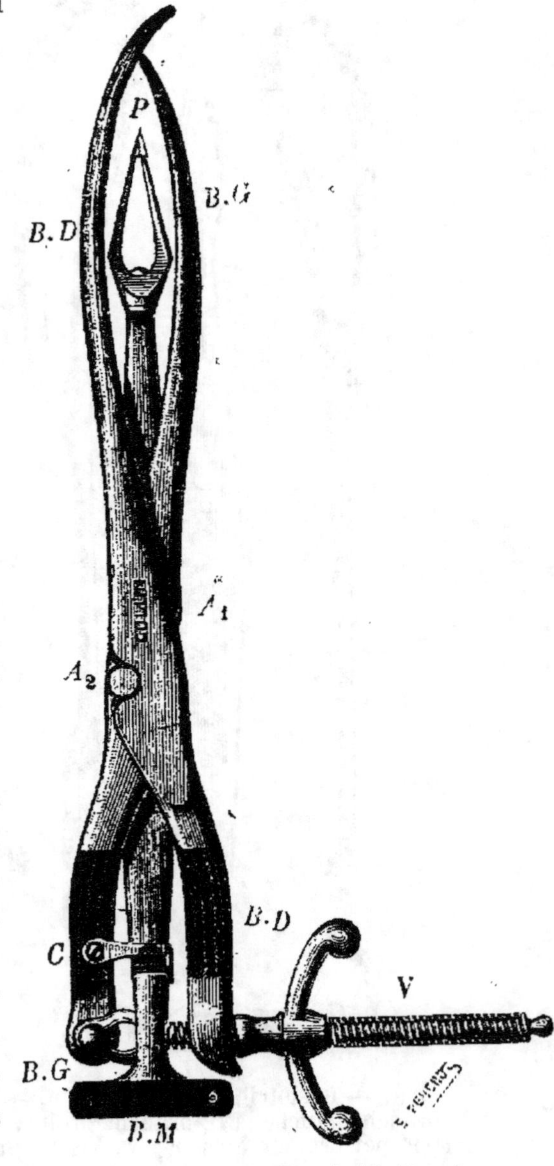

Fig. 179. — Basiotribe de M. Tarnier.
Mêmes lettres que dans la fig. 178.

arrêtée par la base du crâne mais sans y pénétrer.

32.

On le confie alors à un aide qui doit le maintenir dans cette position.

Deuxième temps. Introduction de la branche gauche. — Mêmes règles que pour l'introduction de la branche gauche du forceps. Si le rétrécissement est modéré, on pourra l'appliquer directement à gauche ; avec un rétrécissement considérable il y aura avantage à la laisser en rapport avec la symphyse sacro-iliaque gauche.

Troisième temps. Articulation de la branche gauche avec le perforateur. — Il faut bien s'assurer d'abord que la pointe du perforateur est restée en contact avec la base du crâne, l'articulation s'effectuera facilement si les deux branches sont dans le même plan ; dans le cas où la branche gauche devrait rester en arrière, il faudra la maintenir immobile et tourner le manche du perforateur de manière à permettre l'articulation.

Quatrième temps. Petit broiement. — On met la vis en place, et avec son aide, on rapproche les deux branches de l'instrument, on fixe la branche gauche au perforateur à l'aide du petit crochet, puis on retire la vis.

Il suffit parfois de presser sur les deux branches avec les mains seules pour en obtenir le rapprochement.

Cinquième temps. Introduction et placement de la branche droite. — Cette branche tenue de la main droite guidée par la main gauche, sera placée à droite, sur le côté ou en arrière suivant la position occupée par les deux autres branches.

Pour faciliter son introduction, on pourra faire soulever légèrement la tête, à l'aide du perforateur et de la branche gauche qui ne font plus qu'un avec elle.

Sixième temps. Articulation et grand broiement. — La mortaise doit être à la même hauteur que le pivot et la branche droite dans le même plan que les deux autres ; si l'on n'a pu réussir à appliquer la dernière branche à l'extrémité du diamètre occupé par la branche gauche, il faudra mobiliser la tête et la faire tourner à l'aide des branches précédemment introduites.

L'articulation faite, on manœuvrera la vis avec une très grande lenteur. Le mouvement de rotation qui doit ramener le diamètre broyé en rapport avec le diamètre rétréci du bassin se produit parfois spontanément pendant le broiement ; dans le cas où il ne se serait pas produit, il faudra l'exécuter artificiellement, avec une grande douceur, à droite ou à gauche suivant la tendance de l'instrument.

Le broiement effectué, on pourra tenter l'extraction par des tractions modérées et continues ; si l'engagement ne se produit pas, on procédera à un *second broiement*, et pour cela on retirera successivement les deux branches, mais en laissant en place le perforateur. On réappliquera ensuite la branche gauche directement à gauche, et la branche droite directement à droite.

Après la sortie de la tête, il se peut que l'on rencontre les plus grandes difficultés pour l'extraction du tronc, et l'on devra dans ces cas recourir à la manœuvre du Dr Ribemont-Dessaignes (1), que nous avons déjà signalée et qui consiste à aller accrocher le bras le plus accessible, ordinairement le postérieur, à le défléchir, en fracturant l'humérus au

(1) Ribemont-Dessaignes. (*Annales de gynécologie*, août 1886.)

besoin, et si des tractions sur la tête et ce bras ne suffisent pas pour entraîner le tronc, on procédera de la même façon pour l'autre bras et l'extraction du tronc se fera alors avec la plus grande facilité.

1° Le basiotribe assure la fixité de la tête ;

2° En réduisant le volume de la présentation par le premier broiement, et en permettant de la mobiliser, il facilite considérablement le placement de la branche droite ;

3° Par le contact de la pointe du perforateur avec la base du crâne, il assure le broiement de celle-ci, ce que l'on est loin d'obtenir toujours avec le céphalotribe ordinaire.

En imaginant son basiotribe, M. le professeur Tarnier a doté l'obstétrique d'un instrument remarquable ; de nombreux faits déjà sont là pour le prouver.

Cranioclastie. — Les cranioclastes sont des pinces à os perfectionnées, à branches démontables comme celles du forceps, dont l'une des branches est pleine et s'emboîte dans l'autre qui est fenêtrée.

Les principaux cranioclastes sont ceux de Simpson, de Carl Braun, d'Auvard. Ces instruments, dont l'une des branches s'introduit à l'intérieur du crâne, sont destinés à morceler la voute du crâne et à l'extraire en attirant la base de champ au détroit supérieur. Il faut cependant faire une exception pour le *cranioclaste* du Dr Auvard (1) qui permet de broyer la base même du crâne, grâce à une modification de la branche mâle de l'instrument, qui par une technique spéciale peut être

(1) Dr Auvard, *De la pince à os et du cranioclaste*, Thèse de Paris, 1884.

introduite jusque dans le trou occipital. Le cranioclaste est un bon instrument de traction.

Pour s'en servir il faut d'abord pratiquer la craniotomie (fig. 180), puis on place la branche mâle B dans le crâne; la branche femelle A, est ensuite appliquée à la partie externe de la tête, et l'instrument étant articulé, on exerce sur les manches une forte pression de façon à broyer l'os saisi et à le disjoindre en lui imprimant des mouvements de torsion. Il faut agir ainsi sur différents points du crâne pour transformer celui-ci en une sorte de poche représentée par le cuir chevelu, dans lequel sont contenus les os broyés. Enfin on extrait la tête, soit par des tractions directes,

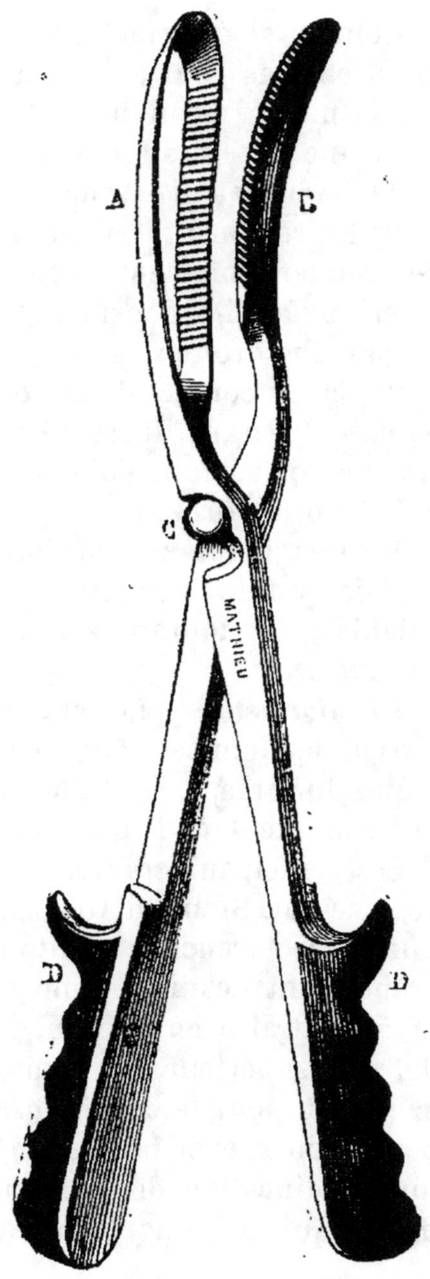

Fig. 182. — Cranioclaste de Simpson. A, branche femelle; B, branche mâle; C, articulation; D, manches.

soit en l'enroulant en forme de cornet autour de mors.

Par ce procédé, qu'il décrit lui-même: ainsi Simpson affirme réussir toujours à effecttuer un broiement du crâne suffisant. Malheureussement, essayé par d'autres praticiens non moins habiles pourtant, il n'a pas donné à beaucoup près les mêmes résultats; il a fallu bien souvent terminer l'opération au moyen du céphalotribe; toujours est-il que l'usage du cranioclaste n'est point entré dans la pratique française. Où il pourrait être plus utile selon nous, ce serait pour achever pluis sûrement l'extraction de la tête, quand le céphælotribe ordinaire, une fois le crâne brisé, lâche prise et glisse sans rien entraîner. Le cranioclaste me laisserait certainement pas échapper aussi facilement les parties saisies.

La description de ce que Gueniot appelle la *sape sphénoïdienne*, c'est-à-dire la *transforation* de Hubert de Louvain (fig. 181) et la trépanation du sphénoïde de Félix Guyon, nous entraînerait au delà des limites que nous impose le cadre de cet ouvrage, aussi renvoyons-nous le lecteur pour la description de ces procédés de réduction céphalique à l'excellent *Traité d'accouchements* du Dr Charpentier (1).

Ces procédés sont basés sur ce fait qu'en brisant l'arc-boutant même des os du crâne, le *sphénoïde*, le volume de la tête est facilement réduit. Le sphénoïde brisé, les temporaux et les pariétaux, qui prennent leur point d'appui sur lui, s'affaisseront avec une grande facilité et passeront par un

---

(1) On trouvera la description complète du procédé de Guyon dons la thèse de **Kalindero**. Paris, 1878.

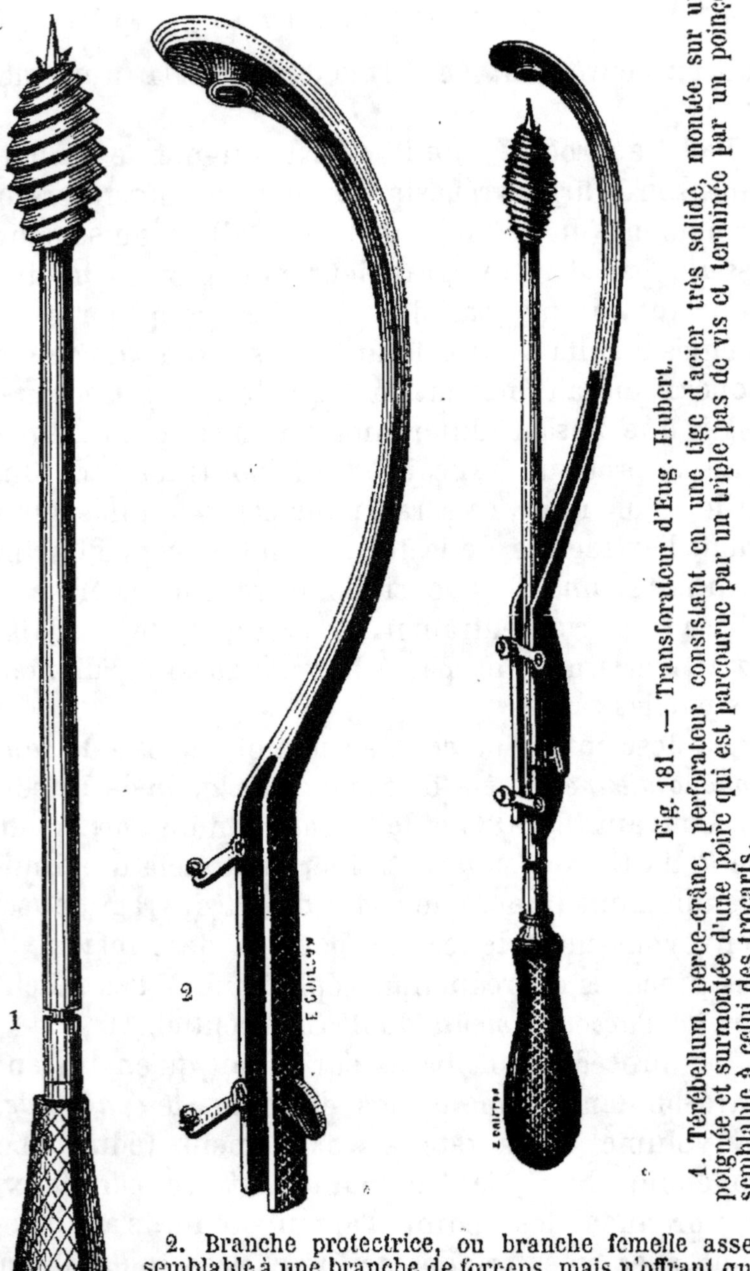

Fig. 181. — Transforateur d'Eug. Hubert.

1. Térébellum, perce-crâne, perforateur consistant en une tige d'acier très solide, montée sur une poignée et surmontée d'une poire qui est parcourue par un triple pas de vis et terminée par un poinçon semblable à celui des trocarts.

2. Branche protectrice, ou branche femelle assez semblable à une branche de forceps, mais n'offrant que 32 millimètres de largeur. Elle représente une cuiller dont le bec un peu renflé est percé d'un trou évasé et assez large pour recevoir sûrement et masquer la pointe du térébellum. Son manche est creusé en gouttière pour recevoir la tige du perforateur. Sur un des bords de cette gouttière se trouvent deux clavettes sur pied.

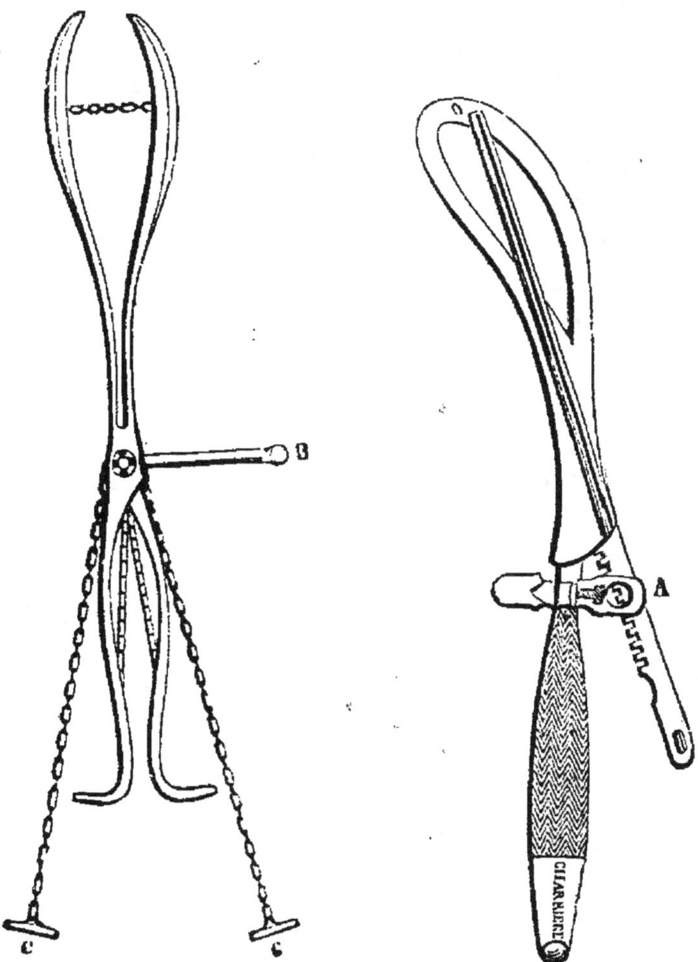

Fig. 182. — Forceps-scie de Van Huevel.

Fig. 183. — Forceps-scie modifié de Van Huevel.

Cet instrument a la forme d'un forceps ordinaire, ses cuillers sont assez épaisses pour y faire glisser une petite scie articulée dont les chaînons du milieu sont taillés comme ceux de la scie à chaîne ordinaire. Au moyen de poulies de renvoi, on fait monter cette scie qui va ainsi jusqu'à l'extrémité des cuillers.

B, manche servant à soutenir l'instrument. C, C, petits manches fixés aux extrémités de la scie à chaîne.

Les cuillers en sont plus minces. La scie à chaîne, faite comme la précédente, passe à travers un tube soudé au centre des cuillers de l'instrument. On fait fonctionner la chaîne à l'aide d'une clef à pignon, placée dans la crémaillère. A qui fait monter et descendre la tige qui porte la scie.

rétrécissement de 6 et même 5 centimètres. Quant à l'occipital et au frontal, il n'y aura pas à s'en inquiéter ; ils s'infléchiront, s'inclineront, s'engageront obliquement et passeront toujours.

Céphalotomie. — Sous ce nom on désigne une opération qui a pour but de diviser la tête au moyen d'une section régulière suivant son diamètre vertical. Parmi les appareils imaginés dans ce but, je signalerai les *forceps scie* de van Huevel (fig. 182-183) et de Tarnier et le *serre-nœud* de Barnes. Les forceps-scie sont des instruments ingénieux, mais bien compliqués et d'un prix élevé ; leurs inconvénients ne sont pas compensés d'une façon suffisante par leurs avantages, aussi ne nous y arrêterons-nous pas.

Le procédé de Barnes est plus simple, il se sert d'un serre-nœud et d'un fil métallique en acier flexible. Il perfore d'abord le crâne et immobilise la tête à l'aide d'un crochet passé dans le trou de la perforation. Il introduit ensuite le fil d'acier replié sur lui-même, en se servant du crochet comme conducteur, sur le côté du bassin où se trouve l'occiput. Aussitôt que le fil d'acier a franchi le détroit, il reprend la forme circulaire en vertu de son élasticité et il est généralement facile de lui faire embrasser l'occiput ; on sectionne ensuite en tournant la vis du serre-nœud, sur le taquet mobile duquel les extrémités du fil ont été fixées. On enlève ensuite le segment détaché à l'aide de pinces, et si la première section n'est pas suffisante, on en fait une autre en opérant cette fois du côté de la face, puis on opère l'extraction du fœtus.

Embryotomie

Perforer et, à plus forte raison, briser le crâne d'un fœtus, c'est faire déjà, sans aucun doute, de l'*embryotomie*. Néanmoins, on réserve, en général, ce nom pour l'opération qui consiste, dans le cas de présentation de l'épaule, avec un engagement profond de la partie et rétraction tétanique de l'utérus, à séparer le tronc de l'enfant en deux parties qu'on extraira ensuite séparément, l'inférieure d'abord, puis la supérieure, celle à laquelle tient la tête. Se borner à désarticuler le bras qui pend dans le vagin, serait une opération absurde, qui ne conduirait à rien et, qui plus est, priverait maladroitement l'accoucheur d'un des meilleurs moyens d'agir efficacement par traction sur l'une ou l'autre des moitiés du tronc, une fois la section de celui-ci achevée. C'est, suivant Davis et P. Dubois, le thorax qu'il faut couper en écharpe, soit du dessous de l'épaule engagée à aller joindre la base du cou du côté opposé, soit du dessus de l'épaule engagée à aller tomber sous l'aisselle opposée, et cela dans le but de faciliter l'extraction de la tête, qui pourra de la sorte être facilement maintenue par le bras resté adhérent. Les moyens d'extraction dont nous disposons aujourd'hui, rendent cette méthode beaucoup moins nécessaire, aussi a-t-on recours de préférence à la décollation pure et simple.

Cela ne veut pas dire cependant que la méthode précédente doive être complètement abandonnée, car elle pourra rendre de grands services dans certains cas exceptionnels, où le cou trop élevé resterait inaccessible aux instruments.

Les procédés de décollation sont très nombreux et varient suivant les instruments employés, nous ne décrirons que les principaux.

Le procédé le plus fréquemment employé encore aujourd'hui, consiste à pratiquer la décollation à l'aide des ciseaux de P. Dubois (fig. 184) : ces ciseaux, à manches très longs et forts, ont les lames courtes, courbées sur le plat, et les extrémités mousses.

Pour pratiquer l'embryotomie avec cet instrument, voici comment il faudra procéder.

Antisepsie rigoureuse des mains, des instruments et de la région vulvo-vaginale comme avant toute opération.

La vessie et le rectum vidés s'il en est besoin, la femme sera placée en position obstétricale, puis on introduira la main gauche dans les organes maternels, de façon à atteindre le cou du fœtus et à l'enserrer entre l'index et le pouce si cela est possible ; guidant ensuite un crochet mousse sur la main introduite (et c'est là un des temps les plus délicats de l'opération), on le fixera sur le cou du fœtus suivant les règles précédemment décrites. Ce résultat une fois obtenu, on exercera des tractions assez énergiques sur le crochet, et en même

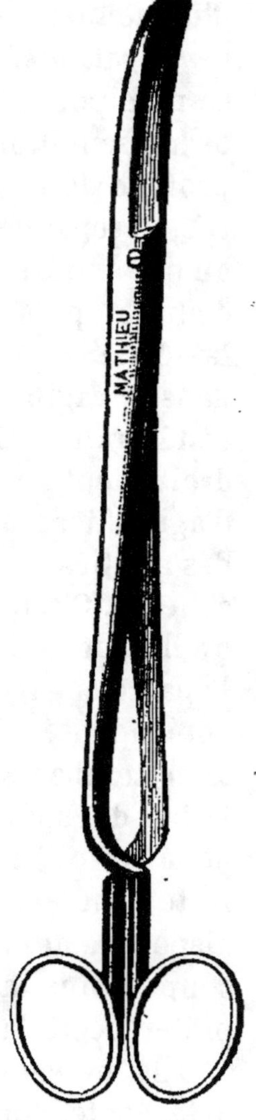

Fig. 184. — Ciseaux de décollation de Dubois.

temps sur le bras procident, si le cas se présente, de façon à abaisser le cou le plus possible.

Le cou devenu accessible, le crochet sera confié à un aide qui le maintiendra solidement. La main gauche, introduite de nouveau dans les parties génitales, on circonscrira le cou du fœtus en plaçant l'index en arrière et le pouce en avant et on procédera à la décollation en manœuvrant les ciseaux de la main droite. Pour sauvegarder les parties molles maternelles, les ciseaux sont manœuvrés avec les plus grandes précautions, *à petits coups*, en ouvrant l'instrument le moins possible ; en outre, les lames des ciseaux ne devront jamais cesser d'être en contact avec les doigts de la main gauche qui leur serviront de guide et protégeront les organes de la mère.

La section du cou achevée, des tractions sur le bras procident, entraineront le plus souvent le tronc avec une grande facilité. La tête sera ensuite extraite, soit à l'aide de la main introduite dans l'utérus, soit, ce qui est préférable, en introduisant un doigt dans la bouche et exerçant des tractions sur le maxillaire inférieur, ou bien si ces moyens ne suffisent pas la tête étant volumineuse ou le bassin rétréci, on aura recours au forceps, au céphalotribe ou au basiotribe.

Procédé du professeur Pajot. — Ce procédé consiste à conduire autour du cou ou du tronc de l'enfant une petite corde solide, comme celle dite *fil à fouet*, et à scier les tissus embrassés par cette corde en imprimant à celle-ci des mouvements un peu forts de va-et-vient. Pour protéger l'orifice utérin, les parois vaginales et la vulve elle-même contre l'action de la corde, il faudra faire passer

les bouts de celle-ci à travers un spéculum plein,
dont on appliquera l'extrémité sur la partie fœtale
qui se présente, avant de commencer les mouvements de scie. Mais, comment arriver à passer cette
corde autour du tronc de l'enfant ?

M. Pajot avait eu, d'abord, l'idée de se servir pour
cela du crochet mousse du forceps ordinaire, sur
la convexité duquel il avait fait creuser une rainure pouvant recevoir le *fil à fouet*, et dont il coif-
fait la pointe d'une grosse balle de plomb disposée
en calotte et à laquelle était fixée une des extrémités de la corde, et c'est en tendant celle-ci sur
sa poulie de réflexion qu'il maintenait la calotte de
plomb à sa place. Il portait, alors, le crochet ainsi
garni dans la matrice, *par devant* le fœtus, le re-
courbait par-dessus ce même fœtus, quand il le
présumait être à la hauteur voulue, dégageait facilement la calotte de plomb de la pointe du crochet,
rien qu'en abandonnant la corde à elle-même,
allait à la recherche du plomb avec les doigts ou
une longue pince à polype, en arrière de la partie
fœtale engagée, et, le spéculum mis en place, il
saisissait les deux chefs de la ficelle, les enroulait
séparément autour de chacune de ses mains, jusqu'à ce que celles-ci fussent à environ 25 centimètres de la vulve, et commençait alors à imprimer
au *fil à fouet* de vigoureux mouvements de va-et-
vient, qui opéraient rapidement la section de la
partie fœtale embrassée par lui.

Dans ces dernières années (1) le professeur
Pajot a remplacé le mécanisme de la balle, par une

(1) Doléris, *Considérations sur les divers procédés d'embryotomie. (Annales de gynécologie*, mars 1885.)

tige de baleine flexible terminée par une olive d'acier.

La ficelle est attachée à l'extrémité libre de la baleine. Pour se servir de ce nouvel instrument, on introduit le crochet muni de sa baleine et on le place sur le cou du fœtus suivant les règles ordinaires, on pousse ensuite la baleine qui continue à suivre la courbure naturelle du crochet et l'olive descend dans le bassin où la main libre de l'opérateur la saisit et l'attire en même temps que la ficelle qui la continue. On retire ensuite le crochet, on sépare la baleine de la corde par un coup de ciseaux, et il ne reste plus qu'à procéder au sciage du cou ou du tronc comme il a été dit plus haut.

Cette modification empêche la balle d'être arrêtée en route par les parties molles, et la rend facilement accessible.

Malheureusement, la corde casse quelquefois, aussi M. Pajot recommande-t-il de se servir du fil de fouet de couleur *bise* et non *blanche*, ce dernier ayant perdu de sa solidité par suite de son blanchissage à la chaux.

Procédé de Braun. — C. Braun (de Vienne), pratique la décollation par *dilacération*.

Il a imaginé, à cet effet, un *crochet boutonné* très solide (V. fig. 185), dont la tige, en acier, arrondie, et épaisse de près d'un centimètre, se recourbe par un bout en crochet presque tranchant en dessous et boutonné à son extrémité, et, par sa base, est fixé sur un manche en corne gros et fort.

Voici, maintenant, comment on doit se servir de cet instrument, suivant Braun lui-même :

La femme étant placée sur le bord de son lit, on

engage la main *gauche* dans le vagin et l'on va embrasser le cou de l'enfant avec les doigts en arrière et le pouce en avant. Et, après avoir forcé cette partie à descendre le plus possible, on saisit à pleine poignée, de la main *droite*, le manche de l'instrument et on en glisse le crochet le long du pouce de la main gauche jusqu'au dessus du niveau du cou de l'enfant. Alors, par un léger mouvement de rotation imprimé à la tige, on passe le crochet pardessus cette partie du fœtus déjà repliée, et, par une traction vigoureuse, on l'y fixe de suite.

Cela fait, il ne reste plus qu'à imprimer à l'instrument, autour de son axe, *quelques mouvements de rotation, pendant qu'on tire solidement par en bas*, pour disloquer les vertèbres cervicales et diviser même les parties molles. — Mais, qu'on remarque bien que ces mouvements de va-et-vient ne doivent jamais être imprimés au crochet que dans le creux

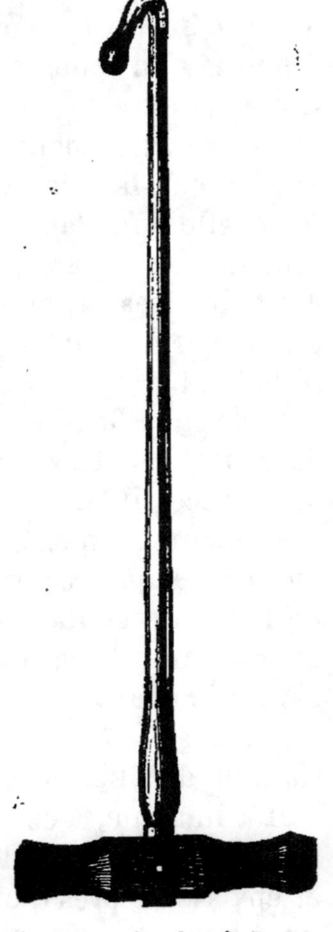

Fig. 185. — Crochet de Braun (de Vienne).

de la main conductrice, pour que le vagin ne puisse pas être lésé, si par hasard le crochet venait à glisser (fig. 186). La décollation, par ce procédé, ne demande pas plus de quelques minutes pour être achevée. Malheureusement ce procédé exige le dé-

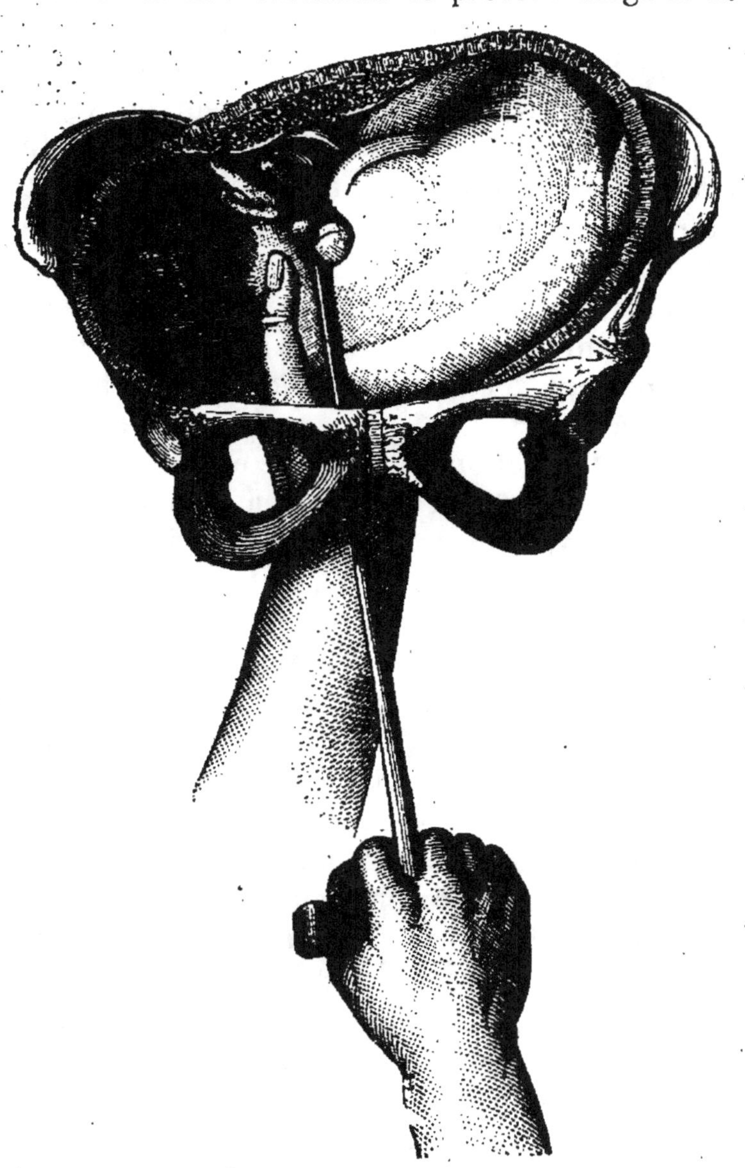

Fig. 186. — Décollation (Méthode de Braun).

ploiement d'une force, qui peut ne pas être sans
préjudice pour les parties molles maternelles.

Procédé du Dr P. Thomas (1). — Son appareil se compose du crochet de Braun, d'une ficelle-scie (fil de fouet entouré par les spires serrées d'un fil de fer fin et recuit), et d'un protecteur du vagin formé par deux tubes accolés (fig. 187). A l'aide du crochet, l'opérateur porte la ficelle-scie derrière le cou du fœtus, l'attire au dehors à l'aide d'une boucle dont elle est munie près de l'extrémité du crochet; il en fait ensuite passer les deux chefs dans chacun des tubes du protecteur, et se sert pour faciliter ce passage d'un fil métallique recourbé en forme de crochet.

Quant à la section, elle s'opère comme dans le procédé du professeur Pajot par des mouvements alternatifs de va-et-vient imprimés à la ficelle-scie.

L'embryotome du professeur Tarnier est plus compliqué, il se compose : 1° de deux branches, l'une destinée à être appliquée en arrière du cou du fœtus, reproduit la courbure du sacrum ; l'autre, destinée à être appliquée entre le pubis et le fœtus, n'est que très légèrement recourbée; 2° de deux lames conductrices mues par une clef dentée ; 3° d'une scie à chaîne. Son mécanisme ressemble beaucoup à celui du forceps-scie. L'articulation est à la partie inférieure de l'instrument comme dans le forceps de Thénance (fig. 188).

La section se fait de bas en haut grâce à un mouvement de va-et-vient imprimé à la scie à chaîne, pendant qu'un aide fait monter les lames conductrices en tournant la clef à pignon.

Dans le nouvel embryotome du Dr Thomas, les branches ont la même disposition, mais l'articula-

____

(1) Pierre Thomas, Thèse de Paris, 1879.

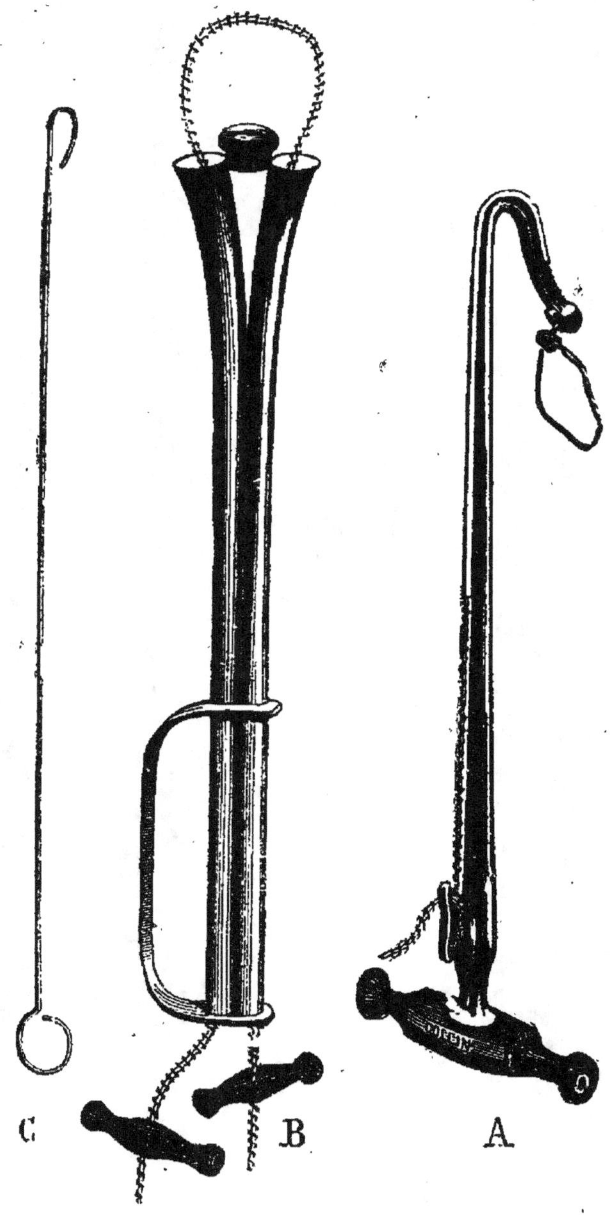

Fig. 187. — Appareil de Pierre Thomas pour la
méthode mixte d'embryotomie.

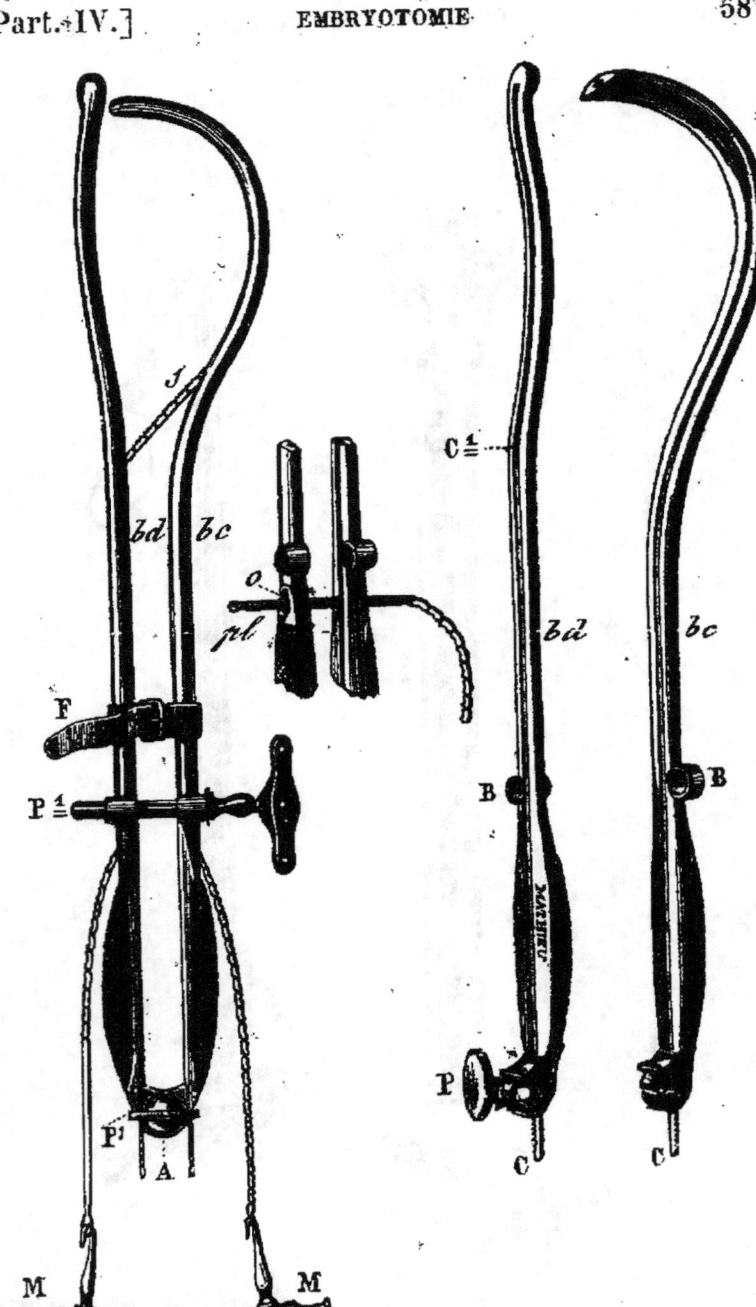

Fig. 188. — Embryotomie de Tarnier.

tion se fait comme dans le forceps ordinaire. Le mécanisme des lames conductrices et de la clef à

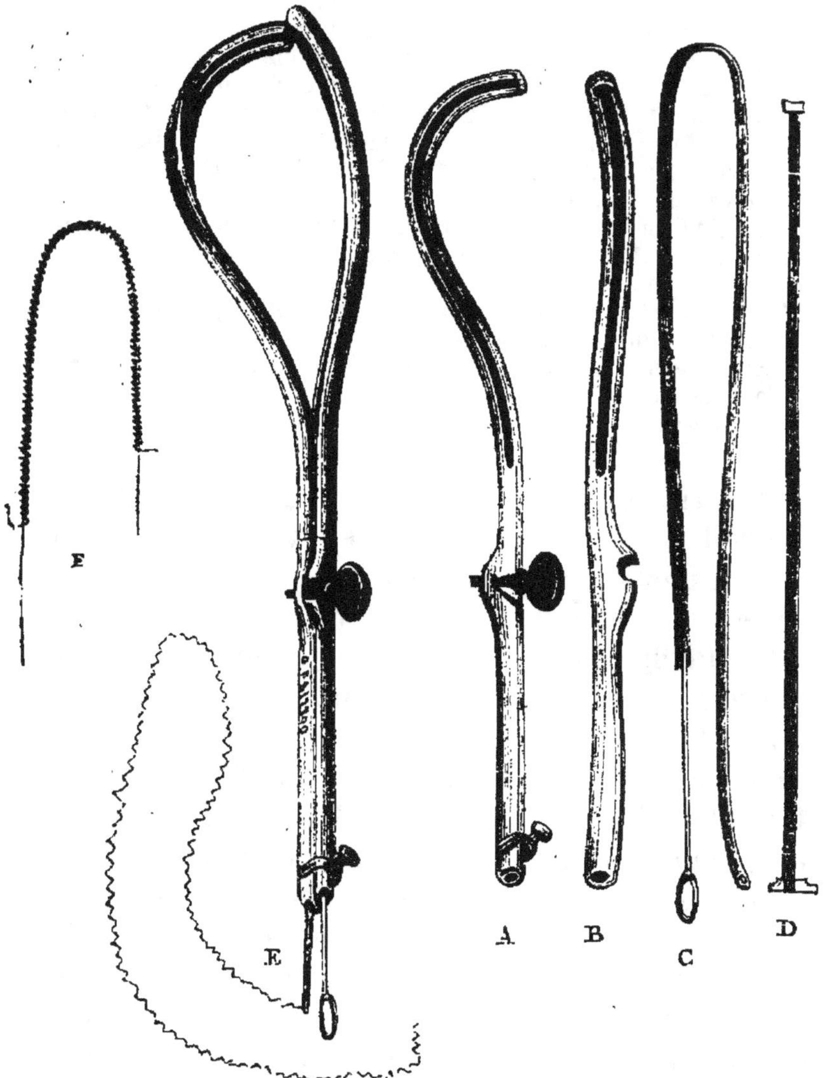

Fig. 189. — Embryotome de Pierre Thomas.

A, Branche postérieure. On voit la courbure très forte de sa partie utérine, une partie du canal qui parcourt la branche dans toute sa longueur, la fente longitudinale qui devrait exister, dans toute la longueur du canal, les extrémités profondes de la branche et du canal ; leurs extrémités extérieures, une plaque dans laquelle joue une vis verticale ; à l'extrémité extérieure de la branche, un anneau avec bouton se relevant et s'abaissant à volonté.

B, Branche antérieure. On voit sa partie intra-utérine légèrement recourbée, sa partie extra-utérine ou droite, une partie du canal qui parcourt la branche dans toute sa longueur, la fente longitudinale qui devrait exister dans toute la longueur du canal, l'extrémité pleine ou profonde de la branche, l'extrémité profonde du canal, les extrémités extérieures de la branche et du canal, une plaque avec ouverture demi-circulaire.

C, Baleine conductrice. On voit sa tige métallique avec anneau, le chas de la baleine, le point de repère n'est pas visible.

D, Baleine de sûreté.

E, Instrument articulé. On voit l'intervalle limité par les parties intra-utérines des branches ; l'articulation analogue à celle des forceps, le demi-anneau qui est relevé. L'instrument est parcouru par la baleine conductrice.

F, Ficelle-scie.

pignon est supprimé et la scie à chaîne remplacée par la ficelle-scie. La section se fait de haut en bas par des mouvements de va-et-vient.

L'embryotome du Dr Lefour, professeur agrégé à la faculté de Bordeaux, est une application ingénieuse du serre-nœud de Maisonneuve à l'embryotomie (1).

Cet instrument se compose de deux parties (fig. 190), l'une A, destinée à loger le fil conducteur, l'autre B, renferme le mécanisme du serre-nœud. Ces deux parties sont solidement unies l'une à l'autre par un ajutage K. La longueur totale de l'instrument est de 48 centimètres. L'extrémité supérieure de la partie A est recourbée en forme de crochet et sa face antérieure est creusée d'une

(1) Lefour, *De la constriction métallique appliquée à la rachitomie* (*Gazette des sciences médicales* de Bordeaux), nⁿˢ 48, 49, 50 et 51 (1886), et nⁿˢ 1, 4, 10, 11, 12 et 13 (1887).

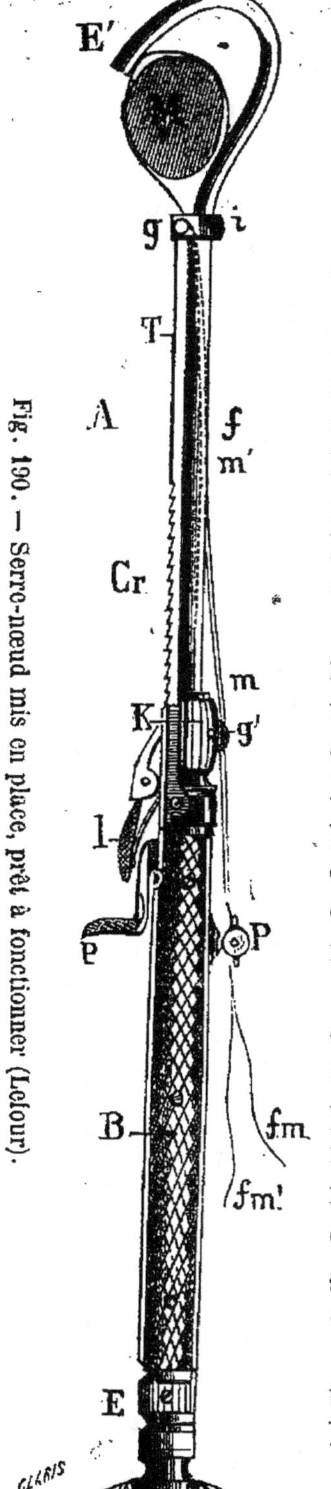

Fig. 190. — Serre-nœud mis en place, prêt à fonctionner (Lefour).

cannelure dans laquelle peut glisser une feuille de ressort qui transforme en un véritable tube cette partie de l'instrument.

La portion B est un tube d'acier recouvert de bois, elle contient, outre le mécanisme du serre-nœud, une crémaillère cr, munie d'une poussette P et destinée à étrécir l'anse métallique avant la constriction.

Le pivot ordinaire du serre-nœud de Maisonneuve est remplacé dans l'instrument de Lefour, par un étau dont les mors sont rapprochés par une vis puissante, le fil constricteur est en acier étiré et mesure 7 à 8/10 de millimètre de diamètre.

Le fil constricteur se loge dans la portion A de l'instrument, transformée en tube par la feuille de ressort, il est muni à son extrémité supérieure d'un anneau de caoutchouc dont l'orifice est assez grand pour permettre l'introduction du doigt.

Pour se servir de cet instrument, on applique d'abord le crochet sur le cou du fœtus suivant les règles ordinaires *(premier temps)*; on va ensuite à la recherche de l'extrémité du fil constricteur, que l'on attire facilement au dehors, grâce à l'anneau de caoutchouc dont il est muni; on en fixe solidement les deux chefs au taquet étau, et on enlève la feuille de ressort pour libérer l'anse métallique *(deuxième temps)*; puis, on étrécira l'anse métallique en poussant en haut la crémaillère de façon à enserrer fortement le cou du fœtus, et il ne reste plus alors qu'à tourner les ailettes de l'instrument jusqu'à décollation complète *(troisième temps)* (Voy. fig. 190).

L'embryotome de Ribemont - Dessaignes (1), est un des plus simples et des plus ingénieux (fig. 191 et 192).

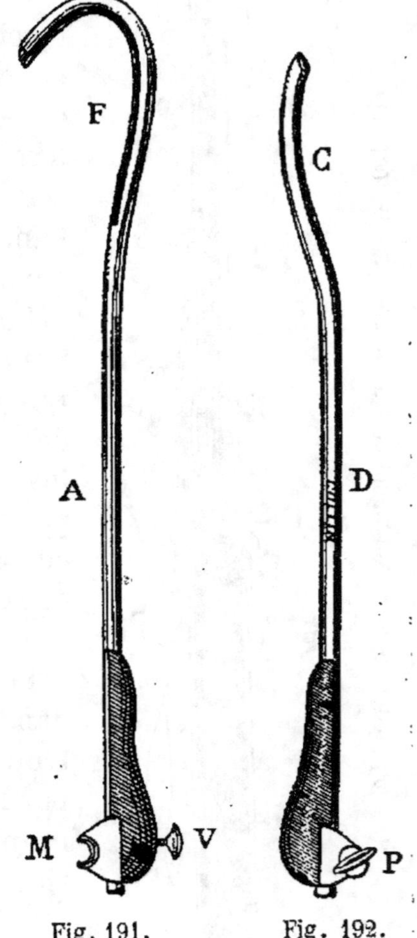

Fig. 191.   Fig. 192.

Il se compose :

1° D'un crochet tube (fig. 191), muni d'une poi-

(1) Ribemont-Dessaignes, *Note sur un nouvel embryotome rachidien.* (*Annales de Gynécologie*, mai 1887.)

gnée et présentant une mortaise M à l'extrémité de cette poignée. Le tube est fenêtré dans son tiers supérieur, une petite vis V se trouve sur la partie saillante de la poignée et pénètre jusque dans l'intérieur du tube.

2° D'un tube protecteur analogue au précédent, mais présentant une légère courbure et fenêtré dans toute son étendue y compris la poignée. Cette poignée est munie d'un pivot P à sa partie inférieure. Les deux extrémités du crochet et du tube protecteur sont taillées en biseaux en sens inverse, de façon à pouvoir s'adapter exactement l'une à l'autre. La longueur totale de l'instrument est de 39 centimètres ;

3° D'un ressort composé de deux lames d'acier accouplées de 63 centimètres de longueur, et présentant à l'une de ses extrémités un anneau métallique mobile en tout sens, et à l'autre, un *œil* destiné à fixer la ficelle-scie (fig. 193).

La *ficelle-scie* est la même que celle de Braun et comme elle, elle est dépourvue de fil de fer dans une certaine étendue, à ses deux extrémités.

M. le Dr Ribemont-Dessaignes décrit en cinq temps le manuel opératoire.

Premier temps. Application du crochet. — On introduit d'abord le ressort dans la cavité du crochet de façon à ce que la monture de l'anneau s'engage elle-même dans l'extrémité du tube, on serre la petite vis que nous avons signalée sur le manche de façon à maintenir solidement le ressort dans cette position, puis on fixe par un nœud simple, la ficelle-scie sur l'extrémité du ressort qui dépasse la poignée du crochet (fig. 193).

Ainsi préparé, le crochet sera introduit dans les partiés génitales et enserrera le cou du fœtus suivant les règles précédemment indiquées. En cas de difficultés trop considérables pour l'introduction en avant du fœtus, le crochet pourrait à la rigueur être introduit en arrière.

Deuxième temps. Saisie de l'anneau et passage de la ficelle-scie. — L'index qui circonscrit le cou en arrière, sentira presque toujours l'anneau du ressort dès que le crochet sera placé, dans tous les cas, une légère traction sur la poignée du crochet, de petits mouvements de rotation à droite et à gauche le rendront accessible. L'anneau sera accroché par le bout de l'index, et la petite vis étant desserrée, le ressort et la ficelle-scie qui lui fait suite seront aisément entraînés au dehors.

Troisième temps. Introduction du tube protecteur. — Le crochet sera confié à un aide, et l'opérateur engagera dans la gouttière du tube protecteur la partie étroite du ressort, il suffira de tirer sur l'anneau pour engager dans le tube la partie large de la lame métallique. On se contente ensuite de maintenir l'anneau d'une main pendant que l'on pousse doucement le tube dans l'intérieur des organes; guidé par le ressort, il

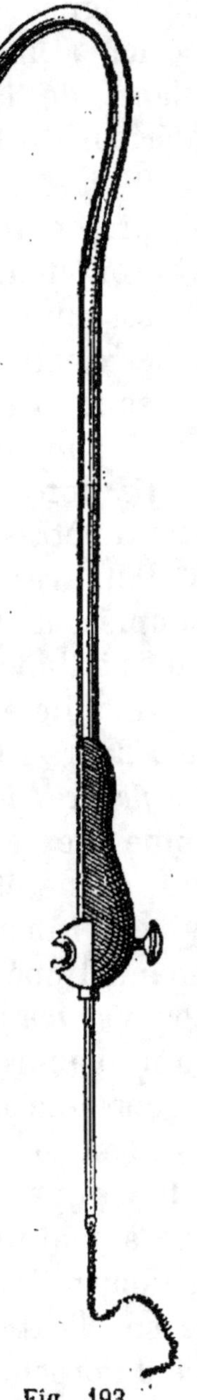

Fig. 193.

arrive bientôt à toucher le bec du crochet (fig. 194).

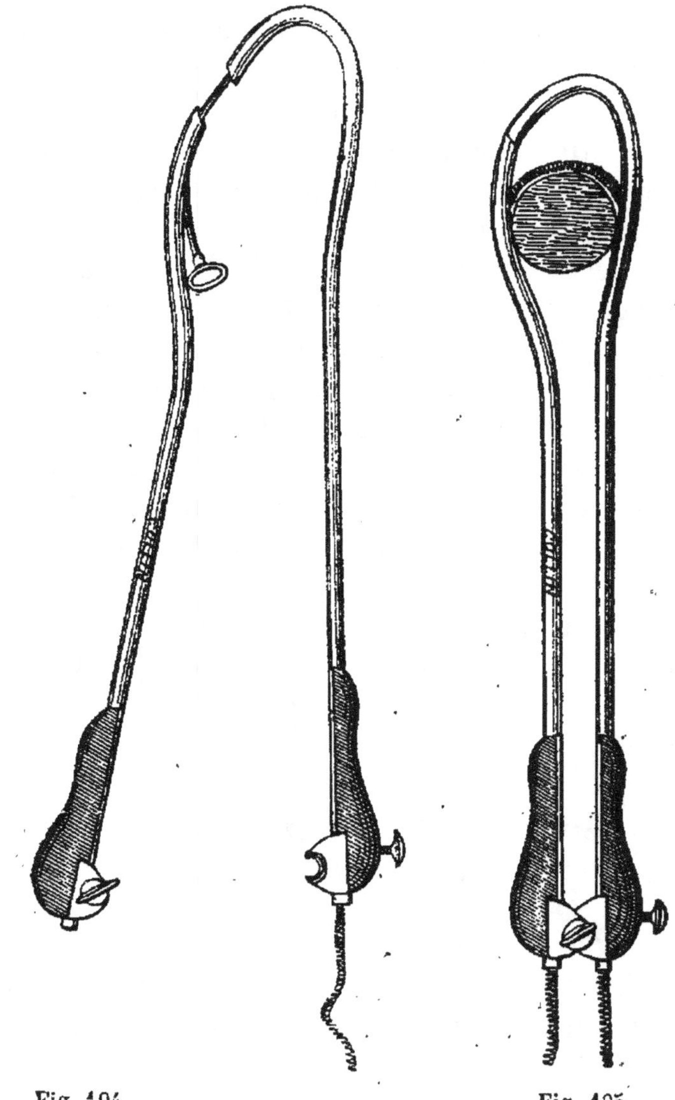

Fig. 194.   Fig. 195.

Quatrième temps. Articulation. — On engage le pivot dans la mortaise et on le serre à fond. On achève ensuite de dégager le ressort et on le sépare de la ficelle-scie d'un coup de ciseaux (fig. 195).

Cinquième temps. — L'instrument étant soutenu par un aide, on imprime un rapide mouvement de va-et-vient à la ficelle-scie et la section du cou est terminée en quelques secondes.

L'extraction successive des deux parties du fœtus ne présente rien de particulier à signaler.

Comme le fait remarquer le Dr Ribemont, cet appareil est facile à nettoyer et à rendre aseptique. Il protège les parties maternelles contre l'action de la ficelle-scie, et par sa forme même, il supporte tout l'effort de la section, et le rapprochement des parties rectilignes de l'embryotome en empêchant le cou de s'abaisser, met à l'abri des pressions dangereuses le segment inférieur de l'utérus.

Ce ne sont pas, on le voit, les instruments qui manquent pour pratiquer l'embryotomie, leur multiplicité prouve les difficultés de l'opération, et la perfection de l'instrument dont on se servira ne saurait exclure la prudence et l'habileté de l'opérateur.

Opération césarienne ou gastro-hystérotomie

La *gastro-hystérotomie* consiste, ainsi que l'indique son nom, dans l'extraction du fœtus par une grande incision pratiquée à la paroi abdominale antérieure et à la paroi correspondante de la matrice.

Appliquée à la femme qui vient d'expirer, pour tâcher de sauver son enfant, elle a très probablement été pratiquée de tout temps. Mais, appliquée à la femme vivante, elle ne remonte guère au delà du commencement du XVIe siècle.

Trop exaltée par les uns, trop dépréciée par les autres, elle n'est réellement jugée ce qu'elle vaut que depuis 1827, date de l'invention du céphalotribe par A. Baudelocque, neveu du célèbre accoucheur du xviiie siècle. De nos jours on s'accorde à reconnaître que, dans le cas de présentation, soit du sommet, soit de la face, soit du siège, tant que le rétrécissement du bassin reste dans des limites qui permettent d'espérer l'extraction du fœtus par les voies naturelles, en réduisant le volume de sa tête par le céphalotribe, c'est à la céphalotripsie qu'il faut donner la préférence, et que l'opération césarienne doit être alors exclusivement réservée pour les cas où le rétrécissement est tel qu'il est impossible d'avoir l'enfant par les voies naturelles, même en lui broyant la tête. Sans doute, on recourrait bien plus volontiers à l'opération césarienne, si elle était moins dangereuse pour la mère; car la vie d'un enfant vaut bien quelque chose! mais, lorsque les relevés statistiques viennent démontrer que cette opération tue cinq femmes sur six dans les petites villes et les campagnes salubres, et vingt-neuf femmes sur trente dans les grandes villes, à Paris, par exemple, comment ne pas préférer la céphalotripsie, qui sacrifie nécessairement, il est vrai, un enfant parfois plein de vie; mais qui, au moins, ne fait pas courir d'aussi grands dangers à la mère? Serait-il donc raisonnable de prendre plus les intérêts d'un pauvre petit être dont les chances d'existence prolongée et la valeur morale dans l'avenir sont tout à fait problématiques, que ceux d'une jeune femme que mille liens attachent à la famille et à la société! Non; la vie d'une femme adulte est évidemment plus précieuse que celle d'un enfant qui n'est pas encore né. Comme le dit fort bien M. Tarnier, la question a été sérieusement débattue, et la conclusion est que l'accoucheur peut et doit même disposer de la vie de l'enfant, pour éviter à la mère les immenses dangers de l'opération césarienne. Mais une pareille décision est évidemment trop grave pour qu'on la prenne seul; il faudra donc demander l'avis de confrères instruits, et ne s'arrêter à un parti définitif, qu'après avoir pesé avec eux *très attentivement* toutes les indications, et, par suite, toutes les chances de succès et d'insuccès.

En résumé, c'est du salut de la mère, et non de celui de l'enfant, qu'on doit se préoccuper avant tout, en se décidant à entreprendre l'opération césarienne. Tant mieux, si l'on sauve l'enfant par la même occasion; ce sera une heureuse compensation aux risques si grands que l'on fait courir à la mère. Mais, enfin, il n'en est pas moins vrai que ce n'est pas l'intérêt de l'enfant qu'on fait passer en première ligne ; puisque, si l'on pouvait, en le sacrifiant, délivrer la femme d'une autre façon moins dangereuse pour elle, on n'hésiterait pas à prendre un tel parti.

L'opération césarienne est donc une *opération de nécessité absolue* à laquelle il ne faudra recourir que lorsqu'il y aura impossibilité d'extraire le fœtus par tout autre moyen. Est-ce à dire qu'il doive toujours en être ainsi? le temps n'est peut être pas éloigné où l'opération césarienne, grâce aux progrès croissants de l'antisepsie, ne présentera pas une gravité beaucoup plus grande que l'ovariotomie, mais l'expérience n'a pas encore fixé l'opinion à cet égard.

Le professeur Pajot pratique la *céphalotripsie répétée, sans tractions*, tant que le céphalotribe peut passer ; sur huit opérations pratiquées dans des bassins de 6 centimètres à 28 millimètres il a obtenu six guérisons.

Un grand nombre d'accoucheurs conseillent la gastro-hystérotomie dans les rétrécissements du bassin au-dessous de 5 centimètres, pour la grande majorité, l'indication est absolue au-dessous de 4 centimètres.

Mais il n'y a pas que les vices de conformation exagérés du bassin qui rendent nécessaire l'opération césarienne : il a fallu la faire parfois pour des indurations de mauvaise nature du segment inférieur de l'utérus, du col ou du vagin ; et même assez souvent encore pour des tumeurs développées primitivement ou qui étaient venues se fixer sur les parois de l'excavation pelvienne, et qui ne pouvaient être ni réduites ni enlevées, immédiatement du moins.

Quand on est appelé *à l'improviste* pour un cas nécessitant l'*opération césarienne*, on opère le plus souvent à l'instant même, le travail n'ayant déjà que trop duré, et de plus comme on peut, avec l'omission forcée de la plupart des précautions importantes dont nous allons parler.

Mais, quand on connaît la conformation vicieuse de la femme et qu'on a le temps de se reconnaître, il est bien naturel de se poser cette question : *A quel moment convient-il le mieux d'entreprendre l'opération ?* — Règle générale : il ne faut pas attendre que la femme soit épuisée par un travail prolongé ; et, d'un autre côté, il est bon que le travail soit commencé, qu'il y ait un certain degré de dilatation du col.

Le moment le plus propice pour opérer, sera donc celui où les membranes étant encore intactes, le col est assez dilaté, et l'utérus le siège de douleurs assez fortes. Si l'on opère plus tôt, la contraction utérine, si importante, pourra faire défaut après l'opération; et si l'on opère plus tard, l'écoulement du liquide amniotique rendra le manuel opératoire plus difficile et le pronostic moins favorable surtout pour l'enfant (Schrœder).

Cette opération ne saurait dans aucun cas être décidée sans le consentement formel de la patiente.

Soins préliminaires.

On suivra pour l'opération césarienne les mêmes règles que pour l'ovariotomie, et on s'entourera des précautions antiseptiques les plus rigoureuses.

Si la femme habite un grand centre de population, — quelques jours avant l'époque présumée de l'opération, — on la fera transporter *extra muros*, dans une maison bien située, isolée et suffisamment confortable si cela est possible.

La chambre où l'on devra l'opérer sera spacieuse, mais facile à chauffer aussi bien qu'à aérer; et, pour le moment de l'opération, on y élèvera la température à 21 ou 22° centigrades, *ce qui est un point essentiel.*

Le lit sur lequel on la placera pour l'opérer sera étroit, peu élevé, et garni d'un seul matelas; une simple table étroite recouverte d'un matelas, serait même préférable.

Les *instruments* et *objets de pansement* nécessaires sont nombreux; ce sont :

Deux bistouris ordinaires, l'un convexe, l'autre

droit ; un bistouri boutonné à lame étroite ; une sonde cannelée; plusieurs pinces hémostatiques (modèles Péan ou Spencer Wells) ; un ténaculum, des pinces à ligature, des ciseaux droits et d'autres courbes sur le plat ; plusieurs éponges neuves, fines, ayant préalablement séjourné plusieurs heures dans une solution phéniquée au 5/100, des porte-éponges, des aiguilles courbes à bords tranchants, un porte-aiguille, du *catgut*, des aiguilles droites à pointes de trocart; des fils d'argent; des épingles à suture, des fils cirés ; de longues bandelettes adhésives pouvant faire une fois et demie le tour du corps; de la gaze phéniquée, du coton hydrophile, de l'ouate, quelques compresses mollettes, un bandage de corps ; du collodion riciné; de l'eau de Pagliari ; de l'eau phéniquée ou boriquée. Les opérateurs actuels se servent avec avantage pour les opérations pratiquées dans la cavité abdominale, d'eau pure rendue aseptique par des ébullitions répétées ; plusieurs serviettes souples et chauffées, de l'eau froide, de l'eau chaude, plusieurs cuvettes, un petit forceps en cas de besoin et enfin du chloroforme avec le cornet à inhalation ; car rendre la femme insensible et immobile pour tout le temps que durera l'opération est encore un point essentiel.

Les instruments seront préalablement plongés dans une solution d'acide phénique à 5/100 et les mains de l'opérateur et de ses aides, brossées et lavées avec soin dans la solution antiseptique.

Quant aux aides, il en faut six au moins, tous expérimentés, adroits et de sang-froid, sans compter la sage-femme ou la garde, qui, plus tard, recevra l'enfant, et qui, jusque-là, rendra bien des services secondaires.

Opération. — Tout étant prêt, la femme dont les intestins et la vessie ont été préalablement vidés, est placée sur le lit ou la table d'opération, dans le décubitus dorsal, la tête et la poitrine modérément soulevées par des coussins, les extrémités inférieures étendues ou à peine fléchies.

Un aide, celui sur lequel on peut le plus compter pour l'adresse, la présence d'esprit et le sang-froid, est placé à gauche de la malade, *en face de l'accoucheur*, et chargé de l'office le plus important, celui de tenir, avec les mains à plat, les parois abdominales exactement appliquées, de chaque côté de la ligne blanche, sur la face correspondante de l'utérus, de façon — tout en maintenant cet organe immobile sur la ligne médiane — à empêcher, d'abord, l'intestin et l'épiploon de surgir dans le champ de l'incision ventrale, — puis, le sang et le liquide amniotique, qui s'échapperont par la plaie utérine, de venir se répandre dans le péritoine.

Un second aide, qui aura un rôle bien important aussi, sera chargé de la chloroformisation ; un troisième, de passer à l'opérateur les instruments ; le quatrième sera affecté au service des éponges et les remplacera sur les porte-éponges, au fur et à mesure qu'elles seront souillées, le cinquième maintiendra les jambes, et le dernier les bras et le haut du corps.

L'accoucheur, lui, se place *au côté droit* de la femme, et non pas à sa gauche, comme on l'a voulu longtemps, et, dès qu'il s'est assuré qu'il ne lui manque plus rien et que les aides sont bien à leur poste, il fait commencer la chloroformisation ; mais *ce n'est que lorsque la résolution est complète*, qu'il donne son premier coup de bistouri. Après

34

avoir soigneusement lavé avec la solution phéniquée forte, le champ opératoire, il incise dans une
étendue de 15 centimètres environ, sur la ligne médiane, entre l'ombilic et le pubis, successivement
la peau, le tissu cellulaire et les aponévroses, mais
s'arrête au péritoine qu'il respecte. Et avant d'aller
plus loin, il a soin d'aveugler exactement toutes
les bouches vasculaires qui donnent, au moyen des
pinces hémostatiques, et, au besoin, de quelques
ligatures au catgut et de promener, en outre, sur
les surfaces cruentées une éponge montée, légèrement imbibée d'eau de Pagliari. Ce n'est que
quand cette plaie ne donne plus de sang, que le péritoine est ouvert, sur la sonde cannelée, dans la
même étendue que l'incision déjà faite. Si à cé moment l'intestin ou l'épiploon tendaient à sortir, on
les repousserait doucement soit par en haut soit par
côté.

La face antérieure de la matrice mise à nu est à
son tour incisée avec ménagement, couche par
couche, dans une étendue de 3 à 4 centimètres, et
dès que l'ouverture est suffisante pour l'introduction du doigt, on glisse l'index entre les parois
utérines et les membranes que l'on décolle et l'on
achève l'incision de l'utérus à l'aide d'un bistouri
boutonné, guidé par le doigt qui soulève la paroi
utérine. L'aide chargé de la compression du ventre
doit pendant ce temps de l'opération, redoubler
d'attention dans le triple but déjà indiqué.

Ce n'est que lorsque la section utérine aura une
étendue suffisante qu'on déchirera les membranes
dans toute l'étendue de la plaie et qu'on pénétrera
dans l'utérus. Si ce sont les pieds que l'accoucheur
rencontre, c'est par eux qu'il tire l'enfant ; si c'est

la tête, il la saisit, et en tirant doucement sur elle, entraîne bientôt tout le reste. Quand par hasard la plaie utérine est trop petite pour livrer un passage facile à la tête, il va sans dire qu'on l'élargit bien vite *par en haut*, avec le bistouri boutonné ; et nous disons *par en haut*, parce que les fibres circulaires dominent vers le segment inférieur de la matrice et que sur ce point la plaie aurait plus de tendance à bâiller qu'ailleurs (Barnes).

Une fois l'enfant dehors et le cordon lié et coupé, on retourne de suite au placenta qu'on décolle avec précaution et qu'on extrait en le tordant sur lui-même, pour être sûr d'entraîner avec lui les membranes bien entières.

Dès que la poche des eaux a été rompue, la matrice a commencé à se rétracter, et quand le fœtus est sorti, elle se rétracte bien plus encore, même tellement vite parfois, que si l'aide chargé de comprimer les parois abdominales ne prêtait pas à cela la plus grande attention, il laisserait facilement entre ces parois et l'utérus un vide par lequel du sang ferait effusion dans le péritoine, car l'incision utérine donne beaucoup de sang ! Toutefois, qu'on ne s'effraye pas trop. Si l'organe se rétracte promptement, ce qui est la règle, la plaie se ferme et l'hémorragie s'arrête. C'est la rétraction rapide et franche de l'utérus qui est, ici, le meilleur hémostatique. Ce qui revient à dire que, dans l'extraction du fœtus, puis du placenta et des membranes, il est nécessaire de mettre toute la célérité possible, sans violence toutefois, pour ne pas contondre les lèvres de la plaie utérine.

Dans le cas où le placenta se trouverait juste au fond de l'incision, il faudrait le détacher d'un côté et glisser bien vite la main dans la matrice, pour saisir l'extrémité fœtale qui se présente.

Reste à faire maintenant, et aussi minutieusement que possible, la *toilette du péritoine*, en se servant pour cela des petites éponges montées, des tubes aspirateurs, de serviettes chaudes, etc., et à s'occuper des deux plaies.

Presque tous les auteurs sont d'avis qu'on abandonne à elle-même la plaie utérine, sans suture, par conséquent. La fermeture de la plaie utérine doit être abandonnée aux contractions de la matrice (Nægelé et Stoltz). — Si l'utérus se rétracte bien, il n'y a qu'à le laisser aller dans le ventre (Schrœder). — « Je n'ai jamais fait de suture utérine, après l'opération césarienne, et n'ai jamais vu d'hémorragie mortelle s'ensuivre » (Ludwig Winckel). — Et Cazeaux, Scanzoni, Chailly-Honoré, etc., ne tiennent pas un autre langage. Barnes au contraire, conseille la suture de l'utérus, et c'est avec des fils métalliques qu'il conseille de la faire par un procédé de son invention qui vraisemblablement ne sera pas généralement adopté. Pour pratiquer la réunion des lèvres de la plaie utérine mieux vaut sans nul doute, employer des substances qui puissent être résorbées ou séjourner impunément dans les tissus, catgut ou soie antiseptique.

Quant à l'incision de la paroi abdominale, elle doit être réunie par deux plans de sutures, l'une profonde, l'autre superficielle. La première est faite avec de minces fils d'argent dont sont armées des aiguilles droites à pointe de trocart, aiguë et tranchante, qu'on enfonce de dehors en dedans, à 15 millimètres de l'un des bords de la plaie, — qui traversent de part en part, le *péritoine compris*, ce

qui est important, — et qu'on ramène à la peau,
de l'autre bord, de dedans en dehors, en leur faisant suivre un trajet exactement inverse; 4 ou 5 fils
métalliques doubles sont ainsi passés successivement, à une distance de 2 à 3 centimètres les uns
des autres, et on les arrête, comme dans la suture
enchevillée, sur des petits bouts de sonde, après
avoir tiré sur eux assez fortement pour affronter les
surfaces cruentées. La suture superficielle peut se
faire soit avec des fils d'argent, soit comme la suture entortillée ordinaire avec des épingles et des
fils de chanvre antiseptique : on passe autant d'é-
pingles qu'on le croit nécessaire pour que les bords
de l'incision cutanée soient bien réunis partout.
Car il est essentiel que le ventre soit bien clos,
même par en bas.

Les sutures enchevillées et entortillées terminées,
on badigeonne toute la région abdominale antérieure avec du collodion, on garnit les flancs et
l'hypogastre de compresses un peu épaisses, qu'on
maintient au moyen des longues bandelettes adhésives dont le plein est appliqué sur les lombes et
dont les chefs viennent s'entrecroiser en avant, par-
dessus les gâteaux de charpie dont on a recouvert
la plaie extérieure ; et le ventre est, enfin, couvert
d'ouate, maintenue par un bandage de corps peu
serré.

Une nourriture légère, un repos absolu, le cathétérisme vésical, fréquemment répété, de l'opium à
doses filées, des lavements de camomille miellée,
des potions ammoniacales anisées, etc., formeront
la base du traitement consécutif.

Pendant cinq ou six jours, on ne devra pas toucher au pansement. S'il y a de l'odeur, on se con-

tentera de lavages antiseptiques. Ce n'est que du huitième au dixième jour qu'on se décidera à enlever les fils métalliques et les épingles qui ont servi aux sutures ; et seulement du douzième au quinzième jour qu'on pourra permettre à la pauvre opérée de se donner quelques mouvements.

Les lochies seront surveillées avec le plus grand soin. On pratiquera avec douceur des injections vaginales avec la solution saturée d'acide borique, et dans l'intervalle des lavages un tampon imprégné de solution antiseptique sera appliqué sur la vulve, comme après les couches ordinaires.

Mais, avec quelque habileté qu'elle ait été pratiquée, l'opération césarienne n'en reste pas moins l'opération la plus meurtrière ; et elle l'est tellement, que M. Pajot a pu dire et répéter avec raison qu'elle ne doit jamais être qu'une opération *de nécessité* et jamais *de choix*. Aussi, cet éminent praticien ne cesse-t-il de la repousser, que lorsque l'angustie pelvienne est portée à un tel degré qu'elle ne permet pas le passage facile du céphalotribe, ni l'extraction du fœtus, même extrêmement réduit dans son volume, sans grand danger pour la mère.

Opération de Porro. — On parle beaucoup, depuis quelques années, d'une modification des plus sérieuses apportée à la gastro-hystérotomie par le Dr Porro, professeur à l'Université de Pavie, modification qui, tout audacieuse qu'elle est, donnerait à cette opération une innocuité relative.

Le Dr Porro, dans le cours d'une opération césarienne, pratiquée, en 1876, sur une primipare rachitique, voyant la vie de la malade très menacée par une hémorragie profuse provenant de l'utérus même, après l'extraction de l'enfant et du délivre, se décide à attirer rapidement au dehors la matrice et ses annexes (ovaires et ligaments larges), et à en faire l'ablation, après avoir appliqué, sur la base même du col, une ligature fortement serrée au moyen du serre-nœud de Cintrat ; il réussit, la femme guérit. Alors, Porro publie son procédé, sous le nom d'*amputation utéro-ovarique*, considérée *comme complément de l'opération césarienne*, et en recommande l'application. Le procédé est mis, en effet, en pratique partout, en France comme à l'étranger, et, de plus même, souvent couronné de succès.

Néanmoins, les statistiques des résultats de l'opération de Porro ne sont pas de beaucoup supérieures à celles de l'opération césarienne et son principal avantage pratique est de mettre la femme dans l'impossibilité de contracter une seconde grossesse.

Opération césarienne post mortem.

L'accoucheur qui se trouverait en présence d'un cas indiquant l'opération césarienne *post mortem* devrait, pour régler convenablement sa conduite, tenir grand compte des propositions suivantes :

1° L'enfant qui, encore dans l'utérus, survit à sa mère, ne lui survit jamais qu'un temps très court, *dix à douze minutes au plus ;* passé ce temps, on ne trouve plus qu'un cadavre dans la cavité utérine.

La chance d'avoir l'enfant vivant par l'opération *post mortem* est liée au genre de mort de la mère. Si elle meurt subitement, par accident, le fœtus ne meurt pas vite. Si elle meurt de maladie lente, de consomption quelconque, le fœtus ne vit que quelqués minutes. Si elle meurt d'hémorragie externe ou interne (décollement rapide du placenta *prœvia*, ou rupture de l'utérus, par exemple), la mort du fœtus a lieu en même temps que celle de la mère, et bien souvent même a précédé celle de la mère.

2° Le fœtus, dont le cœur a cessé de battre depuis cinq ou six minutes, est définitivement mort; on lui prodiguerait en vain, pour le ranimer, tous les soins imaginables.

3° Avant d'opérer une femme qui vient d'expirer, il faut bien s'assurer, au moyen de l'auscultation, que l'enfant vit, et s'assurer aussi, par le toucher vaginal, qu'un accouchement un peu rapide par les voies naturelles, même en ayant recours à un large débridement du col, est absolument impossible.

Car l'accouchement forcé vaut alors mieux, dans certains cas, que l'opération césarienne. Ainsi, quand au moment où la femme meurt d'accident, de syncope par exemple, le col est suffisamment dilaté et le bassin normal ou très peu déformé, la version forcée, faite rapidement, est préférable à l'opération césarienne, parce qu'elle ne choque pas autant les assistants et que, du reste, elle ne demande pas plus de temps. L'école italienne a adopté cette méthode.

4° L'opération césarienne *post mortem*, si le fœtus est reconnu vivant et *viable*, ou seulement soupçonné tel, ne peut pas être assimilée à une autopsie ordinaire faite sur un corps où il n'y a plus rien de vivant : le médecin a donc, dans le premier cas, le droit de se soustraire aux ordonnances de police relatives aux délais prescrits pour les ouvertures de cadavres : c'est pour lui, tout à la fois, une affaire de conscience et une question de responsabilité médicale.

Mais, ajouterons-nous, s'il n'a pas besoin d'en référer à la police, il a absolument besoin de prendre l'avis des plus proches parents et d'obtenir leur consentement avant d'agir.

Du reste, comme la mort de la femme pourrait fort bien ne pas être encore tout à fait réelle, il aurait soin de faire l'opération comme sur le vivant; seulement, *avec toute la célérité possible.*

Nous avons dit ailleurs, à propos de l'oblitération du col de l'utérus au moment du travail, ce que nous avions à dire de l'*hystérotomie vaginale*, ou *opération césarienne vaginale* de quelques auteurs. Nous n'y reviendrons pas; nous rappellerons seulement qu'à côté de la *gastro-hystérotomie*, c'est une opération très facile à pratiquer et beaucoup moins dangereuse.

Extraction du fœtus dans le cas de grossesse extra-utérine

Ce que nous allons dire, à ce sujet, nous l'emprunterons presque textuellement au remarquable mémoire de M. Tarnier (1).

« En dehors de la cavité utérine, l'œuf ne trouve pas de conditions assez favorables pour assurer sa vitalité et protéger son développement; aussi, arrive-t-il rarement à sa complète maturité. Le plus souvent, avant le cinquième mois, le kyste qui ren-

(1) Tarnier, *Des cas dans lesquels l'extraction du fœtus est nécessaire, et des procédés opératoires relatifs à cette extraction*. Paris, 1860.

ferme le produit de la conception se rompt, et l'embryon est entraîné dans la cavité péritonéale, avec une quantité de sang plus ou moins considérable.

« Au point de vue de l'accouchement, il est utile de distinguer les grossesses extra-utérines en deux classes, savoir :

« Celles qui peuvent se terminer par les voies naturelles ; et celles qui ne peuvent pas se terminer de cette façon.

« En effet, le mode de traitement sera essentiellement différent : dans les premières, de simples manœuvres, le forceps, et plus souvent encore, les seules forces de la nature termineront l'accouchement; tandis que, dans les secondes, si l'art intervient, ce ne pourra être que par une opération sanglante.

Première classe. Grossesses extra-utérines pouvant se terminer par les voies naturelles.

L'ovule fécondé s'est alors arrêté, soit dans la partie du tuber qui traverse la corne de l'utérus; soit dans l'épaisseur même de la paroi utérine, après avoir déchiré la trompe ; — et, en se développant, il finit par proéminer du côté de la cavité utérine, si bien qu'au moment de l'accouchement il occupe réellement cette cavité. Dans ce cas, il n'y a plus, en fait de difficultés, rien qui soit spécial aux grossesses extra-utérines, et la conduite de l'accoucheur, quand le travail commence, n'est pas autre que celle qu'il tiendrait dans un cas tout ordinaire.

Seconde classe. *Grossesses extra-utérines ne permettant pas l'accouchement par les voies naturelles.*

Ici, l'œuf fécondé s'est développé en dehors et loin de la cavité utérine, et s'il arrive au septième ou huitième mois, ce qui est rare, il se trouve logé dans la cavité abdominale. Alors, il y a des indications particulières à remplir, variables du reste, suivant que le kyste est intact ou rompu, le fœtus mort ou vivant.

Si le kyste est intact et l'enfant vivant, on attend que le travail commence ou qu'il survienne quelque accident chez la mère, pour en venir à l'extraction du fœtus ; or, cette extraction ne peut alors se faire que par la gastrotomie. Mais, ici, l'incision abdominale ne se pratique pas sur un point déterminé, toujours le même, comme dans la véritable *opération césarienne*; sa place varie nécessairement avec la position du kyste. Tout ce qu'on peut dire, c'est qu'on devra inciser la paroi abdominale dans le point où le kyste est le plus facilement accessible.

Si le kyste est intact et l'enfant mort, on s'abstient de toute opération tant que la mère n'éprouve aucun accident grave ; mais s'il apparait des symptômes de péritonite, il faut de toute nécessité songer à l'extraction du fœtus, et pratiquer la gastrotomie à moins que le kyste ne fasse une saillie considérable dans le vagin.

Dans une circonstance semblable, M. P. Dubois, malgré l'avis contraire de plusieurs consultants, fit une large incision au vagin, et bien que, contre son espérance, il ne pût extraire le fœtus avec le forceps, il n'en eut pas moins un succès complet ; le kyste s'enflamma ; après quelques jours, le produit putréfié sortit par lambeaux ; et, grâce à la situation déclive de la large ouverture, on put, par des injections à grande eau, déterger le foyer, dont les parois se refermèrent encore avec assez de rapidité, puisque, deux mois après, la femme quittait l'hôpital entièrement rétablie.

Si le kyste est rompu et l'enfant vivant, il n'y a pas à hésiter un seul instant, il faut en toute hâte pratiquer la gastrotomie ; tarder un seul instant à extraire le fœtus, c'est sûrement le sacrifier. Quant à la mère, que peut-on craindre ? une péritonite ? mais ne l'aura-t-elle pas presque infailliblement si le fœtus reste dans la cavité abdominale, avec les membranes, le sang qui s'épanche, etc. ? Si elle a quelque chance d'y échapper, n'est-ce pas plutôt par l'opération, qui enlèvera la cause principale de l'inflammation du péritoine ? Tout bien considéré, en pareil cas, l'intérêt de la mère, aussi bien que l'intérêt de l'enfant, commande la gastrotomie dans le plus bref délai.

Enfin, *si le kyste est rompu et l'enfant mort,* on n'a à considérer que l'intérêt de la mère ; et comme elle est évidemment exposée à une péritonite qui pourra l'enlever en quelques heures, il faut encore pratiquer la gastrotomie, et de bonne heure, sinon à l'instant même. Il est bien entendu que toutes les fois qu'on aura à ouvrir le péritoine, on devra s'entourer des précautions que nous avons indiquées en traitant de l'opération césarienne. — Mais, si la péritonite existe déjà, il faut bien se garder de pratiquer une opération qui n'aurait d'autre résultat que d'avancer le terme fatal : on se livrera donc alors à l'expectation et il n'est pas sans exemple que la nature, après une péritonite limitée, un nouvel enkystement du fœtus, puis des abcès consécutifs, soit parvenue à expulser le corps étranger par lambeaux et à sauver la femme d'une mort qui paraissait presque inévitable.

Symphyséotomie

La *symphyséotomie* est une mauvaise opération, qu'on ne pratique plus aujourd'hui que dans les amphithéâtres, et qu'il faudrait, dès lors, rayer définitivement du cadre des opérations obstétricales. Nous garderons donc sur elle, — dans un petit ouvrage comme celui-ci, qui n'a pour but que de guider le médecin praticien, — le silence le plus absolu ; — renvoyant à n'importe quel *Traité d'accouchements* ceux qui voudraient connaître l'histoire de l'invention, alternativement si vantée et si sévèrement proscrite, de l'étudiant français Sigault (1768).

Accouchement prématuré

L'accouchement prématuré peut être *spontané* ou *artificiel.* Dans l'accouchement prématuré spontané, le fœtus est viable et les phénomènes mécaniques et dynamiques sont à peu près les mêmes que dans l'accouchement à terme ; l'expulsion cependant est d'ordinaire plus facile et plus prompte, le fœtus étant moins volumineux. Les présentations du siège sont beaucoup plus fréquentes qu'au terme de la grossesse.

Si l'accouchement prématuré spontané n'est pas

plus dangereux pour la mère que l'accouchement à terme, il n'en doit pas moins préoccuper l'accoucheur, un premier accouchement prématuré exposant à un second, et le fœtus se trouvant dans ces cas fort exposé par suite de sa faiblesse congénitale. On devra donc chercher à détruire ou à éviter les causes diathésiques ou accidentelles qui l'ont produit, de façon à permettre à la grossesse suivante d'arriver jusqu'à terme.

Quant aux soins que réclame une femme qui accouche seule prématurément, ils sont évidemment les mêmes que ceux donnés à celle qui accouche à terme. Mais il y a un enfant qui n'a pas atteint sa maturité complète et dont il faut nécessairement s'occuper d'une façon toute particulière. (Voy. *Soins à donner à l'enfant naissant faible.*)

Accouchement prématuré artificiel

Il y a deux manières de terminer artificiellement l'accouchement : l'une rapide, qui consiste à aller chercher le fœtus dans le sein de sa mère *par une véritable version*, avant que les organes génitaux soient disposés à le pousser et à le laisser passer, — l'autre plus lente, qui consiste à en provoquer l'expulsion par les seules forces de la nature. La première est ce qu'on appelle l'*accouchement forcé*, la seconde, l'*accouchement provoqué*.

L'*accouchement forcé* est une détestable opération qui compromet autant la mère que le fœtus, — elle est à rejeter absolument quand la grossesse est à terme, à plus forte raison lorsqu'il s'agit de provoquer l'accouchement prématuré, aussi ne la citons-nous que pour en faire justice. Il n'en est pas de même de l'accouchement provoqué qui sauvegarde souvent deux existences, mais surtout celle de la mère : mortalité des enfants, $\frac{1}{2}$; mortalité des mères, $\frac{1}{15}$, et encore ces chiffres doivent-ils être considérablement abaissés, grâce aux progrès récents de l'antisepsie et de l'hygiène des nouveau-nés.

Accouchement provoqué

La pratique de la provocation de l'accouchement prématuré, admise en Angleterre depuis le milieu du XVIIIe siècle, eut de la peine à s'introduire en France, et ce n'est qu'en 1831 que Stoltz y eut recours pour la première fois.

Depuis cette époque, grâce aux travaux de Dezeimeris, de Lacour, de Lazare Sée, etc., cette méthode est entrée dans la pratique de tous les accoucheurs français.

Les *indications* de l'accouchement prématuré sont nombreuses, mais la plus fréquente de toutes consiste sans contredit dans les rétrécissements du bassin ; puis viennent les accidents morbides qui mettent la vie de la femme en danger, que ces accidents soient déterminés par la grossesse elle-même, ou qu'ils se trouvent aggravés par le fait de cette grossesse, tels sont :

Les vomissements incoercibles, les hémorragies, l'hydramnios, l'ascite, les affections aiguës ou chroniques des organes respiratoires ou circulatoires, l'anémie pernicieuse des femmes enceintes, les tumeurs abdominales, la mort habituelle du fœtus, chez certaines femmes, sans causes connues, indépendantes d'un vice constitutionnel ou diathésique, etc.

Nous ne considérons pas l'éclampsie comme une indication, cette affection à marche rapide étant souvent jugée avant qu'on ait eu le temps de provoquer l'accouchement, et celui-ci n'arrêtant pas toujours les accès.

Il en est de même de l'ictère grave, quoi qu'en ait dit Bardinet, de Limoges, dans son remarquable mémoire (1). Car, comme l'a fait remarquer judicieusement M. Blot, rapporteur de la commission chargée d'examiner ce travail, ce n'est pas l'état de plénitude de l'utérus, mais bien une altération particulière et grave du foie, qui constitue ici le danger; et on ne voit réellement pas comment une déplétion utérine, tant rapide soit-elle, pourrait modifier avantageusement et en quelques heures une altération pathologique qui a mis souvent plusieurs mois à se produire.

L'époque de la grossesse où il convient le mieux de provoquer l'accouchement varie suivant le genre d'*indication*. Dans les rétrécissements pelviens, le moment doit être calculé d'après le degré approximatif de l'étroitesse; tandis que, lorsqu'il y a maladie ou accident, on n'opère qu'après avoir épuisé les ressources de la thérapeutique ordinaire, et quand il n'y a plus à espérer de salut que de l'évacuation de la matrice.

Dans le premier cas, on fixe d'avance l'époque de l'opération; c'est un *temps d'élection*. Dans le second cas, on ne peut fixer d'avance aucune époque, on ne peut que se tenir prêt à agir d'un instant à l'autre; c'est un *temps de nécessité*.

____

(1) Bardinet, *De l'ictère épidémique chez les femmes enceintes*, etc., dans *Bull. de l'Acad. de médecine*, nov. 1863.

Mais on assume évidemment une grande responsabilité en entreprenant une pareille opération; il sera donc sage de réunir préalablement en consultation quelques confrères instruits et expérimentés.

Méthodes pour provoquer l'accouchement prématuré
artificiel.

Nous ne citerons que pour mémoire les médicaments internes : *seigle, rue, sabine, pilocarpine* ; ce sont des agents aussi infidèles que dangereux et qui n'agissent qu'à doses toxiques.

Les *excitations* directes ou réflexes de l'utérus, frictions et massages de l'utérus, électricité, sinapismes, ventouses, vésicatoires sur les mamelles, etc., sont également à rejeter, comme infidèles et souvent douloureux.

Les procédés les plus employés sont :

1° La *perforation des membranes* ou *ponction de l'œuf*, méthode à laquelle les accoucheurs anglais restent fidèles, mais qu'on applique rarement en France;

2° Le *tamponnement du vagin*, méthode de Schœller;

3° Les *douches d'eau chaude dirigées sur le museau de tanche* (procédé de Kiwisch);

4° La *dilatation mécanique du col*, méthode inventée par Bruninghausen, en 1820, mais généralisée par Klüge un peu plus tard en 1826;

5° Le *décollement du segment inférieur de l'œuf*;

6° Les *excitants* placés entre les parois utérines et l'œuf.

1. *Ponction de l'œuf.* — La ponction de l'œuf se

fait habituellement dans le champ même de l'orifice interne de la matrice (procédé ordinaire); mais elle peut aussi être pratiquée vers le fond de l'utérus (procédé de Meissner).

Pour ponctionner l'œuf à son point le

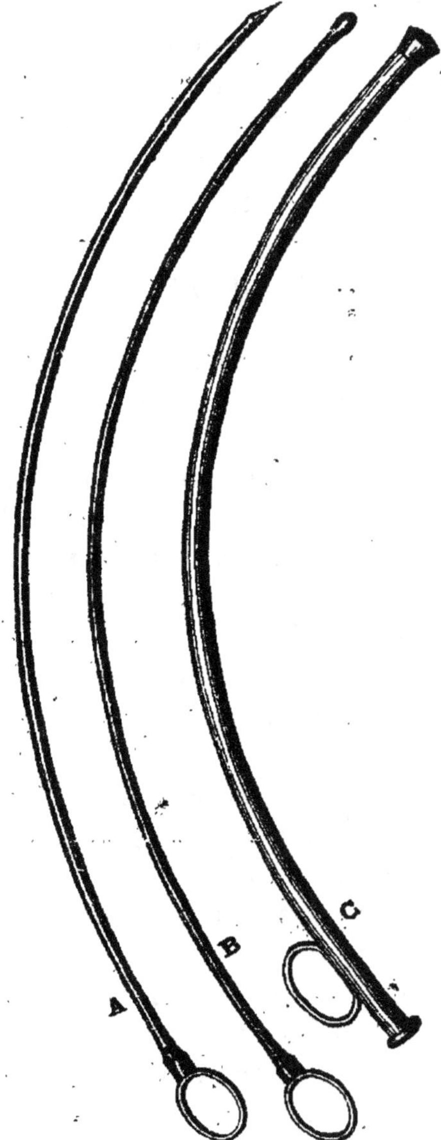

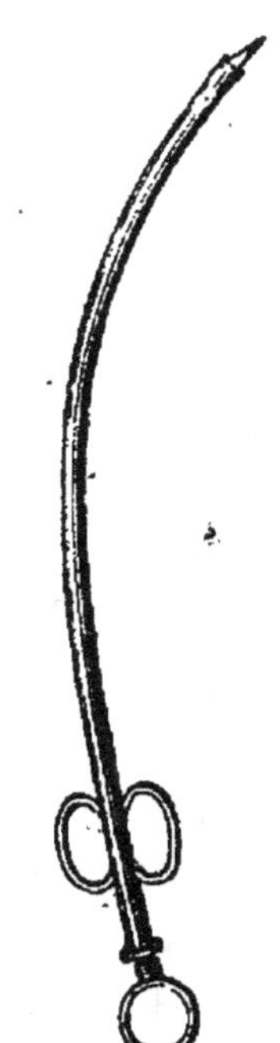

Fig. 196. — A, trocart ; B, mandrin mousse; C, canule (Meissner) (1).

Fig. 197. — Trocart à ponction de l'œuf.

(1) Stoltz, *Nouveau Dictionnaire de médecine et de chirurgie pratiques.* Paris, 1864, t. I, art. ACCOUCHEMENT, p. 306 et 307.

plus déclive, dans le champ même de l'orifice utérin, on peut se servir, soit d'une sonde utérine ordinaire (procédé de Scheel), — soit d'une plume d'oie
taillée en pointe et glissée par-dessus un conducteur
mousse quelconque (procédé de Rokitansky), —
soit, enfin, d'un trocart fin et légèrement courbe.
(Voy. fig. 197.)

Pour ponctionner les membranes *par le procédé
ordinaire*, on se sert généralement d'un trocart fin
et légèrement courbe, comme celui représenté ci-
contre (fig. 197). La femme peut être debout ou
couchée. On retire tout à fait l'aiguille du trocart
de la canule, pour être plus sûr de ne pas blesser
le vagin ou le museau de tanche, et la canule est
alors introduite le long du doigt indicateur gauche
qui lui sert de guide, jusqu'à dépasser un peu l'orifice interne du col, c'est-à-dire jusqu'à toucher
l'œuf. Puis, l'aiguille étant repoussée dans la canule
jusqu'à la garde, on fait pénétrer d'un petit coup
de poignet l'instrument dans l'œuf. On reconnaît
qu'il est entré, à un défaut de résistance, si on
cherche à le pousser plus avant; on retire l'aiguille;
on laisse couler une ou deux cuillerées d'eau par la
canule, après quoi, on retire également celle-ci.

Pour l'exécution du procédé de *Meissner* qui a
l'avantage d'éviter l'écoulement trop rapide du
liquide amniotique, mais qui a aussi l'inconvénient
d'aller, parfois, joindre et blesser le placenta, —
on se sert d'un trocart, à canule de 35 à 36 centimètres de longueur, de 3 à 5 millimètres d'épaisseur et courbé en arc de cercle d'un rayon d'environ 25 centimètres (fig. 196). A la partie inférieure
de la canule, du côté de la convexité, existe un anneau qui est tout à la fois un point de mire pour

la bien diriger dans le sens où il convient, et un moyen de tenir l'instrument assez solidement pour le manier avec plus de sécurité. Deux mandrins, dont l'un à extrémité mousse et arrondie, l'autre à extrémité disposée en trocart, sont destinés à y être introduits successivement ; — le premier, pour pouvoir porter l'instrument jusque vers le fond de la matrice sans risque de léser sa paroi ; le second, pour perforer les membranes.

La femme étant placée dans la position obstétricale, c'est le long de la paroi *postérieure* de l'utérus que l'extrémité supérieure de la canule, garnie du mandrin *mousse*, doit cheminer jusqu'à ce que l'anneau de l'extrémité inférieure touche la vulve. Alors, on incline cette dernière extrémité vers le périnée, pour chercher à reconnaitre si l'autre n'est pas en rapport, par hasard, avec une partie saillante du fœtus ; et quand on est sûr qu'il n'en est rien, on n'a plus qu'à remplacer le mandrin mousse par celui terminé en *trocart*, pour percer l'œuf par un petit mouvement de ponction (1).

Quel que soit le procédé que l'on emploie, on ne laisse écouler qu'une petite quantité de liquide amniotique ; puis on retire l'instrument, pour abandonner à elle-même la femme qui peut prendre telle position qu'il lui plaira et même vaquer à ses

(1) Villeneuve, de Marseille, pour qu'on soit plus sûr encore de ne pas blesser le fœtus, a substitué aux deux mandrins de Meissner un mandrin unique terminé par une pince *à crochets*, simulant l'extrémité mousse d'un stylet quand ils sont rapprochés, et s'ouvrant, à la façon de la pince de Hunter, dès qu'on pousse un peu la tige qui les termine: ils vont alors saisir les membranes de l'œuf et les déchirer. — Villeneuve a donné, du reste, à cet instrument ingénieux le nom de *perce-membranes*.

affaires. Le liquide amniotique s'écoule peu à peu, mais lentement, goutte à goutte ; et les contractions utérines ne tardent pas à se manifester. Il faut pourtant attendre quelquefois vingt-quatre heures pour voir la dilatation du col en bon train de se faire.

Des deux méthodes, nous préférons la première, parce qu'elle est d'une exécution plus simple, plus facile, et qu'elle n'a besoin d'aucun instrument particulier ; il suffit d'un stylet, d'une sonde quelconque préalablement rendue aseptique, pour crever l'œuf dans le champ de l'orifice utérin.

La perforation des membranes provoque sûrement l'accouchement prématuré, mais elle expose plus le fœtus que certaines autres méthodes que nous allons rapidement exposer.

2. *Procédé du tamponnement.* — C'est un médecin de Berlin, le Dr Schœller, qui, ayant assisté à Paris, en 1839, à l'application du *tampon*, dans un cas d'hémorragie par cause d'insertion vicieuse du placenta sur l'orifice utérin, et ayant constaté son effet sur l'accélération du travail de l'enfantement, a le premier songé à se servir du *tamponnement vaginal* dans le but de provoquer l'accouchement prématuré. De retour dans son pays, il en fit de suite l'essai, et dès 1842, il avait recueilli cinq cas de succès. Son tampon se composait d'une série de bourdonnets de charpie trempés dans de l'huile, pour en faciliter l'introduction dans le fond du vagin, *jusqu'à contact aussi immédiat que possible avec le museau de tanche*, et il en renouvelait l'application tous les jours et même deux fois par jour s'il le fallait. Mais, en général, peu de temps après l'installation du tampon, le ventre se tendait, dit

Schœller, la matrice devenait dure, et les douleurs pour accoucher se déclaraient.

Braun remplace le tampon de Schœller par une vessie de caoutchouc vulcanisé que l'on remplit peu à peu d'eau tiède au moyen d'une seringue, jusqu'à ce qu'elle paraisse modérément distendue (fig. 198). La femme reste ensuite couchée tranquillement sur le dos. Au bout de quelques heures, on fait une nouvelle injection pour augmenter la distension du tampon, et on continue ainsi jusqu'à ce qu'il survienne des douleurs.

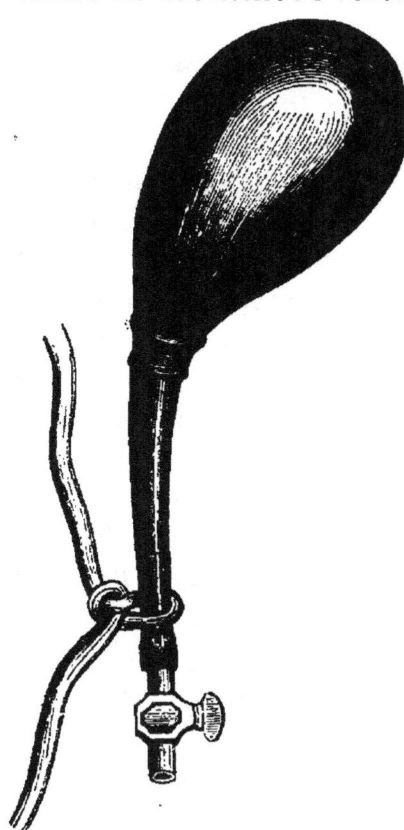

Fig. 198. — Colpeurynter de Braun.

Si le tampon est peu distendu, il est à peine senti et ne produit presque rien; mais s'il est très rempli, il donne lieu à de grandes douleurs et ne tarde pas à mettre le travail en train.

Braun donne à son ballon le nom de *Colpeurynter*.

Quel que soit le tampon employé on l'enlève dès qu'on s'aperçoit, à la nature des douleurs et à leur répétition à intervalles réglés, que l'accouchement marche régulièrement.

Il est bien entendu que, comme toujours, la

vessie et même le rectum ont dû être préalablement débarrassés de leur contenu, avant l'application du tampon, et que si, lorsqu'il est en place,
le besoin d'uriner survenait, il faudrait bien vite
recourir au cathétérisme.

La méthode de Schœller (tamponnement du vagin) n'est pas restée dans la pratique, en France
du moins.

3. *Procédé des douches chaudes ou de Kiwisch.* —
Pour l'application du procédé de Kiwisch, il faut avoir
un vase en bois ou en fer-blanc, de la contenance
de 9 à 10 litres, et muni d'un long tube élastique
à robinet, — ou, mieux encore, un irrigateur
Éguisier de grandes dimensions. Si l'on se sert du
vase ordinaire à long tube, il faut le placer sur un
point élevé, sur une armoire, par exemple ; mais,
avec l'irrigateur Éguisier, cette précaution est inutile. On met l'instrument sur la première table venue. La canule que l'on ajuste à l'extrémité du tube,
et qui doit être introduite dans le vagin, aura au
moins 4 millimètres de calibre, et l'eau dont on
chargera l'instrument, quel qu'il soit, sera chaude à
38° centigrades.

L'irrigateur étant préparé, la femme est placée
sur le bord d'un lit préalablement garni d'une toile
cirée, disposée de façon à conduire l'eau dans un
bassin quelconque, au fur et à mesure qu'elle sortira du vagin ; et l'accoucheur, assis entre les genoux de la femme, tient et dirige lui-même la
canule, pour que le jet du liquide atteigne bien
directement le museau de tanche. Peut-être avec un
spéculum arriverait-il mieux au but ?... Quoi qu'il
en soit, on fait durer chaque douche de dix à quinze
minutes, et on en administre de trois à quatre par

jour. Or, en moyenne, il en faut dix pour arriver au résultat désiré, c'est-à-dire à un commencement réel du travail, — ce qui demande, par conséquent, *de trois à quatre jours*. Dans certains cas, il n'a fallu que quarante-huit heures; mais, d'autres fois aussi il n'a pas fallu moins de sept jours (1).

On s'est engoué de cette méthode, il y a quelques années, parce qu'elle ne causait à la femme aucune douleur, qu'elle n'avait même pour elle rien de désagréable; rien non plus qui pût nuire à son enfant; qu'elle ramollissait et lubrifiait avantageusement le passage et qu'enfin elle arrivait souvent au but, puisque sur cent cas, employées *seules*, ces douches réussissaient soixante-quatorze fois. Mais, aujourd'hui, on n'a plus en elle la même confiance; non seulement on trouve que ce procédé demande trop de temps, mais encore des accidents survenus entre les mains de Salmon, de Blot, de Tarnier, par suite de l'introduction de l'air dans les sinus utérins, ont fait abandonner presque complètement la méthode de Kiwisch.

4. *Dilatation du col. Procédé de Kluge.* — Pour appliquer le procédé de Kluge, adopté presque exclusivement par Stoltz, Chailly, P. Dubois, etc., avoir un cône d'éponge préparée (2), de 4 centimètres 1/2 de hauteur sur 1 centimètre 1/2 d'épaisseur à sa

---

(1) Stoltz, comme Kilian l'avait déjà fait, a employé une *pompe à main de jardin*, avec laquelle on peut à volonté augmenter ou diminuer la force d'impulsion du liquide.

(2) Éponge préparée *à la ficelle*, qui se laisse tailler facilement, avec un instrument bien acéré et même polir à la lime; cette éponge devra avoir été rendue aseptique. La gomme qui entre dans sa préparation devra en outre être additionnée d'acide phénique.

base, — une longue pince à anneaux un peu courbe,

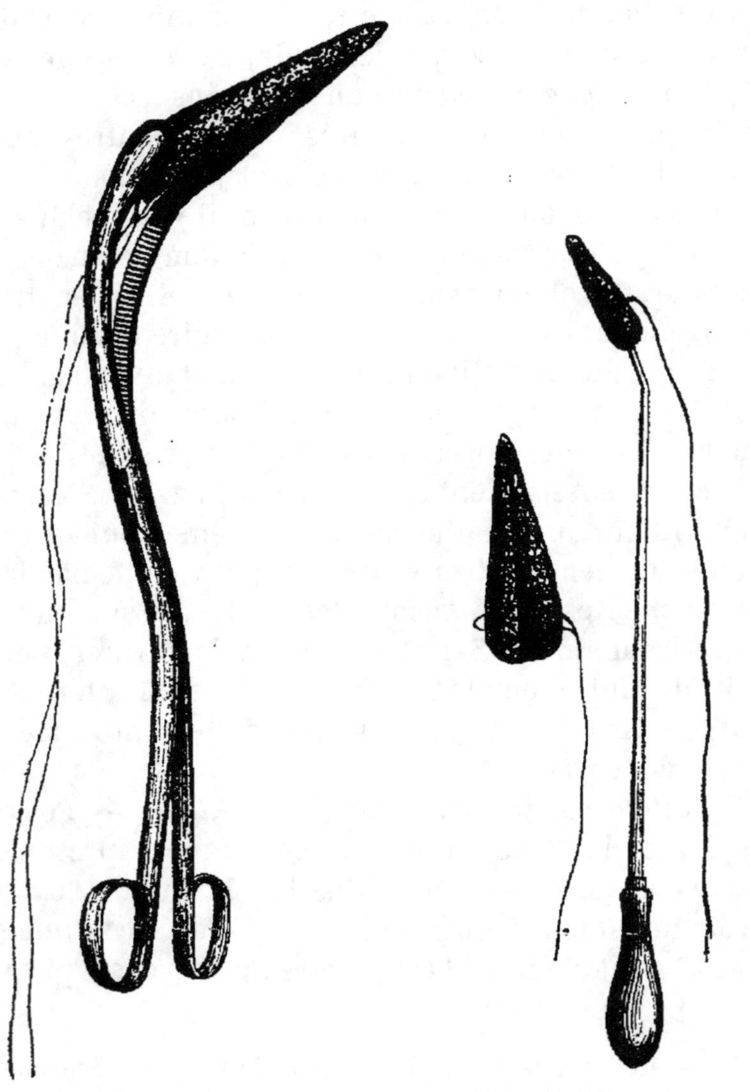

Fig. 199. — Eponge préparée, saisie avec la pince à polypes.

Fig. 200. — Simple tige métallique sur la pointe de laquelle on implante légèrement, sans y mettre de force, la base du cône d'éponge.

une éponge fine de la grosseur d'un œuf d'oie, ou

plusieurs bourdonnets de charpie préalablement rendus aseptiques, — et un bandage de corps muni d'une compresse destinée à être ramenée d'arrière en avant par-dessus la vulve.

Quand on a bien sous la main tout ce qui est nécessaire, on place la femme sur le bord de son lit, comme pour l'application du forceps. On va, alors, avec le doigt indicateur gauche, chercher l'orifice du col, et lorsqu'on est sûr de le tenir, armant sa main droite de la pince, entre les mors de laquelle on a saisi longitudinalement le cône d'éponge près sa base (voy. fig. 199), ou de la simple tige métallique sur la pointe de laquelle on a implanté légèrement un cône semblable (voy. fig. 200), on porte ce corps étranger jusque dans le col, en se guidant, bien entendu, pour ne pas faire fausse route, sur l'index gauche. Le cône enfoncé, on le retient dans le col avec l'extrémité du doigt qui a servi de conducteur, on retire l'instrument et on bourre le vagin de la grosse éponge ou des tampons de charpie qu'on a préparés à cet effet, et qu'on retient en place au moyen du bandage en T. La femme est ensuite maintenue immobile au lit, dans le décubitus dorsal. En général, il ne faut pas plus de quelques heures pour que le travail de l'accouchement commence sous l'action complexe du cône d'éponge, qui, en se gonflant, dilate le col et le ramollit, — et du tampon, qui, bien que peu serré, irrite le vagin et, par sympathie, l'utérus lui-même : celui-ci entre en contractions, et alors, les deux éponges sont enlevées, la grosse en la pinçant simplement avec deux doigts, la petite en tirant sur le fil dont on a eu soin de traverser sa base. Enfin, plus tard, quand le col est suffisamment dilaté et les contractions utérines bien établies on se comporte comme si l'accouchement était tout à fait spontané.

On peut remplacer l'éponge préparée par des tiges de laminaire digitée.

Le procédé que nous venons de décrire donne de bons résultats, malheureusement il est parfois difficile à appliquer chez les primipares surtout qui ont le col très porté en haut et en arrière, en outre les tiges de laminaire, et l'éponge préparée surtout, prennent une odeur infecte, après un certain temps d'application.

Pour provoquer l'accouchement, Barnes se sert de trois petits sacs de caoutchouc en forme de violons de dimensions différentes, auxquels est adapté un tube de caoutchouc muni d'un robinet.

Il commence la dilatation par la *méthode de Kiwisch*, puis introduit successivement les trois sacs à mesure que la dilatation augmente; on distend les sacs avec de l'eau tiède.

Le *double ballon de Chassagny* peut servir au même usage.

5. *Décollement du segment inférieur de l'œuf.* — Cohen de Hambourg a conseillé d'introduire entre les membranes et la paroi utérine, une sonde à l'aide de laquelle on pousse une injection d'eau de goudron qui décolle les membranes et éveille les contractions.

Hamilton se contente de décoller les membranes avec le doigt le plus haut possible.

Enfin, pour décoller l'œuf plus facilement et plus sûrement encore, M. S. Tarnier a imaginé un instrument, qu'il appelle *dilatateur intra-utérin*, et avec lequel il provoque rapidement les contractions de l'utérus.

L'instrument consiste en un tube de caoutchouc vulcanisé, monté sur une tige métallique creusée en gouttière, destinée à en faciliter, d'abord, l'introduction à travers le col jusqu'au-dessus de l'orifice interne, — puis la dilatation au moyen d'une injection d'eau tiède (fig. 201-202-203).

Le tube en caoutchouc (fig. 201 A) est dilatable à son extrémité seulement (de *a* en *b*) ; un fil très fort, attaché à l'extrémité de ce tube (en *a*), s'engage ensuite dans des trous dont le conducteur B est percé, en suivant le chemin indiqué par les lettres *cccc* ; en tirant sur le fil, on amène l'extrémité du tube à se coller sur l'extrémité de la canule; et, pour maintenir ces deux parties solidement réunies, on arrête le fil sur un petit cliquet (fig. 202 *a*) et quelques circulaires achèvent de fixer le tube sur sa gouttière.

Quand l'instrument est monté (fig. 202), il a le volume d'une sonde pour homme. On l'introduit dans l'utérus, et puis on y pousse une injection d'eau tiède qui donne à son extrémité dilatable la forme d'une boule (fig. 203); après quoi, le robinet étant fermé, pour empêcher le retour du liquide, le fil est détaché du cliquet et le conducteur retiré. La sphère de caoutchouc est laissée dans la matrice, jusqu'à son expulsion par l'effet du travail mis en train.

Plus tard, Pajot a simplifié l'appareil de Tarnier (fig. 204, p. 630), mais son instrument, comme le précédent, présente l'inconvénient de ne pas avoir son extrémité ampullaire d'un tissu assez solide pour résister plus sûrement à une distension même modérée. Trop peu dilatée, l'ampoule est expulsée trop vite, avec une distension plus

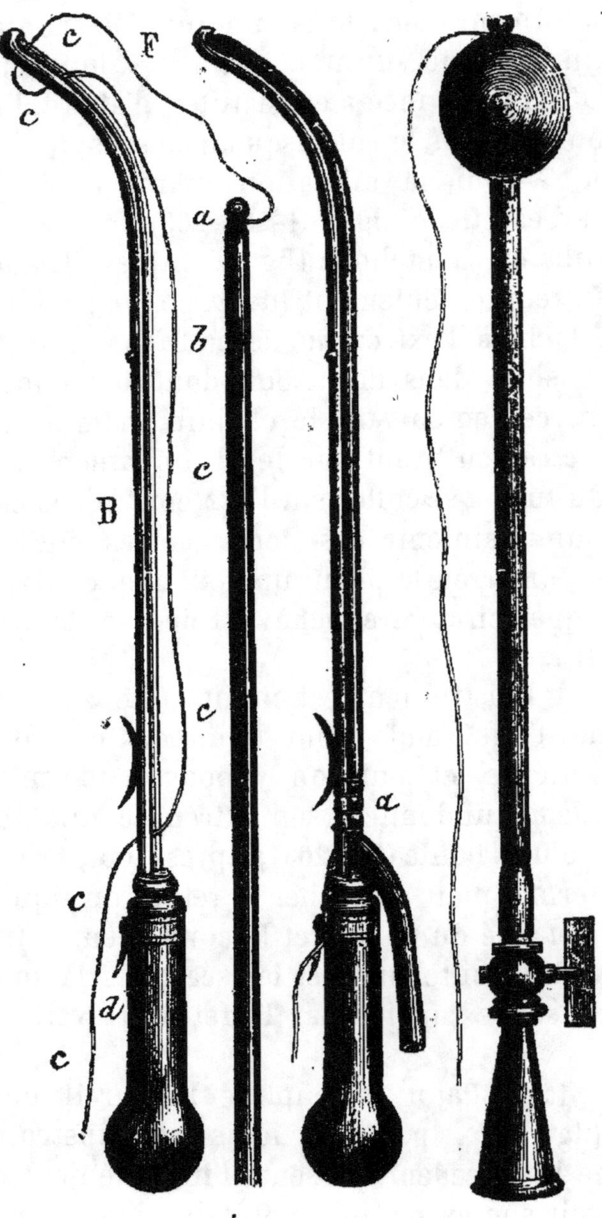

Dilatateur utérin de S. Tarnier (1).

(1) *Nouveau Dictionnaire de médecine et de chirurgie pratiques*, t. I, art. ACCOUCHEMENT, p. 305.

considérable elle risque de se briser, accident qui s'est produit plusieurs fois, et a nécessité une nouvelle application de l'instrument.

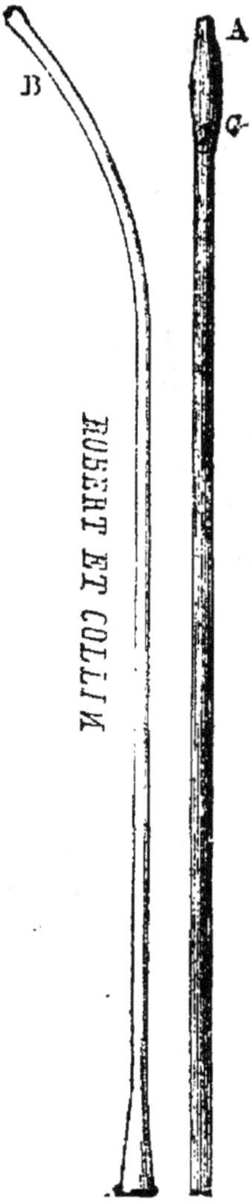

La quantité d'eau nécessaire pour dilater le tube du professeur Tarnier est d'environ 50 grammes, et on devra se servir de préférence d'un liquide antiseptique.

Malgré l'inconvénient que nous venons de signaler, ce procédé de décollement des membranes de l'œuf, dont l'honneur revient tout entier à M. Tarnier, n'en est pas moins bon. Il a été appliqué maintes fois déjà, non seulement par l'inventeur, mais encore par Danyau, Depaul, Pajot, Blot, etc., et, presque toujours, il a provoqué l'accouchement d'une manière ra-

Fig. 204. — Instrument de Pajot pour la provocation de l'accouchement. Composé d'un tube en caoutchouc dont l'extrémité supérieure AC, à parois moins épaisses que le reste, est dilatable, et d'un mandrin courbe B. Quand on a conduit l'extrémité dilatable du tube jusqu'au delà de l'orifice interne de l'utérus, entre cet organe et l'œuf, on retire tout à fait le mandrin, pour adapter le bec d'une seringue à l'extrémité libre du tube; on y injecte de 1 à 2 cuillerées d'eau tiède, assez pour distendre l'ampoule, et dès qu'on suppose celle-ci suffisamment développée, on pince fortement le tube entre deux doigts au-dessus du bec de la seringue, et on l'étrangle là d'un fil solide.

On le voit, c'est l'instrument de S. Tarnier, seulement plus simple.

pide, soutenue, et sans donner lieu au moindre accident.

6° *Excitants placés entre les parois utérines et l'œuf.* — Dans le double but de décoller une portion de l'œuf et d'exciter l'utérus à se contracter, Lehmann introduisait purement et simplement, à une profondeur de 18 à 25 centimètres au delà du col, entre la paroi interne de la matrice et les membranes de l'œuf, une bougie élastique de moyenne grosseur qu'il retirait immédiatement après avoir pénétré à la profondeur voulue. Or, dès 1852, il publiait huit observations de succès par cette simple opération. Dans un cas, la bougie dut être introduite deux fois; dans un autre, trois fois. La durée du travail fut de un à cinq jours; et le résultat définitif, pour les mères et les enfants, des plus satisfaisants.

A. Krause agissait de même, mais avec cette différence qu'il laissait la bougie en place jusqu'à ce que l'effet fût obtenu.

C'est le procédé de Krause qu'adopte Schrœder, comme étant le meilleur. « Il donne, dit le professeur d'Erlangen, tout ce que l'on peut raisonnablement désirer. Il est des plus simples, ne réclame aucun appareil compliqué, puisqu'il se contente d'une sonde élastique un peu grosse, armée de son mandrin, et est d'une pratique facile. Il agit ensuite *sûrement, relativement vite,* et *n'entraîne après lui aucun dommage ni danger.* C'est à ce procédé que s'est ralliée la majorité des accoucheurs français; il réunit, en effet, comme le fait remarquer le Dʳ Charpentier, la simplicité à l'efficacité, et il suffit de laisser tremper pendant un certain temps la bougie dans de la glycérine phéniquée pour la rendre aseptique.

On se sert d'ordinaire en France, d'une bougie olivaire en gomme élastique, n°ˢ 17 ou 18 de la filière Charrière et Colin. Conduite sur un doigt, ou à l'aide d'un spéculum si le col est difficilement accessible, la bougie est poussée doucement entre la paroi utérine et les membranes et introduite toute entière, jusqu'à ce que son extrémité ait disparu entre les lèvres du col. Le travail se déclare d'ordinaire au bout de quelques heures, à mesure que le col se dilate la bougie sort peu à peu ; on la retirera lorsque la dilatation sera déjà avancée, presque complète, si on craint un défaut d'énergie de l'utérus, et pour cela il suffira de la saisir avec deux doigts dans le vagin.

Tels sont les divers moyens que l'accoucheur a à sa disposition pour provoquer l'accouchement prématuré. Nous préférons pour notre part, les procédés de Tarnier et de Krause, et ce n'est que dans le cas où ils auraient échoué que nous aurions recours à la perforation des membranes, moyen sûr de déterminer le travail, mais souvent d'une grande lenteur, et moins inoffensif que les autres pour l'enfant.

Quel que soit le procédé mis en usage, dès que les *douleurs* sont devenues régulières et bien franches, il n'y a plus qu'à abandonner le travail à la nature, à moins que quelque accident ne vienne nécessiter une intervention par la version ou le forceps. Quant aux suites de couches, elles sont absolument les mêmes que dans le cas d'accouchement spontané ; la femme n'a besoin d'aucun soin particulier.

Pour ce qui est de l'enfant, c'est différent. Comme il n'a pas son complet développement, il réclame des soins tout spéciaux. (Voir ce qui a été dit *des soins à donner à l'enfant né faible.*)

Maintenant, comment arrivera-t-on à retirer de l'accouchement prématuré artificiel tous les avantages qu'il peut donner ? — En mesurant de bonne heure, aussi exactement que possible, par les moyens indiqués ailleurs, le bassin des femmes enceintes contrefaites, et en se représentant, en regard des mesures obtenues, les diamètres de la tête du fœtus à ses divers âges.

On sait que la tête du fœtus a, d'une bosse pariétale à l'autre :

```
A 7 mois de 6 cent. 1/2 à 7 centimètres
A 7 mois 1/2..............    7      —      1/2
A 8 mois.................     8      —
A 8 mois 1/2.............     8      —      1/2
A 9 mois ..... de 9 cent. à 9      —      1/2
```

Or, il est facile, avec cela, de résoudre le problème suivant : *Un rétrécissement du bassin étant donné, à quelle époque convient-il de provoquer l'accouchement prématuré ?* — tout en n'oubliant pas, toutefois, que le plus tard sera le mieux dans l'intérêt de l'enfant, qui est d'autant plus viable nécessairement, quoi qu'en puissent dire les bonnes femmes, qu'il est plus près du terme ; — que, dans le cas de grossesse gémellaire, les fœtus étant plus petits chacun qu'un fœtus unique, on peut attendre plus longtemps ; — que la tête, au septième et même au huitième mois, est réellement réductible d'environ 1 centimètre, par les seules contractions de l'utérus ; — et, enfin, que si l'on sait l'enfant mort, il n'y a plus à entreprendre l'accouchement prématuré artificiel, mais bien à attendre le développement d'un travail spontané, à moins que l'indication ne résulte d'accidents pathologiques pressants, du fait de la grossesse, et encore ces accidents cessent-ils d'ordinaire dès que l'œuf cesse de s'accroître.

Une présentation vicieuse, de l'épaule par exemple, n'est pas une contre-indication à l'accouchement prématuré artificiel, si toutefois le bassin permet l'introduction de la main pour la version, une fois le col amené à un degré de dilatation suffisante. Blot a fait deux fois la version, avec succès pour l'enfant et pour la mère, dans des cas de ce genre. Il y a plus, remarque cet habile accoucheur, la présentation de l'épaule est peut-être ici une condition favorable; car, si la tête se présente, on doit en principe essayer du forceps une fois, deux fois, trois fois même, avant d'en venir à la version, et alors celle-ci n'a généralement que de fâcheux résultats. Au lieu de cela, si c'est l'épaule qui se présente, on n'a pas à hésiter sur le genre de manœuvre à mettre en pratique; on sait que c'est à la version qu'il faut recourir dès que la dilatation du col est suffisante ; on la fait, et l'enfant et les parties maternelles n'ayant éprouvé antérieurement aucune violence, il y a de nombreuses chances pour que le succès soit ce qu'il serait dans le cas de conformation normale. Cependant, à notre avis, il y aurait lieu, avant de provoquer l'accouchement, de tenter la version par manœuvres externes, de façon à amener le siège au détroit supérieur, puisqu'il semble résulter des recherches actuelles, que dans le cas d'*accouchement prématuré* et de *rétrécissement du bassin*, la présentation du pelvis est plus favorable que celle de l'extrémité céphalique.

Avortement provoqué

Mais il est des cas où le rétrécissement du bassin est tel qu'il n'est plus possible de songer à l'accouchement prématuré, et où il faudrait avoir recours, si l'on était prévenu à temps, à l'*avortement provoqué*, — toujours dans le but d'épargner, pour plus tard, à la femme, les dangers d'une céphalotripsie ou d'une embryotomie difficiles, ou peut-être même ceux de l'opération césarienne.

Ce ne serait pas seulement, du reste un rétrécissement au-dessous de 6 centimètres, qui indiquerait la nécessité de l'avortement artificiel; mais encore : 1° une tumeur volumineuse, immobile et non opérable, siégeant dans l'excavation ; 2° une hydropisie excessive de l'amnios ; 3° une rétroversion irréductible de la matrice; 4° une hémorragie résistant aux moyens les plus rationnels ; 5° des vomissements incoercibles.

Quant aux contre-indications, il n'y en aurait qu'une seule, le refus formel de la femme.

La nécessité de l'avortement reconnue, si la femme consent, il ne resterait plus qu'à préciser l'époque où il convient le mieux d'opérer et à choisir le meilleur procédé opératoire.

Pour l'époque, dans le cas de vice de conformation ou de tumeur intra-pelvienne, on la déterminerait d'après le degré du rétrécissement et d'après le volume présumé de la tête du fœtus; dans les autres cas, d'après l'état où se trouve la femme, d'après le danger qu'elle court.

On tiendra aussi compte de ce fait, que les avortements du troisième et du quatrième mois s'accompagnent souvent d'hémorragies graves et de rétention du placenta.

Quant au procédé opératoire, laissant de côté les méthodes de Klüge et de Kiwisch qui ne se montrent efficaces que lorsque l'utérus a acquis un assez grand développement, nous conseillerons d'avoir recours aux procédés de Tarnier, de Pajot, de Krause qui, en laissant à l'œuf tout son volume, mettent plus sûrement à l'abri d'une rétention prolongée du placenta. Malheureusement les dilatateurs sont difficiles à manier dans un utérus peu développé, et la bougie de Krause agit avec une grande lenteur, aussi avant le quatrième mois y aura-t-il lieu de recourir de préférence à la perforation des membranes, en s'entourant de toutes les précautions antiseptiques nécessaires.

APPENDICE.

APPENDICE

A. — Emploi du seigle ergoté

Le seigle ergoté est un médicament qui a positivement la propriété d'accroître les contractions utérines qui sont faibles, et de réveiller celles qui, après avoir existé, se sont éteintes par une cause quelconque. Mais il n'est pas aussi bien démontré qu'il puisse déterminer les contractions *d'emblée*, quand l'utérus n'a pas encore commencé à se contracter.

Quoi qu'il en soit, quand il est donné pendant le travail, le seigle ergoté agit promptement, s'il est toutefois de bonne qualité (1). Dix à quinze minutes au plus après qu'il a été administré, les contractions utérines, qui étaient faibles et rares, deviennent fréquentes et énergiques ; elles arrivent même bientôt à être permanentes. Le globe utérin n'a plus alors d'alternatives de contraction et de repos ; il reste dur, contracté sans relâche, et est enfin pris d'une sorte d'état tétanique, que la femme distingue parfaitement des contractions ordinaires, et qu'elle supporte impatiemment.

(1) L'ergot paraissant perdre très vite ses propriétés dès qu'il est pulvérisé, il serait bon que tout accoucheur, se rendant auprès d'une femme en mal d'enfant, emportât avec lui de l'ergot en grains qu'il pulvériserait lui-même, s'il avait à s'en servir.

On l'administre d'ordinaire sous forme de poudre que l'on délaie dans un peu d'eau sucrée, à la dose de 1 à 2 grammes, en deux ou trois paquets que l'on fait prendre à dix ou quinze minutes d'intervalle.

Pris de cette façon, le seigle ergoté occasionne souvent des nausées et parfois des vomissements, aussi préférons-nous recourir à la méthode hypodermique et injecter dans le tissu cellulaire une solution d'ergotine (1) ; cette pratique a l'avantage d'assurer l'absorption du médicament et d'en augmenter considérablement la rapidité d'action.

Indications. — Les indications du seigle ergoté pendant le travail sont tout à fait exceptionnelles et nous adoptons cette loi formulée par Pajot : *Ne jamais employer l'ergot tant qu'il y a quelque chose dans l'utérus, que ce quelque chose soit un enfant, un délivre ou des caillots.*

Il peut cependant exister quelques exceptions à cette règle, c'est ainsi que Charpentier conseille l'emploi du seigle ergoté associé au tamponnement pour combattre les hémorragies de l'insertion vicieuse du placenta et de l'avortement. (Voy. p. 173.)

Par contre l'ergot sera parfaitement indiqué pour combattre les hémorragies de la délivrance, immédiates ou secondaires, dues à l'inertie utérine, à condition toutefois que l'utérus soit vide. (Voy. p. 271.)

La permanence des contractions déterminées par le seigle ergoté expose l'enfant à périr d'asphyxie, soit par compression du cordon, soit le plus sou-

(1) Nous avons recours de préférence à la solution d'ergotine Yvon dont un gramme représente la valeur thérapeutique d'un gramme de seigle.

vent par trouble dans la circulation utéro-placentaire.

Lorsque la tête est retenue sur le plancher périnéal, par suite d'insuffisance des contractions ou de rigidité périnéo-vulvaire, c'est au forceps qu'il faut recourir, car l'application prudente de cet instrument prend beaucoup mieux les intérêts de l'enfant et préserve le périnée.

En résumé, l'ergot de seigle est un médicament qui rend de très grands services contre les hémorragies par inertie, mais qui n'est pas à beaucoup près aussi utile comme moyen d'expulsion du fœtus.

Il a, dans ce dernier cas plus d'inconvénients que d'avantages, et il est à regretter qu'on ne puisse pas empêcher les sages-femmes d'en faire si fréquemment usage. Car les accoucheurs le constatent chaque jour, ce sont elles qui, par une application intempestive et inintelligente du seigle, créent presque tous les cas d'engagement profond de l'épaule avec contractions tétaniques de la matrice, et, par suite, la nécessité d'en venir à l'embryotomie pour sauver la femme (1).

(1) MM. Monteverdi, Burdel et du Boué (Voy. *Annales de gynécologie*, t. I, p. 295), affirment que le sulfate de quinine donné à dose de 50 centigr. à 1 gramme, en peu de temps (5C centigr. à la fois), réveille rapidement, au bout de 20 à 25 minutes, les contractions utérines engourdies, presque comme le ferait le seigle ergoté, seulement *sans dépasser la mesure*, ainsi que le fait celui-ci parfois, et, par conséquent, sans compromettre jamais la vie de l'enfant; — parce que les contractions amenées par la quinine sont toujours *intermittentes*, au lieu d'être, comme celles que produit le seigle, *tétaniques* et *permanentes*. C'est à l'expérience à venir confirmer, si elle est vraie, cette action ecbolique de la quinine.

Il n'en est pas de même de l'action de l'électricité sur les

B. — **Emploi des anesthésiques**

Il est parfaitement démontré aujourd'hui :

1° Que la sensibilité de l'utérus en travail s'efface complètement, comme toute sensibilité, sous l'influence de vapeurs anesthésiques ;

2° Que la contractilité de l'organe résiste, au contraire, à ces inhalations, pourvu que leur action soit maintenue dans de justes limites ;

3° Que la contractilité des muscles abdominaux, qui ne sont autre chose que de grands muscles intercostaux, résiste aussi aux vapeurs anesthésiques, comme celle de tous les muscles respirateurs, tant que l'anesthésie n'est pas poussée jusqu'à la période dite *organique* par Bouisson (1).

On peut employer dans les accouchements deux modes d'anesthésie ; l'anesthésie obstétricale dans les accouchements naturels, et l'anesthésie chirur-

---

fibres musculaires de l'utérus, une fois que leur contractilité est en jeu. M. de Saint-Germain d'abord (Voy. l'article ELECTRICITÉ du *Nouveau Dictionnaire de médecine et de chirurgie pratiques*, t. XII, p. 556), puis M. Tripier (voir la *Tribune médicale*, année 1873), ont, après de nombreuses expériences faites avec soin, établi que la *faradisation* était un moyen de précipiter l'accouchement aussi bien et même mieux qu'avec le seigle ergoté, sans exposer le fœtus aux accidents qui sont fréquemment la conséquence de l'emploi de ce médicament.

Le mode d'application de la faradisation, dans ce cas, consisterait à placer l'excitateur *positif* sur la région lombaire et le *négatif* immédiatement au-dessus des pubis.

(1) Bouisson, *Traité de la méthode anesthésique*. Paris, 1850.

gicale toutes les fois qu'il y a lieu d'intervenir.

Le chloroforme en inhalations est l'agent anesthésique le plus employé dans l'anesthésie *obstétricale;* on l'emploiera à petites doses, fréquemment renouvelées, de façon que la femme, sans perdre complétement connaissance, obtienne cependant une sédation réelle de ses douleurs. Cette méthode considérée comme étant absolument sans danger par quelques accoucheurs, pourrait être d'après eux appliquée à tous les accouchements naturels. Il ne nous semble pas qu'elle doive être autant généralisée, et nous ne l'employons pour notre part que dons les cas de douleurs très vives, ou de nervosisme exagéré. Les recherches de Polaillon, de Pinard, de Charpentier, semblent en effet prouver que l'anesthésie même incomplète, n'est pas toujours, quoiqu'on en ait dit, sans influence sur la marche du travail, et qu'il peut en résulter dans quelques cas, non seulement une diminution de la contractilité des muscles abdominaux. mais encore de la contractilité et même de la rétractilité de l'utérus, pouvant parfois ralentir le travail au point de nécessiter une intervention inutile sans cela et prédisposant à l'hémorragie après l'accouchement.

En outre, chez certains sujets l'administration du chloroforme, même à doses très faibles, produit une excitation telle qu'on est obligé d'y renoncer.

Quant à l'emploi du chloroforme à *dose chirurgicale*, c'est-à-dire jusqu'à la résolution complète, tous les auteurs sont d'accord et il y aura lieu d'y recourir, toutes les fois que l'on devra pratiquer une opération : exploration avec la main introduite tout entière dans les organes génitaux, version, forceps, céphalotripsie, etc.

36

C'est là que le chloroforme se montre avec tous ses avantages : car, non seulement il annule la douleur si vive produite par les opérations manuelles ou instrumentales, et met la femme à l'abri des craintes que ces opérations inspirent toujours, même aux plus courageuses ; mais encore il la plonge dans une immobilité qui rend à l'accoucheur ses manœuvres bien plus faciles et plus sûres.

Dans l'éclampsie l'administration du chloroforme à dose chirurgicale pourra rendre aussi de signalés services. (Voy. p. 154.) On l'a également conseillé dans la rigidité spasmodique du col de l'utérus, mais son efficacité dans ce cas est loin d'être démontrée, et il y aura lieu de lui substituer un autre agent anesthésique, le chloral qui pendant le travail sera souvent d'un précieux secours.

Le *chloral* administré en potion et mieux encore en lavements à la dose de 3 à 4 grammes comme anesthésique, pendant le période de dilatation surtout, n'aurait, d'après Charpentier, aucune influence fâcheuse sur la marche du travail ; tout en calmant la douleur, il régularise les contractions et combat efficacement la rigidité spasmodique du col. (Voy. p. 359 et 365.)

Les lavements de chloral, répétés toutes les quatre ou cinq heures jusqu'à concurrence de 12 à 16 grammes de médicament, constituent un des moyens les plus efficaces pour combattre l'éclampsie. (Voy. p. 154.)

A défaut de chloroforme et de chloral, on aura encore, dans les injections hypodermiques de morphine, un moyen précieux d'éteindre ou au moins d'affaiblir la sensibilité.

Doléris (1) a assayé la cocaïne dans le but de supprimer pendant l'accouchement les douleurs qui se produisent lors de la dilatation de l'orifice cervical, et celles résultant de la dilatation de la vulve pendant l'expulsion.

Avec une solution de chlorhydrate de cocaïne au 4/100, cet expérimentateur badigeonna le col au moment où la dilatation atteignait les dimensions d'une pièce de deux francs, et sur neuf fois qu'il employa cette méthode, il obtint six fois un soulagement considérable au bout de quelques minutes. Il constata également une notable diminution des douleurs pendant la dilatation de la vulve, après avoir badigeonné cette région avec la même solution.

Les *contre-indications* des anesthésiques, sont les mêmes en obstétrique qu'en chirurgie et on devra éviter de recourir au chloroforme, lorsque les parturientes présenteront des affections graves du cœur ou des poumons, seront menacées de congestion cérébrale, ou atteintes de dépression profonde des forces par suite d'hémorragies ou de maladies antérieures et prédisposées à la syncope.

C. — Pathologie des suites de couches

Il est difficile dans la pathologie des suites de couches, d'établir une ligne de démarcation bien tranchée entre les lésions purement inflammatoires et les lésions d'origine septique ; on rencontre, il est vrai, tantôt une prédominance marquée des symp-

(1) Doléris, *Communication à la société de biologie*, 17 janvier 1885.

tômes locaux, les phénomènes généraux étant peu accusés, tantôt au contraire une prédominance des symptômes généraux, les phénomènes locaux étant peu accentués, ou disparaissant devant la gravité des premiers. S'ensuit-il de là, que ces manifestations morbides aient une étiologie différente ? nous ne le croyons pas, et nous admettons volontiers que l'intoxication septique joue son rôle dans l'un et l'autre cas, rôle qui varie suivant des conditions particulières de doses, de réceptivité, de résistance organique, peut-être même de septicité plus ou moins grande des germes ; dans un cas, les manifestations resteront plus localisées et se traduiront surtout par les phénomènes ordinaires de l'inflammation de l'organe envahi ou des tissus voisins, tandis que dans l'autre, il y aura envahissement rapide de toute l'économie et manifestations morbides dans des organes plus ou moins éloignés du point de départ de l'infection ; dans ce dernier cas l'affection aura une gravité exceptionnelle et sa marche et les désordres produits pourront varier suivant la voie que le poison aura plus particulièrement suivie, vaisseaux lymphatiques ou vaisseaux sanguins.

Nous faisons intervenir, on le voit, dans l'étiologie des maladies puerpérales, un principe morbide, germe infectieux, pouvant produire des manifestations diverses, les unes localisées et susceptibles de guérison, les autres au contraire généralisées et se terminant le plus souvent par la mort.

On ne saurait plus, en effet, considérer aujourd'hui la *fièvre puerpérale* comme une entité morbide distincte, une sorte de fièvre essentielle comme on le voulait autrefois, et que l'on conserve ou que l'on rejette ce terme de la pratique, il n'en faut pas moins admettre que l'immense majorité des accidents fébriles qui surviennent pendant les suites de couches sont la conséquence d'un véritable empoisonnement des accouchées.

Les lésions de la septicémie perpuérale sont variées ; tantôt c'est la lymphangite, la péritonite, la pleurésie qui prédomine, tantôt c'est la phlébite et toutes les manifestations de l'infection purulente ; d'autres fois, les accidents marchent avec une telle rapidité, qu'il semble ne pas y avoir de localisations précises.

Les lésions primitives ont toujours leur siège dans les organes génitaux et les accidents ont pour point de départ, soit les contusions, les déchirures de la vulve, du vagin et du col, soit la plaie placentaire elle-même, soit encore les débris de membranes ou de placenta restés dans l'utérus adhérents ou non, les caillots putréfiés, etc., etc.

Les lésions se rencontrent surtout dans le système vasculaire de l'appareil génital, mais beaucoup plus souvent dans les lympathiques que dans les veines, « or les connexions étroites du système lymphatique avec la séreuse péritonéale expliquent la coïncidence presque constante de la lymphangite avec la péritonite, d'où l'opinion que cette dualité pathologique, constitue la plus fréquente des affections puerpérales » (1).

Les affections puerpérales sont bénignes ou graves ; bénignes elles évoluent d'ordinaire comme une inflammation vulgaire, restent circonscrites et se terminent le plus souvent par résolution, les

____

(1) Siredey, les *Maladies puerpérales*. Paris, 1884.

lésions des lympathiques sont communes, celles des veines sont rares ; graves, elles revêtent souvent la forme épidémique et la présence du pus dans les veines ou les lymphatiques est leur caractéristique ; on peut trouver du pus dans les différentes séreuses, viscérales, articulaires ou tendineuses, dans presque tous les organes, foie, poumons, rate, reins, etc. Les lymphathiques sont encore atteints plus souvent que les veines.

Les recherches récentes de Lucas-Championnière, de Quinquaud, de Siredey, plaident en faveur de la similitude absolue entre l'infection puerpérale et la septicémie chirurgicale.

Une plaie existe dans tout accouchement, car en dehors des érosions, des déchirures de la vulve, du vagin ou du col de l'utérus qui sont pourtant presque constantes, il y a toujours la plaie placentaire avec ses sinus béants ou thrombosés. Quelques-uns cependant, admettent la possibilité de l'infection en dehors de toute plaie et Depaul, Hervieux, Tarnier, Charpentier, citent des cas dans lesquels les femmes ont été atteintes avant le travail, avant toute plaie utérine par conséquent ; ces faits sont rares, mais n'en paraissent pas moins prouvés. Tarnier fait remarquer que les poumons par leur étendue, leur activité offrent des conditions très favorables à l'absorption des germes pathogènes ; pour Doléris, ce serait surtout par l'intestin que se ferait l'intoxication dans ces cas exceptionnels.

Etiologie. Rares à l'état endémique, les manifestations graves de la septicémie puerpérale, se présentent souvent à l'état épidémique, soit dans les maternités, soit dans les clientèles privées, et il' n'est pas toujours impossible d'en suivre la marche et d'en retrouver l'origine.

Pour Pasteur, l'agent infectieux de la septicémie puerpérale serait un proto-organisme, micrococcus ou bactérie, suivant les cas, et il en existerait plusieurs variétés pouvant donner naissance à des

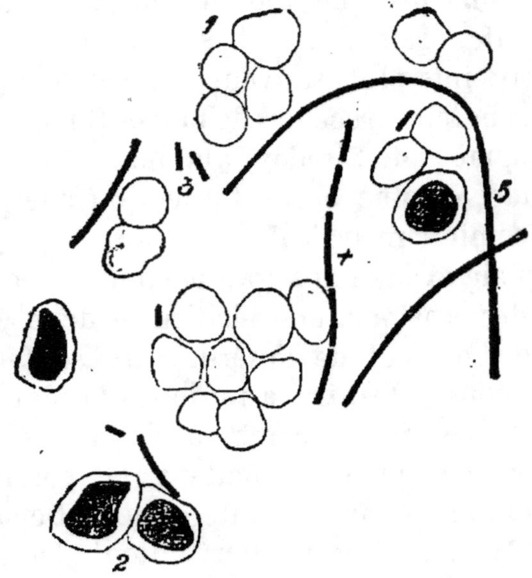

Fig. 205. — Sang avec des éléments de vibrion septique, d'après Koch.

formes variées de septicémie puerpérale. Les travaux de Pasteur ont été fidèlement interprétés et complétés par Doléris.

Les microbes de la fièvre puerpérale se présentent surtout sous deux formes principales : 1° sous forme d'un bâtonnet allongé animé de mouvements rapides : c'est la bactérie septique de Pasteur (fig. 205) ; elle ne se trouve que dans la septicémie à marche rapide ; — 2° le micrococcus en chapelet, qui caractérise la forme ordinaire suppurative de la septicémie puerpérale (fig. 206).

Deux autres microcoques, l'un en point double *(diplococcus)*, l'autre en point simple *(monococcus)*, sont loin d'offrir le même danger; le premier se rencontre dans la période des lochies purulentes, sans que, pour cela, il y ait des accidents septiques; le second, le plus inoffensif, se rencontre dans toutes les lochies et à toutes les époques, et cela sans préjudice de la bactérie commune *(bacterium termo)* et d'un autre petit vibrion aérobie qui se

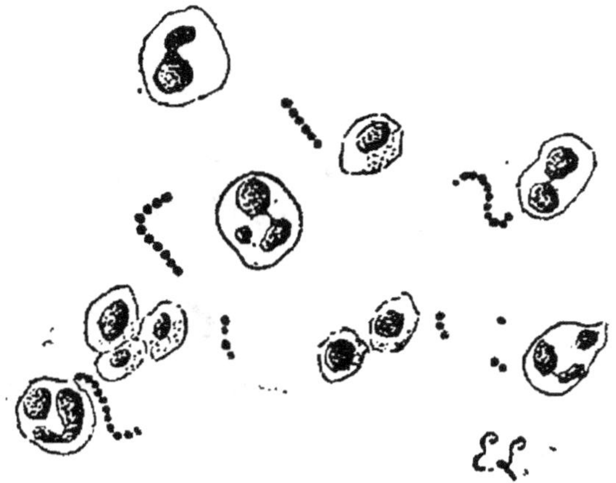

Fig. 206. — Pus avec streptocoques.

rencontre souvent à l'entrée du vagin et de la vulve. C'est par la voie des lympathiques surtout que les germes septiques pénètrent dans l'organisme.

Les bactéries pyogènes, comme le fait remarquer le Dr Macé (1), peuvent évoluer simplement dans des foyers circonscrits et ne produisent alors qu'une action locale, ou bien du point primitif d'introduction, elles se répandent dans la circulation par les

(1) Les figures 205 à 207 sont empruntées à l'excellent ouvrage de E. Macé, professeur agrégé à la Faculté de Nancy : *Traité pratique de bactériologie;* Paris, 1889.

veines ou les lymppatiques, et produisent les phénomènes graves d'infection, désignés sous les
noms de pyémie ou de septicémie; dans d'autres
cas, l'action se concentre sur certains organes loin
du point de pénétration, et il se forme ces foyers
secondaires d'inflammation que l'on appelait autrefois des abcès métastatiques; d'autres fois enfin,
les états morbides que nous allons étudier peuvent

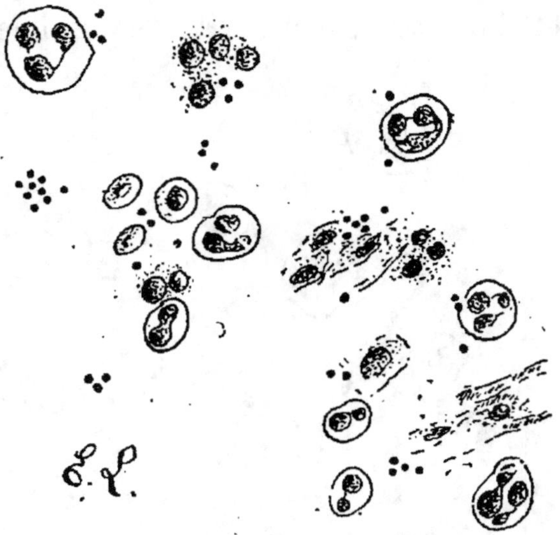

Fig. 207. — Pus avec diplocoques.

être le résultat de véritables intoxications dues à
l'arrivée dans le sang d'alcaloïdes toxiques, de pto-
maïnes, résidus de l'activité vitale des bactéries (1).

Le danger de l'invasion septique chez les nouvelles accouchées est accru par les conditions particulières dans lesquelles elles se trouvent; ce sont,
en effet, comme le fait remarquer Pasteur, des
blessées, de véritables opérées, chez lesquelles le

(1) Voyez, pour les différentes théories, la *Thèse d'agrégation* de Bar. Paris, 1883.

choc nerveux, l'hémorragie, l'épuisement du travail constituent des causes prédisposantes générales.

Les conditions locales ne sont pas moins favorables au développement des micro-organismes ; la plaie placentaire est profondément située, elle est vaste, sa surface peut être irrégulière et anfractueuse, il peut rester dans la cavité utérine des débris de placenta ou de membranes, des caillots prêts à subir la fermentation putride ; de nombreux orifices de vaisseaux lymphatiques et sanguins demeurent béants après la délivrance, offrant des portes largement ouvertes à l'invasion des germes septiques, sans compter les lésions du vagin et de la vulve, si fréquentes, surtout chez les primipares.

En réfléchissant en outre que, pour se développer, les microbes demandent un milieu alcalin, et que les lochies réalisent cette condition dans les premiers jours surtout, que les microbes les plus dangereux sont anaérobies et ont dans l'oxygène un implacable ennemi, on comprendra sans peine qu'ils trouveront dans le vagin et surtout dans la cavité utérine un milieu où ils pourront se développer à l'aise à l'abri de l'air extérieur.

Ces germes peuvent préexister dans les liquides vaginaux, mais ils peuvent également se trouver en suspension dans l'air ambiant, ou être apportés dans le vagin, dans l'utérus, par les doigts, les instruments des opérateurs.

Est-ce à dire pour cela que toutes les femmes soumises au même moment aux mêmes influences septiques seront toutes atteintes ? Heureusement non ; ainsi qu'une même semence, répandue à la même époque sur deux terrains différents reste stérile sur l'un alors qu'elle germe vigoureusement sur l'autre, ainsi le microbe, le germe pathogène, ne se développera, ne se multipliera que s'il trouve un terrain favorable à son développement, et c'est ici l'occasion de rappeler l'opinion de Verneuil sur le microbisme latent, théorie d'après laquelle les germes pathogènes pourraient exister dans l'économie sans produire de désordres, jusqu'au moment où, grâce à une moindre résistance de l'organisme, à un traumatisme, à une plaie, à une modification quelconque de la vitalité favorisant leur développement, ils produiront l'infection. Comme nous l'avons vu plus haut, ces conditious sont réalisées au plus haut degré par l'accouchement, par l'accouchement laborieux surtout.

Cet aperçu rapide de l'étiologie de la septicémie puerpérale suffit à expliquer la merveilleuse puissance des antiseptiques, en même temps que les résultats obtenus par cette méthode entraînent la conviction, sinon sur l'essence même du poison, au moins sur l'existence du germe toxique.

Outre le poison lui-même, il faut encore signaler dans l'étiologie des affections puerpérales un certain nombre de causes prédisposantes qui favorisent l'introduction et le développement de l'agent toxique ; nous allons les énumérer rapidement.

On peut les diviser en deux groupes : 1º les causes prédisposantes individuelles ; 2º les causes prédisposantes générales.

Parmi les causes *prédisposantes individuelles*, nous citerons les conditions physiques et morales des femmes ; c'est sans doute à cet ordre de causes, comme le fait observer le professeur Tarnier, qu'il faut attribuer la mortalité beaucoup plus grande chez les filles mères que chez les femmes mariées.

Les primipares sont plus exposées que les multipares aux accidents puerpéraux, et cela d'autant plus qu'elles sont plus avancées en âge; il convient d'ajouter à ces causes individuelles, la longueur du travail et les manœuvres obstétricales.

Les principales causes *prédisposantes générales* sont: les conditions météorologiques, les périodes épidémiques, les maternités, l'encombrement, le voisinage de services de médecine et de chirurgie, de malades atteints d'érysipèle, de septicémie, etc.

Formes diverses de l'intoxication puerpérale.

Nous adopterons pour la désignation des diverses manifestations de l'infection puerpérale les désignations admises par Siredey dans son traité des maladies puerpérales ; ce ne sera pas du reste le seul emprunt que nous ferons à ce maître dont nous essaierons de résumer les idées.

Anatomie pathologique (1). Les lésions de la septicémie puerpérale varient comme ses manifestations; tantôt limitées aux organes génitaux elles sont plus rarement constatées, ces cas se terminant souvent par la guérison ; tantôt au contraire, elles sont pour ainsi dire généralisées et presque tous les organes sont atteints.

Plaie. — Comme nous l'avons déjà dit, à de très rares exceptions près, la porte d'entrée du germe infectieux est une plaie dont le siège est variable et se trouve tantôt à la vulve, dans le conduit vaginal, au col, au point d'insertion placentaire. Dans

---

(1) Pour plus amples détails voy. Siredey *loc. cit.* p. 129 et suiv. et Charpentier, *Traité des accouchements*, t. II, p. 933 et suiv.

les cas d'infection puerpérale, ces plaies ont toujours mauvais aspect, les bords en sont tuméfiés, le fond en est grisâtre et souvent recouvert d'une couenne plus ou moins épaisse ; elles affectent même parfois la forme gangréneuse.

Utérus. — Dans des cas rares, la muqueuse seule est envahie (endométrite), et présente les caractères d'une inflammation franche. Le plus souvent, le parenchyme est aussi atteint et la muqueuse transformée en une sorte de bouillie rougeâtre, fétide, recouvre des plaques d'aspect gangréneux ou diphthéritique.

L'inflammation utérine peut gagner la trompe et l'ovaire et donner lieu à une salpingite, à une ovarite; plus souvent encore, elle atteint le péritoine, les ganglions pelviens, le tissu cellulaire, produisant la péritonite, l'adéno-phlegmon des ligaments larges, le phlegmon iliaque, etc.

Les recherches de Cruveilhier, de Lucas Championnière, de Siredey ont établi que si la phlébite utérine était incontestable dans beaucoup de cas, elle était cependant beaucoup moins fréquente que la lymphangite.

Nous savons en effet que l'utérus peut être considéré comme une immense glande lymphatique, à réseaux superposés et communiquant largement entre eux par des branches multiples, disposition qui permet d'expliquer la rapidité et l'intensité du processus morbide.

A la suite de la pénétration des germes infectieux, il se produit de la thrombose lymphatique, puis les vaisseaux s'enflamment; des lymphatiques utérins, l'inflammation gagne rapidement les lymphatiques sous-séreux et se propage de proche en proche ; par suite de la continuité du système lymphatique avec les membranes séreuses et le tissu cellulaire, on voit se produire la pelvi-péritonite, l'adéno-phlegmon, la péritonite, la pleurésie, la méningite, les arthrites et toutes les autres lésions viscérales, articulaires, ou du tissu cellulaire, éloignées du lieu primitivement atteint.

Quoique plus rare, la phlébite cependant n'en existe pas moins, parfois seule, parfois concurremment avec la lymphangite.

La coagulation du sang est le premier phénomène qui se passe dans les veines de l'utérus après l'accouchement; cette thrombose physiologique, reste le plus souvent limitée aux sinus utérins, elle peut cependant s'étendre plus loin. Si les caillots qui obstruent les veines utérines contiennent des germes infectieux, la paroi veineuse s'enflammera, se ramollira, entrera en suppuration, en même temps que le caillot se désagrégera, se putréfiera, et que surviendront les accidents de l'infection purulente.

A l'autopsie, on trouvera les parois veineuses infiltrées de microcoques qui se présentent sous forme de petits points assez analogues à du sable fin.

Les lésions veineuses peuvent encore se produire par un autre mécanisme, la lymphangite primitive déterminant d'abord une périphlébite et l'inflammation se propageant à la veine de dehors en dedans.

Sang. — Le sang est toujours plus ou moins altéré dans la septicémie puerpérale ; il donne d'après Tarnier une couenne molle et verdâtre et se décompose rapidement à l'air, Depaul le comparait à de la gelée de groseille mal cuite.

Il se coagule difficilement et a souvent l'aspect

hpileux. Au microscope on constate que les globules sont déformés à tel point que certains observateurs ont pu les prendre pour des micro-organismes. Oñ y rencontre le micrococcus en chapelet
et la bactérie septique de Pasteur.

Péritoine. — On peut y rencontrer toutes les lésions de la péritonite, injection, adhérences, fausses
membranes, suppuration; l'abdomen contient souvent une quantité considérable de liquide séreux,
séro-purulent ou purulent.

La *plèvre* et le *péricarde* peuvent présenter des
lésions analogues.

L'*endocarde* présente souvent des traces d'inflammation et le tissu même du cœur est souvent atteint.

Les *poumons* présentent de la congestion, de
l'œdème, des infarctus emboliques, des points
pneumoniques, des abcès, quelquefois de la gangrène.

On peut trouver des altérations plus ou moins
profondes des méninges et même du cerveau, des
collections liquides, séreuses ou purulentes dans
les séreuses articulaires. Le foie peut présenter des
embolies, des abcès, de la dégénérescence graisseuse; en un mot tous les organes peuvent être en-
vahis et parsemés d'abcès : pancréas, parotides,
mamelles, ganglions, tissu cellulaire, muscles, etc.
La peau elle-même peut présenter des éruptions, de
la gangrène.

Les diverses formes cliniques de l'infection puerpérale sont : 1° la *lymphangite* utérine et les affections qui en dérivent, péritonite, adéno-plegmon, etc.
2° la *phlébite* et ses manifestations.

Lymphangite. — Elle peut être limitée à la vulve
ou à l'utérus (lymphangite simple), atteindre le

péritoine (lympho-péritonite), intéresser le tissu cellulaire pelvien (adéno-phlegmon).

La lymphangite simple représente la forme bénigne de l'affection, on la dit *superficielle* quand elle ne dépasse pas les organes génitaux externes, profonde quand l'utérus est intéressé.

Lymphangite superficielle. — Elle entraîne rarement des manifestations graves, aussi passe-t-elle souvent inaperçue, elle débute vingt-quatre ou quarante-huit heures après l'accouchement.

Symptômes généraux : frisson plus ou moins violent, malaise général, céphalalgie; la température parfois assez élevée peut faire craindre quelque manifestation grave.

Symptômes locaux : plaie sèche, douleur plus ou moins vive à son niveau, bords rouges et tuméfiés, œdème des grandes et petites lèvres, traînées rouges plus ou moins étendues, douloureuses, ganglions tuméfiés et sensibles à la région inguinale correspondante.

Traitement. — Ces accidents disparaissent le plus souvent assez rapidement sous l'influence d'applications antiseptiques et émollientes; exceptionnellement l'adénite peut suppurer, et il suffit alors de vider l'abcès pour en amener la cicatrisation. Dans quelques cas exceptionnels ces lymphangites superficielles peuvent déterminer un phlegmon-iliaque et même la péritonite par propagation de l'angioleucite de l'aine à la fosse iliaque, par les lymphatiques qui traversent le fascia crebriformis et le ganglion qui occupe généralement l'orifice du canal inguino-crural (1).

(1) Siredey, *loc.cit.* Observations empruntées à la thèse du

Lymphangite utérine bénigne. — J. Lucas-Championnière (1), le premier la signala comme la complication la plus fréquente de l'accouchement et en décrivit les caractères.

Symptômes. — La douleur est à peu près constante, mais d'intensité variable, elle siège à la partie inférieure de l'abdomen, sur l'un des côtés ou sur les deux côtés, au niveau des cornes de l'utérus; elle peut être parfois assez vive pour simuler la douleur de la péritonite au début, d'autres fois au contraire, la douleur spontanée est faible et ce n'est qu'en pressant sur l'utérus qu'on la provoque.

L'élévation de la température suit d'ordinaire l'apparition de la douleur et l'ascension du thermomètre est assez variable, 1°, 2° et même 3° au-dessus de la normale.

Le frisson est loin d'être constant et varie beaucoup dàns son intensité et sa durée.

Il existe ordinairement de la céphalalgie, de la constipation, un état nauséeux, et même parfois quelques vomissements.

Le pouls est plein et fréquent, le ventre un peu volumineux par suite de l'arrêt de l'involution, mais il n'existe pas de tympanite.

L'utérus est douloureux au toucher, mais il n'existe pas de tumeur dans les culs-de-sac, tout au plus s'il existe parfois un peu d'empâtement sur les parties latérales au niveau de l'union du corps et du col de l'utérus.

Le *pronostic* de cette forme est en général bénin,

docteur Auger, *de la Lymphadénite peri-utérine*, Paris, 1870.

(1) J. Lucas Championnière, Thèse de Paris, 1870.

cependant il faut tenir compte de la possibilité de
la propagation de l'inflammation au péritoine, au
tissu cellulaire du bassin.

Cette lésion prédispose en outre à la métrite pa-
renchymateuse qui en est souvent une complication
tardive.

La *durée* est très variable, de quelques jours à
quelques semaines ; la guérison est la règle mais
comme nous venons de le dire, des complications
éloignées sont à craindre.

Traitement. — Repos absolu jusqu'à la disparition des douleurs et retour de l'utérus à son état
normal.

Si les phénomènes sont peu intenses, cataplasmes
laudanisés ; s'il existe une douleur vive, une température élevée, émissions sanguines locales,
glace, etc.

Péritonite puerpérale.

La péritonite puerpérale, *lympho-péritonite* de
Siredey, est la complication la plus fréquente de la
lymphangite utérine ; au point de vue clinique on
peut la diviser en *péritonite partielle* (pelvi-péritonite de Bernutz et Goupil) et en *péritonite généralisée.*

PELVI-PÉRITONITE. — Elle débute souvent en même
temps que la lymphangite, dans les trois ou quatre
premiers jours qui suivent l'accouchement.

La douleur est constante, spontanée, aiguë, superficielle, augmentée par les moindres mouvements, exaspérée par la pression. Cette douleur
atteint son maximum dès le début et diminue d'intensité à partir du troisième ou quatrième jour de

la maladie, elle siège sur l'un des côtés ou des deux côtés de l'utérus.

La température atteint 39° et 40° dès le début, le pouls de 100 à 120 est petit et concentré.

Les symptômes généraux sont à peu près les mêmes que dans tous les états fébriles, cependant il y a souvent des nausées, et des vomissements alimentaires ou muqueux. La constipation est la règle. Le ventre est plus développé dans sa moitié inférieure (péritonite sous-ombilicale de Beau). Les lochies sont diminuées et présentent parfois une odeur fétide. La sécrétion lactée est diminuée.

La maladie affecte deux formes, dans la première elle se termine par résolution, dans la seconde, par suppuration.

Dans la forme résolutive, la fièvre diminue au bout de huit à quinze jours, en même temps que la douleur. L'examen de la région hypogastrique dénote un empâtement assez mal limité au début, remplissant un ou les deux côtés de cette région, puis cette masse indurée se limite davantage et constitue une véritable tumeur, irrégulière, bosselée le plus souvent.

Au toucher, les culs-de-sac qui étaient douloureux, empâtés au début, paraissent à un examen plus tardif, surtout le cul-de-sac postérieur, remplis par une masse dure plus ou moins volumineuse qui immobilise l'utérus et le dévie parfois. Peu à peu, et c'est heureusement le cas le plus fréquent, cette masse indurée tend à se résoudre sans suppurer, mais la résolution en est fort lente, dure plusieurs mois et la guérison finit par être complète.

Dans la forme suppurée, la marche des symptômes est la même que dans la précédente, seulement au lieu de se résorber progressivement, la masse se ramollit, suppure, un ou plusieurs abcès se forment. Ces abcès peuvent se faire jour par la peau, le vagin, le rectum, la vessie; c'est par le vagin et le rectum que l'ouverture se fait le plus souvent, c'est aussi la voie la plus favorable. Si l'ouverture est suffisante et le foyer unique, la poche se vide et la guérison survient; d'autres fois l'abcès se reforme, la température s'élève de nouveau, jusqu'à une nouvelle évacuation du pus, après laquelle la guérison définitive survient; dans d'autres cas enfin, la suppuration s'éternise, la fièvre persiste et la mort arrive par hecticité.

PÉRITONITE GÉNÉRALISÉE (metro-péritonite puerpérale). — Le début est précédé parfois par des symptômes de lymphangite utérine simple ou de pelvi-péritonite, le plus souvent cependant, il est brusque et se produit le deuxième ou le troisième jour après l'accouchement.

Symptômes. — Un frisson unique, très violent, avec claquement de dents et tremblement de tout le corps de trois quarts d'heure à une heure de durée, suivi d'une réaction fébrile intense, ouvre en général la scène.

La douleur apparaît avant, pendant ou après le frisson, elle est extrêmement vive, spontanée et exaspérée par la moindre pression; les malades ne peuvent supporter le poids des couvertures, les moindres mouvements arrachent des cris de douleur. Au début, la douleur peut être localisée dans la région sous-ombilicale, au point d'insertion des ligaments larges, mais elle ne tarde pas à envahir tout l'abdomen. Elle disparaît d'ordinaire au bout

de deux ou trois jours, mais ce n'est pas toujours
un phénomène favorable, car sa disparition coïncide le plus souvent avec l'exagération du ballonnement du ventre.

La température atteint 40°, 41° avec exaspération
vespérale.

Le pouls petit, serré, dépasse 120. La maladie est
à peine établie depuis dix à douze heures que surviennent des vomissements porracés, très douloureux au début et très fréquents ; plus tard, les vomissements deviennent moins douloureux, ils sont
très abondants et peuvent cesser au bout de deux
ou trois jours, mais ils subsistent quelquefois pendant toute la durée de la maladie.

Au début, constipation fréquente, mais bientôt
suivie d'une diarrhée fétide, bilieuse ou glaireuse ;
la langue, d'abord saburrale et humide, devient
sèche et fuligineuse, la malade présente un aspect
typhique prononcé.

Les fonctions respiratoires sont gênées, il y a de
l'oppression autant par suite du météorisme que
de la difficulté d'hématose.

Des complications pulmonaires, pleurétiques ou
cardiaques, surviennent fréquemment pendant cette
période.

L'intelligence est d'ordinaire assez nette, et ce n'est
guère que vers la fin que surviennent des troubles
des sens, du subdélirium, et un état adynamique
profond à la suite duquel la malade s'éteint dans le
coma. Le faciès est hypocratique, souvent cyanosé,
l'hématose se faisant mal, autant par suite des modifications pathologiques du sang que de la gêne
respiratoire. La sécrétion lactée ne s'établit pas ou
se suspend ; les lochies, très peu abondantes, sont

d'une fétidité extrême; l'involution utérine est arrêtée. Des sueurs profuses couvrent le corps et des éruptions diverses apparaissent : sudamina, plaques de gangrène.

La *durée* est variable; tantôt foudroyante, la péritonite emporte la malade en deux ou trois jours, tantôt elle dure huit à douze jours.

Son *pronostic* est des plus graves; à l'inverse de ce qui se passe dans la pelvi-péritonite, la mort est ici la règle, la guérison tout à fait l'exception.

Traitement. — Il est prophylactique et curatif; nous nous occuperons plus loin du traitement prophylactique en même temps que de l'antisepsie obstétricale.

Traitement curatif. — Comme le fait remarquer Siredey, l'indication formelle au début d'une péritonite est d'essayer de circonscrire l'inflammation dans les limites les plus restreintes ; la péritonite partielle guérit presque toujours, la péritonite généralisée presque jamais. Au début, surtout dans les formes où il y aura prédominance des phénomènes inflammatoires, émissions sanguines locales, sangsues ou ventouses scarifiées. Si la malade se trouvait trop affaiblie par des pertes sanguines antérieures, on pourrait recourir aux ventouses sèches.

Les applications permanentes de glace sur le ventre à l'aide de poches de caoutchouc ou de vessies de porc, constitueront également un des moyens thérapeutiques locaux des plus puissants, à condition toutefois que la glace soit maintenue sur le ventre sans aucune interruption, jusqu'à cessation des accidents aigus; l'interruption dans l'application de la glace, pouvant donner lieu à une réaction, point de départ d'une nouvelle poussée de péritonite.

Le collodion élastique, sans avoir la même énergie, peut cependant modérer la tympanite et diminuer la douleur (Robert-Latour). Les applications d'onguent mercuriel simple ou belladoné, sont aussi fort employées, elles prédisposent il est vrai à la stomatite et à la salivation, mais ce ne serait là qu'un inconvénient relativement léger, si elles amenaient dans une affection aussi grave, une véritable sédation des symptômes.

La médication interne, consistera dans l'administration du *sulfate de quinine* à haute dose, 1 à 2 grammes par vingt-quatre heures ; ce médicament abaisse la température, modère la douleur et agit peut-être comme antiseptique. L'*opium*, à condition toutefois de l'administrer à dose assez forte (10 à 40 centig. par vingt-quatre heures (Siredey), immobilise l'intestin, calme la douleur et diminue l'agitation. On peut le remplacer par des injections hypodermiques de morphine.

On administrera contre les vomissements, des boissons acidules glacées, du champagne frappé, de petits morceaux de glace, etc.

L'eau-de-vie, agent tonique et antithermique, administrée sous forme de groog glacé, par petite quantité à la fois fréquemment renouvelée, rendra les plus grands services. Enfin les soins antiseptiques tels que nous les décrirons plus loin ne constitueront pas la partie la moins efficace du traitement : injections vaginales, intra-utérines fréquemment répétées, et mieux encore, irrigation utérine continue suivant la méthode du professeur Pinard.

A la fin de la période aiguë, dans la pelvi-péritonite surtout, les révulsifs cutanés, les vésicatoires
volants pourront rendre des services.

ADÉNO-PHLEGMON. — Au lieu d'envahir le péritoine,
l'inflammation qui se propage par les lymphatiques
peut atteindre les ganglions ou le tissu cellulaire
voisin et donner lieu, suivant les ganglions et le
tissu cellulaire envahi, au phlegmon du ligament
large, au phlegmon de la fosse iliaque, au phlegmon retro-pubien d'A. Guérin, variétés d'une même
manifestation morbide que Siredey décrit sous la
dénomination générale d'adéno-phlegmon.

Symptômes. — Comme presque toujours, dans les
affections puerpérales, la fétidité des lochies est le
symptôme prémonitoire, puis survient un frisson
de durée et d'intensité variables. La température
s'élève à 39 et 40°, quelquefois davantage. La douleur
précède quelquefois le frisson ou se manifeste en
même temps ; elle n'est jamais aussi vive que dans
la péritonite, et siège sur le trajet du ligament
large, à gauche ou à droite de l'utérus ; souvent
léger empâtement à ce niveau. Au toucher, les culs-
de-sac paraissent plus ou moins remplis et sont
d'une grande sensibilité.

Souvent, après l'apparition des premiers symptômes, il survient une rémission plus ou moins
marquée, assez parfois pour faire croire à la disparition complète des accidents, ou à un accès de
fièvre intermittente ; malheureusement, le plus
souvent, à la suite d'imprudences surtout, les accidents reparaissent, la fièvre devient continue, 38 à
39°, avec exaspération vespérale. Le palper fait reconnaître dans la fosse iliaque, une tumeur qui se
développe progressivement ; cette tumeur n'est pas

très douloureuse à la pression, elle est dure, résistante; d'ordinaire facile à limiter et tellement immobile, qu'elle semble faire corps avec le squelette; il existe une voussure de la paroi à son niveau et le pli de l'aine paraît plus profond. On constate au toucher que l'un des culs-de-sac est rempli par une masse indurée, convexe, lisse, que le col est dévié vers le côté sain. Quelquefois le col est englobé au milieu de la masse, paraît effacé et n'est plus reconnaissable que par son orifice, l'utérus est absoment immobilisé.

Lorsque l'inflammation envahit plus particulièrement les ganglions et le tissu cellulaire de la fosse iliaque, il se produit un œdème plus ou moins prononcé du membre inférieur correspondant à la fosse iliaque malade, œdème tantôt limité à la partie supérieure du membre, tantôt au contraire l'envahissant tout entier. En outre, dans l'adéno-phlegmon de la fosse iliaque, la cuisse est portée dans l'adduction et plus ou moins fléchie.

Le diagnostic différentiel entre l'adéno-phlegmon et la pelvi-péritonite n'est pas toujours facile, cependant il est à remarquer que la pelvi-péritonite survient d'ordinaire dans les premiers jours qui suivent l'accouchement, tandis que l'apparition de l'adéno-phlegmon est souvent plus tardive, quelquefois même seulement quinze à vingt jours après l'accouchement.

La douleur vive et superficielle, siège à la région sous-ombilicale dans la pelvi-péritonite; plus sourde, plus profonde, parfois seulement réveillée par la pression, elle occupe surtout un des côtés de l'abdomen dans l'adéno-phlegmon, etc.

L'adéno-phlegmon peut se terminer par résolution ou par suppuration, la terminaison fatale est assez rare. Comme dans la pelvi-péritonite, les abcès peuvent se faire jour par différentes voies, le plus souvent par le vagin et le rectum. L'adéno-phlegmon offre en somme une grande analogie avec la pelvi-péritonite, cependant la terminaison par suppuration est en général moins grave dans le premier cas que dans le second, le foyer purulent étant d'ordinaire unique et mieux circonscrit, tandis qu'il est loin d'en être toujours ainsi dans la pelvi-péritonite (Siredey) ; en outre dans cette dernière, les brides, les adhérences qui en sont la conséquence, peuvent amener des modifications importantes dans la position respective des organes génitaux et avec elles la stérilité.

Traitement.— Période aiguë : émissions sanguines locales, onguent mercuriel belladoné, cataplasmes, glace, comme dans la pelvi-péritonite, opium, laxatifs légers si cela est nécessaire. Surveiller avec soin l'état des voies digestives.

A la fin de la période aiguë, vésicatoires volants, teinture d'iode, pointes de feu, grands bains si l'installation le permet.

Après la période aiguë, iodure de potassium ; pendant la convalescence, bord de la mer, stations d'eaux salines.

Si la suppuration se produit, il faut ouvrir la collection purulente avec toutes les précautions antiseptiques, dès que la fluctuation est manifeste, soit par la peau, soit par le vagin suivant les circonstances.

Phlébite.

Siredey en décrit deux formes, la phlébite simple, adhésive, la phlébite infectieuse.

La *phlébite utérine simple* est peu connue, sa bénignité et l'absence de symptômes précis en ont empêché l'étude, il n'en est pas de même de la phlegmatia alba dolens ou phlébite adhésive des membres.

PHLEGMATIA ALBA DOLENS. — Cette affection est une phlébite oblitérante, accompagnée d'un œdème douloureux, présentant ce caractère particulier qu'elle ne donne lieu ni à la suppuration du vaisseau, ni à l'infection purulente. La phlegmatia alba dolens a longtemps été considérée comme le résultat d'une thrombose spontanée, conséquence des modifications du sang à la fin de la grossesse ; excès de fibrine, ralentissement de la circulation, perte de tonicité des parois veineuses, etc.; il est vraisemblable d'admettre que ces modification du sang, ou de la circulation, communes à toutes les femmes récemment accouchées, tout en créant une prédisposition incontestable, ne suffisent pas à expliquer la fréquence de la phlébite adhésive dans les suites de couches, et qu'il faut faire intervenir une cause déterminante, lésions de l'utérus, de la vulve ou du vagin qui ouvrent une voie à l'infection. (Siredey.)

La phlegmatia alba dolens se montre à l'un des membres inférieurs, rarement elle envahit les deux en même temps ou successivement ; elle est exceptionnelle dans les membres supérieurs ou dans les veines du tronc, et les observations qu'on en cite, seraient fort discutables d'après Siredey.

La phlegmatia n'apparaît guère avant le douzième jour après l'accouchement, souvent beaucoup plus tard.

La période prodromique qui fait le plus souvent défaut dans la phlegmatia alba dolens d'origine cachectique, existe au contraire souvent dans la phlegmatia puerpérale, et Hervieux a constaté souvent du malaise, des frissons répétés et une réaction fébrile plus ou moins vive.

Une douleur tantôt vive, tantôt sourde, est le premier symptôme de la maladie, elle siège soit au pli de l'aine, au creux poplité ou au mollet et ne tarde pas à envahir tout le membre. On sent parfois au début, un cordon dur sur le trajet de la veine crurale, mais le membre ne tarde pas à se tuméfier et atteint parfois un volume énorme.

· La peau très tendue est blanche et mate, comme transparente ; la température s'élève d'ordinaire au début dans le membre atteint pour s'abaisser ensuite, parfois même au-dessous de la normale.

Un état fébrile assez marqué accompagne souvent l'apparition de l'œdème.

- La maladie dure en moyenne quinze jours à un mois, souvent davantage, et un peu d'œdème perimalléolaire, vers le soir surtout, persiste longtemps après la guérison.

Le *pronostic* est en général favorable, cependant dans quelques cas la guérison peut ne pas être complète et le membre conserver pendant plus ou moins longtemps une impotence relative. Dans quelques cas rares, le caillot peut se détacher et la mort survenir par embolie. Enfin, rarement aussi, la phlébite peut se compliquer de périphlébite et il peut survenir un véritable phlegmon de la jambe et de la cuisse.

Le traitement consistera dans l'immobilisation du membre, le décubitus horizontal prolongé, des fomentations émollientes ou tout simplement de l'ouate.

Contre la douleur, pommades calmantes et mieux encore, injections hypodermiques de morphine pratiquées sur les autres membres. Régime tonique, surveiller les fonctions digestives.

PHLÉBITE INFECTIEUSE. — La phlébite infectieuse se différencie de la forme précédente, par sa marche essentiellement rapide, et l'infection de toute l'économie qui en est la conséquence.

Dans la phlébite adhésive, les lésions sont essentiellement locales, une portion plus ou moins vaste du système veineux est soustraite à la circulation, mais ce n'est que dans des cas très exceptionnels que l'on voit des accidents généraux en être la conséquence. Dans la forme que nous allons étudier au contraire, la plaie qui est le point de départ des accidents, la plaie placentaire le plus souvent, présente un processus ulcéreux, destructif, qui mélange continuellement au sang qui va le répandre dans toute l'économie, les produits septiques élaborés à sa surface.

Symptômes généraux. — La phlébite infectieuse est surtout fréquente à la suite des interventions obstétricales graves; à la suite des accouchements normaux, on observe plus souvent la lymphangite.

Parmi les interventions obstétricales, celle qui prédispose le plus à la phlébite est la délivrance artificielle; la main, dans cette opération, se trouve en contact direct avec la muqueuse desquamée, elle atteint, en décollant le placenta, les sinus béants et se trouve en rapport immédiat avec des plaies plus

ou moins étendues de la cavité utérine ; que la
main ne soit pas absolument aseptique, la conta-
mination est facile à comprendre.

Symptômes. — L'invasion de la phlébite infectieuse est d'ordinaire soudaine, indiquée par un frisson extrêmement violent avec claquements de dents
d'une demi-heure à une heure de durée, accom-
pagné d'une élévation considérable de la température qui peut atteindre et même dépasser 41 degrés.
Le pouls bat 120 à 140.

Il est cependant un symptôme qui précède l'apparition du frisson et doit donner l'éveil, il est d'autant plus important, qu'une intervention active en
ce moment, peut fort bien conjurer le danger
imminent de l'infection ; ce symptôme, c'est la
fétidité des lochies.

A la période de frisson, succède une sensation
exagérée de chaleur, puis survient parfois un abaissement momentané de la température, mais la courbe
thermique ne tarde pas à reprendre sa marche
ascendante.

En dehors de la suppression presque complète
des lochies et de leur fétidité extrême, les symptômes locaux peuvent être peu accusés, à peine un
peu de douleur à la région hypogastrique, ou au
niveau des cornes de l'utérus, sans ballonnement du
ventre; cependant, s'il existe des plaies à la région
vulvo-vaginale, celles-ci sont grisâtres, recouvertes
d'une couche pultacée, parfois de plaques gangré-
neuses.

Après un ou plusieurs jours, survient un nouveau
frisson, correspondant à une nouvelle invasion
septique, ou à une nouvelle complication viscérale,
ces frissons se renouvellent ainsi plusieurs fois,

suivant l'intensité et la marche plus ou moins rapide de la maladie. Siredey considère ces frissons multiples comme un des symptômes différentiels de la lymphangite et de la phlébite, le frisson étant unique dans la première.

Les traits sont altérés, la face présente la coloration blanc jaunâtre des individus qui font et résorbent du pus, parfois il existe une véritable teinte ictérique, indice de l'envahissement du foie. La peau est sèche, la malade amaigrie a le nez effilé, la langue sèche, souvent fuligineuse. La soif est vive, les urines sont rares, presque toujours albumineuses, la malade est indifférente à ce qui se passe autour d'elle et paraît souvent peu souffrir.

Limitée au début aux veines génitales, la plébite infectieuse ne tarde pas à envahir tout l'organisme et on peut dire qu'il n'est pas un organe, pas un appareil qui ne puisse secondairement en présenter des manifestations.

Les poumons et les plèvres sont atteints le plus souvent, puis le cœur, mais surtout les reins et enfin le foie, la rate et le cerveau. Les membres, surtout au niveau des articulations et des gaines synoviales, peuvent aussi présenter des lésions, ainsi que le tissu cellulaire et les muscles eux-mêmes.

Formes et marche. — *a*. La forme *suraiguë* survient le plus souvent pendant les périodes épidémiques ou à la suite d'un traumatisme très grave ; le frisson apparaît de bonne heure et présente une intensité remarquable, on dirait que l'organisme est d'emblée saturé par le poison et que les manifestations qui surviennent dans les autres formes n'ont pas le temps de se produire.

Température, 40 à 41°, langue rouge, sèche, fuligineuse, pouls 120 à 150, respiration fréquente, sac-
cadée, teinte cyanique du visage. Diarrhée très
fétide, urines rares et albumineuses. Tantôt délire
aigu et permanent comme dans les formes ataxiques
les plus graves, tantôt coma, et la mort survient en
deux ou trois jours sans localisation appréciables.

b. La forme *typhoïde* présente deux variétés, une
variété adynamique, une variété ataxique.

La première est la plus fréquente, ses symptômes
généraux se confondent en partie avec ceux que
nous avons décrits. La figure exprime l'abattement,
la température présente une exaspération vespérale,
le ventre est légèrement météorisé, il existe une
diarrhée abondante et fétide, la langue est sèche,
rouge ou fuligineuse, le pouls de 100 à 120, la respiration est fréquente et il existe souvent de la
congestion et de l'engouement dans les parties
déclives des poumons.

Les urines sont albumineuses ; la malade est
inerte, comme dans un demi-sommeil, et répond
par monosyllabes aux questions, subdélirium tran-
quille surtout vers le soir et dans la nuit. A mesure
que la maladie progresse, la dépression du système
nerveux s'accentue de plus en plus. Des troubles
trophiques surviennent fréquemment et des eschar-
res se produisent sur les parties soumises à une
compression prolongée ; des éruptions cutanées,
d'aspect variable, surviennent fréquemment dans
cette forme.

Les complications viscérales sont aussi fréquentes
et aussi multiples que dans la forme précédente et
la maladie se termine par la mort après une ou
deux semaines.

Lorsque les lésions viscérales sont très limitées, on peut exceptionnellement observer la guérison.

Dans la forme *ataxique* au contraire, les malades sont nerveuses, irritées, inquiètes dès le début, puis à cette agitation succède un délire parfois intense. Ce sont les phénomènes nerveux qui dominent la scène dans cette forme ; les malades sont surtout agitées la nuit et on ne peut parfois les maintenir qu'à l'aide de la camisole de force. La mort survient souvent rapidement par le seul fait des complications nerveuses ; dans tous les cas, il semble que dans cette forme les complications pulmonaires et cardiaques ne présentent pas un développement aussi considérable que dans la précédente.

La mort survient soit d'une façon brusque au milieu du délire, soit à la suite de crises de dyspnée dont le point de départ doit être vraisemblablement cherché dans des lésions bulbaires.

D'autres fois, la terminaison n'est pas aussi brusque et les accidents ataxiques font place à des accidents adynamiques, la maladie continue alors à évoluer comme dans la forme précédente.

Enfin Siredey décrit encore une forme *atténuée*, intermédiaire, pour ainsi dire, aux variétés ataxiques et adynamiques, présentant moins d'agitation que la première et moins de dépression que la seconde. Les symptômes du début sont à peu près les mêmes, mais avec moins d'intensité ; la fièvre qui débute vers la fin de la première semaine après l'accouchement, affecte d'ordinaire un type intermittent et irrégulier pendant huit à dix jours, puis devient continue, mais sans avoir l'intensité des formes précédentes.

Les manifestations que l'on observe, se rapprochent beaucoup de celles de la forme commune et bénigne de la dothiénentérie; cependant dans cette forme de phlébite infectieuse, la face est pâle et prend peu à peu la teinte terreuse spéciale aux suppurations profondes.

La terminaison peut être fatale, la maladie s'aggravant et les manifestations des formes précédentes apparaissant secondairement, mais elle peut aussi se terminer par la guérison après une convalescence longue et souvent accidentée.

Les complications les plus fréquentes de cette variété sont des abcès qui surviennent dans le tissu cellulaire sous-cutané et qui peuvent s'observer dans toutes les régions du corps, parfois à une période éloignée de la maladie. Ces abcès, que l'on désignait autrefois sous le nom d'abcès métastatiques, sont aujourd'hui facilement expliqués, grâce à la théorie parasitaire, par la formation d'embolies septiques.

c. Quant à la forme *lente* ou *tardive*, elle ne diffère pas sensiblement dans sa marche et ses complications, des symptômes habituels de la phlébite infectieuse; seulement, les premiers symptômes, frissons, fièvre, etc., n'apparaissent qu'assez longtemps après l'accouchement, dix à quinze jours; après les premiers frissons, il survient parfois une période de calme de quatre à cinq jours avec apyrexie complète, puis les frissons se répètent, se rapprochent, la fièvre devient continue, mais la température dépasse rarement 39°.

Le diagnostic de l'affection est souvent difficile au début et ne devient certain que lorsqu'on voit apparaître les complications pulmonaires, pleurales, articulaires, etc.

La guérison est plus fréquente dans la forme tardive que dans les précédentes.

La phlébite infectieuse est la plus grave des affections qui peuvent atteindre les femmes pendant les suites de couches ; la mort en est la terminaison habituelle. La maladie est en général d'autant plus grave qu'elle débute à une époque plus rapprochée de l'accouchement.

Le *pronostic*, fatal dans la forme *foudroyante*, presque aussi grave dans la forme *ataxique*, devient un peu plus favorable dans la forme *atténuée*, ainsi que dans la forme *lente* et *tardive*, mais ce n'est jamais sans avoir traversé de nombreuses et inquiétantes péripéties que la guérison survient.

Traitement. — Le traitement prophylactique consistera dans l'application rigoureuse des règles de l'antisepsie ; c'est encore à l'antisepsie que l'on empruntera les meilleurs moyens curatifs.

Dès l'apparition de la fétidité des lochies, qui indique l'imminence du danger, injections antiseptiques vaginales et intra-utérines, en évitant toutefois de remuer beaucoup la malade de peur d'embolies ; irrigations continues antiseptiques de l'utérus. Les émissions sanguines doivent être absolument rejetées. S'il existe de la douleur du ventre, onctions mercurielles belladonées ; s'il se produit des abcès accessibles, évacuation du pus en prenant toutes les précautions nécessaires.

Le traitement général consistera surtout dans l'administration de l'alcool à la dose de 50 à 60 gr. par vingt-quatre heures, du sulfate de quinine, de l'extrait de quinquina, de l'alcoolature d'aconit.

On respectera la diarrhée si elle n'est pas trop abondante, on la combattra par les opiacés si elle menacé de déprimer encore les forces. Contre le délire on emploiera le chloral et les opiacés. Le régime sera aussi tonique que possible : bouillon, jus de viande, lait, vin vieux, café, etc.

D. — **Antisepsie obstétricale** (1)

On désigne sous le nom d'antiseptiques des substances capables de détruire les micro-organismes ou d'empêcher leur développement dans les milieux de culture qui leur conviennent le mieux. Ces substances sont nombreuses, mais elles sont loin de jouir toutes de la même puissance. Miquel en a établi une classification basée sur la quantité nécessaire de ces médicaments pour empêcher la putréfaction de se produire dans un litre de bouillon stérilisé.

Les agents antiseptiques les plus employés en obstétrique sont : le *bichlorure de mercure* en solution au 1/1000e ou 1/2000e ; le *biiodure de mercure* au 1/2000e ; l'*acide phénique* à 1, 2, 3, 4 ou 5 % ; l'*acide thymique* à 1/1000e ; le *sulfate de cuivre* préconisé surtout par le Dr Charpentier au 1/1000e (2) ; le *permanganate de potasse* au 1/1000e ; l'*huile* de *Gaultheria (essence de Winter Green)*, employée avec succès par Lucas-Championnière, Perier, Gosselin, etc ; l'*acide borique* à 3 ou 4 %.

On peut également utiliser l'*iodoforme*, le *chlo-*

(1) Voy. pour plus de détails Abelin, *Archives de tocologie*, nos de juin-juillet 1888, *Antisepsie et antiseptiques en obstétrique.*

(2) Charpentier, Communication à l'Académie des sciences, 4 mars 1884.

rure de zinc, le *chloral* qui jouissent de propriétés antiseptiques indiscutables.

Mesures antiseptiques générales.

Personne ne doute aujourd'hui que la contagion soit le facteur le plus important dans l'étiologie de la fièvre puerpérale, et les exemples ne sont pas encore malheureusement très rares d'épidémies puerpérales sévissant dans la clientèle particulière d'un médecin où d'une sage-femme dont les malades sont pourtant isolées les unes des autres, alors que dans les maternités ou parfois il y a un peu d'encombrement et où l'isolement, assez souvent, ne peut être obtenu que d'une façon incomplète, on voit, grâce aux précautions antiseptiques les plus rigoureuses, la septicémie n'apparaître que sous forme de cas isolé, et le plus souvent de provenance extérieure.

S'ensuit-il de là qu'il faille maintenant se départir des anciennes règles établies, alors que l'on considérait l'encombrement comme l'une des causes principales, sinon la plus importante de la fièvre puerpérale? Evidemment non, car si l'on a reconnu que la cause unique de la maladie était la contagion, il n'en est pas moins vrai que l'encombrement favorise le développement de l'agent contagieux et agit tout au moins comme cause complémentaire; il faudra donc l'éviter le plus possible.

En outre, il est absolument indispensable d'isoler les femmes malades des femmes saines, les premières étant une cause d'infection pour les secondes; mais, comme le fait remarquer le Dr Bar, pour que cet isolement soit efficace, il ne suffit pas

de construire des maternités, de multiplier les salles
d'isolement, il faut encore que le personnel médical
ou auxiliaire qui doit donner des soins à la femme
isolée, que les instruments qui doivent lui servir, etc., etc., lui soient bien spéciaux (1). On ne
laissera jamais séjourner dans la chambre d'une
accouchée, à plus forte raison dans un service d'accouchements, des matières animales susceptibles
de se putréfier ; les objets mobiliers qui auraient
pu être souillés devront être désinfectés avec soin.
La chambre de la nouvelle accouchée devra être aussi
largement aérée que possible, peu encombrée ; mais
c'est surtout dans les salles d'accouchement qu'il
conviendra de prendre des précautions particulières ; les murs et les plafonds seront peints ou
stucqués, et vernis, de façon à pouvoir être facilement lavés avec des liquides antiseptiques. Les
mêmes précautions seront prises pour les par-
quets.

On supprimera tous les objets qui ne sont pas
indispensables et pourraient servir de réceptacles
aux germes, rideaux, tapis, tables de nuit, etc. —
Les objets de literie seront fréquemment lavés,
aérés, battus, et en cas d'infection dans la salle, ils
devront être passés à l'étuve surchauffée, ou impi-
toyablement sacrifiés.

On a souvent employé les fumigations comme
moyen de désinfection ; leur pouvoir antiseptique
est moins considérable que celui qu'on leur a tout
d'abord attribué, et l'on a vu des bactéries survivre
après un contact de quinze à vingt jours avec des

____

(1) Bar, *des Méthodes antiseptiques en obstétrique*, thèse
d'agrégation, Paris, 1883.

vapeurs d'acide phénique et d'acide sulfureux. Les vapeurs de chlore et d'acide hypoazotique sont plus énergiques, mais d'un emploi peu commode et détériorent les objets mobiliers.

Les pulvérisations constituent un bon moyen de désinfection. La vapeur d'eau nettoie l'atmosphère de la chambre, fixe les germes et les poussières et les entraîne avec elle ; en outre, l'eau projetée à l'état d'extrême division jouit d'un pouvoir antiseptique incontestable ; chacune des goutelettes fixant de l'oxygène se transforme en eau oxygénée dont le pouvoir microbicide est considérable. On peut augmenter encore cette action en ajoutant au liquide pulvérisé des substances antiseptiques, acide phénique, acide thymique, etc.

Le personnel médical ou auxiliaire des maternités, l'accoucheur et la sage-femme dans leur clientèle privée, devront en outre prendre vis-à-vis d'eux-mêmes les précautions antiseptiques les plus rigoureuses ; c'est ainsi que l'on évitera de faire des accouchements pendant la période où l'on aurait à donner ses soins à une malade atteinte de la fièvre puerpérale, de visiter des femmes nouvellement accouchées après avoir donné ses soins à des malades atteints d'érysipèle, de fièvres éruptives, de fièvre typhoïde, de septicémie chirurgicale, après avoir fait une autopsie, etc., etc.

Les exigences de la pratique ne permettent malheureusement pas toujours de remplir ces conditions avec toute la rigueur désirable, et dans les cas de force majeure, on fera en sorte de mettre toutes les chances de son côté, en prenant un grand bain et changeant complétement de vêtements. La désinfection des mains de l'accoucheur, des étudiants, de la sage-femme réclameront surtout les soins les plus minutieux, car elle est des plus difficiles à obtenir. H. Kummel a démontré, par une série d'expériences, qu'à l'état normal, en dehors de tout contact septique, les mains lavées pendant trois minutes avec de l'eau chaude et du savon, et frottées à l'eau stérilisée, ont toujours donné lieu au développement de bactéries et de champignons sur les empreintes qu'elles laissaient dans une gélatine culture.

Un lavage à fond avec de l'eau chaude, du savon, une brosse, pendant trois minutes, suivi d'un lavage à l'eau phéniquée à 5 % donne des empreintes stériles. Les mains infectées par des autopsies ou par des éponges sales ne furent stérilisées, et encore difficilement, que par un lavage et un brossage à l'eau chaude et au savon pendant cinq minutes, suivis d'un brossage à l'eau phéniquée à 5 % pendant deux minutes (1).

Ce ne sont pas seulement les mains que l'accoucheur doit se désinfecter, mais encore les avant-bras ; il devra apporter une attention toute particulière aux ongles dont les rainures sont trop bien disposées pour servir de réceptacles aux germes.

Mesures antiseptiques particulières.

Pendant la grossesse, elles consisteront surtout à tenir la femme enceinte éloignée des milieux infectés ou dangereux et seront en grande partie réalisées par l'application rigoureuse des règles de l'hygiène.

(1) P. Chavasse, *Nouveaux Eléments de petite chirurgie,* Paris, 1883.

Les injections vaginales seront réservées pour les femmes atteintes de vaginite, et dans tous les cas administrées avec la plus grande douceur.

Pendant l'accouchement naturel, la région périnéo-vulvaire sera lavée avec une solution antiseptique et pour pratiquer le toucher, le doigt sera enduit d'un corps gras rendu antiseptique, huile ou vaseline phéniquée.

Dans les maternités, où les exigences de l'enseignement nécessitent des touchers répétés, il conviendra de faire toutes les deux ou trois heures une injection vaginale antiseptique. On préviendra autant que possible les déchirures de la vulve et du périnée qui sont autant de portes ouvertes à la septicémie.

Dans les cas de mort de l'enfant, il faudra retarder le plus possible la rupture de la poche des eaux et recourir aux injections vaginales fréquentes si elle s'est rompue prématurément, de façon à enrayer la putréfaction du fœtus.

Dans la délivrance naturelle, il faut éviter avec soin toutes les manœuvres qui pourraient favoriser l'introduction des germes, faciliter la déchirure des membranes, et leur rétention, en particulier ne pratiquer de traction sur le cordon que lorsque le placenta sera complétement décollé. La rétention des caillots devra être évitée avec soin, et si le seigle peut aider à remplir cette indication en luttant contre l'atonie de l'utérus, il ne faut pas oublier qu'il ne faut administrer ce médicament que lorsque l'organe est vide ; en agissant autrement on risquerait fort d'aller contre le but qu'on veut atteindre.

Délivrance dans l'avortement. — Souvent dans

l'avortement, l'avortement du troisième au quatrième mois surtout, la délivrance ne suit pas immédiatement l'expulsion de l'embryon et quelques auteurs ont conseillé d'aller à la recherche du délivre, de l'extraire à l'aide de pinces, de curettes, de cuillers plus ou moins tranchantes, etc. Dans ces derniers temps, Doléris a conseillé d'ajouter au raclage, l'écouvillonnage de la cavité utérine. Ces procédés qui, dans quelques circonstances, peuvent rendre des services, ne sont pas adoptés par la majorité des accoucheurs. Le plus grand nombre, au contraire, repoussent cette manière d'agir et se bornent à une antisepsie rigoureuse. S'appuyant sur les faits nombreux où le placenta est spontanément expulsé après un temps plus ou moins long, sans avoir donné lieu à aucun accident, ils se contentent de pratiquer pendant toute cette période d'expectation des lavages vulvaires, des irrigations vaginales fréquentes et de maintenir constamment à l'orifice de la vulve un tampon imprégné de liquide antiseptique.

S'il se manifeste des symptômes de septicémie, et le premier par ordre d'apparition est l'odeur fétide des lochies, faut-il intervenir d'une façon plus active? Je crois que dans la circonstance, on est autorisé à tenter l'extraction du délivre, mais sans y insister outre mesure, et en évitant les manœuvres violentes, toujours dangereuses. Ces tentatives seront malheureusement souvent infructueuses ou suivies d'un résultat incomplet, soit que le placenta ne soit pas décollé, soit que, putréfié, il se déchire sous l'influence des tractions, soit que le col insuffisamment ouvert gêne le manœuvre des instruments ; aussi, alors même que les accidents septiques seraient déclarés, en présence des résultats fournis par l'expectation et l'antisepsie, y a-t-il lieu de se ranger à l'avis de M. le professeur Tarnier, si compétent en pareille matière, et de renoncer aux tentatives violentes d'extraction, abaissement de l'utérus, dilatation du col, raclage, écouvillonnage de la cavité, procédés d'intervention qui ne sont pas inoffensifs et sont loin d'être infaillibles.

On aura recours, dans les cas d'accidents septiques par suite de rétention du délivre, dans l'avortement, aux injections intra-utérines chaudes avec la solution de sublimé à 1/3000ᵉ et même 1/2000ᵉ, la solution phéniquée à 2/100ᵉ que l'on renouvellera plus ou moins fréquemment suivant les cas, sans préjudice d'injections vaginales, que l'on pourra transformer même en irrigation continue de la cavité utérine en employant des doses plus faibles, solution d'acide phénique à 1/100°.

Antisepsie dans les opérations obstétricales.

Délivrance artificielle. — La délivrance artificielle est l'une des opérations obstétricales les plus dangereuses, et comme traumatisme et comme septicité ; aussi, avant de la pratiquer, fera-t-on une irrigation antiseptique vaginale, puis, la main et l'avant-bras de l'opérateur ayant été rendus aseptiques avec tout le soin possible, on procédera au décollement du placenta suivant les règles, avec douceur, en diminuant le traumatisme autant que faire se pourra.

La délivrance une fois aite, on pratiquera une injection intra-utérine soit avec la solution de sublimé au 1/2000ᵉ, soit avec celle de biiodure au

même titre, soit avec la solution phéniquée au
2/100ᵉ. Dans le cas de tendance à l'hémorragie, la
température de l'injection pourra être portée à 45
ou 50° centigrades, car elle possède, dans ces conditions, une puissance hémostatique considérable.

Accouchement prématuré artificiel.

Dans le choix du procédé, l'accoucheur devra
être guidé par la possibilité d'obtenir une aseptie
complète, et ce sont la bougie de Kraüse, le dilatateur de Tarnier (1) les ballons de Barnes qui lui
permettront le mieux d'obtenir ce résultat. L'éponge
préparée, quel que soit le soin que l'on apporte à
sa préparation, ainsi que les tiges de laminaire,
sont difficilement rendues aseptiques et ces substances acquièrent toujours une odeur très fétide,
après un certain temps d'application. — Pour rendre aseptique le dilatateur de Tarnier, il suffira de le
maintenir dans de la glycérine fortement phéniquée,
après avoir graduellement dilaté la boule ; on ne le
retirera qu'au moment de s'en servir et, une fois en
place, on le dilatera avec une solution antiseptique.

Pour la bougie de Kraüse, il suffira de la laisser
tremper un certain temps dans une solution de
bichlorure au 1/1000ᵉ ou dans une solution phéniquée à 5/100ᵉ. Grâce à ces précautions, l'accouchement prématuré artificiel devient presque sans
dangers pour la mère.

Tamponnement.— Avant de pratiquer le tamponnement, on irriguera largement le vagin avec une
solution de sublimé ou de biiodure à 1/2000ᵉ froide

----

(1) Voy. page 629.

ou chaude, chaude à 45° de préférence, cette dernière jouissant de propriétés hémostatiques beaucoup plus considérables; puis, suivant les règles
prescrites en pareil cas, on remplira le vagin de
tampons de charpie phéniquée, ou mieux de bourdonnets de coton hydrophile, rendus aseptiques par
un séjour prolongé dans une solution de sublimé
au 1/1000ᵉ. Le tampon ne devra être laissé en place
que le temps absolument nécessaire, et soit qu'il
faille le réappliquer, ou que l'on puisse dès lors
terminer l'accouchement, on procédera à une nouvelle irrigation vaginale dès qu'on l'aura retiré.

Pour la *version* on procédera comme toujours à
la désinfection minutieuse des mains et des avant-
bras; les deux mains devant se trouver prêtes à
agir, des difficultés imprévues vous forçant parfois
à en changer. Comme dans toute intervention
obstétricale, on pratiquera une injection vaginale
avant d'opérer, de façon à rendre le vagin aseptique et à ne pas transporter dans l'utérus, les germes qui pourraient s'y trouver. La main qui agit,
au moins dans les cas ordinaires, cheminant tout
le temps dans l'intérieur des membranes, peut-être
né sera-t-il pas nécessaire de pratiquer d'injection
intra-utérine une fois l'opération terminée, et si la
délivrance ne présente pas de difficulté, pourra-t-on
se contenter d'injections vaginales et de l'obturation
antiseptique de la vulve pendant la suite des couches.

Avec le *forceps*, outre la désinfection des mains,
il faudra procéder à la désinfection de l'instrument;
pour ma part, au lavage à l'alcool, au flambage,
partout préconisés, je préfère l'immersion pendant
un certain temps suivie d'un brossage sérieux dans

une solution de bichlorure au 1/1000ᵉ ou une solution phéniquée à 5 0/0, dussent le poli et le brillant de l'instrument en souffrir un peu. — Injection vaginale après l'opération si l'application a été faite à la vulve ; dans le cas d'application difficile au détroit supérieur, injection intra-utérine.

L'*embryotomie* réclamera les mèmes précautions antiseptiques, plus sévères encore si c'est possible, surtout lorsque le fœtus aura déjà succombé depuis un certain temps.

Antisepsie pendant les suites de couches normales.

Après la délivrance, dans les cas simples, on procédera au nettoyage de la région ano-génitale à l'aide de tampons de charpie ou mieux de ouate hydrophyle imprégnés de solution antiseptique tiède (sublimé ou biiodure). Les éponges doivent être absolument proscrites, ces corps étant d'un nettoyage difficile, et perdant de leur souplesse au contact des liquides désinfectants. Ce lavage sera suivi de l'introduction entre les grandes lèvres d'un tampon imprégné des mèmes liquides, et renouvelé de même que le lavage, trois fois par jour au moins.

Ces soins pourront être suffisants dans la pratique civile, mais dans les maternités, surtout dans celles qui sont voisines des services de médecine ou de chirurgie, et où, par suite de l'insuffisance du personnel, l'isolement est loin d'être complet, il y aura lieu de prescrire, par jour, deux ou trois injections vaginales antiseptiques tièdes ; la canule devra être soigneusement désinfectée, et les injections seront toujours poussées avec la plus grande douceur. Ces injections seront continuées pendant huit jours.

Schülein, Grunewald de St-Pétersbourg, Haussmann sont allés jusqu'à conseiller les injections intra-utérines dans tous les cas; c'est évidemment là une exagération.

A la clinique de Liège, on pratique l'antisepsie des suites de couches d'une façon spéciale. Le professeur Wasseige et le Dr Van den Bosch font aussitôt la délivrance une injection intra-utérine de solution phéniquée tiède à 2 %, puis, immédiatement après, ils portent dans l'utérus, à l'aide d'un instrument construit sur les indications du Dr Van der Bosch, 6 grammes d'iodoforme et ne font plus rien pendant les suites de couches. Ces auteurs n'ont jamais eu d'accidents d'intoxication, à peine deux ou trois fois un peu de somnolence. Les lochies n'ont jamais été fétides et ont conservé l'odeur d'iodoforme jusque vers le septième jour.

Si l'accouchement et la délivrance ont été accidentés, en prendra les mêmes soins antiseptiques, mais on surveillera avec une attention particulière le pouls, la température et les lochies, et si les lochies prennent de l'odeur, si la température s'élève, il ne faut pas hésiter à recourir de suite aux injections intra-utérines. Dans les cas où le traumatisme obstétrical a été particulièrement grave : céphalotripsie, basiotripsie, embryotomie proprement dite dans des bassins rétrécis, où l'inversion a été tentée à plusieurs reprises et malheureusement souvent sans précautions antiseptiques, il y aura lieu, comme moyen prophylactique d'accidents trop probables, de recourir à l'irrigation continue intra-utérine, suivant la méthode que Pinard a récemment décrite.

Antisepsie dans les suites de couches pathologiques.

Alors qu'il existera des signes certains d'infection puerpérale, il faudra tout d'abord rechercher avec soin la cause des accidents et la forme clinique de la maladie, de façon à pouvoir lui appliquer le traitement convenable.

Dans tous les cas, le traitement antiseptique constituera un des moyens les plus puissants pour enrayer les accidents, leur point de départ se trouvant le plus souvent, dans des plaies de la vulve, du vagin, de l'utérus, ou dans la rétention de caillots, de membranes, de cotylédons placentaires. Dans ces cas qui offrent le plus souvent une très grande gravité, les irrigations utérines intermittentes ou continues avec un liquide antiseptique constitueront un des plus puissants moyens de thérapeutique, sans préjudice des injections vaginales qui seront multipliées, répétées toutes les heures s'il est nécessaire. On est aujourd'hui complètement revenu sur le danger des injections intra-utérines, et l'on considère comme fort hypothétique la possibilité du passage du liquide injecté, à travers les trompes, dans la cavité péritonéale. Dans ces dernières années, où les injections dans la cavité de l'utérus sont entrées presque dans la pratique courante, je ne crois pas qu'il ait été publié une observation authentique de cet accident et cela peut-être parce que la technique en a été mieux réglée. En effet, il faudra toujours se servir, pour pratiquer ces injections, de sondes qui permettent bien le retour du liquide. La sonde en verre, de Tarnier, la sonde métallique à double courbure de Pinard, la

sonde dite en fer à cheval, en celluloïde ou en
métal de Budin, sont les instruments les plus employés. Pour pratiquer une injection intra-utérine,
les mains et la sonde ayant été désinfectées avec
soin, la malade sera mise en travers sur son lit,
puis on procédera au lavage de la vulve et du
vagin, et l'index de la main gauche étant introduit
dans le vagin, en contact avec le col, on redressera
l'utérus dans le cas où l'antéflexion serait assez
marquée pour gêner l'introduction de la sonde ;
celle-ci, guidée par le doigt, sera alors introduite
avec douceur dans la matrice. Il faut éviter l'introduction de l'air dans la cavité utérine ; aussi un
réservoir muni d'un tube qui s'adapte à la sonde
utérine et d'un robinet pour en régler le débit, que
l'on pourra élever à une hauteur de 30 à 40 centimètres pour obtenir une pression suffisante, convient-il mieux que les seringues et les clysopompes.
  La quantité de liquide à injecter peut varier dans
des proportions considérables ; on ne cessera l'injection que lorsque le liquide ressortira absolument
limpide. Sa température sera de 30° à 35°. L'injection une fois faite, on retirera la sonde avec la
même douceur que pour son introduction. Le
nombre des injections intra-utérines quotidiennes
variera suivant la gravité des accidents ; le plus
souvent on ne pourra guère, sans fatiguer la malade, en administrer plus de deux ou trois dans
la journée. Il arrive souvent que la température
s'abaisse dès la première injection, l'utérus se trouvant débarrassé des produits septiques qu'il contenait. Presque tous les liquides antiseptiques ont
été tour à tour employés dans les irrigations utérines ; aujourd'hui l'acide phénique au 2/100, le

sublimé à 1/2000, le biiodure à 1/2000 sont surtout préconisés.

Malheureusement, comme le fait remarquer Pidard (1), les injections intermittentes n'ont et ne peuvent avoir qu'une action passagère sur l'organisme, le contact du liquide avec la muqueuse utéro-vaginale n'étant pas assez prolongé. De plus, leur action n'est que superficielle, et le liquide n'a pas le temps d'agir sur les parties profondes ; à plus forte raison, la quantité d'antiseptique qui pénètre dans l'organisme sera-t-elle insuffisante pour poursuivre l'ennemi dans le torrent circulatoire, dans les cas trop nombreux où il y a déjà pénétré. Or, dans des plaies aussi septiques que ces plaies cavitaires, « c'est non seulement dans le foyer traumatique qu'il faut poursuivre les germes pyrogènes, mais c'est aussi dans le sang lui-même. Il est par conséquent utile que l'opérée absorbe une certaine dose d'antiseptique et subisse un premier degré, sinon d'intoxication, du moins d'imbibition. C'est pourquoi M. le professeur Verneuil recherche, loin de l'éviter et de s'en effrayer, la coloration brun verdâtre de l'urine chez ses opérées, comme étant une preuve de l'absorption et en même temps de l'élimination compensatrice de l'acide phénique (2). »

La différence de gravité des accidents puerpéraux ne dépend-elle pas presque toujours de la plus ou

(1) Pinard et Varnier. *De l'irrigation continue comme traitememl prophylactique et curatif des infections puerpérales. (Annales de Gynécologie.* Décembre 1885).

(2) Jeannel. *Fièvre consécutive aux plaies cavitaires (Revue mensuelle de médecine et de chirurgie*, t. **IV**, p. 843. 1880).

moins grande quantité de produits septiques absorbés et la question à résoudre ne consiste-t-elle pas à neutraliser le poison absorbé et, dans le cas où on ne pourrait l'atteindre, à mettre l'économie sûrement à l'abri de l'absorption de doses nouvelles? C'est pour atteindre ce but que le Dr Pinard, persuadé que l'irrigation continue du canal utéro-vaginal pourrait seule réaliser les conditions d'un traitement réellement antiseptique, voulut essayer de nouveau cette méthode, malgré le discrédit dans lequel elle paraissait tombée chez ceux-là mêmes qui l'avaient appliquée les premiers (1).

Les faits lui donnèrent raison d'une manière éclatante. En décembre 1885, époque où parut son mémoire dans les *Annales de Gynécologie*, Pinard avait pratiqué l'irrigation continue dans seize cas; quatre fois à la suite d'accouchements très laborieux : trois guérisons, une mort; dans le cas de mort, on n'avait pratiqué que des irrigations vaginales continues; douze fois l'irrigation utérine continue antiseptique avait été appliquée comme traitement curatif de l'infection puerpérale déclarée, et les résultats furent huit guérisons et quatre morts.

(1) L'irrigation continue des plaies, inventée par Josse et Berard vers 1833, est devenue, par les soins du professeur Verneuil, l'irrigation, la balnéation ou la pulvérisation antiseptique; mais c'est un Allemand, Schucking, qui appliqua le premier, en 1877, l'irrigation continue à l'obstétrique. Il faisait d'abord un lavage phéniqué à 5/100, puis entretenait l'irrigation avec :

Sulfate de soude	10
Glycérine	5
Eau	100

Cette pratique, imitée un peu en Allemagne et à l'étranger jusqu'en 1881, paraissait tombée dans l'oubli.

Le Dr Pinard se sert d'une sonde aplatie comme la sonde en verre du professeur Tarnier ; elle est en argent ou en étain, à double courbure (courbure utérine, courbure périnéale) et a 30 centimètres de longueur. Un des grands avantages de cet instrument est de se maintenir en place de lui-même.

L'appareil irrigateur se compose d'un réservoir en verrre ou en faïence d'une contenance de 15 litres, placé à 50 centimètres environ au-dessus du plan du lit ; un tube en caoutchouc muni d'un robinet établit la communication entre le réservoir et la sonde.

Le lit sur lequel repose la malade doit être muni d'un sommier à lames métalliques, les deux matelas doivent être repliés sur eux-mêmes, et placés bout à bout de façon à laisser un espace vide au milieu du lit.

Chaque matelas est recouvert d'une toile imperméable, dont les extrémités tombent dans l'interstice laissé entre les deux, et sont disposées de façon à diriger le liquide dans un récipient placé sous le lit (1).

Le professeur Pinard commence par une solution de biiodure de mercure à 1/2000 qu'il remplace dès que le canal utéro-vagino-vulvaire a été bien lavé, par une solution phéniquée au 1/100. Cette dernière solution est continuée jusqu'au moment où la température est descendue à la normale et s'y maintient pendant quelque temps.

Dans le cas où les urines deviennent noires et où la continuation de la solution phéniquée paraît

____

(1) Pinard et Varnier, *loc. cit.*

constituer un danger, on lui substitue une solution saturée d'acide borique.

La température des liquides d'injection varie de 35° à 40°. « De cette façon, dit Pinard, la contrac-« tilité de l'utérus est constamment irritée, la sen-« sation produite est agréable, le refroidissement « n'est pas à redouter, et enfin nous pensons que « l'abaissement de la température ne peut être obte-« nu que par l'action antiseptique des liquides. »

Nous avons déjà dit que toutes les fois qu'il y aura lieu de découvrir, de toucher les organes géni-taux, soit pendant, soit après le travail, il faudra procéder en s'entourant des précautions antisep-tiques les plus minutieuses; à plus forte raison se gardera-t-on de contrevenir à cette règle en prati-quant le cathétérisme de la vessie. Outre le danger de déposer des germes infectieux à l'entrée du vagin, une cystite peut être la conséquence de l'in-troduction d'une sonde malpropre dans la vessie; c'est du moins l'opinion de Pasteur et de ses parti-sans, car Félix Guyon admet que la cystite peut se développer sans l'intervention des ferments (1).

Le Dr Guiard, élève de Guyon, a essayé de conci-lier les deux opinions : pour que l'action nocive des germes puisse s'exercer, il faut qu'il y ait déjà in-flammation de la muqueuse vésicale par la réten-tion d'urine; il en déduit les deux indications sui-vantes : 1° éviter la rétention d'urine ; 2° ne prati-quer qu'un cathétérisme aseptique. Les sondes qui remplissent le mieux cette dernière condition sont des sondes en caoutchouc vulcaniséque l'on conserve

<hr>

(1) Voy. Félix Guyon, *Leçons cliniques sur les affections chirurgicales de la vessie et de la prostate.* Paris, 1888.

continuellement plongées dans un liquide antiseptique. Si l'on emploie des sondes métalliques, les mêmes précautions sont nécessaires ; mais les instruments se détériorent assez vite.

Contre la cystite déclarée, les lavages de la vessie avec la solution tiède d'acide borique donneront en général de bons résultats ; si ce moyen échoue, on pourra recourir aux injections de nitraté d'argent : injection tous les deux jours ou même tous les jours de 150 grammes de solution à 1/500 ; dans quelques cas, on pourra recourir à une solution plus forte, 1/250.

Quelques auteurs ont conseillé les lavages intermittents, avec drainage de la vessie, pour empêcher la stagnation de l'urine ; quelques-uns ont même pratiqué l'irrigation continue de cette organe.

Dans les opérations césariennes, de Porro, dans celles nécessitées par la grossesse extra-utérine, qui sont autant du domaine chirurgical que du domaine obstétrical, on observera avec le même soin rigoureux les précautions antiseptiques qui ont valu à la gastrotomie de devenir une opération presque courante et si souvent heureuse.

Ce n'est pas seulement à la mère que l'antisepsie doit être appliquée, mais aussi au nouveau-né, dans le pansement du cordon, des plaies contuses, ou simplement des excoriations qui pourraient résulter d'une intervention obstétricale.

L'antisepsie appliquée aux yeux des nouveau-nés a, sinon fait disparaître, au moins abaissé dans une proportion très considérable, le chiffre des ophtalmies purulentes dans les maternités. Lavages au moment de la naissance avec la solution d'acide borique au 4/100 ou, comme on le fait à la maternité de Paris, instillation dans les yeux du nouveau-né d'une goutte de collyre au nitrate d'argent à 1/50.

On a accusé les antiseptiques de produire parfois des accidents et l'on a cité des observations assez rares il est vrai, de cas d'empoisonnement survenus à la suite de l'emploi de l'acide phénique, de l'iodoforme, des préparations mercurielles, etc. (1).

Il existe des antiseptiques qui paraissent inoffensifs mais leur puissance est loin d'égaler celle des premiers, aussi suivant en cela l'exemple de nos maîtres, Tarnier, Pinard et bien d'autres, donnons-nous, malgré cela, la préférence aux préparations mercurielles, bichlorure ou biiodure au 1/2000, bien convaincus qu'une surveillance attentive dans l'emploi de l'antiseptique mettra à l'abri de tout accident grave.

Nous devons dire cependant que l'emploi de ces préparations n'est pas sans danger, chez les personnes dont l'organisme est profondément débilité ou qui présentent des lésions du côté des reins; dans ces cas particuliers, il faudrait s'adresser à un autre antiseptique, à l'acide borique par exemple, en solution saturée.

(1). Voyez, F. Brun, chirurgien des hôpitaux. *Des accidents imputables à l'emploi des antiseptiques*. Thèse d'agrégation Paris, 1886.

FIN

TABLE ALPHABÉTIQUE DES MATIÈRES

FIN DE LA TABLE ALPHABÉTIQUE DES MATIÈRES

TABLE DES MATIÈRES

DEUXIÈME PARTIE

De l'accouchement naturel ou spontané

TROISIÈME PARTIE

Accouchements vicieux ou difficiles

QUATRIÈME PARTIE

Opérations obstétricales

FIN DE LA TABLE DES MATIÈRES

4143. — Tours, imprimerie E. Arrault et Cie.

Les Organes génitaux de l'Homme et de la Femme

STRUCTURE ET FONCTIONS

Formes extérieures, régions anatomiques, situations, rapports et usages, démontrés à l'aide de planches coloriées, découpées et superposées.

Dessins d'après nature	Texte par le docteur
Par É. CUYER	G.-A. KUHFF
Prosecteur de l'École des beaux-arts	Préparateur à l'École des Hautes-Études

Gr. in-8 jésus, avec 2 planches coloriées et 56 figures... 7 fr. 50

La Pratique des Accouchements chez les peuples primitifs

ÉTUDE D'ETHNOGRAPHIE ET D'OBSTÉTRIQUE

Par G.-J. ENGELMANN

Avec préface par le docteur A. CHARPENTIER.

1886. 1 vol. in-8 de XVI-388 pages, avec 83 figures...   7 fr.

I. La grossesse. — II. L'accouchement : le travail, la posture dans le travail. — III. La délivrance. — IV. Massage et expression. — V. Suite de couches. — VI. Soins donnés aux nouveau-nés. — VII. Mœurs obstétricales des peuples primitifs.

Histoire de la Génération chez l'Homme et chez la Femme

Par le docteur David RICHARD

1889. 1 vol. in-8 de 332 pages, avec 8 planches gravées en taille-douce et tirées en couleur. Cartonné . . . . 12 fr.

Première partie. Organes génitaux de l'homme et de la femme. — Des hermaphrodites.
Deuxième partie. Organes de la génération à l'état actif. — rection, copulation, fécondation.
Troisième partie. De l'évolution des fonctions sexuelles. — Puberté, âge viril, vieillesse. — Des causes qui modifient les facultés sexuelles.
Quatrième partie. De la fécondation, de la grossesse et de l'accouchement. — Mamelles et lactation.

ENVOI FRANCO CONTRE ... AT POSTAL.

GADIAT. Étude sur l'anatomie normale et les tumeurs du du sein chez la femme. 1876, in-8, avec 3 pl. et 20 fig.   2 12 fr. 50

CHURCHILL (Fleetwood) et LEBLOND (A.). Traité prapratique des maladies des femmes, hors l'état de grossesse, se, pendant la grossesse et après l'accouchement. 1881, ?, 1 vol. gr. in-8, avec 365 fig .... 1 18 fr.

DENUCÉ (P.). Traité clinique de l'inversion utérine. 1883, 33, in-8, de 645 pages avec 103 figures .... 1 12 fr.

ÉMMET (Th.-A.). La pratique des maladies des femmes es. Ouvrage traduit par Adolphe Olivier. Avec une préfacéace par U. Trélat. 1887, 1 vol. in-8 de 860 pages avec 220 fig..... 1..15 fr.

EUSTACHE. Manuel pratique des maladies des femmes, es, médecine et chirurgie. 1881, in-18, de 748 pages....... ? 8 fr.

GAUTIER. La fécondation artificielle et son emploi contontre la stérilité chez la femme. 1889, in-18.................. ? 2 fr.

HUGUIER (P.-G.). De l'hystérométrie et du cathétérisme ne utérin, de leurs applications au diagnostic et au traitentement des maladies de l'utérus et de ses annexes, et de le leur emploi en obstétrique. 1865, in-8, avec 4 planches.   6 6 fr.

IMBERT-GOURBEYRE. De l'albuminurie puerpérale. In-4. 2. 2f.50
— Des paralysies puerpérales. In-4, 80 pages .... 2 2 fr.

MARTIN-SAINT-ANGE (J.-G.). Iconographie pathologiquque de l'œuf humain fécondé en rapport avec l'étiologie de l'al'avortement. 1884, 1 vol. in-4, avec 19 pl. chromolithogr.   35 35 fr.

MENVILLE. Histoire philosophique et médicale de la fememme, 1858, 3 vol. in-8 de 600 pages.................... 10 10 fr.

RICHELOT (G.-L.). Des tumeurs kystiques de la mamemelle. 1878, in-8, avec figures .... 3 fr. fr. 50

SIEBOLD. Lettres obstétricales. 1866, in-18....... 2 fr. fr. 50

SIMPSON. Clinique obstétricale et gynécologique, traduituit et annoté par G. Chantreuil. 1874, gr. in-8............ 12 12 fr.

TREILLE (J.). Les tumeurs de l'ovaire considérées dans le leurs rapports avec l'obstétrique. 1873, in-8................. 2 2 fr.

VOISIN (A.). De l'hématocèle rétro-utérine. 1859, in-8.   4 fr. fr. 50

SALMON (A.). De la rétroversion de l'utérus pendant la grgrossesse. 1863, in-8, 128 pages .... 3 3 fr.

STOLTZ. Histoire d'une opération césarienne pratiquée a avec succès pour la mère et l'enfant. 1836, in-4 ..... 1 fr. r. 50

TOULMOUCHE (A.). Études sur l'infanticide et la grossesesse cachée ou simulée. 1862, in-8, 134 pages.......... 3 3 fr.